W0255529

HANDBUCH DER NEUROLOGIE

HERAUSGEGEBEN

VON

O. BUMKE UND **O. FOERSTER**

MÜNCHEN BRESLAU

NEUNTER BAND

SPEZIELLE NEUROLOGIE I

MUSKELN UND PERIPHERE NERVEN

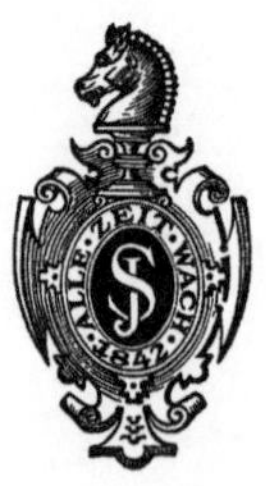

BERLIN

VERLAG VON JULIUS SPRINGER

1935

MUSKELN
UND
PERIPHERE NERVEN

BEARBEITET VON

O. GAGEL · K. MOSER · J. M. DE VILLAVERDE
E. WEXBERG

MIT 57 ABBILDUNGEN

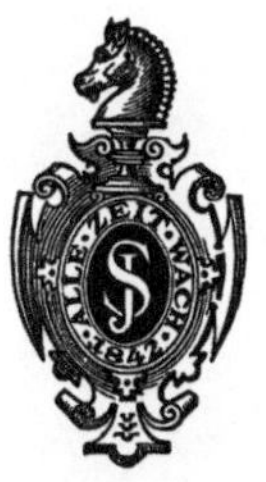

BERLIN
VERLAG VON JULIUS SPRINGER
1935

ISBN 978-3-642-48491-9 ISBN 978-3-642-48558-9 (eBook)
DOI 10.1007/978-3-642-48558-9

SOFTCOVER REPRINT OF THE HARDCOVER 1ST EDITION 1935

Inhaltsverzeichnis.

Myalgie und Myositis.

Von K. Moser-Königsberg.

Myalgie.

Unter „*Myalgie*“ versteht man — in Analogie zur Neuralgie — eine schmerzhafte Affektion einzelner Muskeln, die im übrigen durch das Fehlen anderweitiger klinisch oder anatomisch nachweisbarer Symptome gekennzeichnet ist. Der vielfach auch gebrauchte Ausdruck „*Muskelrheumatismus*“ ist etwas umfassender, insofern hier außer der Muskulatur auch die Sehnen, Fascien, Schleimhäute und die Umgebung der benachbarten Gelenke schmerzhaft sein können; ferner beschränken sich die Schmerzen nicht auf eine Muskelgruppe wie bei der Myalgie, sondern befallen bald diese, bald jene Muskelpartien. Im übrigen ist der „Muskelrheumatismus“ trotz zahlreicher Untersuchungen auch in den letzten Jahren noch ein recht undefinierbarer Begriff. Eine strengere Scheidung zwischen Myalgie und Muskelrheumatismus, die an sich erstrebenswert wäre, läßt sich daher bei der Ähnlichkeit — vielleicht Identität — beider Affektionen nicht immer durchführen.

Die Myalgie hat mit dem Muskelrheumatismus gemein, daß sie oft lediglich ein Symptom einer zugrunde liegenden anderen Erkrankung darstellt. Nur soweit eine solche nicht nachweisbar ist, kann von ihr als von einem selbständigen Krankheitsbild gesprochen werden, über dessen Wesen die Anschauungen aber noch auseinandergehen.

Symptomatologisch steht im Vordergrunde die *Schmerzhaftigkeit.* Sie springt bei der echten Myalgie nicht regellos von einem Körperteil zum anderen über, sondern ist an bestimmte Muskelgruppen gebunden, nach denen man verschiedene Myalgieformen unterscheidet (s. unten). Bevorzugt befallen werden die statisch stark beanspruchten Muskeln. — Der Schmerz ist an der Nerveneinstrahlungszone des Muskels besonders heftig und dadurch charakterisiert, daß er durch Ruhe und Wärme gemildert, durch Bewegung und Kälte verstärkt wird. Er tritt meist plötzlich auf, kann sehr verschieden heftig sein und hält während der ganzen Dauer des Krankheitszustandes an. Hierbei kommen wohl gewisse Schwankungen, aber keine eigentlichen Schmerzanfälle vor, wie bei der Neuralgie. Mit dem Spontanschmerz geht zuweilen eine Druckschmerzhaftigkeit gleicher Lokalisation einher. Da alle Bewegungen die Schmerzhaftigkeit steigern, werden die befallenen Muskelpartien geschont, wodurch es zu charakteristischen *Schutzhaltungen* kommen kann. — Ein weiteres myalgisches Symptom bildet der auch palpatorisch nachweisbare Spannungszustand — *Hypertonus* — der erkrankten Muskeln. Er wird teilweise als Furcht- oder Schutzreaktion gesunder Fasern um die erkrankten Partien herum gedeutet (A. Schmidt), von anderen Seiten als echte Tonusstörung — idiopathischer Hypertonus — aufgefaßt (A. Müller, Grund u. a.).

Dem Hypertonus stehen andere palpatorische Befunde nahe, die sog. *Muskelhärten* oder *Myogelosen,* die schon lange bekannt, aber noch in letzter Zeit vielfach diskutiert worden sind (Fr. Lange, Ruhmann u. a.). Es handelt sich dabei einmal um gespannte Muskelfaserbündel von derb-elastischer Härte, die fasergemäße Richtung und Spindelform aufweisen und sehr schmerzhaft sind. Sie bleiben auch in tiefer Narkose bestehen, sind also nicht an Muskelkontraktionen gebunden, werden vielmehr in Narkose noch deutlicher fühlbar, weil die Muskelspannung sich löst und die Härten palpatorisch zugänglicher macht. SCHADE faßt sie als Folge einer kolloidalen Veränderung des Muskelgewebes auf, andere Autoren deuten sie ebenso wie den Hypertonus als eine Innervationsstörung im autonomen Nervensystem. Außer diesen Faserverhärtungen sind noch harthöckerige, bis erbsengroße, ebenfalls auf Druck sehr schmerzhafte Knötchen in den erkrankten Muskelpartien beschrieben worden, die besonders deutlich nachweisbar werden, wenn man den eingefetteten Muskel von 2 Seiten zwischen die Finger nimmt. Sie finden sich nicht nur im Muskel, sondern auch an den Ansatzstellen der Muskeln und Sehnen („Insertionsknötchen") und sind nicht etwa mit myositischen Schwielen zu verwechseln, die u. a. nicht so schmerzhaft sind. Nach LOMMEL stellen sie eines der wesentlichsten Symptome des Muskelrheumatismus dar, gehen damit aber vielleicht über das Gebiet der reinen Myalgie hinaus.

Des weiteren kommt bei Myalgien eine Erhöhung der Hauttemperatur über den schmerzhaften Muskeln vor, die mit vermehrter Wärmebildung infolge der Muskelkontrakturen erklärt wird. In manchen Fällen ist eine Bluteosinophilie gefunden worden; auch eine Mononukleose wird erwähnt.

Als negative Kennzeichen sind hervorzuheben fieberloser Verlauf und das Fehlen sonstiger krankhafter Veränderungen, namentlich an Knochen und Gelenken sowie von seiten des Nervensystems. Insbesondere findet sich niemals Entartungsreaktion oder degenerativer Muskelschwund; bei längerer Dauer kann es höchstens zu einer Inaktivitätsatrophie kommen. Das Vorkommen hyperalgetischer Bezirke ist nicht einheitlich und muß an reflektorische Auslösung im Sinne HEADscher Zonen denken lassen.

Der *Verlauf* kann ein sehr verschiedener sein. Neben akut verlaufenden Myalgien, die nach Stunden bis Tagen völlig abklingen können, gibt es rezidivierende und chronische Formen. Bei den ersteren wird in der Regel immer wieder dieselbe Muskelgruppe betroffen. Auch oft rezidivierende oder chronische Myalgien hinterlassen keine nachweisbaren organischen Folgezustände.

Pathologisch-anatomisch fanden sich auch in jahrzehntelang myalgisch erkrankten Muskeln keine histologischen Veränderungen. Der pathologisch-anatomische Nachweis der Muskelhärten steht ebenfalls noch aus. Den wenigen Fällen, wo entzündliche Hypertrophie des fibrösen Gewebes (STOCKMANN), lymphangiomatöse Veränderungen (GRAICHE u. a.) gefunden wurde, stehen zahlreiche Beobachtungen gegenüber, die nichts Besonderes ergaben.

Von den verschiedenen Anschauungen über das **Wesen der Myalgie** interessiert hier besonders die Theorie von A. SCHMIDT, GOLDSCHEIDER u. a., wonach die Myalgie auf einer Neuralgie der sensiblen Muskelfasern beruht. SCHMIDT verlegt dabei den Angriffspunkt der schädigenden Wirkung hauptsächlich in die hinteren Wurzeln oder ihre Einstrahlungszone in das Rückenmark, GOLDSCHEIDER hingegen den Sitz des Schmerzes in den peripheren Nerven. Auch nach LINDSTEDTS Auffassung sind die meisten myalgischen oder muskelrheumatischen Schmerzsymptome neuralgischer Natur. Diese Ansicht dürfte aber nur für gewisse Fälle zutreffen, während im übrigen Neuralgie und Myalgie wesentlich verschieden sind (ALEXANDER, STRASSER, FRIEDR. SCHULTZE).

Andere Erklärungen gehen von den Muskelhärten oder Myogelosen als kolloidalen Zustandsänderungen im Muskelgewebe aus. Da der kolloidale Zustand des Körpergewebes durch Abkühlung sehr leicht verändert wird und namentlich schwache Abkühlungen, die mit Erfrierung nichts zu tun haben, in den oberflächlichen Muskeln Gelosen erzeugen, deutete SCHADE den Muskelrheumatismus bzw. die Myalgie einleuchtend als eine durch Kälteschäden bedingte Kolloidveränderung im Muskel. Experimentelle Untersuchungen über Muskelhärten und zwar Injektionen bestimmter Lösungen in den Skeletmuskel sind u. a. von BARANY und RUHMANN vorgenommen worden. Letzterer folgert aus seinen Versuchen, daß schädigende Substanzen wie Toxine, abnorme Abbauprodukte des gesamten oder Schlacken des muskulären Stoffwechsels zur Entstehung von Muskelhärten führen und zwar auf dem Wege über vegetative Innervationsstörungen und Beeinträchtigung des muskulären Blutumlaufs.

Ätiologisch werden für die Entstehung der Myalgien am besten vorbereitende und auslösende Momente unterschieden.

Erstere können einmal in *konstitutionellen* Faktoren bestehen. So spricht LINDSTEDT von einer „neuralgischen Anlage". RUHMANN weist darauf hin, daß chronische Formen des Rheumatismus oft familiär auftreten; er fand auch eine gewisse Affinität zu bestimmten Körperbautypen. So sollen Pykniker z. B. höchst selten an Myalgien erkranken, Leptosome dagegen häufiger, namentlich solche mit athletischem Einschlag. Andererseits ist bei „Rheumatikern" oft eine gewisse Schlaffheit des Muskelsystems, ferner Neigung zu Fettleibigkeit, Zuckerkrankheit, exsudative Diathese, gichtige Disposition, Unterfunktion der Keimdrüsen, Hyperthyreoidismus, Blutdrucksteigerung und cardiovasculäre Störungen, Übererregbarkeit der Vasomotoren beobachtet worden.

Weiterhin können aber auch *infektiöse* und *toxische Einflüsse* die Entstehung von Myalgien begünstigen. Besonders werden die sog. Erkältungskrankheiten und fokale Infektionen an Zähnen, Tonsillen, Nebenhöhlen usw. verantwortlich gemacht. — Bei den mehrfachen Hinweisen auf toxische Ursachen handelt es sich wohl aber meist um neuralgische oder neuritische Affektionen. Erwähnt sei noch, daß nach WERTHEIM-SALOMONSOHN auch die *Lues* im Anfangsstadium Myalgien verursachen kann, die sich durch nächtliche Exacerbationen und Lokalisation an Bein, Arm, Schulter, Cucullaris auszeichnen und auf spezifische Behandlung gut reagieren.

Auslösende Faktoren bilden vor allem *traumatische* Schädigungen des Muskels. Eine besondere Rolle nimmt hierbei zweifellos das *Kältetrauma* ein, wie auch aus den Versuchen GOLDSCHEIDERS ersichtlich ist („refrigatorische Myalgie"). Die thermischen Schädigungen können in schnellem Temperaturwechsel, Abkühlung, Bodennässe, Kälteeinwirkung und feineren atmosphärischen Einflüssen bestehen. Auch *mechanische Schädigungen* sind sicher von Bedeutung, in erster Linie Überanstrengungen und Ermüdung einzelner Muskelgruppen, die zu Anhäufung von Ermüdungsstoffen bzw. Mangel an Muskelglykogen führen.

Differentialdiagnostisch kommen die verschiedensten Möglichkeiten in Betracht, auf die alle hier nicht näher einzugehen ist. Bekanntlich gibt es unzählige Leiden, die unter Umständen mit der „Verlegenheitsdiagnose" Myalgie oder Muskelrheumatismus bedacht werden können. Ganz allgemein ist daher zu betonen, daß die Diagnose Myalgie den Ausschluß jeglicher sonstiger interner, chirurgischer oder organisch-nervöser Erkrankungen voraussetzt.

Bezüglich der beiden ersten Kategorien soll hier nur daran erinnert werden, daß fortgeleitete oder reflektorisch entstandene Muskelschmerzen (z. B. Schulterschmerz bei Gallenblasenentzündung und Lungenspitzenaffektionen, Kreuzschmerzen bei gynäkologischen Leiden oft fälschlich als Myalgien bezeichnet werden, was auch für die irradiierenden Schmerzen bei visceralen Störungen gilt (HEADsche Zonen). Es sei auch noch bemerkt, daß sich die *Gicht*, bei der besonders häufig myalgische Beschwerden auftreten, durch Tophie und Harnsäurebestimmung im Blut nachweisen läßt. Was die Abgrenzung gegen die Myositis betrifft, kann auf das dort Gesagte verwiesen werden. Ungemein häufig sind ferner myalgische — wie ebenso neuralgische! — Beschwerden durch Insuffizienzzustände oder Erkrankungen der *Wirbelsäule* — sei es entzündlicher oder degenerativer Art — bedingt. Nicht selten liegt derartigen Klagen ein übersehener Wirbelbruch zugrunde. In solchen Fällen darf also eine Röntgenaufnahme (auch seitlich!) nie versäumt werden. — Endlich mag noch erwähnt werden, daß phlebitische Härten, die oberflächlicher liegen, nicht mit Muskelhärten verwechselt werden dürfen. Bezüglich der organischen Nervenkrankheiten genügt der Hinweis, daß unbestimmte myalgieähnliche Beschwerden sehr häufig bei *Tabes, Parkinsonismus,* im Beginn *multipler Sklerosen* wie überhaupt der meisten spinalen, meningealen und neuritischen Prozesse vorkommen können. Eine genaue neurologische Untersuchung wird das Grundleiden jedoch im allgemeinen aufdecken.

Besonderer Erwägung bedarf nur die *Neuralgie,* deren Abgrenzung gegenüber der Myalgie zuweilen schwierig sein kann. Wesentliche Unterschiede bestehen darin, daß der Schmerz bei der Myalgie im Muskel lokalisiert wird, bei der Neuralgie dagegen sehr genau dem Nervenverlauf folgt. Er tritt bei der Myalgie auch nicht anfallsartig auf, wie bei der Neuralgie. Ferner ist bei Myalgien die Abhängigkeit des Schmerzes von Bewegungen in den betroffenen Muskelgebieten charakteristisch *(Bewegungsschmerz),* was bei der Neuralgie im allgemeinen nicht der Fall ist *(Ruheschmerz).* Endlich fehlt bei der Myalgie die Druckempfindlichkeit der typischen Nervenpunkte und der Nervenstämme.

Therapeutisch sind im akuten Stadium absolute Ruhe, richtige (schmerzlose) Lagerung und *Wärme in jeder Form* anzuwenden (Packungen, Heißluft, elektrisches Glühlichtbad, Bierscher Kasten, Diathermie usw.). Besondere tiefenhyperämische Wirkung erzielt die *Paraffinbehandlung*; die betroffenen Hautpartien werden mit erhitztem Paraffin bepinselt und mit Wattelagen umgeben, die in Paraffin getränkt sind. Eine Art sekundärer Hyperämiebehandlung von ebenfalls guter Tiefenwirkung infolge des starken cutanen Reizes stellt die *Thiosinaminiontophorese* dar. Der Patient nimmt die Katode in die Hand, während die Anode in Form einer feuchten, histamingetränkten Folie auf die schmerzhaften Körperstellen gelegt wird und hier bei einer Stromstärke von 4—8 Milliampere etwa 1 Minute liegen bleibt. Die ebenfalls empfohlene *Dioniniontophorese* (Benetzung der leeren Folien mit 0,6%iger Dioninlösung in 30%iger Rohrzuckerlösung) hat den Vorteil, daß bei ihr keine Zwischenfälle zu befürchten sind, wie der Histaminshock bei schweren Vitien. Histamin kann nicht nur iontophoretisch, sondern auch im Teilbad gelöst und als Salbe verwendet werden. Am besten erst nach Abklingen der akutesten Schmerzen werden *Massage* und *Elektrizität* angewendet. Ruhmann empfiehlt besonders die Tastmassage, bei der es sich um eine Kombination von schwedischer Heilmassage und Corneliusscher Nervenpunktmassage handelt. Wesentlich derber ist die *Gelotripsie* von Fritz Lange, bei der es auf eine energische Zerreibung der erkrankten Muskelpartien ankommt. Auch von der *Injektionsbehandlung* sind gute Erfolge berichtet (5—10 ccm physiologischer Kochsalzlösung mit oder ohne Novocain direkt in den Muskel). Ferner werden Injektionen von 30—100 ccm *Glykose* intramuskulär empfohlen, wobei der therapeutische Effekt mit Wegschwemmung und Verdünnung der toxischen Substanzen erklärt wird. Zur medikamentösen Behandlung stehen die verschiedensten Fabrikate (Antineuralgica wie Einreibemittel) in reicher Auswahl zur Verfügung. Für sehr chronische Fälle kommt endlich noch die Bäderbehandlung in Frage (Akrothermen).

Nach dem Befallensein einzelner Muskelgruppen unterscheidet man besondere *Formen* der Myalgie. Die wichtigsten sind die *Cervicalmyalgie,* die *Myalgia scapularis* und die *Myalgia lumbalis.*

Bei der *Cervicalmyalgie* sind die Hals- und Nackenmuskeln betroffen, wodurch es zu einer Bewegungsbehinderung des Kopfes kommt. Als charakteristische Schutzhaltung resultiert ein Caput obstipum. In der spanischen Literatur wird auf das häufige Zusammentreffen myalgischer bzw. rheumatischer Affektionen der Nackenmuskulatur mit Schwindelerscheinungen hingewiesen und mit engen Beziehungen zwischen Labyrinth und Nackenmuskulatur erklärt, die sich auch experimentell nachweisen lassen (Jimenez-Daz).

Differentialdiagnostisch sind vor allem Halswirbelerkrankungen auszuschließen (Röntgenbild). Unter Umständen kann auch ein beginnender extrapyramidaler Torticollis spasticus an eine Myalgie denken lassen, doch wird die geringere Schmerzhaftigkeit, die größere Hartnäckigkeit und vor allem das baldige Auftreten klonischer Krampferscheinungen das Bild klären.

Mit einer Cervicalmyalgie verbindet sich häufig eine Myalgie der Kopfschwarte, der sog. Schwielenkopfschmerz *(Myalgia capitis)*.

Nicht so selten, wie meist angenommen, ist die *Myalgia scapularis*, die besonders häufig bei Bergarbeitern vorkommt. Betroffen ist die Muskulatur des Schultergürtels und teilweise auch des Oberarmes. Der betreffende Arm wird gebeugt und an die Brust fixiert gehalten, um jede Bewegung zu vermeiden. Auszuschließen sind namentlich Gelenk- und Schleimbeutelerkrankungen.

Kopits hat noch eine *Myalgia perihumeralis* als eigenes Krankheitsbild beschrieben.

Am häufigsten und praktisch wichtigsten ist die *Myalgia lumbalis* oder *Lumbago* (sog. „Hexenschuß"). Ihr Sitz sind die Muskeln der Lendengegend (die unteren Teile des Erector trunci, der Quadratus lumborum, Psoas, Longissimus dorsi, Sacrolumbalis). Kennzeichnend sind die Druckempfindlichkeit dieser Muskeln und Bewegungseinschränkung der Dreh- und Beugebewegungen des Rumpfes. Als Schutzhaltung kommt es zu einer Fixierung der Lendenwirbelsäule oder auch zu einer seitlichen Abknickung derselben. Sehr charakteristisch ist, daß beim Beugen des Rumpfes nach vorne keine normale kyphotische Biegung der Lendenwirbelsäule erfolgt. Zumindest bleiben die beiden untersten Wirbel so fixiert, daß ihre Dornfortsätze nicht merklich vorspringen; oder es kommt zwar eine Geradhaltung, aber keine kyphotische Beugung zustande. Dieselbe Fixierung zeigt sich bei seitlicher Rumpfbeugung (Erben).

Im allgemeinen wird die Diagnose „Lumbago" zu oft gestellt und dabei ein anderweitiges Leiden übersehen. Gerade diese Form der Myalgie sollte daher nur per exclusionem diagnostiziert werden, nachdem alle anderen Möglichkeiten erwogen sind (vgl. oben). Vor allem ist hier zunächst an Wirbelaffektionen und statische Anomalien aller Art zu denken. Von inneren Leiden können übersehen werden Nieren- oder Ureterensteine, chronische Pankreatitis, Erweiterung der Bauchaorta, Beckeninfektionen, und bei Frauen Lageveränderungen des Uterus (Retroflectio!). Außer Röntgenaufnahmen kann mitunter eine Lumbalpunktion erforderlich sein, da tiefer sitzende extramedulläre Tumoren nicht selten in der ersten Zeit nur lumbagoartige Beschwerden verursachen können und längere Zeit unter dieser Diagnose laufen. Ebenso kann sich hinter einer Lumbago eine Radiculitis oder auch eine Funiculitis verbergen.

Sehr umstritten ist die Berechtigung der sog. traumatischen Lumbago. Häufig beruhen nämlich lumbagoähnliche Beschwerden nach Heben schwerer Lasten auf Muskelrissen oder einer Radiculitis (Sensibilitätsprüfung!) und sind damit keine Myalgie. Bei vorhandener Disposition kann durch eine entsprechende traumatische Einwirkung — außergewöhnliche Belastung der Rückenmuskulatur — wohl eine Lumbago ausgelöst werden, die aber erfahrungsgemäß nicht über 3 Wochen andauert. In derartigen Fällen sind aber gewöhnlich ein oder mehrere vorausgegangene Lumbagoschübe nachzuweisen, wie überhaupt die Lumbalmyalgie eigentlich als ausgesprochen konstitutionelles Leiden gilt. Eine traumatische Lumbago im engeren Sinne gibt es also kaum.

Bei der Abgrenzung gegenüber einer Ischias, die namentlich auch bei der Glutealmyalgie in Betracht kommt, spricht das Fehlen der typischen Nervendruckpunkte sowie des charakterischen Dehnungsschmerzes gegen Neuralgie.

Selten sind *Myalgien der Brustmuskulatur*, einschließlich des Zwerchfelles, die mit Angstgefühl und Herzklopfen einhergehen und daher stenokardische Anfälle vortäuschen können. *Intercostalmyalgien* können zu Verwechslung mit Pleuritiden Veranlassung geben, *Myalgien der Bauchmuskeln* an eine beginnende Peritonitis denken lassen.

Myositis.

Die im folgenden als „Myositis" zusammengefaßten und beschriebenen Krankheitsbilder stellen selbständige entzündliche Erkrankungen der quergestreiften Muskulatur dar, die in der Regel ausgedehntere Muskelpartien ergreifen. Sie sind trotz ihrer Seltenheit auch für den Neurologen wegen ihrer fließenden Übergänge zur Polyneuritis von Bedeutung und es ergeben sich auch sonst Beziehungen zu neurologischen Affektionen.

Nicht einbezogen sind die nur chirurgisch interessierenden lokalen Muskelentzündungen im Gefolge umschriebener Krankheitsherde, z. B. der Knochen und Gelenke; diese finden nur kurze Erwähnung, soweit sie neurologisches Interesse beanspruchen.

Aus der Gruppe verschiedenster entzündlicher Muskelerkrankungen wurde im Jahre 1887 von Unverricht, Hepp und Wagner die „Polymyositis" als primärer Krankheitsprozeß der Skeletmuskulatur und eigenes Krankheitsbild beschrieben. Schon 1891 führte UNVERRICHT wegen der häufigen Beteiligung der Haut die Bezeichnung „Dermatomyositis" ein. Dann wurde von SENATOR für eine Sonderform, bei der auch die peripheren Nerven in Mitleidenschaft gezogen waren, der Name „Neuromyositis" geprägt. Weitere Mitteilungen zeigten neue Modifikationen und Kombinationen dieser Krankheitsbilder, deren Seltenheit auch heute noch kasuistische Beiträge rechtfertigt. Neue Bezeichnungen blieben nicht aus, die sich den alten sowie früher bekannten anderen Myositisformen („Myositis fibrosa", „Myositis ossificans") hinzugesellten; sie wurden noch durch Versuche vermehrt, diese eigenartigen Krankheiten nach ätiologischen Gesichtspunkten einzuteilen. So entstand eine etwas verwirrende Fülle neuer Formen und Bezeichnungen, bei denen es sich teilweise wahrscheinlich nur um verschiedene Ausbreitungs- und Verlaufsformen gleichartiger Prozesse handelt.

Wie auch MATTHES hervorhebt, ist es bei der ätiologischen Unklarheit der meisten dieser Krankheitsbilder noch nicht möglich, sie alle in ein einheitliches Schema einzuordnen. Als gesichert darf aber wohl gelten, daß die primäre Polymyositis und die Dermatomyositis identisch oder zumindest doch sehr nahe verwandt sind. Wenigstens ist für beide Formen die einheitliche Bezeichnung *Dermatomyositis* immer gebräuchlicher geworden, so daß auch im folgenden beide Bezeichnungen für die gleiche Krankheit verwendet werden. Da diese ferner zweifellos die Hauptrepräsentantin der akuten generalisierten Myositiden darstellt, verdient sie ausführlicher dargestellt zu werden, wobei auch verwandte oder differentialdiagnostisch bemerkenswerte Formen Erwähnung finden. Ganz nahe steht ihr besonders die „Neuromyositis", die daher nur als Unterform von ihr behandelt wird. Ferner stehen ihr nahe die *„Myositis hämorrhagica"*, *epidemisch* auftretende Formen und namentlich die *„Myositis fibrosa"*, auf die dann eingegangen wird. Ein ganz andersartiges Krankheitsbild stellt die *„Myositis ossificans progressiva multiplex"* dar, die daher zuletzt besonders besprochen wird.

Primäre Polymyositis oder Dermatomyositis.

Symptomatologie. Die Erkrankung beginnt in der Regel akut oder subakut. Gewöhnlich gehen unbestimmte Prodromalsymptome voraus in Form allgemeinen Unwohlseins, Abgeschlagenheit, leichter gastrointestinaler Beschwerden, Kopfschmerzen, Schwindel und Schlaflosigkeit. Nach einigen Tagen bis Wochen, zuweilen aber auch ohne jedes Prodromalstadium, setzen unter gleichzeitigem Auftreten von Fieber *Schmerzen in der Muskulatur* ein. Diese sind von reißendem oder ziehendem, oft auch krampfartigem Charakter, werden bald sehr heftig und behindern alle Bewegungen. In der Regel ist hauptsächlich die Rumpf- und Extremitätenmuskulatur betroffen, bei letzterer die proximalen Teile stärker als die distalen. Die beteiligten Muskeln fühlen sich im Beginn gewöhnlich abnorm weich an und können auch Pseudofluktuation zeigen, werden dann aber sehr hart, außerordentlich druckempfindlich, vollkommen funktionsuntüchtig und neigen zu Kontrakturen. Der Kranke liegt zuletzt wie gelähmt hilflos im Bett, ohne ein Glied rühren zu können; alle aktiven und passiven Bewegungen sind so schmerzhaft, daß die Kranken laut aufschreien können. — In selteneren Fällen kann sich die Affektion auch auf andere Muskelpartien erstrecken, namentlich auf die des Gesichts und die Atmungs-, Schlund-, Zungen- und Augenmuskulatur. Die Beteiligung der Atemmuskeln sowie der Pharynxmuskulatur ist insofern von größter Wichtigkeit, als es hierbei zu lebensgefährlichen Komplikationen schon in der ersten Krankheitszeit kommen kann (Schluckpneumonie, Asphyxie). Ebenso kann eine Mitbeteiligung des Herzmuskels, die allerdings bei der hämorrhagischen Myositis häufiger ist, zu bedrohlichen

Herzschwächezuständen führen. Von untergeordneter Bedeutung ist hingegen das Ergriffensein der Zungenmuskulatur (Spracherschwerung) und der Augenmuskeln (Ptosis, Diploe).

Zu den wichtigsten Symptomen gehört die *ödemartige Schwellung* der erkrankten Muskeln sowie der umgebenden Weichteile und Haut. Diese kann so erheblich sein, daß die Beschaffenheit der Muskulatur selbst nicht mehr beurteilt werden kann. Es gibt aber auch Fälle, in denen die Umrisse der geschwollenen Muskeln sichtbar sind, ohne daß die darüber befindliche Haut gerötet oder geschwollen ist. Hierbei werden die Schwellungen durch ihre ungewöhnliche Lokalisation über den ergriffenen Muskelpartien, namentlich längs der großen Muskelzüge, sehr charakteristisch. Im Gegensatz zu den renalen und cardialen Ödemen bleibt die Hand-, Fuß- und Knöchelgegend frei, auch die Gelenke sind im allgemeinen unbeteiligt. Die ödematöse Schwellung ist gewöhnlich sehr fest, so daß der Fingereindruck keine Eindellung hinterläßt, doch sind auch echt ödematöse Infiltrationen beobachtet worden. Diese ödemartige Schwellung, die meist auch das Gesicht, besonders Augenlider und Lippen, befällt, tritt schon im Beginn der Erkrankung, oder auch erst nach 8—10 Tagen auf und kann sich in Schüben in Abhängigkeit von der Muskelaffektion wiederholen. Auch eine Hyperidrosis kommt sehr häufig vor.

Elektrisch zeigt die erkrankte Muskulatur, soweit Schwellung, Ödem und Schmerzhaftigkeit eine Untersuchung erlauben, besonders bei direkter Reizung, eine quantitative Herabsetzung der Erregbarkeit bis zum völligen Erlöschen, jedoch ohne qualitative Anomalien. Die *Sehnenreflexe* können herabgesetzt sein oder ganz fehlen, wenn die betreffenden Muskeln an der Erkrankung beteiligt sind. Die *Hautreflexe* sind in der Regel erhalten. Ziemlich konstant finden sich ferner *Veränderungen an der Haut,* die schon früh zu der Bezeichnung *„Dermatomyositis"* Veranlassung gegeben haben. In den ersten Tagen zeigt die Haut nur ein eigentümlich glänzendes Aussehen und fühlt sich heiß an. Bald aber entwickeln sich schwere Veränderungen, die erythematösen, urticariellen oder exanthematösen Affektionen ähneln. Auch erysipelartige Hauterkrankungen, ein Erythema exsudativum multiforme und ein dem Erythema nodosum gleichendes Exanthem sind beobachtet worden. Ebenso kommen an den Schleimhäuten intensive Rötungen vor, ferner multiple Geschwürsbildungen an der Wangen-, Zungen-, Gaumen-, Rachen-, Nasen- und Kehlkopfschleimhaut, stomatitische und pseudoanginöse Erscheinungen *(„Dermatomucosomyositis"* OPPENHEIMS*)*. Nach dem Verschwinden des Erythems tritt gewöhnlich Schälung und Abschuppung ein. Die Haut kann dann *sklerodermieartige* Beschaffenheit annehmen. Auch das Auftreten von Pigmentierung, Haarbildung an ungewöhnlichen Stellen und Haarausfall sind erwähnt worden. — Im übrigen bietet das Leiden die Allgemeinerscheinungen einer schweren Infektionskrankheit. Es besteht *Fieber* von mittlerer Höhe, das meist remittierenden Typus aufweist. Der Puls ist entsprechend beschleunigt, doch ist zuweilen auch unabhängig vom Fieber Tachykardie vorhanden. Oft ist eine *Milzschwellung* nachweisbar. Auch eine *Nierenbeteiligung* — nur als Albuminurie oder als wirkliche Nephritis — kommt vor. Als Begleiterscheinungen sind weiterhin leichtere Bronchitiden und Pleuritiden sowie Blutungen aus inneren Organen, besonders Darmblutungen beobachtet worden. Im Blut findet sich ziemlich konstant eine Mononukleose, in letzter Zeit ist auch auf das Vorkommen einer Eosinophilie hingewiesen.

Besondere Stoffwechselanomalien haben sich bisher nicht gefunden. Bemerkenswert erscheinen jedoch die Mitteilungen von STEINITZ über den Muskelstoffwechsel bei einem von ihm beobachteten Falle. In diesem hatte eine ständige Kreatinurie bestanden bei niedriger Kreatininausscheidung und Unfähigkeit, zugeführtes Kreatin zu verwerten. Post mortem fand sich ein erniedrigter

Kreatingehalt der Muskulatur. Außerdem war auch eine sehr bemerkenswerte abnorm hohe Traubenzuckertoleranz bei normaler Traubenzuckerkurve vorhanden gewesen. Das Sensorium blieb immer frei bis auf finale Verwirrtheitszustände in schwersten Fällen mit hohem Fieber und Herzschwäche.

Der **Verlauf** kann ein sehr verschiedenartiger, akuter bis chronischer sein. Eine Krankheitsdauer von 1—8 Wochen kann noch als akuter Verlauf bezeichnet werden, denen chronische Fälle von 1—2 Jahren Dauer gegenüber stehen. Ebenso kann der *Ausgang* des Leidens je nach Schwere und Ausbreitung des Krankheitsprozesses sehr verschieden sein. In gutartigen Fällen kann die Erkrankung schon nach einigen Wochen nach Abfieberung und Zurückgehen der Muskelerscheinungen in vollständige Heilung übergehen. Dies ist besonders bei denjenigen Formen der Fall, bei denen sich der Prozeß auf einzelne Muskelgruppen, z. B. auf einzelne Extremitäten, beschränkt. Auch chronische Krankheitsbilder können noch in Heilung übergehen.

Diese selteneren und überhaupt nicht so eindeutigen Fälle bedürfen besonderer Erwähnung, weil es bei ihnen oft zu *Muskelatrophie* kommt. Der Ausgang der Muskelaffektion in Atrophie wird sogar als besonders kennzeichnend für die chronischen Poly- bzw. Dermatomyositisfälle hervorgehoben. Bemerkenswert sind auch Fälle mit schubweisem Verlauf oder mit Neigung zu Rezidiven, die einen sehr protrahierten Verlauf aufweisen können. Schwere Fälle können namentlich bei Beteiligung der Atmungs- oder Herzmuskulatur schon in den ersten Wochen zum Tode führen, wobei Asphyxie, Schluckpneumonie, Herzmuskelschwäche oder eine komplizierende Nephritis die gewöhnlichen Todesursachen bilden. Allgemein ist zu sagen, daß früher vorwiegend schwere, in später Zeit mit besserer Kenntnis des Leidens auch leichtere und gutartig verlaufende Formen beobachtet wurden.

Die **Prognose** ist im allgemeinen ernst, wenn auch nicht unbedingt ungünstig. Unzweifelhaft ist das Leiden einer schwereren Infektionskrankheit mit Neigung zu gefährlichen Komplikationen gleich zu setzen. Außer den Fällen mit geringerer Ausbreitung des Krankheitsprozesses verlaufen auch die Erkrankungen im Kindesalter leichter. Ebenso sind die chronischen Fälle — wenigstens quoad vitam — günstiger zu beurteilen.

Pathologisch-anatomisch besteht eine parenchymatöse und interstitielle Myositis, wie sowohl die Sektionsbefunde als auch die Untersuchung intra vitam excidierter Muskelstückchen ergeben haben. Meist ist schon *makroskopisch* eine Schwellung, seröse Durchtränkung und sulzige Beschaffenheit der Muskulatur erkennbar, die eine mürbe, brüchige, abnorm harte oder weiche Konsistenz aufweisen kann. Auffallend ist ferner ein buntfleckiges oder streifiges Aussehen oder eine helle, graugelbe Farbe des Muskelgewebes, das dann Kaninchen- oder Fischfleisch ähnlich sieht. Nach mehrmonatiger Krankheitsdauer ist eine braungelbe Verfärbung der Muskulatur gesehen worden. *Mikroskopisch* finden sich namentlich in frischen Fällen entzündliche Infiltrate mit Rundzellenwucherungen im interstitiellen Gewebe. In späteren Stadien überwiegen degenerative Veränderungen aller Art, und zwar trübe Schwellung, körnige, fettige, wachsartige, hyaline Degeneration wie Vakuolenbildung. Ferner Zerfall in Fibrillen, Zerfall des Sarkoplasmas bis zum völligen Schwund, Verlust der Querstreifung, wechselnde Breite der Fasern. Auch regenerative Veränderungen in Gestalt von Vermehrung der Muskelkerne sind beobachtet worden.

Erweichung oder Eiterung der Muskulatur wurde bisher niemals festgestellt, ebenso nicht Verkalkung oder Verknöcherung, wenigstens nicht in ganz typischen Fällen. In der Haut fand sich lymphocytäre Infiltration um die kleinen Gefäße und Bindegewebssepten. Erwähnt werden ferner proliferativ-entzündliche Veränderungen der Lymphdrüsen und lymphocytäre Infiltration im Nervengewebe. Im übrigen wurde bei der Autopsie abgesehen von einer meist vergrößerten, schlaffen Milz kein pathologischer Befund erhoben. In einem Falle wird eine Vergrößerung der Thymusdrüse und allgemeine lymphatische Hyperplasie erwähnt (CH. DAVISON).

Vorkommen. Die Poly- oder Dermatomyositis ist eine seltene Erkrankung. STEINER konnte im Jahre 1903 28 typische Fälle zusammenbringen. ROTKY gibt 1912 die Zahl der bis dahin beschriebenen Fälle in seiner Monographie auf etwa 40 an. LUNDQUIST meint, daß bis 1929 etwa 60 Fälle in der Literatur bekannt geworden seien. Nimmt man die in den letzten Jahren bekannt gewordenen Fälle hinzu, so wird man jetzt auf etwa 100 kommen, wenn die Schätzung infolge der etwas auseinandergehenden Nomenklaturen auch nicht ganz zuverlässig sein kann. Von manchen Seiten wird das Leiden allerdings für etwas häufiger gehalten und darauf hingewiesen, daß es besonders wegen der sklerodermatösen Beschaffenheit der Haut leicht verkannt wird (GEFFRON, LÖWENTHAL).

Von der Erkrankung kann jedes Lebensalter befallen werden; gar nicht selten erkranken Kinder, aber auch Erwachsene in höherem Alter sind nicht verschont worden. Über die Beteiligung der beiden Geschlechter gehen die Ansichten etwas auseinander. Nach HERZ sollen die Frauen häufiger erkranken, während nach anderen Autoren die Männer überwiegen oder überhaupt kein wesentlicher Unterschied in dieser Hinsicht erkennbar ist. Das Leiden kommt in jeder Jahreszeit vor, doch soll der Winter etwas mehr Fälle liefern.

Ätiologie. Ätiologisch ist das geschilderte Krankheitsbild der Poly- bzw. Dermatomyositis noch ganz unklar. Es ist daher nur natürlich, daß zahlreiche und auch recht verschiedenartige Theorien über seine Genese existieren. Übereinstimmung herrscht jedoch darüber, daß es sich wahrscheinlich um eine *Infektionskrankheit* handelt, wenn sich auch über die Art des Erregers vorläufig noch gar nichts aussagen läßt.

Multiple Muskelentzündungen, also Polymyositiden, kommen zwar auch bei einer ganzen Reihe bekannter, namentlich infektiöser Erkrankungen vor. So bei Strepto- und Staphylomykosen, bei Typhus, Cholera, Scharlach, Diphtherie, Pneumonie, Malleus, Gonorrhoe, Lues, im Gefolge von Masern, Influenza, sehr selten akutem Gelenkrheumatismus, Angina und im Puerperium. Diese Fälle können klinisch zwar ganz das gleiche Bild bieten, sind jedoch nach KRIEGSMANN, der sich mit dieser Frage besonders befaßt hat, als „*sekundäre*“ Formen von der „primären“ Poly- bzw. Dermatomyositis abzugrenzen, bei der sich niemals eine Eintrittspforte für die Erreger nachweisen ließ, die Blutkulturen stets steril blieben und auch in den Muskelpräparaten keine Bakterien auffindbar waren.

Einige Autoren bezweifeln allerdings auch, daß es sich bei dieser „primären“ Polymyositis um ein eigenes Krankheitsbild handelt und halten sogar die Trennung der eitrigen und nicht eitrigen Formen für gekünstelt. Infolge der großen Ähnlichkeit der klinischen Bilder gelangen sie zur Annahme, daß auch die Polymyositiden, in denen kein Erreger zu finden war, wenigstens teilweise durch die bekannten Infektionserreger bedingt sind. KADER will alle Formen der Myositis, die serösen, interstitiellen, wie purulenten, zu einer Krankheitsspezies, der „*Myositis septica*“ zusammenfassen. In einem nicht geringen Teil der publizierten Fälle handelt es sich offenbar auch um metastatische Polymyositiden, wie die Sektionsbefunde und Anamnesen vermuten lassen. In vielen anderen Fällen ließen sich jedoch keine dahingehenden Anhaltspunkte gewinnen, so daß die Anschauung der meisten Autoren, die primäre Polymyositis als eigenes Krankheitsbild abzugrenzen, wohl berechtigt sein dürfte. Auch eine tuberkulöse und luische Ätiologie ließ sich nur in einzelnen Fällen mit Sicherheit oder Wahrscheinlichkeit nachweisen, so daß diese Beobachtungen ebenfalls keine Verallgemeinerung erlauben.

SENATOR und STRÜMPELL vermuteten, daß die Ursache der Polymyositis vielleicht dieselbe sei, wie die der *Polyneuritis* und daß das klinische Bild nur von der verschiedenen Lokalisation desselben Virus abhängig sei. Zu dieser Vermutung gaben vor allem wohl die später als Neuromyositis zu erwähnenden Fälle Veranlassung, in denen auch das Nervengewebe mitbetroffen war. In den reinen Polymyositis- bzw. Dermatomyositisfällen ist das Nervensystem aber intakt, so daß sich ohne Kenntnis der Erreger nicht sagen läßt, ob einer der Polyneuritiserreger unter bestimmten, noch nicht bekannten Bedingungen die Nerven verschont und sich nur in den Muskeln etabliert.

Zur weiteren Klärung der infektiösen Theorie wird der Versuch empfohlen, in zukünftigen Fällen direkt aus excidierten Muskelstückchen die Erreger zu züchten und evtl. auch eine Übertragung auf Tiere zu versuchen. Kurz zu erwähnen wäre noch, daß von manchen Seiten übermäßigen Kälteeinwirkungen die Bedeutung eines Hilfsfaktors beigelegt wird. So beschreibt VASILJEW einen 63jährigen Zeichner, der viele Jahre in einem kalten Raum unbeweglich sitzend gearbeitet und sich häufig schroffen Temperaturwechseln hatte aussetzen müssen und dann nach einer Erkältung mit einer Polymyositis erkrankte.

Außer der infektiösen bzw. infektiös-toxischen Theorie sind für die ätiologisch noch recht dunkle „primäre" Polymyositis noch eine Reihe anderer Erklärungen versucht worden.

UNVERRICHT und später PFEIFFER nahmen an, daß es sich um eine durch Invasion von *Gregarinen* verursachte Erkrankung handeln könne, wozu die Ähnlichkeit der anatomischen Bilder mit der Gregarinose bei Hunden und Pferden Veranlassung gab. Ebenso konnte das klinische Bild an eine parasitäre Ätiologie denken lassen, die jedoch nicht bestätigt wurde.

SENATOR dachte an die Möglichkeit einer *Toxinwirkung* auf Grund eines Falles, in dem die Erkrankung nach dem Genuß von verdorbenen Krebsen entstanden war. Auch eine *Autointoxikation* vom Darm aus wurde in Betracht gezogen, so u. a. von KRIEGSMANN, dessen Patient Roßschlächter war und an überreichlichen Genuß von oft rohem Fleisch denken ließ. Die Möglichkeit einer *anorganischen Vergiftung* wurde in Betracht gezogen, weil bei der Kohlenoxydneuritis auffallend starke Muskelveränderungen auftreten (LITTEN).

Endlich ist zu erwähnen, daß schon sehr frühe, aber auch noch in der letzten Zeit, vielfach auf Beziehungen der primären Poly- bzw. Dermatomyositis zur Myasthenie und vor allem zur *Sklerodermie* und in Zusammenhang damit auf *innersekretorische Störungen* als gemeinsame Ursache beider Erkrankungen hingewiesen worden ist. Auf diese Zusammenhänge ist ihrer Bedeutung wegen noch etwas einzugehen, wenn sie auch hauptsächlich für chronische Sonderformen Geltung haben dürften.

Schon 1890 machte LOEWENFELD in einer der ersten Veröffentlichungen darauf aufmerksam, daß die ödematöse Schwellung des Unterhautgewebes bei der Dermatomyositis mit ihrer eigenartigen Derbheit und Starre sich der als Sklerodermie beschriebenen Hautveränderung nähere. Später wurde mehrfach über ein Zusammentreffen ausgesprochener Polymyositis mit Sklerodermie berichtet. Bemerkenswert war namentlich ein von SCHULZ beschriebener 19jähriger Mann, bei dem eine Kombination von Sklerodermie, Addison und Muskelatrophie bestand und sich mikroskopisch eine einwandfreie interstitielle Myositis sowie Veränderungen der linken Nebenniere fanden. Dann wurde darauf hingewiesen, daß nach dermatologischen Erfahrungen bei der Sklerodermie leichteste bis schwerste Muskelaffektionen vorausgehen können, daß ferner bei Sklerodermie endokrine Störungen ganz bekannt seien, aber auch bei Muskel- und Muskelnervenerkrankungen mit größerer oder geringerer Regelmäßigkeit Störungen der inneren Sekretion vorkämen.

OPPENHEIM sprach sich besonders mit Hinsicht auf die Verschiedenartigkeit der beiden Erkrankungen in den einzelnen Stadien dahin aus, daß es eine Form der Sklerodermie gebe, die sich unter den Erscheinungen der Dermatomyositis entwickelt oder umgekehrt eine Form der Dermatomyositis ihren Ausgang in eine Sklerodermie nehmen könne.

Rosenthal-Hoffmann nahmen in dem von ihnen beobachteten Fall ätiologisch endogene Faktoren an, die sowohl die Haut als auch das Muskelgewebe und in selteneren Fällen (Neuromyositis) auch die peripheren Nerven angreifen könnten und zogen den Schluß, daß sowohl bei der primären akuten Polymyositis bzw. Dermatomyositis, wie auch bei der Sklerodermie innersekretorische Störungen eine Rolle spielen, bei ihnen also eine gleiche oder verwandte Ätiologie bestehe und möglicherweise eine Art kombinierte Systemerkrankung im Sinne Curschmanns vorliegt.

Diagnose. Da die Erkrankung sehr selten und ihre Kenntnis daher wenig verbreitet ist, kann die Diagnose sehr schwierig sein. Kennzeichnend ist in typischen Fällen das über den erkrankten Muskeln lokalisierte derbe Ödem mit Freibleiben der Gelenke und distalen Extremitätenteile. Auch das sprungweise Übergreifen des Prozesses von einer auf die andere Muskelgruppe kann zur Erklärung beitragen. Vor allem wird die histologische Untersuchung eines probeexcidierten Muskelstückchens Aufklärung bringen. Diagnostisch verwertbar ist auch eine negative therapeutische Erfahrung: Sämtliche Fälle von Polymyositis zeichnen sich dadurch aus, daß Salicyl auf sie ohne Wirkung ist.

Differentialdiagnose. In den leichten Fällen kann namentlich im Beginn zunächst an einen einfachen *Muskelrheumatismus* gedacht werden; die Schwellung der Muskulatur, die ödematösen Veränderungen und die sich entwickelnden schweren Allgemeinerscheinungen werden aber bald die ernstere Natur der Erkrankung erkennen lassen.

Trichinose. In den ausgeprägten Erkrankungsfällen ist in erster Linie sehr leicht eine Verwechslung mit der Trichinose möglich, da beide Krankheitsbilder so ähnlich sind, daß einer der ersten Beobachter der Polymyositis diese direkt als **„Pseudotrichinosis"** bezeichnet hat (Hepp). Auch Strümpell konnte eindeutige symptomatische Unterschiede zwischen primärer Polymyositis und Trichinose nicht nennen. Insbesondere kann das frühe Auftreten gastrointestinaler Erscheinungen und das bevorzugte Befallensein der Augen-, Kau-, Schluck- und Kehlkopfmuskulatur bei Trichinose differentialdiagnostisch nicht ausschlaggebend verwertet werden, wie mitunter behauptet wurde, da alle diese Kriterien auch bei der Polymyositis vorkommen können. Das gleiche gilt für die für Trichinose sonst sehr charakteristische Eosinophilie. Verwertbarer ist vielleicht die bei Trichinose beobachtete Blutdrucksenkung, die durch Adrenalin nicht beeinflußbar sein soll (Maase und Zondek). Vor allem ist zu beachten, daß die Trichinose eine Gruppe von Personen befällt, die nachweisbar Fleisch von demselben Tiere genossen haben, während die Polymyositis nur einzelne Menschen ergreift. Beweisend kann der Trichinellennachweis sein. Innerhalb der ersten 8 Tage nach Genuß trichinösen Fleisches gelingt dieser manchmal im Blut, wenn man eine größere Menge davon lackfarbig macht und zentrifugiert. Etwa vom 8. Tage ab ist es möglich, in der Muskulatur des Infizierten (Biceps, Rect. abd., Zungenmuskulatur) Trichinellen zu finden. Die Untersuchung eines excidierten Muskelstückchens sollte also immer vorgenommen werden.

Sklerodermie. Auf die engen Beziehungen zwischen Polymyositis und Sklerodermie wurde schon eingegangen. Nach Oppenheim gibt es kein einziges Zeichen, das nur der einen oder nur der anderen dieser beiden Krankheiten zukommt. Es wird aber hervorgehoben, daß dies im allgemeinen nur für die chronischen Fälle in späteren Stadien gilt, während akut beginnende Krankheitsfälle mit Fieber, intensiven Schmerzen, starker Beteiligung der Schleimhäute, dauernder Schmerzhaftigkeit, Unregelmäßigkeit der Verteilung und der Intensität der Hautveränderungen in der Regel für Dermatomyositis entscheiden lassen.

Sepsis. Sehr schwierig kann auch die Abgrenzung gegen eine Sepsis mit multiplen Muskelmetastasen sein, bei der aber die Symptome der allgemeinen

Septicopyämie bald hervortreten und überwiegen. Gegen Sepsis spricht der normale Blutbefund und das Fehlen von Erregern im Blut, die sich bei Sepsis mit multiplen septischen Embolien doch meist nachweisen lassen.

Als **Tropenmyositis** ist eine ausschließlich in den tropischen Ländern vorkommende multiple Muskelerkrankung beschrieben, die zur Bildung von Abscessen in den infiltrierten Muskelpartien neigt und daher auch „Pyomyositis tropica" genannt wird. Meist konnten Staphylokokken als Erreger nachgewiesen werden, doch wird von manchen Seiten auch Vitaminmangel als ursächlicher Faktor angenommen.

Polyneuritis. Auf die Differentialdiagnose gegenüber der Polyneuritis, die in diesem Rahmen besonders interessiert, wird bei Besprechung der Neuromyositis ausführlicher eingegangen werden.

Die bei *Lues* auftretenden Myositiden (**„Myositis syphilitica"**) können vollkommen den nicht syphilitischen Formen gleichen. So kann es auch zum Bilde einer Dermatomyositis, Neuromyositis, seltener zu dem der hämorrhagischen Myositis kommen. Es lohnt daher auch nicht — wenigstens nicht in diesem Rahmen — sie als Sonderform näher zu besprechen. Differentialdiagnostisch ist wie bei allen Nervenaffektionen, so auch bei den verschiedensten Myositisarten stets an die luische Ätiologie zu denken und natürlich auch serologisch zu untersuchen. Der Erfolg oder Mißerfolg einer spezifischen Kur kann in Zweifelsfällen ebenfalls herangezogen werden.

In diesem Zusammenhang sei nur kurz darauf hingewiesen, daß sich zu allen Zeiten der Lues auch diffuse Myositiden finden, die mit besonderer Vorliebe die Masseteren, Temporales, die Wadenmuskulatur, den Biceps, Triceps, Pectoralis und Sternocleidomastoideus befallen. Sie äußern sich klinisch in Schwellung und Induration der Muskeln und dadurch bedingte Bewegungsbeschränkung sowie meist nur geringen Schmerzen; ihr Verlauf ist langsam, die Beeinflußbarkeit durch spezifische Behandlung gut. Matthes hat als Spätfolge chronisch luischer Muskelerkrankungen oft doppelseitige Atrophie der Deltoideen gesehen, gibt aber zu, daß diese auch durch eine primäre Neuritis bedingt sein könnten.

Histologisch findet sich als Hauptcharakteristikum eine primäre diffuse Infiltration des Muskelbindegewebes und eine davon abhängige Degeneration des Muskelparenchyms. Das **Muskelgumma** stellt eine spätere luische Manifestation dar, die keine besonderen Beschwerden zu machen pflegt und sich lediglich in einem lokalen Tumor ausdrückt, der leicht übersehen wird. Von einer Myositis ist eigentlich keine Rede. Erst in späteren Stadien tritt eine perigummöse Infiltration auf, durch die der gummöse Tumor fixiert wird. Der Muskel zeigt dann regressive Veränderungen unter starker Wucherung des Bindegewebes.

Weniger bedeutungsvoll sind noch einige weitere Krankheitsformen, die aber ebenfalls differentialdiagnostisch durchaus in Betracht kommen. Hier ist zunächst der *akute Gelenkrheumatismus* zu nennen, gegen den jedoch die andere Verteilung der Muskelschwellungen und die fehlende therapeutische Ansprechbarkeit auf Salicyl spricht. Auch durch die *Periarteriitis nodosa* kann ein der Polymyositis ähnliches Krankheitsbild hervorgerufen werden. Ferner ist die *Rotzinfektion* zu nennen, die multiple, knotige Infiltrate der Muskeln hervorruft, welche aber gewöhnlich nicht oder nur sehr wenig schmerzhaft sind, hingegen leicht vereitern und durch die Haut durchbrechen (Rotzpusteln; Anamnese!).

Die eigentümliche Gedunsenheit und teigige Schwellung der Gesichtshaut kann manchmal an *Myxödem* denken lassen. Im Schrifttum ist ein Fall beschrieben (Boguslawski), in dem außerdem eine Herabsetzung des Grundstoffwechsels und eine psychische Alteration bestand und daher von einem *„Pseudomyxödem polymyositicum"* gesprochen wurde. Schilddrüsenbehandlung blieb aber wirkungslos.

Endlich sind differentialdiagnostisch noch einige andere Formen von Myositis zu nennen, auf die später noch zurückgekommen wird. So kann die *Myositis fibrosa* generalisiert auftreten, verläuft jedoch viel schleichender und chronisch und zeigt als wichtiges Symptom eine Kreatinurie. Bei den isolierteren Formen dieses Leidens fehlt u. a. die Beeinträchtigung des Allgemeinzustandes. Ferner kann die *Myositis ossificans progressiva* in Schüben mit Fieber verlaufen, indem sich an jede Attacke der Ossificationsprozeß anschließt, der dann aber die Diagnose klärt (Röntgenbild!).

Therapie. Die Unkenntnis vom Wesen des Krankheitsprozesses macht eine rationelle oder gar kausale Therapie unmöglich. Immerhin dürfte sich empfehlen, in allen Fällen zunächst an die Möglichkeit einer sekundären Polymyositis zu denken und auf einen vorausgegangenen oder bestehenden Infekt zu fahnden, der entsprechend anzugehen wäre. So ist z. B. bei vorausgegangener Angina und in rezidivierenden Fällen Tonsillektomie oder Röntgenbestrahlung erfolgreich gewesen (Crevald, Gulacsy). Bemerkenswert ist auch, daß Huard kürzlich über Fälle mit akuter Staphylokokken-Myositis berichtete, in denen er außer Vaccine- und Serumbehandlung mit Hinsicht auf eine vorliegende Hyperglykämie Insulin anwendete.

Die Behandlung der ätiologisch noch völlig unklaren primären Polymyositis bzw. Dermatomyositis deckt sich im übrigen mit der Therapie der Polyneuritis. Im Beginn können Antineuralgica und Diaphoretica angewendet werden. Feuchte Packungen pflegen sehr angenehm empfunden zu werden. Vor allem ist anfangs völlige Ruhe notwendig, wie überhaupt mit Hinsicht auf eine etwaige Beteiligung des Myokards auch später Vorsicht beim Aufstehen geboten ist. Bei sehr heftigen Schmerzen können Narkotica erforderlich werden. In späteren Stadien kommen bei günstig verlaufenden Fällen Hydrotherapie, Elektrizität, Massage, aktive und passive Gymnastik zur Anwendung. Es sind zwar verschiedene anderweitige therapeutische Versuche gemacht worden, teilweise angeblich auch mit Erfolg, ohne jedoch sehr überzeugend zu sein. Besonderer Erwähnung bedarf höchstens die mehrfache Mitteilung, daß Yatren bzw. Yatrencasein-Injektionen eine Heilung herbeigeführt haben sollen (Fritsch u. a.). Daß Salicylpräparate völlig wirkungslos bleiben, ist bereits erwähnt. Auch Organtherapie vermochte in keiner Weise den Krankheitsverlauf zu beeinflussen.

Neuromyositis.

Die Neuromyositis (Senator) ist nur als eine Form der Poly- bzw. Dermatomyositis zu betrachten. Sie ist dadurch gekennzeichnet, daß bei ihr zu den oben beschriebenen polymyositischen auch echte *neuritische* Erscheinungen hinzutreten, die bei der Polymyositis fehlen oder doch nur angedeutet und ganz flüchtig sind. Diese bestehen in Parästhesien und objektiven Sensibilitätsstörungen (meist Hypästhesien und Hypalgesien peripherer Ausbreitung). Die ebenfalls vorhandenen heftigen Schmerzen sind mehr als bei der einfachen Polymyositis an den Verlauf der großen Nervenstämme gebunden, die ebenso wie die typischen Nervendruckpunkte sehr empfindlich sind, und überdauern meist die durch die Muskelerkrankung bedingten Schmerzen. Ferner bestehen Paresen mit Herabsetzung bis Fehlen der Sehnenreflexe und vor allem mit *qualitativer* Veränderung der elektrischen Erregbarkeit. Auch leichte Ataxie ist beschrieben worden. Oft entwickeln sich später Atrophien in den betroffenen Gebieten, die mit einwandfreier EaR. einhergehen und sich dadurch von den einfachen atrophischen Veränderungen durch den Muskelprozeß abgrenzen lassen. Es sind auch Beobachtungen mitgeteilt, in denen außerdem Pyramidensymptome, so ein- oder doppelseitiger Babinski bestanden haben sollen, die also auf eine zentralnervöse Beteiligung hinweisen würden. In diesen Fällen wird man jedoch an der Richtigkeit der Diagnose zweifeln müssen.

Pathologisch-anatomisch findet man bei der Neuromyositis neben den bereits beschriebenen Muskelbefunden auch neuritische Veränderungen, und zwar Degeneration wie interstitielle Entzündung und Bindegewebswucherung in einzelnen Nervenfasern.

Die Neuromyositis zeigt häufiger einen mehr chronischen Verlauf und führt dann auch oft zu Atrophien, indem sich Kombinationen von Poly- bzw. Dermatomyositis mit Neuromyositis finden, sog. „Dermatoneuromyositiden", die also mit Haut-, Muskel- und Nervenstörungen einhergehen. Sie führen besonders häufig zu typischer Sklerodermie, während jene Fälle ohne Nervenläsion wohl auch das Bild einer Sklerodermie darbieten können, aber ohne trophische Störungen.

Im übrigen deckt sich das Krankheitsbild mit dem der Polymyositis, so daß nichts weiter hinzuzufügen bleibt. Auch die Therapie ist die gleiche.

Differentialdiagnostisch bleibt vor allem die Abgrenzung gegenüber der *Polyneuritis* zu besprechen. Diese kann außerordentlich schwierig sein, da es sich ja um eine Kombination einer Myositis mit einer ausgesprochenen Neuritis handelt und die Entzündungsprozesse im Muskel und Nerven koordiniert sind. Eine schärfere Abgrenzung wird weiter dadurch erschwert, daß sich bei der echten Polyneuritis auch Zellinfiltrate im Muskelgewebe, also myositische Veränderungen finden, so bei der Kohlenoxydneuritis, aber auch anderen toxischen und auch infektiösen Polyneuritiden. Die meisten Fälle von Neuromyositis sind daher auch anfangs als Polyneuritis aufgefaßt worden.

Gegenüber der Polyneuritis wird aber bei der Neuromyositis schon früh die starke Beteiligung der Muskulatur, werden die meist gewaltigen ödematösen Hautschwellungen und sonstigen Hautveränderungen auffällig sein. Zugunsten einer Polymyositis bzw. Dermatomyositis, die namentlich im Beginn ebenfalls für eine Polyneuritis gehalten werden kann, spricht das Fehlen neuritischer Erscheinungen. Vor allem kommt bei der Dermatomyositis höchstens eine quantitative, niemals jedoch eine qualitative Veränderung der elektrischen Erregbarkeit vor, die bei der Neuromyositis und Polyneuritis schon früh nachweisbar ist. Auch fehlt bei ihr eine besondere Druckschmerzhaftigkeit unter Bevorzugung der großen Nervenstämme. In manchen Fällen von Neuromyositis, die weniger generalisiert sind und z. B. nur eine Extremität befallen oder doch bevorzugen, kann das Bild einer einfachen Plexusneuritis entstehen. F. H. LEWY hat noch auf Krankheitsbilder aufmerksam gemacht, in denen sich charakteristische Symptome der reinen Neuritis, der Neuromyositis und sogar der Neuralgie in mannigfacher Kombination und Abfolge mischen und mit Zeichen einer Allgemeininfektion einhergehen. Er vermutet als Erreger einen den echten Sepsis- bzw. sogar Scharlachstämmen verwandten, biologisch eigenartigen Streptococcus.

Von wesentlicher praktischer Bedeutung ist eine genaue Abgrenzung von Neuromyositis und Polyneuritis insofern nicht, als sich bei der Verwandtschaft beider Krankheitsbilder die Therapie deckt.

Myositis haemorrhagica.

Auch die als Myositis haemorrhagica abgegrenzte Form der Myositis steht der Polymyositis sehr nahe und bietet *klinisch* im wesentlichen das gleiche Bild. Sie zeichnet sich dieser gegenüber besonders durch Beteiligung des Herzens und Bildung hämorrhagischer Herde in den Muskeln, in manchen Fällen auch durch Hauthämorrhagien aus. Nicht selten beginnt sie zunächst fieberlos und befällt kleinere Muskelgebiete, um dann in sprunghaftem, besonders zu Remissionen neigendem Verlauf andere Muskelpartien zu befallen. Das Ödem des Unterhautzellgewebes kann fehlen und ist, wenn vorhanden, weicher als das der Dermatomyositis. Die Beteiligung des Herzens dokumentiert sich in Tachykardie, Arrhythmie und muskulärer Insuffizienz mit Stauungserscheinungen. Die Dauer des akuten Stadiums beträgt etwa 1—2 Monate, an das sich im günstigen Verlaufsfalle einige weitere Monate des Regressionsstadiums anschließen.

Die *Prognose* ist im allgemeinen ungünstig, jedenfalls ungünstiger als bei der Polymyositis. Die Mehrzahl der Fälle endet tödlich, meist durch Herzschwäche.

Pathologisch-anatomisch finden sich die gleichen histologischen Veränderungen wie bei der Polymyositis. Außerdem bestehen aber als charakteristischer Befund schon makroskopisch sichtbare kleinere oder größere — bis 2 cm messende — Blutungsherde in der Muskulatur verstreut. In probeexcidierten Muskelstückchen waren die Muskelfasern durch Blutungen auseinandergedrängt. Die gleichen histologischen Veränderungen wie in der Körpermuskulatur finden sich auch im Myokard.

Ätiologisch ist wichtig, daß bei der hämorrhagischen Myositis häufiger ein bakterieller Nachweis der Erreger (Staphylo- und Streptokokken) gelungen ist, was sie neben dem Verlauf den septischen Formen nähert. Auffallend häufig hatten sich die Erkrankungen ferner an Anginen und andere Infektionen angeschlossen. DEAK berichtet u. a. von zwei vorher somatisch völlig gesunden Melancholikern, die plötzlich unter hohem Fieber erkrankt, nach 2 Tagen unter den Erscheinungen der schwersten septischen Allgemeininfektion zugrunde gegangen waren und bei denen Rachenaffektionen die Eingangspforte anzeigten. Hierher gehören wohl auch die therapeutisch interessierenden Mitteilungen über erfolgreiche Tonsillektomie usw.

Diagnostisch ist vielleicht der Hinweis von KARELITZ und WELT verwertbar, die in ihren Fällen infektiöser Natur — in einem Falle Streptokokkenbefund in der Blutkultur — Fieberanstiege nach Probeexcision eines Muskelstückchens sowie nach Massage beobachteten.

Myositis epidemica.

Diese erst in den letzten Jahren bekannter gewordene, wenig glücklich auch „Myalgia epidemica" genannte Krankheit bedarf hier nur kurzer Erwähnung. Im Sommer 1930 beobachtete SYLVEST in Bornholm das epidemische Auftreten einer Myositis, die er zuerst als „Bornholmsche Krankheit" bezeichnete. Bald wurde auch von anderer Seite über ähnliche Epidemien in den Nordländern (Island, Norwegen, Schweden, Dänemark, Holland) berichtet und darauf hingewiesen, daß solche unter anderen Bezeichnungen in anderen Ländern (Amerika) schon früher bekannt gewesen seien.

Es handelt sich um eine sehr kontagiöse, aber *gutartige* infektiöse Erkrankung, die meist in den Sommermonaten auftritt und alle Lebensalter befallen kann. Die Inkubationszeit beträgt 4 Tage. Der Beginn ist akut mit Fieber und Schmerzen, besonders in der Brust- und Bauchmuskulatur und im Diaphragma. Krankheitsdauer 2—8 Tage, fast immer komplikationsloser Ausgang in Heilung. Im Beginn sind leicht Verwechslungen mit Pleuritis, Pneumonie, Influenza und Appendicitis möglich. Die Ätiologie des Leidens ist unbekannt.

Von CURSCHMANN ist ferner eine Epidemie von Pseudomeningitis auf Grund einer Myositis der Nackenmuskulatur beschrieben worden, die mit neuralgischen und neuritischen Erscheinungen einherging.

Eine kleine echte Epidemie leichterer Fälle mehr umschriebener Myositis wurde im Jahre 1905 in der Tübinger Klinik beobachtet und an die Möglichkeit einer tuberkulösen Ätiologie gedacht (SIECK).

Myositis fibrosa.

Als Myositis fibrosa sind verschiedene Muskelerkrankungen beschrieben worden, bei denen es zu einer bindegewebigen Veränderung des Muskelgewebes kommt. Es kann sich dabei einmal um den Ausheilungszustand einer der beschriebenen generalisierten, aber auch lokaler Myositiden handeln.

Außerdem gibt es aber eine *selbständige* generalisiert auftretende Form der Myositis fibrosa, die allerdings sehr selten ist. Sie besteht in einer chronisch-progredienten Entzündung des Muskelgewebes, die zu fibröser Atrophie führt. Die Muskeln bilden auf Durchschnitten eine harte fibröse Masse, die sich weißlich von denjenigen Stellen abhebt, an denen die Muskelbündel noch erhalten oder nicht völlig degeneriert sind.

Dieses Leiden entwickelt sich meist bei jugendlichen Individuen und beginnt gewöhnlich an den Beinen. Unter stechendem Schmerz tritt zunächst eine lokale Muskelschwellung auf, die an Umfang zunimmt und alle Bewegungen erschwert. Dann tritt Verminderung der Schwellung ein und es entwickeln sich Kontrakturen besonders in den Beugern. Dieser Vorgang wiederholt sich an anderen Stellen, bis schließlich die meisten willkürlichen Muskeln ergriffen sind. Diese zeigen bei der elektrischen Untersuchung zunehmende Verminderung bis Aufhebung der direkten und indirekten Erregbarkeit ohne qualitative Veränderungen. In letzter Zeit ist auf das Auftreten einer Kreatinurie hingewiesen worden; in einem Falle fand sich im Blute ein auffallend hoher Harnsäuregehalt.

Die *Dauer* des Leidens ist sehr verschieden, die *Prognose* in der Regel ungünstig. Über die *Ätiologie* ist nichts Sicheres bekannt. Es wird besonders an eine Konstitutionsanomalie gedacht, die in einer dem betreffenden Individuum eigentümlichen Tendenz zur Bindegewebswucherung besteht.

Diagnostisch wichtig sind der progressive Verlauf ohne erhebliche Schmerzen, die Schwäche und Steifheit der Muskeln und vor allem die Kreatinurie.

Therapeutische Versuche blieben stets erfolglos.

GALLINEK beschrieb kürzlich einen Kranken mit typischer *neuraler Muskelatrophie*, bei dem beiderseits im Biceps eine gut abgrenzbare Konsistenzvermehrung fühlbar war, die fast derber als Knorpel war. Die histologische Untersuchung ergab eine interstitielle, zum großen Teil schwielige, also fibröse Myositis. Nach der Ansicht von GALLINEK handelt es sich um eine Mischung von Prozessen, die vom peripheren Neuron und von der Muskulatur selbst ihren Ausgang nehmen.

Den *lokalen* Formen der Myositis fibrosa steht die **Myositis ossificans circumscripta** nahe, bei der es zu einer umschriebenen Knochenbildung inmitten eines Muskelbezirkes kommt, und zwar mit oder ohne bindegewebiges Zwischenstadium. Die histologischen Befunde zeigen, daß keine Kalk-, sondern eine echte Knochenbildung verliegt, deren Genese noch nicht geklärt ist. Eine besondere Disposition zu abnormer Knochenbildung spielt zweifellos eine wesentliche Rolle. Am bekanntesten sind die traumatisch entstandenen isolierten Formen, wie der sog. Reit- oder Exerzierknochen, die also in chirurgisches Gebiet gehören.

Es gibt aber auch eine besonders den Neurologen interessierende Form, die als **Myositis ossificans circumscripta neurotica** bezeichnet worden ist. Man versteht darunter einen umschriebenen Verknöcherungsprozeß in der Muskulatur, der auch ohne vorausgegangenes Trauma *bei organischen Nervenkrankheiten*, namentlich bei Affektionen mit Ausfall der sensiblen Gebiete vorkommt. In solchen Fällen fand sich relativ oft der Iliopsoas verknöchert; nach Ansicht französischer Autoren treten die Verknöcherungen niemals unterhalb des Kniegelenkes auf.

Klinisch steht im Beginn des Prozesses eine Ödembildung im Vordergrund, dann kommt es zur Knochenbildung in der Muskulatur, die ungeheuer rasch vor sich gehen kann, im allgemeinen aber einige Wochen bis Monate dauert und im Röntgenbild leicht nachweisbar ist. Wenn nach etwa 4—6 Monaten ein gewisser Höhepunkt erreicht ist, kann der Verknöherungsprozeß vollkommen stationär bleiben. Sogar ein kontinuierlicher Abbau kann eintreten, so daß nach Monaten kaum noch Spuren des Verknöcherungsherdes nachweisbar sind. Auffallenderweise kommt es niemals durch Umwachsen von Nerven und Gefäßen zum Auftreten sekundärer Störungen. Die *Therapie* ist eine rein konservative; in letzter Zeit ist auch Röntgenbestrahlung empfohlen worden (DUBACH).

Derartige umschriebene Verknöcherungen in der Muskulatur sind namentlich beschrieben worden bei *Syringomyelie, Tabes dorsalis* (in einem Falle jahrelang vor einer Arthropathie), *Myelitis transversa, traumatischen Rückenmarksschädigungen* und *Spina bifida*. DREHMANN beschrieb einen $2^1/_2$jährigen Jungen mit *Poliomyelitis ant. ac.*, bei dem nach 6—8 Wochen Schwellung und Schmerzhaftigkeit des linken Hüftgelenkes eintrat, das völlig versteifte. Im Röntgenbild fand sich eine Verknöcherung im M. gluteus med. und Adductor magn. bzw. pectineus., die völlig unverändert blieb, während die Lähmung zurückging. Das Hüftgelenk blieb auch röntgenologisch völlig frei. — Ferner hat LAUX die Entwicklung einer knochenharten Resistenz an der Innenseite des einen Oberschenkels bei einer 32jährigen Patientin beschrieben, deren Krankheitsherd er als *Myeloencephalitis* auffaßte. Er macht für das Zustandekommen des Myositis ossificans circumscripta neurotica vier Faktoren verantwortlich, nämlich Entzündung, Fortfall der Schmerzempfindung, Disposition im Sinne einer „ossifizierenden Diathese“ und trophische Störungen des Bindegewebes.

Im Anschluß an *Leuchtgasvergiftung* sind myositische Erscheinungen beschrieben worden, die teils zur Myositis fibrosa, teils als in das Gebiet der sog. Myositis ischaemica gehörig angesehen wurden (BRAUN, JANOSSY). Sie werden damit erklärt, daß es infolge von Gefäßrupturen zu Blutergüssen in die Muskulatur kommt (Blutdrucksteigerung im Augenblick des Aussetzens der CO-Einatmung oder bei heftigen Bewegungen). Die durch die Blutungen vernichtete Muskelsubstanz wird dann durch Narbengewebe eingenommen, durch dessen Schrumpfung es zu Kontrakturen kommen kann. Auch spätere Atrophien sind beobachtet worden. Wahrscheinlich gehört die Erkrankung in die Gruppe der ischämischen, die unter Umständen in Myositis fibrosa übergehen können. — Als **Myositis** oder auch **Neuromyositis ischaemica** sind Veränderungen in der Muskulatur bezeichnet worden, die bei plötzlich einsetzender Stockung des Kreislaufes, z. B. bei Embolien, Thrombose, in den Endstadien der Arteriitis obliterans sowie namentlich auch durch Blutergüsse bei Frakturen entstehen. Es handelt sich also um schwere Ernährungsstörungen, die meist zu Kontrakturen (ischämische Muskelkontrakturen) führen und in der Regel mit einer entsprechenden Schädigung des Nervengewebes (ischämische Neuritis) vergesellschaftet sind. Sie betreffen hauptsächlich die Extremitätenmuskulatur und stellen im allgemeinen *lokale* Muskelaffektionen dar, die hauptsächlich chirurgisches Interesse beanspruchen. Hier interessieren sie nur wegen des Ablaufes der Störungen und der differentialdiagnostischen Bedeutung der Endzustände.

Klinisch kommt es zuerst zu heftigen Schmerzen im ischämischen Gebiet, die schon $^1/_2$ Stunde nach der Abschließung der Blutzufuhr beginnen, nach einigen Stunden geringer werden und nach 21 Stunden gewöhnlich verschwunden sind. In den ersten Stunden tritt ferner starke Hypästhesie auf, die von einer vollkommenen Analgesie gefolgt ist. Nach 2 Stunden sind die Muskeln bereits vollkommen paralytisch und zeigen nach 6—8 Stunden schon Totenstarre. Am folgenden Tage ist die Muskulatur wieder schlaff, nach einem weiteren Tag teigartig infiltriert und die ganze Extremität ödematös geschwollen. Die passive Beweglichkeit ist schon nach einem Tage vermindert und schwindet allmählich vollkommen, da sich die ischämischen Kontrakturen entwickeln, die sogar kleine Bewegungen unmöglich machen. Dabei entsteht an den Händen eine klassische Klauenhand, die noch deutlicher ist als die bei Ulnarislähmung. Nach einigen Monaten ist die Sensibilität gewöhnlich zurückgekehrt, während die Kontraktur, soweit dies überhaupt noch möglich ist, zunimmt. Die elektrische Untersuchung ergibt bei der intensiven ischämischen Lähmung in der Regel allein Verminderung bzw. völlige Aufhebung von direkter und indirekter Erregbarkeit, wobei zuweilen bei sehr starker direkter galvanischer Reizung eine schwache, doch schnelle Kontraktion erzielt werden kann. Bei den minder intensiven Lähmungen findet man stets einzelne Muskeln oder Muskelbündel in dem kranken Gebiete, die komplette oder partielle EaR. zeigen. In der Regel treten diese neuritischen Erscheinungen bei den meisten der ischämischen Lähmungen auf, wenigstens in einzelnen Muskelbündeln, wenngleich es nicht immer leicht ist, sie zu finden. Die Neuritis ist in der Regel um so stärker, je geringere Ausbreitung die ischämische Myositis hat. — *Anatomisch* bestehen alle Übergänge von rein myositischen Veränderungen (ischämische Entzündung) bis zur Nekrose und bindegewebiger Umformung (ischämische Kontrakturen). Die Nervenfasern können das Bild einer degenerativen Entzündung bieten.

Die *Prognose* hängt natürlich fast ausschließlich von der Dauer des arteriellen Verschlusses ab. Nach einer vollkommenen Abschließung von 3 Stunden sind die Aussichten auf eine vollkommene Wiederherstellung schon äußerst gering. Bei sehr langsamer, allmählich sich entwickelnder Arterienverengerung versagen die Muskeln und Nerven, wenn höhere Anforderungen an sie gestellt werden, obwohl die Blutzufuhr noch ausreichend ist. Hierbei kann das Bild einer *Claudicatio intermittens* entstehen. Da gewöhnlich jedesmal einzelne Muskel- oder Nervenfasern zugrunde gehen werden die Muskeln sehr langsam atrophisch (sog. vasogene Muskelatrophie).

Myositis ossificans progressiva (multiplex).

Dieses eigenartige Leiden ist schon im Jahre 1740 beschrieben, aber erst seit der Publikation von MÜNCHMEYER im Jahre 1869 bekannter geworden. Es stellt einen Krankheitsprozeß dar, der zur Bildung von Knochengewebe in der Muskelfascie und im intermuskulären Bindegewebe führt. Da die frühere Auffassung eines chronisch-entzündlichen Vorganges immer mehr zurücktritt, ist auch vorgeschlagen worden, von einer *osteoplastischen Myopathie* zu sprechen. Die Erkrankung ist sehr selten; CASSAR sprach 1930 von 144 in der Literatur beschriebenen Fällen. Sie bedarf hier aber der Erwähnung wegen einiger Berührungspunkte mit organischen Nervenkrankheiten.

Symptomatologisch bietet die Krankheit, die gewöhnlich bei jugendlichen Individuen, nicht selten sogar schon in frühester Kindheit auftritt, folgendes Bild:

Allmählich bilden sich ohne besondere Prodromalsymptome oder nach vorausgegangenen rheumatoiden Beschwerden Schwellungen der Nacken-, Schulter- und Rückenmuskulatur. Die Muskeln fühlen sich infiltriert an, die Haut darüber kann gerötet und ödematös verändert sein. Nach einiger Zeit schwindet die Schwellung, die Muskeln werden derb und hart und erschweren alle Bewegungen. Elektrisch finden sich keine qualitativen Veränderungen. Schließlich nimmt die Muskulatur knochenharte Konsistenz an. Im Röntgenbilde finden sich dann typische Knocheneinlagerungen in den betroffenen Muskelpartien. Dieser Prozeß schreitet nun chronisch progredient oder auch schubweise distalwärts fort und befällt in charakteristischer Ausbreitung die Rücken-, Brust- und langen Extremitätenmuskeln, wobei ebenfalls zunächst fibröse, dann knöcherne Verhärtung entsteht. Die distalen Extremitätenmuskeln erkranken relativ spät, die kleinen Hand- und Fußmuskeln bleiben im allgemeinen verschont. Niemals fand sich betroffen die unwillkürliche Muskulatur der inneren Organe, der Herzmuskel, das Diaphragma und die Schluckmuskulatur. Dagegen erkranken meist auch die Kaumuskeln, wobei es zu schwersten Ernährungsstörungen kommen kann. Einzelne Schübe können sich mit Fieber einleiten, im übrigen ist der Verlauf in der Regel ein fieberloser. Es kann jahrelang dauern, bis sich die ersten Knochenlamellen gebildet haben. In einem Falle konnte das Leiden vom 3. bis zum 36. Lebensjahre verfolgt werden. Im Laufe der Jahre können sich gewaltige Knochenbänder bilden. In vorgeschrittenen Stadien sind die Kranken völlig steif und hilflos und bieten das Bild einer lebenden Steinsäule. Meist führen sekundäre Störungen, am häufigsten die Lungentuberkulose, zum Tode. Nur sehr selten ist ein Stillstand oder eine Rückbildung des Prozesses beobachtet worden.

Histologisch handelt es sich um eine *metaplastische Knochenbildung* an Stellen, an denen normalerweise niemals Knochen angetroffen wird. Der Prozeß nimmt gewöhnlich von der Muskelfascie seinen Ausgang. Das Bindegewebe zeigt Lücken, in denen sich Zellhaufen bilden, die als Osteoblasten anzusprechen sind, da sich aus ihnen echter Knochen mit Lamellenstruktur bildet. Die Muskelfasern verlieren schon vorher ihre Querstreifung und zeigen fettige, wachsartige und körnige Degeneration.

Über das *Wesen* dieser eigentümlichen Erkrankung, die mit der Myositis ossificans circumscripta nicht ohne weiteres vergleichbar ist, besteht noch keine einheitliche Auffassung. So gehen die Ansichten auch darüber sehr auseinander, ob es sich um einen entzündlichen Prozeß oder eine Art Geschwulstbildung handelt. Nach letzterer liegt eine *mangelhafte Differenzierung des Mesenchyms* zugrunde, welches mit der Stufe des Bindegewebes nicht abschließt, sondern pathologischerweise befähigt bleibt, Knochengewebe zu bilden. Nach der ROSENSTIRNschen Theorie geht die Verknöcherung des Muskels von kleinen capillären Blutungen aus, deren Entstehung mit einer Entwicklungsstörung der Capillarwände zusammenhängt. Ziemlich übereinstimmend wird jetzt wohl angenommen, daß es sich nicht um eine eigentliche Muskelerkrankung handelt, sondern der Bindegewebsapparat der primäre Sitz des Leidens ist.

In *ätiologischer* Hinsicht wird vielfach auf eine *konstitutionelle Komponente* hingewiesen. Erblichkeit wurde nicht beobachtet, doch fanden sich auffallend häufig besondere Degenerationszeichen, wie Mikrodaktylie des Daumens und der Großzehe, sowie Fehlen oder Synostosen benachbarter Finger und Zehen. Auch Anomalien des Kalkstoffwechsels und solche endokriner Art sollen mitspielen. Insbesondere ist von einer genitalen Hypofunktion, wahrscheinlich auch fehlerhafter Funktion der Nebenschilddrüsen gesprochen worden, wofür autoptische Befunde sprechen könnten (SEREBROW).

Von sonstigen Theorien sei nur noch erwähnt, daß die Erkrankung auf Grund gewisser Analogien zu Muskelatrophien auch für eine *Trophoneurose* erklärt wurde und FAUST in Anbetracht der symmetrischen Anordnung der Herde den primären Sitz des Leidens sogar im *Zentralnervensystem* suchte. In einem Falle sollte das Nervensystem in Form verdichteter Herde im Gehirn und örtlicher Verdickungen einiger Nervenstämme beteiligt gewesen sein (SEREBROW). In einem von russischer Seite beschriebenen Falle typischer Myositis ossificans progressiva sollen auch klinisch Störungen von seiten des Nervensystems bestanden haben, und zwar Pupillenstörungen, Nystagmus, Hyperästhesie, fibrilläre Zuckungen in den Extremitätenmuskeln und trophische Störungen an den Nägeln (BOLJARSKI). Vielleicht sind diese Beobachtungen mit den verschiedentlich erwähnten Beziehungen zwischen *Syringomyelie* und verschiedenartigsten Muskelveränderungen zu erklären. So berichtete FERNANDEZ-SANZ von einem allerdings nur einmal untersuchten Patienten mit typischer Syringomyelie, welcher Verhärtungen in der Schultergürtelmuskulatur aufwies, die als Initialstadium der Myositis ossificans progressiva aufgefaßt wurden. Auch sonst sind bei der Syringomyelie außer Atrophie mehrfach Konsistenz- und Strukturveränderungen der Muskulatur beschrieben worden, die teilweise in brettharter Infiltration und Bindegewebswucherung mit Übergang in Myositis fibrosa, aber auch echte Myositis ossificans bestanden haben.

Therapeutische Versuche blieben meist erfolglos, jedoch berichtet TH. FRÖHLICH von einer „Heilung“ bei einem Kinde. Er ging von der Beobachtung aus, daß die Frakturen der Diabetiker schwer und langsam heilen, weil offenbar die Azidose die Calcifikation des neugebildeten Knochens hindert. Mit einer entsprechenden Diät suchte er daher in seinem Falle eine Azidose herbeizuführen und die Calcifikation des neugebildeten Knochens zu verhindern; angeblich mit dem Erfolg, daß nach $1^1/_2$jähriger Diät das vorher ziemlich hilflose Kind alle Bewegungen des täglichen Lebens ausführen konnte. Von anderer Seite sind Thiosinamininjektionen, Röntgenbestrahlung, auch einseitige Parathyreoidektomie empfohlen worden, ohne daß überzeugende Erfolge mitgeteilt werden.

Literatur.

Myalgie.

AZZOLLA, F.: Die Myalgie, eine der häufigsten Bergarbeiterkrankheiten. Wien. med. Wschr. **1927**.

BARANY, R.: Die Muskelschmerzen nach ungewohnter Anstrengung. Uppsala Läkför. Förh., N. F. **38**. — BAUER, JULIUS: Der sog. Rheumatismus. Medizinische Praxis, herausgeg. von L. R. GROTE, A. FROMME u. K. WARNEKROS, Bd. 7. Dresden u. Leipzig: Theodor Steinkopff 1929. — BAUER, ROBERT: Bemerkungen zur Symptomatologie und Therapie der Myalgie. Wien. med. Wschr. **1924 II**. — BETTMANN, E.: Neue Wege der Histaminbehandlung. Dtsch. med. Wschr. **1932**. — BROICHMANN, H. J.: Über Erfahrungen mit Hyperthermiebehandlung durch Paraffinanwendung bei rheumatischen Erkrankungen. Dtsch. med. Wschr. **1930**.

CURSCHMANN, H.: Zur Diagnose des Muskelrheumatismus. Med. Klin. **1928**.

DEUTSCH, DESCÖ: Zum Mechanismus der Schmerzentstehung bei rheumatischen Erkrankungen. Klin. Wschr. **1932**. — DRECUN, P.: Die Behandlung der Muskel- und neuralgischen Schmerzen mit 10%iger Glycoselösung. Srpski Arch. Lekarst. **34**.

ERBEN, SIEGM.: Über Lumbago. Wien. klin. Wschr. **1928**.

FÜRSTENBERG, ALFR.: Über Wesen und Behandlung der Myalgia scapularis. Münch. med. Wschr. **1926**.

GOLDSCHEIDER: Zur Rheumafrage. Z. physik. Ther. **34**. — GRUND, G.: Muskelrheumatismus und Muskeltonus. Dtsch. Z. Nervenheilk. **97**.

JIMÉNEZ-DIAZ: Der Rheumatismus der Halsmuskulatur als Ursache von Schwindelzuständen (span.). Archivos Neurobiol. **13** (1933).

KLING, F.: Neuere Untersuchungen über Rheumatismus. Schweiz. med. Wschr. **1933**. — KOCHS, JOH.: Über den objektiven Tastbefund bei der Myalgie (Muskelrheumatismus). Z. orthop. Chir. **46**. — KOPITZ, IMRE: Beiträge zur Definition, Differentialdiagnostik und Therapie „rheumatischer Erkrankungen“. Mit besonderer Berücksichtigung der Histamin-Jontophorese. Arch. orthop. Chir. **31**. — KRÄUPL, F.: Die Myalgie. Med. Klin. **1933**. — KREBS, W.: Kasuistisches und Grundsätzliches zur Frage der Neuralgien und Myalgien. Dtsch. med. Wschr. **1932**. — KREBS, W. u. A. FISCHER: Über rationelle Rheumatismusbehandlung. Z. Gesdh.verw. **3**. — KRONER, J.: Rheuma und seine planmäßige Bekämpfung. Z. Gesdh.verw. **3**.

LANGE, FRITZ: Die Behandlung des Muskel- und Gelenkrheumatismus in der orthopädischen Klinik in München. Veröff. ges. Rheumabekämpfg **1931**, H. 6. — LANGE, MAX: Die Muskelhärten (Myogelosen). LEHMANNS medizinische Lehrbücher, Bd. 12. 1931. — LAQUEUR, A.: Neuere physikalische Behandlungsmethoden bei Neuralgien und Myalgien. Nervenarzt **1932**. — LASCHER, HANS-JOACHIM u. CHRISTIAN RAMME: Zur Kritik der Diagnose des Rückenmuskelrheumatismus. Münch. med. Wschr. **1929**. — LEVAI, MICHAEL u. ERWIN SIMINSZKY: Kataphorese in der täglichen Praxis mit besonderem Bezug auf die Histaminiontophorese der Myalgien. Z. physik. Ther. **44**. — Die Elektrophorese in der Behandlung der Myalgien (Budapest). Wien. klin. Wschr. **1932**.— LINDSTAEDT, F.: Über die Natur der „muskelrheumatischen" (myalgischen) Schmerzsymptome. Klin. Wschr. **1930**. — LOMMEL: Erkrankungen der Muskeln. Handbuch der inneren Medizin von MOHR-STAEHELIN. 1926.

PLATE, F.: Zur Klinik der Myalgie. Med. Klin. **1925**.

REICHE, A.: Neuralgien und Myalgien im Kleinkindesalter. Dtsch. med. Wschr. **1928 I**. — REIMERS: Über traumatische Entstehung von Muskelhärten. Zbl. ges. Chir. **62**. — *Rheumaprobleme*. Bd. 1 und 2. Gesammelte Vorträge, gehalten auf dem 2. Ärztekurs des Rheuma-Forschungs-Institutes am Landesbad der Rheinprovinz in Aachen vom 18.—20. Okt. 1928, vom 23.—25. Okt. 1930. Leipzig: Georg Thieme 1931. — RUHMANN, W.: Muskelrheuma und Tastmassage. Erkennung und Behandlung der rheumatischen Muskelhärte. Med. Klin. **1929**. — Muskelrheuma und Tastmassage. Med. Klin. **1931**. — Über das Wesen der rheumatischen Muskelhärte. Dtsch. Arch. klin. Med. **173**. — Die örtliche Histamin-Einwirkung bei Muskelrheuma. Münch. med. Wschr. **1931**.

SAXL, ALFR.: Über myalgische Muskelparesen und Fehlhaltungen. Z. orthop. Chir. **53**. — SCHADE, K.: Über den objektiven Nachweis rheumatischer Erkrankungen. Med. Klin. **1928**. — SCHOBER: Arthromotorische und arthro-sensorische Reflexe als Erklärungen sog. rheumatischer Krankheitserscheinungen. Z. physik. Ther. **40**. — SPIRO, P. u. W. KÜNSTLER: Zur kausalen Behandlung der rheumatischen Myalgien und Neuralgien. Dtsch. med. Wschr. **1931**. — STRASSER, ALOIS: Die Myalgie und ihre balneologische Behandlung. Z. Bäderkde **1**. STRAUSS: Rheumatismusprobleme. Z. physik. Ther. **34**.

TRUMPP, R.: Neue Behandlung des Muskelschmerzes. (Histaminiontophorese nach Dr. DEUTSCH.) Münch. med. Wschr. **1931**. — Zur Wirkung der Histaminbehandlung bei Muskelrheuma. Münch. med. Wschr. **1932**.

VONTZ, O.: Zur Paraffintherapie der rheumatischen Erkrankungen. Münch. med. Wschr. **1928**. — VOSS, G.: Der augenblickliche Stand der Lehre vom Muskelrheumatismus (Myalgie). Dtsch. med. Wschr. **1921**.

WEIL, P.: Lumbago und Trauma. Ärztl. Sachverst.Ztg. **38**. — WERTHEIM-SALOMONSON, J. K. A.: Neuralgie und Myalgie. Handbuch der Neurologie von LEWANDOWSKI, Bd. 2. 1911.

Myositis.

AKERRÉN: Die differentialdiagnostische Deutung der Bluteosinophilie bei Poliomyositis und gleichartigen Krankheitszuständen. Acta med. scand. (Stockh.) **75**. — APERT, E. et P. GARNIER: La myosite ossif. progr. Paris méd. **1933**. — APPEL, FR.: Über die Tropenmyositis. Arch. Schiffs- u. Tropenhyg. **25**. — ASAROWA, A.: Pseudotrichinose oder die Dermatomyositis subacuta. Vrač. Delo (russ.) **14**.

BAZAN, F.: Torticollis infolge Typhusmyosoitis (span.). Ref. Z. Neur. **26**. — BODANSKY, MEYER: Der Kreatinstoffwechsel bei einem Fall von generalisierter Myositis fibrosa. J. of biol. Chem. **85**. — BOGUSLAWSKI, STEFAN: Ein Fall von Polymyositis, ein Myxödem nachahmend (Pseudomyxoedema polymyositicum). Polskie Arch. Med. wewn. **5**. — BOIX BARROIS, JOSÉ: Dermatomyositis. Pediatr. españ. **22** (1933). — BOLJARSKY, N.: Ein Fall von Myositis ossif. progr. multiplex. Vestn. Chir. (russ.) H. 58/60. — BRAUN, ARTHUR: Über die sog. Myositis im Anschluß an Leuchtgasvergiftung. Münch. med. Wschr. **1925 I**. — BURTON, J. A. G.: Ein Fall von generalisierter Myositis fibrosa. Quart. J. Med. **17**. — Generalized myoitis fibrosa. Quart. J. Med. **24**.

CANIGIANI, THS.: Über Myositis ossificans. Arch. orthop. Chir. **31**. — CASSAR, A.: Ein neuer Fall von Myositis ossif. progr. Arch. Electr. méd. **38** (1930). — CLIFFORD, JAMES S.: Tropical Myositis. Trans. roy. Soc. trop. Med. Lond. **25** (1931). — CREVELD, S. VAN: Ein Fall von Polymyositis acuta. Z. Kinderheilk. **47**; **49**. — CURSCHMANN: Erg. inn. Med. **21**. — Med. Klin. **1921**. — CZEZOWSKA, Z.: Beitrag zur Klinik der primären Polymyositiden. Polska Gaz. lek. **6**.

DAVISON, CHARLES: Dermatomyositis. Arch. of Dermat. **19**. — DEAK, E.: Über akute hämorrhagische Myositis. Virchows Arch. **282** (1931). — DIETSCHY: Z. klin. Med. **64**. — DREHMANN, GUSTAV: Myositsi ossif. circ. neurotica. im Verlaufe der Poliomyelitis ant. acut. Z. tschechoslov. orthop. Ges. **2**.

FAHR, TH.: Zur Frage der Polymyositis (Dermatomyositis). Arch. f. Dermat. **130**. — FAUST, H.: Beitrag zur Kenntnis der progressiven Form der myopathia osteoplastica. Med. Welt **1932**. — FERNANDEZ, S.: Polymyositis und Syringomyelie. An. Acad. méd.-quir. españ. **13**. — FISCHER, JÜRGEN: Über Myositis ossif. progr. Z. orthop. Chir. **59** (1933). —

FRISCH, A. V.: Zur Klinik der Dermatomyositis. Med. Klin. 23. — FRÖHLICH, THEOD.: Dio progr. ossifiz. Myositis, durch arterifizielle Azidose geheilt (Oslo). Acta paediatr. (Stockh.) 5.

GORLITZER: Beitrag zur Genese der Myositis ossificans multiplex progressiva. Wien. med. Wschr. 1933. — GOTTRON, H.: Hautveränderungen bei Dermatomyositis. 8. Kongr. internat. Dermat. 1930. — GRAM, H. C.: Epidemien von der Art der durch Dr. SYLVEST beschriebenen Myositis epidemic. Ugeskr. Laeg. (dän.) 1930. — GRÖNBERG, ALBERT: Ein Fall von Polymyositis. Z. Neur. 98. — GRUNKE, W.: Tuberkulose als Ursache einer Dermatomyositis. Z. klin. Med. 102. — GUILBERT, CH.: Ein Fall von progressiver Myositis ossific. mit multipler Lokalisation. Arch. Électr. méd. 36. — GULACSY, Z.: Polymyositis auf Röntgenbestrahlung geheilt. Orv. Hetil. (ung.) 1932.

HANSEN, NIELS: Myositis epidemica. Ugeskr. Laeg. (dän.) 1930. — HECKSCHER, HANS: Myositis epidemica serosis. Ugeskr. Laeg. 1933. — HEPP: Über Pseudotrichinose. Berl. klin. Wschr. 1887. — HIRSCH, F. u. A. BEER: Über einen Fall von Myositis ossif. progr. Med. Klin. 1929.

IPPONSUGI, T.: Über Myositis ossif. progr. multiplex. Mitt. Path. (Sendai) 3.

JANOSSY, J.: Ein Fall von Myositis fibrosa, entstanden nach Leuchtgasvergiftung. Münch. med. Wschr. 1925 I. — JOSEPHSON, BERTIL.: Myalgia acuta epidemica („Bornholmer Krankheit"). Sv. Läkartidn. 1931.

KADER: Myositis. Mitt. Grenzgeb. Med. u. Chir. 1897. — KARELITZ, S.: Dermatomyositis. Amer. J. Dis. Childr. 43 (1932). — KARLMACK, E.: Zur Pathologie der Myositis. Acta med. scand. (Stockh.) 72. — KLINGMANN, WALTER: Dermatoneuromyositis mit Ausgang in Sklerodermie. Arch. of Neur. 24. — KRIEGSMANN, GEORG: Über „primäre" Polymyositis. Aus der Göttinger Nervenklinik, 1927. Arch. f. Psychiatr. 81.

LAPINSKY: Dtsch. Z. Nervenheilk. 15. — LAUX, FR.: Myositis ossif. circumscripta neurotica. Fortschr. Röntgenstr. 37. — LEWY, F. H.: Neuralgie, Neuritis und Neuro-Myositis. Z. Neur. 106. — LÖWENFELD: Polymyosis acuta. Münch. med. Wschr. 1890. — LOEWENTHAL, S.: Über Neuro-Dermato-Myositis. Schweiz. Arch. Neur. 28. — LOMMEL, F.: Erkrankungen der Muskeln. Handbuch der inneren Medizin, 1926. — LORENZ: NOTHNAGELS Spezielle Pathologie und Therapie, Bd. 11. — LUNDQUIST, J.: Polymyositis. Acta med. scand. (Stockh.) 72.

MAIR, W. F.: Myositis ossific. progr. Edinburgh med. J. Nr 39. — MALFATTI, JOSEPH: Zur Polymyositis septica. Mschr. Geburtsh. 84. — MARINESCO, G.: Contribution à l'étude de la Dermatomyosite. Ann. Méd. 30 (1931). — MATTHES, M.: Differentialdiagnose innerer Krankheiten, 6. Aufl., 1926. — MEISNER, W.: Chronische Myositis der äußeren Augenmuskeln. Ber. 48. Verslg dtsch. ophthalm. Ges. 1930. — MILMANN, J. u. L. UMANSKY: Zur differentiellen Diagnose der chronischen Dermatomyositis. Russk. Vestn. Dermat. 5. — MÜLLER, WALTER: Die Chirurgie der Muskeln. Handbuch der Chirurgie von M. KIRSCHNER und O. NORDMANN, 1927. — MÜNCHMEYER: Z. ration. Med. 34.

NOLDE, M.: Ein Beitrag zum Krankheitsverlauf der Myositis oss. progr. Russk. Klin. 8.

OPPENHEIM, H.: Lehrbuch der Nervenkrankheiten, 7. Aufl., 1923.

PEEMÖLLER, FR.: Über Dermatomyositis. Dtsch. Z. Nervenheilk. 68/69, 370. — PETGES: Poikilodermie und Polymyositis. Bull. Soc. franç. Dermat. 36. — PRIEE, J.: Myositis fibrosa progressiva. Brit. med. J. 1930, Nr 3624.

RASMUSSEN, E. K.: Über Myalgia acuta epidemica in Island. Ugeskr. Laeg. (dän.) 1931. — Myalgia ac. epid. Nord. med. Tidskr. 1933. — ROCHER, H. L.: Myosite progressive ossifiante. Arch. Électr. méd. 40. — Röntgenbilder bei einem Falle von progressiver Myositis ossific. Bull. Soc. Radiol. méd. France 21. — ROSENTHAL, C. u. H. HOFFMANN: Über gewisse seltene muskuläre Affektionen und ihre Beziehung zur Sklerodermie. Dtsch. Z. Nervenheilk. 80. — ROTKY: Über Polymyositis oc. Monographien Neur. 1912.

SCHARMANN, GERH.: Über akute Polymyositis und Leuchtgasvergiftung. Dtsch. Arch. klin. Med. 135. — SCHILL, E.: Über einen Fall von Polymyositis. Wien. Arch. inn. Med. 12. — SCHILL, J.: Fall von Polymyositis. Orv. Hetil. (ung.) 69 (1925). — SCHWAB, G.: Ein Fall von Myositis ossif. nach Encephalitis epid., 1928. — Generalisierte Myositis fibrosa. Ann. int. Med. 6 (1932). — SCHWARZ, R.: Beitrag zur Ätiologie der Polymyositis. Frankf. Z. Path. 25. — SEIMONE, V.: Dermatomyositis. Policlinico, sez. med. 39. — SENATOR: Über akute Polymyositis und Neuromyositis. Dtsch. med. Wschr. 1893. — SHELDON, J. H.: Dermatomyositis. Proc. roy. Soc. Med. 25. — SICK: Akute rezidivierende Polymyositis in epidemischem Auftreten. Münch. med. Wschr. 1905. — SINGER, KARL: Myositis und Eosinophilie. Dtsch. Arch. klin. Med. 1933 I, 175. — STEENIS, P. B. VAN: Pyomyositis tropica. Geneesk. Tijdschr. Nederl.-Indië 68. — STEINFELD, F.: Zur Kenntnis der Dermatomyositis. Dtsch. med. Wschr. 1930. — STEINITZ, H. u. FR. STEINFELD: Untersuchungen zum Kreatininstoffwechsel bei Dermatomyositis. Z. exper. Med. 79. — STRAUSS, RICH.: Pes. equin. als Folgezustand von echter akuter Polymyositis. Z. orthop. Chir. 45. — STRÜMPELL: Primäre akute Polymyositis. Dtsch. Z. Nervenheilk. 1. — SUPERBI, CARL:

Untersuchungen über die Veränderungen der willkürlichen Muskeln bei Influenza. Sperimentale **79**. — SYLVEST, E.: Eine Epidemie von Myositis in Bornholm. Ugeskr. Laeg. (dän.) **1930**. — Myositis epidemica. Ugeskr. Laeg. **1930**; **1931**.

TILLEMA, S.: Pyomyositis tropica. Geneesk. Tijdschr. Nederl.-Indië **73**.

UNVERRICHT: Polymyositis ac. progr. Z. klin. Med. **1887**. — Dermatomyositis acuta. Dtsch. med. Wschr. **1891**. — URBACH, ERICH: Dermatomyositis pseudoleucämica. Arch. f. Dermat. **162**.

VASILJEW, V.: Ein Fall von Dermatomyositis. Russk. Klin. **10**. — VIESSMANN, A.: Pluriglanduläre endokrine Insuffizienz und Myositis. Münch. med. Wschr. **1922 II**. — VORMANN: Über einen an mir selbst beobachteten serologisch festgestellten Fall von Influenza Myositis. Münch. med. Wschr. **1922 I**.

WAGNER, E.: Ein Fall von akuter Polymyositis. Dtsch. Arch. klin. Med. **1887**. — WARBURG, ERIK.: Myalgia epidemica. Ugeskr. Laeg. (dän.) **1933**. — WEBER, CL.: Zur Pathogenese der Myositis ossif. progr. Ann. Méd. **22**. — WERTHEIM-SALOMONSON, J. K. A.: Myositis. Handbuch der Neurologie von LEWANDOWSKY, Bd. 2. 1911. — WILDI, ARMAND: Ein Beitrag zur Patho- und Histogenese der Myositis ossific. Frankf. Z. Path. **38** (1929). — WOODS, R.: 3 Fälle von subakuter Dermatomyositis (engl.). Proc. roy. Soc. Med. **24**.

ZALKA, EDMUND v.: Über einen seltsamen Fall von Polymyositis (Budapest). Virchows Arch. **281** (1931). — ZIELINSKI, R.: 2 Fälle von Myositis ossificans progr. multiplex. Fortschr. Röntgenstr. 44. — Chir. Narz. Ruchn. (poln.) **3**. — ZWEIG, HANS: Über einen Fall von Muskelatrophie im Gefolge von chronischer Myositis. Jb. Psychiatr. **42**.

Traumatische Erkrankungen der peripheren Nerven und des Plexus.

Von Erwin Wexberg-New Orleans (Louisiana).

Mit 13 Abbildungen.

Verletzungen der peripheren Nerven, unter friedlichen Verhältnissen seltene Komplikationen einzelner Verletzungsfälle, haben erst in den letzten Kriegen an Häufigkeit derart zugenommen, daß ihnen praktische Bedeutung zukam. So hat sich insbesondere während des Weltkrieges 1914—1918 eine ausgedehnte Literatur in allen kriegführenden Staaten eingehend mit der Klinik und Therapie der traumatischen Nervenläsionen beschäftigt. Die Fortschritte der Diagnostik, der chirurgischen Therapie und der orthopädischen Behelfstechnik, die an dem reichen Kriegsmaterial erzielt wurden, kommen nunmehr der Klinik der Friedensfälle zugute.

Ätiologie.

Wir unterscheiden Schußverletzungen, Stich- und Schnittverletzungen und Verletzungen durch stumpfe Gewalt, also durch Hieb mit stumpfer Waffe, durch die Schwerkraft eines fallenden Gegenstandes oder durch Sturz. In der Kriegsstatistik spielen natürlich die *Schußverletzungen* weitaus die wichtigste Rolle (unter 3963 Nervenverletzungen Foersters fanden sich 3907 Schußverletzungen). Unter ihnen stehen wiederum die Verletzungen durch das Infanteriegewehr (Maschinengewehr) an erster Stelle, dann erst kommen die Artillerieverletzungen (Schrapnells, Granat- und Minensplitter) (s. Marburg, Thoele). Dies ist einerseits auf die geringere Durchschlagskraft der Artilleriegeschosse zurückzuführen, die ein Ausweichen des Nerven eher ermöglicht, andererseits darauf, daß die schweren Artillerieverletzungen auch jetzt noch häufig zur Amputation zwingen, während hinwiederum der starke Seitendruck des Infanteriegeschosses das Zustandekommen von Fernschädigungen begünstigt (Stromeyer). Freilich haben mehrfache Beobachtungen gezeigt, daß im Laufe des Weltkrieges infolge der geänderten Kriegsführung, die die Artillerie mehr und mehr in den Vordergrund treten ließ, die Artillerieverletzungen im Verhältnis zu denen durch Gewehrprojektile auch bei den peripheren Nerven immer häufiger wurden (s. auch Auerbach, Remmets).

Unter 191 Nervenverletzungen unseres Materials, bei denen die Ätiologie sichergestellt werden konnte, befanden sich 147 Gewehrschüsse, 1 Pistolenschuß, 23 Schrapnell-, 12 Granatverletzungen, je 1 Verletzung durch Minenexplosion, Lanzenstich und Säbelhieb, schließlich 5 Verletzungen durch stumpfe Gewalt. — Lehmann fand das Verhältnis der Gewehrverletzungen zu den Artillerieverletzungen bei Nervenschüssen 1914 mit 7 : 1, 1918 mit 1 : 2,5.

Über die *Häufigkeit* der Nervenverletzungen im Kriege liegen recht verschiedene Angaben vor, die aber alle eine bedeutende Zunahme derselben erkennen lassen. Noch im Jahre 1914 berechnete Lewandowsky ihre Anzahl mit 1,5% aller Verletzungen, eine Anzahl, die mit den Ergebnissen der Balkankriege recht gut übereinstimmt: Gerulanos und Hezel fanden 1—2%, Hezel 1,5%, Finkelnburg 2—2,5%. Dagegen findet Marburg im Jahre 1916, also auf Grund eines weitaus größeren Materials, unter 8000 Kriegsverletzten der Eiselsbergschen Klinik 320 Nervenverletzungen, also 4%, wobei noch zu berücksichtigen ist, daß dies nur schwerere Läsionen waren, die zwecks Operation in die Klinik aufgenommen wurden. Sicher ist, daß wir mit einer absolut und relativ großen Zahl zu rechnen haben.

Die Zunahme der Frequenz der Nervenverletzungen ließ sich gewiß zum Teil darauf zurückführen, daß die bessere Organisation des Sanitätsdienstes und der Fortschritt der Chirurgie mehr und mehr eine konservative Behandlung schwerer Extremitätenverletzungen ermöglichte, so daß Läsionen, die früher rasch zur Amputation der Extremität oder gar durch septische Infektion oder Tetanus zum Tode geführt hätten, nunmehr in viel größerer Anzahl zur chirurgischen Heilung gelangten. Dann erst wurde eine Nervenverletzung manifest, die sonst der Statistik entgangen wäre. Des weiteren wird aber darauf hingewiesen, daß die weit höhere Brisanz der aus modernen Gewehren kommenden Projektile ein *Ausweichen* des Nerven in viel geringerem Maße ermöglicht, als dies bei altartigen Schußwaffen der Fall war (s. auch NONNE, VEREBÉLY, PELZ, HEZEL). Daß es ein Ausweichen gibt, und zwar gerade bei den im Verhältnis zu den umgebenden Weichteilen resistenteren und seitlich beweglichen Nervensträngen, ist experimentell nachgewiesen (s. auch HUISMANS, ZELLER). Dabei spielt gewiß auch die Haltung eine Rolle, in der sich die Extremität im Augenblicke der Verletzung befand. Bei gebeugtem Ellbogengelenk etwa sind die Nn. radialis und ulnaris gespannt, der N. medianus dagegen entspannt. In dieser Lage wird der letztere genügend seitliche Beweglichkeit besitzen, um einem eindringenden Projektil ausweichen zu können, die beiden erstgenannten Nerven dagegen nicht. STOFFELs experimentelle Untersuchungen bestätigen diese Annahme.

Die Brisanz des Geschosses, die ja auch bei dem Überwiegen der Infanterie- über die Artillerieverletzungen eine Rolle spielt, ist auch insofern von Bedeutung, als sie auch für das Zustandekommen einer Knochenverletzung Voraussetzung ist, damit aber für eine große Zahl der indirekten Nervenläsionen durch Knochenfraktur. In demselben Sinne ist die überwiegende Häufigkeit der Durchschüsse gegenüber Steck- und Streifschüssen in der Ätiologie der Nervenverletzungen zu verstehen.

Unter 276 Nervenschußverletzungen fanden wir 233 Durchschüsse, 40 Steckschüsse, 3 Streifschüsse.

Nervenverletzung durch *Stich* und *Schnitt* spielt im Kriege eine relativ geringe Rolle, entsprechend der in der modernen Kriegsführung stark zurücktretenden Anwendung der Hieb- und Stichwaffen. Im Frieden ist der Prozentsatz dieser Verletzungen naturgemäß viel größer: Stichverletzungen bei Messerstechereien, peripher gelegene Medianus- und Ulnarisverletzungen bei Suicidversuchen (Durchtrennung der Radialarterie), Glasscherbenverletzungen. Was die recht häufigen Medianusverletzungen durch in Selbstmordabsicht geführten Schnitt an der Volarseite des Handgelenks anbelangt, so spielt hier auch die Gelenkstellung eine typische Rolle: wird nämlich bei dem Schnitt das Handgelenk stark dorsalflektiert, wie es gewöhnlich geschieht, so liegt die Arteria radialis sehr tief, der Medianus dagegen oberflächlich, so daß die Öffnung der Arterie oft mißlingt, der Nerv hingegen verletzt wird.

Eine seltene Form der Nervenverletzung stellt die durch Verbrennung bei elektrischem Unfall dar (JELINEK).

Bei den Verletzungen durch *stumpfe Gewalt* spielen im Kriege Kolbenhiebe und stumpfe Geschoßteile — etwa Schrapnell- und Granatzünder — im Krieg und Frieden Steinschlag, herabfallende Gegenstände, Sturz eine Rolle. Meist besteht in diesen Fällen keine oder nur eine unbedeutende offene Wunde. Hier muß auch der Nervenverletzungen durch *Druck* gedacht werden, die ja grundsätzlich ebenfalls zu den Verletzungen durch stumpfe Gewalt gehören, nur daß diese Gewalt nicht einmalig und plötzlich, sondern längere Zeit hindurch einwirkt. Hierher gehören die Schlafdrucklähmungen, teilweise auch die Narkoselähmungen und die Lähmungen nach CO-Vergiftung, wenn auch bei diesen ebenso wie bei den Drucklähmungen der Alkoholiker der toxische Faktor eine beträchtliche Rolle spielt. Deshalb soll diese ganze Gruppe in dem Kapitel über Neuritis und Polyneuritis zusammenhängend behandelt werden.

FOERSTER sah wiederholt Schlafdrucklähmungen des N. radialis nach vorangegangener Schußverletzung des Humerus, die zu callöser Verdickung des Knochens geführt hatte.

Der Druck kann jedoch auch *durch Gewebsteile des Körpers* selbst (Callus, Aneurysmen, Abscesse) oder durch eingedrungene Fremdkörper ausgeübt werden. Die Lähmungen durch Callusdruck spielen bei den Kriegsverletzungen eine große Rolle, insofern als es sich oft um die Folgen einer Schußfraktur handelt. Davon wird weiter unten noch die Rede sein. Hier wie bei den Friedensverletzungen sind Radialislähmungen nach Humerusfraktur am häufigsten. Doch kommen auch andere Fälle vor, etwa Medianusschädigung nach Fraktur des Ellbogengelenks (JUNGBLUTH) oder Fraktur am unteren Radiusende (ABBOT, LE ROY und SAUNDERS), oder Metatarsalfraktur mit Pseudarthrose und hypertrophischer Callusbildung, die zur Läsion der Nn. peron. profundus und plantaris medius führte (Fall von RIZZATTI), oder Calluslähmung von Hirnnerven nach Basisfraktur. TURNER weist auf das verhältnismäßig häufige Auftreten von peripheren Reizerscheinungen bei Knochenverletzungen im Bereiche des Hand- und Fußgelenkes, des Metacarpus und Metatarsus hin. Hier sind auch Fälle von Wurzelläsion bei Wirbelluxation, insbesondere von Halswirbeln, anzuführen (ALAJOUANINE, MAURIC und RIBADEAU-DUMAS).

Ferner sind hier die *Spätlähmungen* nach Frakturen zu nennen, insbesondere die Spätlähmung des N. ulnaris, die oft Jahre und Jahrzehnte nach der Verletzung eintritt. Auch Spätlähmung des N. medianus nach Radiusfraktur kommt vor (ABBOT, DE ROY und SAUNDERS).

Nervenverletzungen durch *Zerrung* sind ebenfalls nicht selten. Hierher gehören zum größeren Teil die *Geburtslähmungen* des Plexus bei neugeborenen Kindern. Sie erfolgen wohl manchmal durch Blutung ins Schultergelenk, meistens aber durch Dehnung des Plexus während des Geburtsaktes (RIVAROLA), durch Pressung des Kindes gegen den Beckenrand oder durch geburtshilfliche Eingriffe, wie z. B. das Einhaken des Fingers in die Achselhöhle (SPITZY). Der Plexus wird zwischen die Knochen des Schädels, zwischen Unterkiefer und 1. Rippe eingeklemmt bzw. gezerrt. Die Leitungsunterbrechung findet gewöhnlich an der Vereinigungsstelle der Wurzeln C 5 und C 6 statt, eine Stelle, die Quetschungen von seiten der Wirbelfortsätze, des Schlüsselbeins und der Rippen besonders ausgesetzt ist. Die Symptome entsprechen dieser Lokalisation. Auch Phrenicuslähmungen können auf dieser Basis entstehen (DYSON, ZELIGS). Als reine Drucklähmungen sind hingegen die *Radialisläsionen* bei Neugeborenen zu betrachten. Sie entstehen infolge von Abklemmung durch Amnionschlingen, Abklemmung durch eine bei der Extraktion verwendete Schlinge oder Zange, durch den Druck des Fingers in der Axilla, Einklemmung der Arme zwischen Symphyse und Promontorium (OTTOW, GARCIA) oder durch Oberarmfraktur und Calluskompression (LANGEN, RICHARD, PETERSON, GILIBERTI, HARRENSTEIN, PARISEL). In 2 Fällen von MICHAELIS erfolgte Peroneuslähmung durch Zerren am Fuß intra partum.

Als *Geburtslähmungen der Mutter* wurden Peroneuslähmungen beobachtet (SUNDE, SCHWENKENBECHER, WHITMAN), entstanden durch Druck des Kindskopfes auf den Plexus lumbosacralis oder auch durch die Zange. Eine seltene Beobachtung stellt eine Schwangerschaftslähmung des Cruralis dar, entstanden durch Druck des ungewöhnlich tief ins Becken gesunkenen Uterus (CARY).

Zu den Nervenverletzungen durch Zerrung gehören Beobachtungen von Plexusriß durch Hyperextension im Schultergelenk als typische Verletzung bei Motorradfahrern (DEMMER), nicht selten auch als Transmissionsverletzung in Betrieben (HEIDRICH und KÜTTNER), ferner Plexuslähmung durch Luxation des Schultergelenks (CEBALLOS). Hierher gehören noch Einzelbeobachtungen wie: Serratusparese durch Zerrung des N. thoracalis posterior bei forcierter Kontraktion des Scalenus medius (ELLIS); Lähmung des Accessorius und Hypoglossus durch forcierte Seitwärtswendung des Kopfes und Distorsion der obersten Halswirbelsäule (GIANETTASIO); Peroneuslähmung durch Reposition einer Hüftgelenksluxation (Verletzung der 4. und 5. Lumbalwurzel) (BOVY); Luxation des N. ulnaris durch Sturz (COGNIAUX); Läsion der Nn. intercostales bei Thoraxkontusion (PERRIER); Verletzung des Plexus lumbosacralis durch Sturz beim Turnen (DRIELS).

Aus praktischen Gründen können als besondere Gruppe noch die *operativen* Nervenverletzungen zusammengefaßt werden: Facialisverletzungen bei Operationen am Ohr, Recurrensverletzung bei Thyreoidektomie. Was die letztere anbelangt, so hat sie praktisch erhebliche Bedeutung. Als typische Stellen der Recurrensverletzung sind zu betrachten: der untere Drüsenpol an der lateralen Fläche der Trachea und die Verbindung zwischen Cartilago cricoidea und thyreoidea, wo der Nerv den Larynx durchbricht. Ferner gibt es eine indirekte Verletzung durch Hämorrhagie und regionäres Ödem, die oft erst einige Tage nach der Operation einsetzt. Oft genügt die Anwendung eines starken Zuges beim Heraushebeln des oberen Poles der Drüse, um eine Recurrensschädigung zu bewirken (GREENE). Einseitige Läsion wird oft übersehen. Bei doppelseitiger Schädigung kann die Tracheotomie notwendig werden. Heilung erfolgt in der Regel nach einigen Wochen, kann aber auch Jahre auf sich warten lassen.

Bei blutiger Reposition der angeborenen Hüftgelenksluxation kann es zu Ischiadicus- und Cruralisverletzungen kommen (6 Fälle von CORRET).

Verletzungsmechanismus.

Pathogenetisch sind *direkte* und *indirekte* Verletzungen zu unterscheiden. Bei den ersteren handelt es sich um teilweise oder völlige Durchtrennung des Nerven oder um eine Kontusion desselben, hervorgerufen durch einen eindringenden Fremdkörper. Selten sind Nervensteckschüsse (FOERSTER). Hervorzuheben ist die verhältnismäßig große Resistenz des Nervengewebes im Verhältnis zu den umgebenden Weichteilen. Nicht selten sieht man den fast oder ganz intakten Nervenstamm eine Weichteilwunde, die schwere Zerreissung des umgebenden Gewebes verursachte, durchziehen. Diese hohe Resistenz der peripheren Nerven bringt es mit sich, daß direkte Zerreissungen durch stumpfe Gewalt so gut wie gar nicht vorkommen. Die äußere Kontinuität des Nerven wird nur durch scharfe Fremdkörper — Schuß, Hieb und Stich — unterbrochen, sehr selten durch Zerreissung. Dagegen vermag auch stumpfe Gewalt die innere Kontinuität des Nerven teilweise oder ganz aufzuheben, indem sie durch Quetschung das spezifische Nervengewebe zerstört.

Die *Kontusion* des Nerven erfolgt in der Regel durch eine direkte Gewalteinwirkung, die nicht genügend Durchschlagskraft hat, um eine Kontinuitätstrennung des Nerven zu bewirken. Der damit verbundene Bluterguß und das Ödem im Nerven und um ihn äußert sich in einer Kompression des spezifischen Gewebes. Im weiteren Verlauf erfolgt Hyperplasie des Bindegewebes (endoneurale Narbenbildung), Degeneration und Atrophie der Nervenfibrillen. Von glatten Durchschneidungen abgesehen, ist eigentlich jede direkte Nervenverletzung, auch eine, die zu teilweiser oder kompletter Durchtrennung führt, mit einer Kontusion in diesem Sinne verbunden. Man findet etwa nach einer Schußverletzung partielle Durchtrennung des Nerven, den erhaltenen Querschnittsteil und das benachbarte Nervengewebe blutig-serös durchtränkt. Von praktischer Bedeutung ist dieser Umstand insofern, als sich daraus ergibt, daß auch bei bloß teilweiser Kontinuitätstrennung die daneben vorhandene Kontusion und die daraus erwachsende Leitunfähigkeit der Nachbarabschnitte zu berücksichtigen sind.

Als *indirekte* Nervenverletzungen sind alle jene zu bezeichnen, bei welchen die Läsion des Nervenstammes nicht unmittelbar durch einen eindringenden Fremdkörper erfolgt ist, sei es, daß überhaupt kein Fremdkörper in den Körper eingedrungen ist, sei es, daß dieser Fremdkörper nicht den Nervenstamm getroffen hat. In allen diesen Fällen — von einem wichtigen, später zu besprechenden Fall abgesehen — erfolgt dann die Nervenläsion durch einen Gewebsbestandteil der Umgebung, durch einen auf den Nerven drückenden Fremdkörper (Steckschuß) oder durch in der Umgebung vor sich gehende pathologische Veränderungen. Dieser Definition entsprechend ist also schon die obenerwähnte Drucklähmung als indirekte Läsion aufzufassen, da ja der Druck nicht unmittelbar auf den Nervenstamm, sondern erst durch Vermittlung des Nachbargewebes auf ihn wirkt. Traumatische Aneurysmen, Weichteilverletzungen mit Narbenbildung und vor allem Verletzungen durch Knochenfraktur gehören hierher. Die letzteren können auf verschiedene Weise entstehen: 1. durch Anspießung, teilweise oder — selten — gänzliche Zerreißung von seiten eines Knochensplitters; 2. durch den Druck eines dislozierten Knochenfragments; 3. durch den Druck des an der Frakturstelle auftretenden Blutextravasats und Ödems; 4. als Spätfolge der Knochenverletzung — durch den Druck des Callus. In Fall 1 handelt es sich um eine grobe Nervenverletzung, die praktisch ganz ebenso aufzufassen ist, als wenn es sich um eine direkte Nervenläsion handeln würde. Fall 2 und 3 stellen meist gutartige und rasch, auch ohne Behandlung zur Heilung kommende Nervenverletzungen dar, die nur dann zu ernsteren Konsequenzen führen, wenn die Fraktur nicht behandelt wird und infolgedessen die Druckwirkung — das kommt wohl nur in Fall 2 in Betracht — längere Zeit anhält. Fall 4 schließlich ist diagnostisch wichtig mit Hinblick auf Spätlähmungen, die als Folge von Callusdruck noch Jahre und Jahrzehnte nach der Knochenverletzung auftreten können. Spätlähmungen dieser Art sind besonders beim N. ulnaris an der Stelle seines Verlaufes im Sulcus n. ulnaris lateral vom Epicondylus internus humeri recht häufig. Der Entstehungsmechanismus ist oft auch derartig, daß entweder durch supracondyläre Fraktur des Humerus oder durch eine Fraktur des Epicondylus externus ein Cubitus valgus zustande kommt. Sei es durch den Callus an einer in der Nachbarschaft des Nerven gelegenen Frakturstelle, sei es durch den Cubitus valgus und die dadurch bedingte dauernde Spannung des Nerven wird hier am Nerven ein punctum minoris resistentiae geschaffen. Wie es kommt, daß eine Schädlichkeit, die jahrelang bestanden haben muß, ohne Symptome zu verursachen, plötzlich zu Nervenerscheinungen führt, ist noch nicht ganz geklärt. Der Fall liegt hier offenbar ganz ähnlich wie bei den Wurzelläsionen durch Halsrippe oder bei Sakralisation des 5. Lendenwirbels.

Späteres Einsetzen der Nervenerscheinungen, wenn auch nicht Jahre, so doch Tage und Wochen nach der Verletzung sieht man übrigens nicht selten auch in jenen Fällen, wo die Nervenläsion durch Narbenumklammerung nach Verletzung der Weichteile in der Umgebung bedingt ist. Daß hier doch in manchen Fällen die Ausfallserscheinungen sofort nach der Verletzung auftreten, ist offenbar auf den Bluterguß zurückzuführen (Reichmann, Thoele). Allmählich wird dann das Blutextravasat als schädigender Faktor durch die Narbe abgelöst.

Wenn im allgemeinen die indirekte Nervenverletzung durch Gewebsbestandteile des Körpers selbst hervorgerufen wird, so gilt dies, wie schon oben erwähnt, mit Ausnahme eines Falles, der in der Pathologie der Nervenläsionen als „*Fernschädigung*" beschrieben wird (Stromeyer u. a.) Es handelt sich hier entweder um Verletzungen durch stumpfe Gewalt oder um Schußverletzungen, bei welchen der Schußkanal in der Nähe des Nerven verläuft, ohne daß jedoch der Nerv selbst, sei es direkt, sei es im üblichen Sinne indirekt — durch Knochensplitter,

Ödem, Weichteilblutung — anatomisch grob geschädigt ist. Trotzdem bestehen mehr oder weniger ausgedehnte klinische Ausfallserscheinungen von seiten des Nerven, die nur die Deutung zulassen, daß dieser doch geschädigt ist. In Fällen, wo die Ausfallserscheinungen schon nach wenigen Stunden oder Tagen abklingen, liegt die Analogie mit der Commotio cerebri und der Commotio spinalis auf der Hand. Solche Fälle werden wohl auch richtig als „Commotio nervi" bezeichnet. Sie sind aber, wie Foerster mit Recht betont, wohl zu trennen von den Fällen, bei welchen die Ausfallserscheinungen dauernd bestehen bleiben, zum operativen Eingriff Anlaß geben und die dann den Operateur mit einem makroskopisch negativen Befund überraschen.

Wir fanden unter 148 operierten Nerven 10 (6,8%) mit negativem Befund. Perthes beobachtete 14 Fälle unter 188. Auch die Aufschwemmung des Nerven nach Hofmeister war in seinen Fällen ohne Ergebnis. Klinisch bestand in den meisten Fällen anfangs ausgedehnte Lähmung, die zum Teil spontan zurückging, während ein Teil der motorischen Ausfallserscheinungen und eine erhebliche Atrophie zurückblieben. Die elektrische Erregbarkeit vom Nerven aus war meist erloschen, doch zeigte sich bei der Operation mit Ausnahme eines einzigen Falles, daß der Nerv selbst, mit der bipolaren Elektrode geprüft, erregbar war. Die Sensibilitätsstörung beschränkte sich in allen Fällen auf Hypästhesie im Hautbezirk des Nerven. Die Schmerzen waren meist heftiger als bei komplettem Durchschuß. Ebenso wie Thoele fand Perthes, daß es sich durchaus nicht um leichte Fälle handelte, was schon daraus hervorgeht, daß er sich nach mehrmonatigem Zuwarten zur Operation entschließen mußte.

Dem Mechanismus der Nervenerschütterung suchte Perthes durch folgendes Experiment nahezukommen: Durch den Oberschenkel einer Leiche wurden in der Längsrichtung Drähte gezogen und auf den Oberschenkel hierauf Schüsse mit einem Infanteriegewehr abgegeben. Im Röntgenbild sah man sodann, wie der Schuß die benachbarten Drähte auseinandergedrängt und ihnen Bogenform gegeben hatte. Wenn auch dieses Experiment, wie Perthes selbst zugesteht, wegen der weit geringeren Elastizität der Drähte im Vergleich zu den lebenden Nerven kaum den natürlichen Verhältnissen nahekommt, so demonstriert es doch ganz gut die prinzipielle Möglichkeit einer Seitenwirkung des Geschosses. Diese besteht nach Perthes in Dehnung, Druckwirkung (Quetschung) und Erschütterung. Auch Stromeyer hält die brüske Dehnung für das Wesentliche (s. auch Auerbach). Schloessmann stellt die Erschütterung des Nerven in den Vordergrund; sie sei selbst bei Durchtrennungen für den Zerfall weiter Nervenstrecken im proximalen Abschnitt und die Entwicklung einer aufsteigenden Neuritis verantwortlich zu machen. Mauss und Krüger nehmen Zirkulationsstörung infolge vasculärer Schädigung und dadurch bedingte lokale Asphyxie des Nerven an. Auch Marburg vermutet vasculäre Schädigung, vielleicht eine solche in den Lymphgefäßen. — Ein von Perthes beschriebenes Präparat zeigt Zerfall der Markscheiden, keine Zerreißung der Achsenzylinder, keine entzündlichen Infiltrate, keine Narbenbildung.

Von der Fernschädigung des Nerven gilt ebenso wie von der Kontusion, daß sie als Nebenschädigung bei anderen, gröberen Läsionen des Nerven niemals auszuschließen und oft nachzuweisen ist. Wird der Nerv etwa durch einen Schuß verletzt, so wirkt sich der Seitendruck des Geschosses gegebenenfalls auf die Nachbarabschnitte des Nervenstammes aus und setzt dort eine Fernschädigung. Dies kann sich z. B. darin äußern, daß ein höher oben abgehender Zweig des Nerven, der nach der Lokalisation der direkten Läsion in keiner Weise geschädigt sein könnte, wenigstens eine Zeit lang nach der Verletzung klinische Ausfallserscheinungen aufweist (s. Thoele). Von praktischer Bedeutung ist dieser Umstand insofern, als er zu Irrtümern in der topischen Diagnostik führen und falsche operative Eingriffe verursachen kann.

Pathologische Anatomie der Nervenverletzungen.

a) Makroskopisch. Die makroskopisch-anatomischen Befunde der operierten Fälle lassen sich in 4 Gruppen trennen: 1. Komplette Durchtrennung — 2. Partielle Durchtrennung — 3. Nervennarbe — 4. Nervenumklammerung.

Unter 148 operierten Nerven unseres Kriegsmaterials fanden wir: Komplette Durchtrennung 25mal (19,9%). — Partielle Durchtrennung 7mal (4,7%). — Nervennarbe 64mal (43,2%). — Narbenumklammerung (auch Calluskompression) 42mal (28,4%).

Eine Sammelstatistik, die die Fälle von Melchior, Bruns, Borchardt, Thoele, Mayer, Spielmeyer, Mauss und Krüger, Pelz, Stracker und Wexberg umfaßt, ergibt unter 1015 Fällen 288 (28,3%) komplette, 122 (12,0%) partielle Durchtrennungen. Die Zahlen sind gewiß zu niedrig, da sich unter den als „Nervennarbe" geführten Fällen bestimmt noch zahlreiche Kontinuitätstrennungen befanden. Foerster fand unter 566 Fällen 248 (43,8%) totale Kontinuitätstrennungen!

Das anatomische Bild der *kompletten Durchtrennung* eines Nervenstammes einige Wochen nach der Verletzung ist zunächst durch die Kontinuitätsunterbrechung des Nerven und die mehr oder weniger große Dislokation bzw. Diastase der Stümpfe gekennzeichnet. Bei der Lage der Stümpfe zueinander spielt neben der Mechanik der Schußverletzung zweifellos auch die Lage der Extremität im Augenblicke der Verletzung insofern eine Rolle, als sich die Elastizität des Nervenstammes je nach seinem Spannungszustand in verschiedenem Ausmaß geltend macht. Wird der Nerv in maximal gespanntem Zustand getroffen, so werden die Stümpfe wie die Enden einer durchtrennten Darmsaite auseinanderschnellen und sich auf große Distanz voneinander entfernen — allerdings nur unter der Voraussetzung, daß der Nerv an der Stelle der Läsion nicht straff mit der Unterlage verwachsen, sondern bloß durch lockeres Bindegewebe fixiert ist. Diese bindegewebigen Verbindungen werden durch die elastische Kraft der zurückschnellenden Enden zerrissen.

Die Dislokation erfolgt entsprechend der Mechanik der Weichteile nicht nur in der Richtung des ursprünglichen Verlaufs des Nervenstammes („ad longitudinem"), sondern auch nach der Seite („ad latus") (s. Voelcker). Die ihrer natürlichen Fixation beraubten Stümpfe werden durch Bewegungen der Extremität zuweilen so beträchtlich gegeneinander und im Verhältnis zu den umgebenden Weichteilen verschoben, daß es bei der Operation Schwierigkeiten bereiten kann, den zentralen oder peripheren Stumpf, der sich weitab von der Läsionsstelle zwischen Weichteilen „verkrochen" hat, zu finden. Die Stümpfe sind oft mit der Weichteilnarbe oder mit Knochenteilen (Pfeifer), gelegentlich auch mit einem benachbarten Gefäß oder einer Sehne verwachsen.

Noch mehr erschwert wird die autoptische Orientierung gewöhnlich durch die mehr oder weniger ausgedehnte Narbenbildung an der Verletzungsstelle. Hier spielt die Art der Verletzung eine wesentliche Rolle. Schnitt- und Stichverletzungen setzen nur geringe Weichteilnarben, die praktisch nicht in Betracht kommen. Stärker schon, aber noch immer nicht sehr bedeutend ist die Narbenbildung nach Verletzungen durch die modernen kleinkalibrigen Infanteriegeschosse, vorausgesetzt, daß es sich nicht um Explosivgeschosse handelt. Die stärkste Gewebszertrümmerung und infolgedessen stärkste Narbenbildung findet man bei Verletzungen durch Artilleriegeschosse. In solchen Fällen stellt die Läsionsstelle oft in weitem Umkreis eine einzige straffe Narbe dar. Innerhalb dieser Narbe, die vielfach von Geschoßsplittern, Knochenfragmenten, Muskelpartikeln, Haaren, Kleiderstoffteilchen durchsetzt ist, sind die getrennten Nervenenden oft gar nicht oder nur mit größter Mühe aufzufinden, wenn man von der distalen und der proximalen Seite her vorsichtig den Nervenstamm entlang präpariert. In ganz schweren Fällen bleibt nichts anderes übrig, als an der Stelle, wo der Nerv in die Narbe eintritt, zu resezieren.

In anderen Fällen erweisen sich die beiden Stümpfe als durch einen Narbenstrang miteinander verbunden, der erhaltene Kontinuität vortäuscht (Thoele, Pelz). Erst nach Resektion ergibt die Untersuchung des Querschnittes, daß es sich um straffes Bindegewebe handelt.

In einem Teil der Fälle (in unserem Material 8 unter 25) sind die Stumpfenden dadurch klar voneinander geschieden, daß sich an ihnen, vor allem am zentralen

Ende, die als *Neurom* bezeichnete kolbige Verdickung ausbildet. Das Neurom tritt nach THOELE schon in der 4. Woche nach der Verletzung auf. Es besteht aus neugebildeten Nervenfasern und Stützgewebe. Daß es meist nur am zentralen Stumpf zu finden ist, hängt mit der Tatsache der vorwiegend zentrogenen Regeneration des Nerven zusammen. Die seltenere periphere Neurombildung, die gewöhnlich auch nicht den Umfang des zentralen Neuroms erreicht, steht mit der später zu besprechenden Tatsache der autogenen Regeneration in Zusammenhang. Oft ist das periphere Ende infolge des Markschwundes der Fasern verdünnt (HEILE und HEZEL), zuweilen auch zipfel- oder pinselartig konfiguriert (FOERSTER).

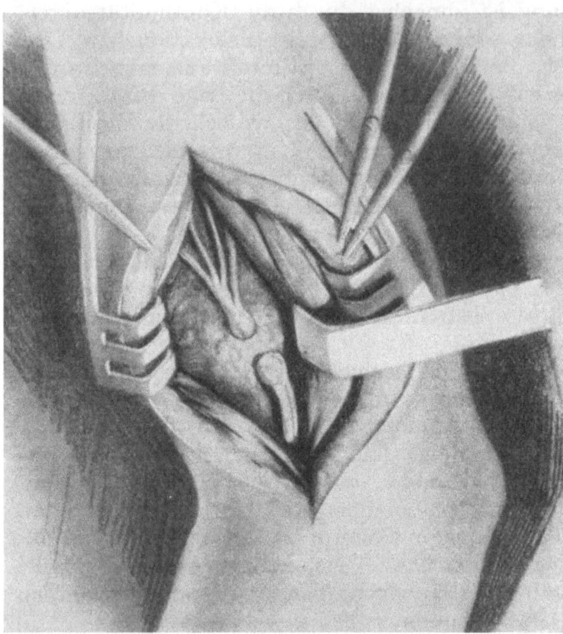

Abb. 1a. Totaltrennung des Ramus profundus des N. radialis. Trennungsneurom am zentralen Stumpf, Pseudoneurom am distalen Stumpf. (Nach ELSBERG.)

In einer großen Zahl von Fällen ist die tatsächlich vorliegende komplette Durchtrennung bei bloßer Inspektion und Palpation gar nicht nachweisbar. Sie verbirgt sich in einer größtenteils aus Narbengewebe bestehenden spindeligen Verdickung in der Kontinuität des Nerven, die ebensowohl einer bloßen Kontusion des Nervenstammes entsprechen könnte, und kann erst mikroskopisch nachgewiesen werden (Abb. 1).

In anderen Fällen findet man beide Nervenenden ohne Neurombildung, nicht verdickt, sondern verdünnt, abgeplattet, in der Färbung verändert, als deutlichen Ausdruck der Atrophie. Die Entscheidung, ob die proliferierende oder die atrophische Form zustande kommt, dürfte wohl von individuellen Verschiedenheiten, vielleicht aber auch von der Blutversorgung des betreffenden Nerven oder Nervenabschnittes abhängen.

Gewöhnlich findet man auch *oberhalb* des Neuroms eine mehr oder weniger deutliche Verdickung des Nervenstammes, die auf innere Narbenbildung zurückgeführt werden muß, das Ergebnis von Blutung und Gewebsläsion in dem der Läsion benachbarten Abschnitt.

Von praktischer Bedeutung ist der *makroskopische Befund am Querschnitt* des resezierten Nerven. Der normale Nervenquerschnitt zeigt ein charakteristisches Bild: Die einzelnen gelblich-weiß gefärbten Nervenfaserbündel quellen über den Querschnitt hervor und verleihen ihm ein samtartiges Aussehen. Dieses Bild wird naturgemäß durch innere Narbenbildung und Atrophie der Nervenfasern wesentlich verändert. Wenn auch die Achsenzylinder im zentralen Stumpf nicht der Atrophie verfallen, so verhindert doch eine stärkere Proliferation des Zwischengewebes das Hervorquellen der Faserquerschnitte, so daß der Querschnitt am zentralen und erst recht am peripheren Stumpf, in welchem das spezifische Gewebe atrophiert ist, mehr dem Querschnitt eines bindegewebigen Stranges gleicht: glatt und weiß. Die Unterscheidung dieses Bildes von dem des normalen

Querschnitts ist von praktischer Wichtigkeit bei der Operation, wenn es sich darum handelt, im Gesunden anzufrischen, um die Regeneration nach durchgeführter Nervennaht nicht durch die Interposition eines narbig veränderten Nervenabschnittes zu gefährden.

Das makroskopische Bild bei *partieller Durchtrennung* ergibt sich aus dem Gesagten von selbst: am durchtrennten Teil findet sich entweder Neurombildung oder Atrophie, oder die Partialstümpfe sind in eine Nervennarbe eingewachsen, die die teilweise Durchtrennung makroskopisch nicht erkennen läßt. Selten, aber beim modernen Infanteriegeschoß häufiger als früher (FLEISCHHAUER, MAUSS und KRÜGER), sind partielle Durchtrennungen in Form von *Knopflochschüssen*. Manchmal findet man bei scheinbar erhaltener Kontinuität im Innern des Nerven einzelne Faszikel durchtrennt und mit Neuromen endend (fasciculäres Neurom nach FOERSTER). Ob und in welchem Ausmaß in dem nicht durchtrennten, aber meist schwer narbig veränderten Teil noch funktionsfähige Nervenfasern enthalten sind, ist makroskopisch meistens nicht zu entscheiden. In der Praxis wird man zur Entscheidung der Frage, ob der Nerv partiell oder total zu resezieren ist, die elektrische Untersuchung des freigelegten Stammes heranziehen.

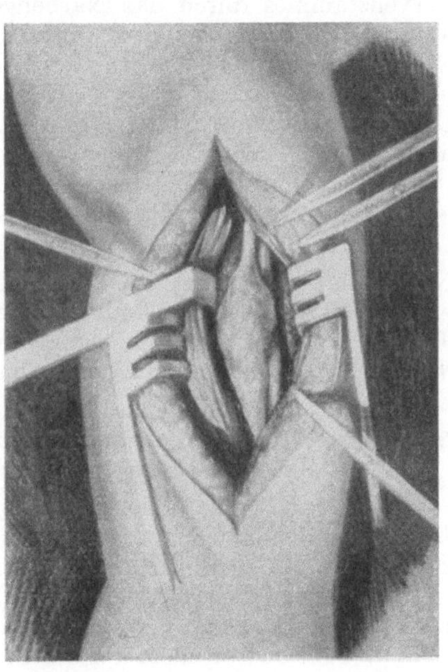

Abb. 1b. Spindelförmiges Kontinuitätsneurom des N. medianus. (Nach ELSBERG.)

Die *Kontusion* des Nerven führt zu dem Bilde der *Nervennarbe,* die allerdings, wie schon oben erwähnt, auch eine komplette oder partielle Durchtrennung verbergen kann. Sie stellt sich makroskopisch dar als eine kolbige, spindelförmige oder auch perlschnurförmige (PELZ) Verdickung, die grau oder graurötlich verfärbt ist, was nach BIELSCHOWSKY und UNGER auf den Markschwund zurückzuführen ist. Bemerkenswert ist, daß sich die der Kontusion entsprechende kolbige Auftreibung oft distal von der Stelle findet, an welcher der Nerv von der Verbindungslinie zwischen Einschuß und Ausschuß getroffen wird. Dies kann auf Lymphstauung zurückgeführt werden (HEILE und HEZEL, MAYER), doch ist es wohl möglich, daß die Stelle, an welcher die Nervennarbe sitzt, im Augenblicke der Verletzung ganz richtig auf der Verbindungslinie zwischen Einschuß und Ausschuß gelegen war infolge einer bestimmten Stellung der Extremität (THOELE). In einer Minderzahl von Fällen ist der Nerv verdünnt, bindegewebig umgewandelt oder abgeplattet (SPIELMEYER). In manchen Fällen ist der Nerv weder verdickt noch verdünnt, sondern bloß verhärtet. Zuweilen — nach FOERSTER besonders bei Nerven, die durch Aneurysmen hindurchziehen — fehlt auch die Verhärtung.

Der Querschnitt der Nervennarbe zeigt die schon oben geschilderte narbige Struktur, die aus mehr oder weniger gut erhaltenen Nervenfaserbündeln neben reichlichem Bindegewebe besteht.

Als die charakteristische Form der durch *indirekte* Einwirkung verletzten Nerven zeigt sich anatomisch das Bild der *Narbenumklammerung.* Man findet den in seiner Kontinuität erhaltenen Stamm in mehr oder weniger dichtes und straffes Narbengewebe eingebettet, mit diesem verwachsen und — dies ist für das klinische Verhalten das Wesentliche — von der Weichteilnarbe eingeschnürt und komprimiert. Zuweilen ist in der narbig verdickten Nervenscheide Knochenneubildung nachweisbar, vermutlich von versprengten Knochenteilchen ausgehend (HILGENREINER, HEBERLING, DEUTSCH). An der Stelle der Kompression ist der Nervenstamm verdünnt und häufig von blasser, grauweißlicher Farbe, zuweilen auch hyperämisch, oberhalb und unterhalb der Narbe etwas aufgetrieben (MARBURG und RANZI, BORCHARDT, MORO). Abnorme Fixationen des Nervenstammes durch das Narbengewebe an Knochen und Muskel sind eine wichtige Begleiterscheinung. Oft besteht neben der äußeren auch eine innere Nervennarbe infolge der bei der Verletzung gesetzten Kontusion. In anderen Fällen kombiniert sich die Narbenumklammerung mit partieller oder totaler Durchtrennung des Nervenstammes. Die Narbenumklammerung fehlt eigentlich nie. Das Ausmaß der Narbenbildung und der dadurch bedingten Umschnürung hängt von der Art der Verletzung, von der betroffenen Körperstelle, vielleicht auch von individueller Disposition ab.

Die Kompression des Nerven durch *Callus* stellt einen besonderen Fall der Narbenumklammerung dar. Sie erfolgt meistens so, daß der Nerv bloß mit einem Teil seines Querschnittes innerhalb des Callus liegt, während der übrige Teil durch Weichteilnarbe komprimiert ist. Doch sieht man gelegentlich auch den Stamm vollkommen vom Callus umwachsen.

b) Mikroskopische Anatomie. Die histologische Struktur kompletter *Durchtrennungen* von Nervenstämmen umfaßt Erscheinungen der *Destruktion,* des *Abtransports* von Zerfallsprodukten, der *Degeneration* und der *Regeneration.*

Die *destruktive* Veränderung des *spezifischen* Gewebes manifestiert sich eigentlich nur in der Kontinuitätsunterbrechung der Fibrillen und der SCHWANNschen Scheiden. Am zentralen Ende sind die SCHWANNschen Zellen oft auffallend gut erhalten. Alle sonstigen Veränderungen des nervösen Gewebes sind schon als Degenerations- und Regenerationserscheinungen zu deuten. So bezieht sich die Destruktion vor allem auf das Stützgewebe und die Interstitien. Bei frischen Verletzungen sieht man blutige Imbibition des Nerven, zahlreiche rote Blutkörperchen zwischen den Nervenfaserbündeln, zusammengeklumpte Markscheidenreste, Fett- und Myelinschollen. In späteren Stadien erkennt man den im Gange befindlichen *Abtransport* an dem Auftreten von Phagocyten, Abraumzellen und Pigmentzellen sowie von freiem Pigment. An der Phagocytose beteiligen sich neugebildete SCHWANNsche Zellen, Leukocyten und mesodermale Bindegewebszellen des Endoneuriums (SPIELMEYER). Gleichzeitig macht sich eine Rundzelleninfiltration bemerkbar. Lebhafte Bindegewebswucherung setzt ein, vielfach vermischt mit entzündlichem Granulationsgewebe, mit Blutpigment und Zerfallsmaterial mitten darin, mit teilweise neugebildeten Gefäßen (REDLICH, MAUSS und KRÜGER). Das Bindegewebe weist im Beginn die Kennzeichen des zellreichen jungen Bindegewebes, später alle Charakteristika des zellarmen Narbengewebes auf.

Distal von der Läsion sieht man die Erscheinungen der absteigenden (WALLERschen) *Degeneration:* Verschwinden der markhaltigen Nervenfasern, lebhafte Proliferation der SCHWANNschen Zellen, die sich in den sog. BÜNGNERschen Bändern (auch Axialstrangrohre genannt) anordnen. Die Achsenzylinder verlieren eine primär basisch färbbare Substanz, quellen kugelig oder spindelig auf (primäre traumatische Faserdegeneration nach SPATZ), verschmelzen untereinander und zerfallen. Die Markscheiden zerfallen in Zylinder, Brocken, Tropfen, die sich nach MARCHI färben; die Abfallprodukte werden von „Körnchenzellen" aufgenommen (MANN) (Abb. 2). Auch die motorischen Endplatten und die sensiblen Nervenendigungen verfallen der sekundären Degeneration (FOERSTER). — Proximal von der Läsionsstelle findet man das Bild der aufsteigenden Degeneration, im ganzen ein abgeschwächtes Abbild der absteigenden (SPIELMEYER). Die mit Fett- und Myelinstoffen erfüllte *Degenerationszone* kann ziemlich breit sein (2—3 cm). Die Nervenfaserbündel erscheinen auch weiter aufwärts noch gelichtet, man sieht Fragmentation der Markscheiden.

Die *Regenerationserscheinungen* am zentralen Ende zeigen sich in Form von auswachsenden jungen Fibrillen mit Seitensprossen. Ihnen geht Wucherung

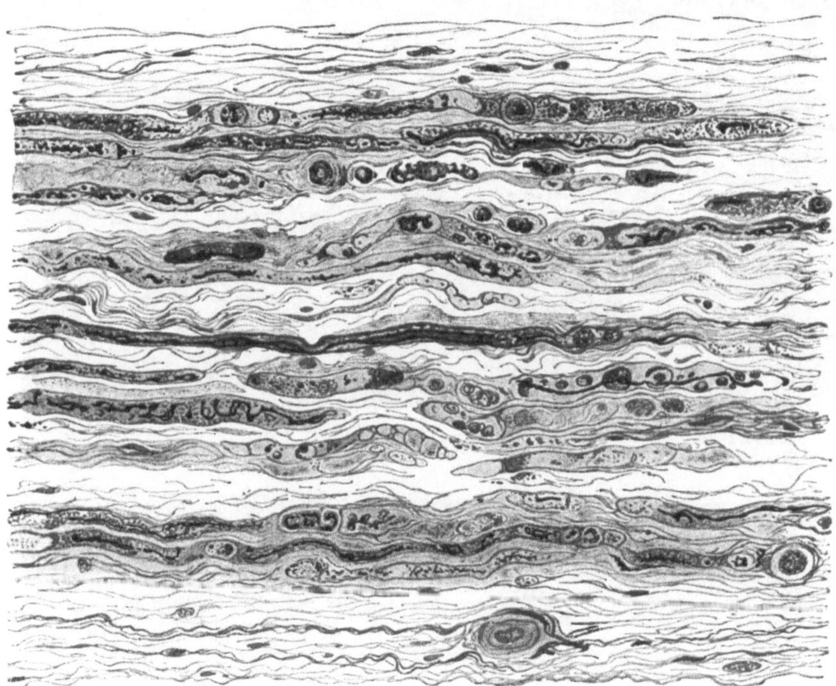

Abb. 2. *Sekundäre Degeneration* des peripheren Abschnittes eines durchtrennten Nerven. *Achsenzylinderzerfall* im BIELSCHOWSKY-Präparat, 10 Tage nach der Durchtrennung. Auftreibung und Auffaserung eines weithin verfolgbaren Achsenzylinders etwa in der Mitte des Bildes; Fragmentierung zu einzelnen Stücken, Schlingen oder wellenförmig gebogenen Linien. (Nach SPIELMEYER.)

und Reihenbildung der SCHWANNschen Zellen voraus (SPIELMEYER), und innerhalb dieser Ketten erfolgt die Fibrillisation (Abb. 3a u. b). Eine sehr beträchtliche Überproduktion von Fibrillen ist nachweisbar. Nur ein Teil von ihnen vermag die Narbe zu durchwachsen. Stoßen die neugebildeten Fibrillen auf Narbengewebe, so biegen sie sich vielfältig um und enden schließlich, wenn die Narbe undurchdringlich ist, oder wenn entzündliche Veränderungen bestehen, mit freien Spitzen, mit kleinen kolbigen Verdickungen oder mit den sog. PERRONCITOschen Spiralen im Bindegewebe. Dort wo das Narbengewebe nicht zu dicht ist, wird es von den vorauswachsenden Bandfasern durchwachsen, die so eine Brücke zum peripheren Segment schlagen und eine „plasmatische Wachstumsbahn“ (SPIELMEYER) bilden. Dann erst erfolgt die Neubildung der Fibrillen. Im peripheren Abschnitt vereinigen sich die daselbst vorsprossenden SCHWANNschen Zellketten mit den Bandfasern und ordnen sich parallel. Den so gebildeten Reihen entlang wachsen sodann die neugebildeten Fibrillen, aus dem zentralen Stück kommend, bis in die Peripherie aus.

Das zentrale *Neurom* besteht aus dem dichten Gewirr neugebildeter Fibrillen, gewuchertem Stützgewebe, dazwischen kleinzellige Infiltrate, Abraumzellen,

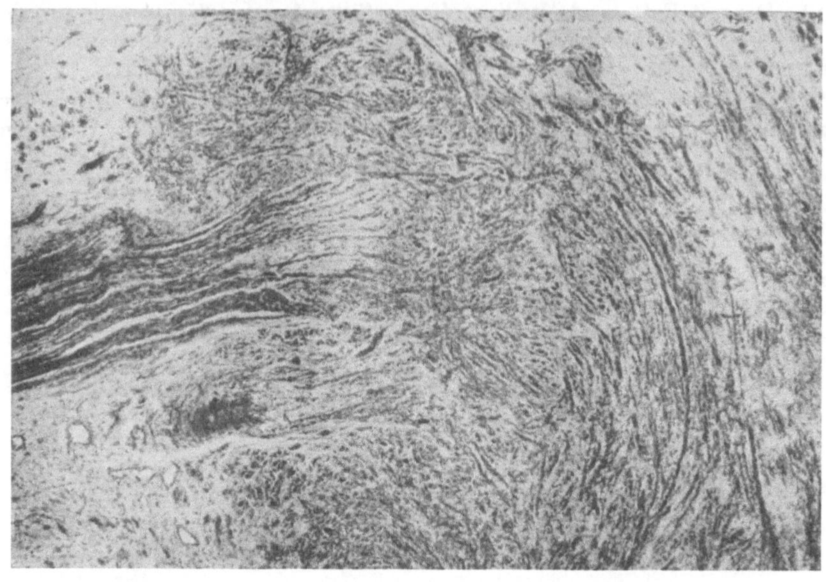

a

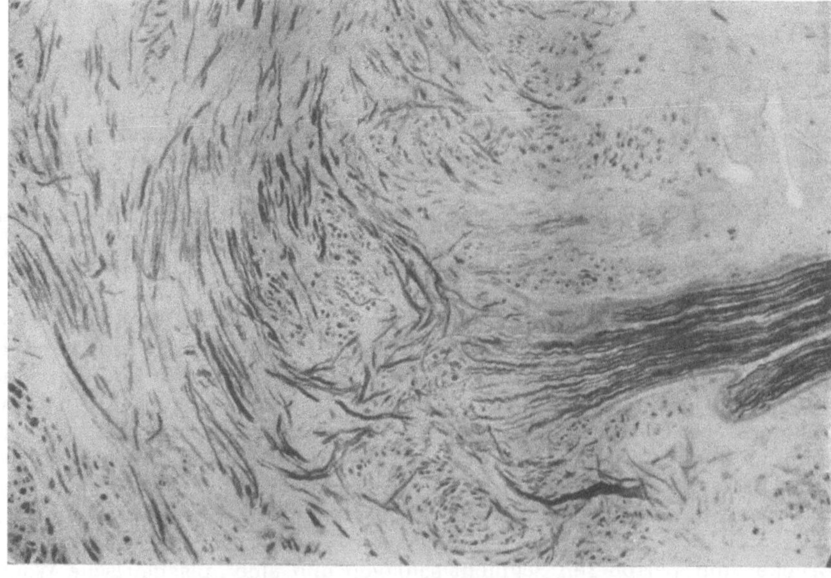

b

Abb. 3a und b. Zwei aufeinanderfolgende Schnitte durch den *zentralen Stumpf* eines durchschossenen Nerven. Abb. 3a zeigt, durch Hämatoxylinkernfärbung dargestellt, in Fortsetzung des zentralen Abschnittes des Nerven die *Reihen der gewucherten* SCHWANN*schen Zellen.* Abb 3b zeigt im Markscheidenbild die neugebildeten markhaltigen Nervenfasern. 6 Wochen nach der Durchtrennung. (Nach SPIELMEYER.)

Pigmentzellen, freies Pigment, neugebildete Blutgefäße (Abb. 4). Im peripheren Neurom, sofern ein solches vorhanden ist, findet man vor allem gewuchertes Bindegewebe, mehr oder weniger zahlreiche neugebildete Nervenfasern und die BÜNGNERschen Bänder.

Die zwischen den Stümpfen interpolierte *Narbe* besteht aus mehr oder weniger straffem Bindegewebe, Blutpigment, Pigmentzellen, Abraumzellen, Rundzelleninfiltraten, neugebildeten Gefäßen. Dazwischen findet man bei Schußverletzungen häufig Geschoßsplitter, Knochensplitter, Teilchen von Tuch und Wäschestoff, Lanugohärchen. Derartige Fremdkörper sind übrigens nicht selten auch im Nerven selbst zu finden. Von den versprengten Knochenteilchen gehen vermutlich die gelegentlich zu findenden Verknöcherungsherde innerhalb der Narbe aus. In manchen Fällen handelt es sich um wirkliche Knochenneubildung, in anderen um bloße Kalkeinlagerung im Bindegewebe, die färberisch nachweisbar ist.

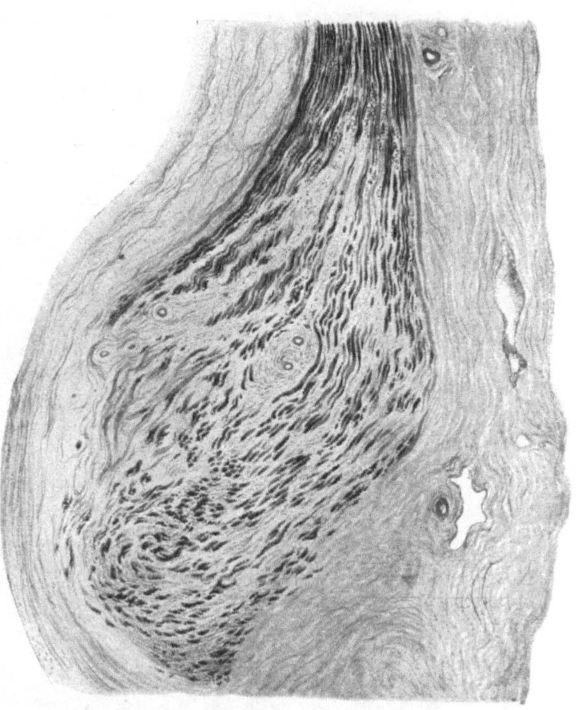

Abb. 4. Zentrales Trennungsneurom. Die Faserbündel des Nerven weichen gegen die Stelle der Durchtrennung zu auseinander. Die kolbige Anschwellung des freien Nervenstumpfes beruht vor allem auf Bindegewebswucherung, darin Häufchen von Zerfallsmaterial. (Nach SPIELMEYER.)

Die Frage, ob es eine *autogene Regeneration* des durchtrennten Nerven *vom peripheren Stumpf* her gibt, kann heute mit SPIELMEYER dahin als entschieden gelten, daß die Regeneration zwar polycellulär aus SCHWANNschen Zellen erfolgt, jedoch nur unter Mitwirkung zentraler Reize. Nach EDINGER dienen die SCHWANNschen Zellen den auswachsenden Nervenfasern als Nährmaterial. MARBURG, der in seinen Präparaten, insbesondere beim Kind, neugebildete Achsenzylinder im peripheren Stumpf feststellte, während die Narbe von Nervenfasern ganz frei war, hält die autogene Regeneration für bedeutsam (s. auch LOBENHOFFER). Ob vereinzelte sichergestellte Fälle von Schnellheilung nach Nervennaht (THIEMANN) auf autogene Regeneration zurückzuführen sind, ist fraglich, aber immerhin möglich. FOERSTER betrachtet die Tatsache, daß gelegentlich der periphere Stumpf trotz totaler Kontinuitätstrennung noch nach langer Zeit elektrisch erregbar gefunden wird, als Hinweis darauf, daß möglicherweise doch die autogene Regeneration in einzelnen Fällen eine Rolle spielt.

Kommt es nicht zur Regeneration, so bleibt doch die Architektonik des peripheren Stückes noch nach Jahren erhalten, nur daß das perineurale Bindegewebe stärker wird. Das Fortbestehen der Axialstrangrohre aber ermöglicht die Regeneration noch nach Jahren (SPIELMEYER) (Abb. 5).

Je älter die Verletzung ist, um so mehr konsolidiert sich die Narbe. Die Regenerationserscheinungen kommen zum Stillstand, ebenso die Erscheinungen der Degeneration und des Abtransports, Abraumzellen finden sich nur mehr vereinzelt, dann gar nicht mehr, während Pigmentzellen, freies Pigment und kleine Rundzelleninfiltrate noch jahrelang nach der Verletzung zu sehen sind. Eingeschobenes Fettgewebe, Cystenbildung in der Narbe, dazwischengelagerte Gefäße bilden nach SPIELMEYER unüberwindliche Hindernisse der Regeneration.

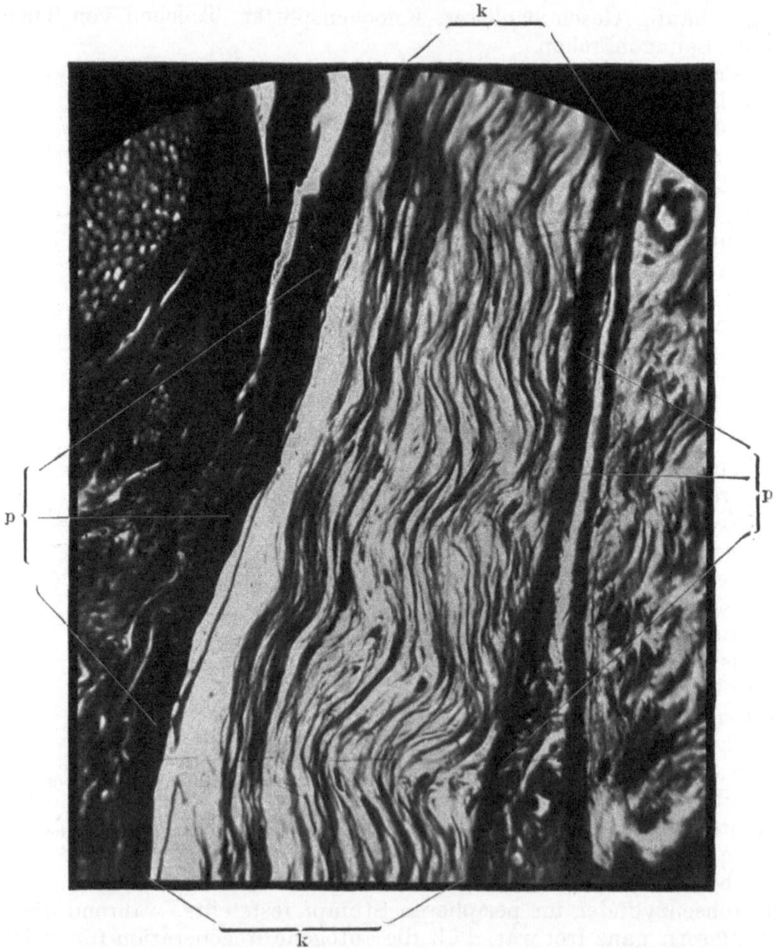

Abb. 5. Degenerierter, stark verschmälerter peripherer Abschnitt eines durchschossenen Nerven. 2 Jahre nach der Verletzung. Starke Vermehrung des kompakten perineuralen Bindegewebes p, das scharf gegen das alte Nervenkabel k abgegrenzt ist. In letzterem gewuchertes, feinfibrilläres, endoneurales Bindegewebe; dazwischen die hellen Streifen der Axialstrangrohre (BÜNGNERsche Bänder). (Nach SPIELMEYER.)

Andererseits stellt eine Narbe von günstiger Struktur, wie BIELSCHOWSKY und UNGER meinen, geradezu die Voraussetzung der Regeneration dar. Eine derartig günstig strukturierte Narbe ist etwa die „Nahtnarbe", die sich nach Nervennaht zwischen den vereinigten Stümpfen bildet.

Das histologische Bild bei *Kontusion* zeigt vor allem mehr oder weniger gut erhaltene und durchlaufende Nervenfaserbündel, daneben mehr oder weniger starken, diffusen Schwund an Markfasern. Die kolbige Verdickung entsteht dadurch, daß der Nerv in der Schußrichtung mitgerissen und umgebogen wird (Spielmeyer). Peri- und Endoneurium sind durch Bildung derben Bindegewebes schwer verändert. In dem Maße, als die Fasern durch den Druck des interstitiellen Prozesses schwer geschädigt sind, zeigt sich im peripheren Abschnitt das Bild der Wallerschen Degeneration. Im Interstitium findet man bei frischen Fällen massenhaft Erythrocyten, später freies Pigment, Pigmentzellen, Phagocyten, Kleinzelleninfiltrate, schließlich neugebildetes Bindegewebe, die innere Nervennarbe. Bei partieller Durchtrennung kombiniert sich dieses Bild mit dem der Durchtrennung im unterbrochenen Teil des Nerven.

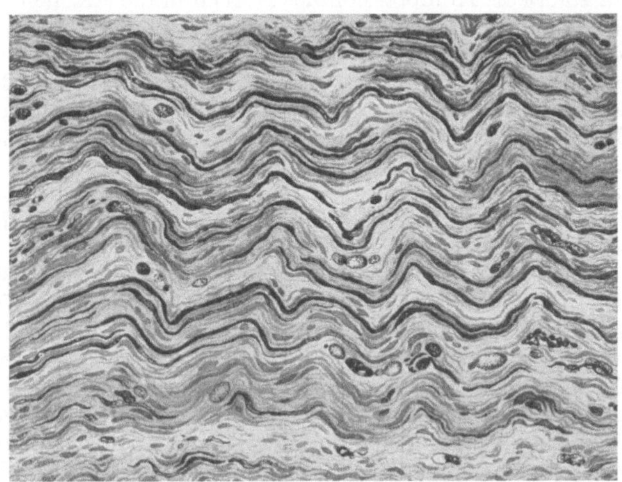

Abb. 6. Schußverletzung eines peripheren Nerven, ohne nennenswerten makroskopischen Befund. Neben zahlreichen erhaltenen Nervenfasern viele nur des Markes beraubte grau gefärbte Achsenzylinder. Markscheidenfärbung, Eisenhämatoxylin am Gefrierschnitt. (Nach Spielmeyer.)

Bei *Narbenumschnürung* findet man den Teil des Nerven, der innerhalb der straffen Weichteilnarbe oder des Callus liegt, im histologischen Bild atrophisch (Schwund der Markfasern), die Faserbündel rarefiziert und verschmälert, im peripheren Abschnitt dort, wo der Narbendruck zu nennenswertem Faserschwund geführt hat, absteigende Degeneration (Abb. 6). Sehr oft kombiniert sich die äußere Narbe mit innerer Narbenbildung im Nerven, die dann eben der Ausdruck einer gleichzeitig erfolgten Kontusion ist. Es erübrigt sich zu erwähnen, daß Knochensplitter, Geschoßsplitter und mitgerissene Fremdkörper auch in der äußeren Narbe recht häufig zu finden sind, ebenso Verknöcherungsherde nnd Kalkeinlagerung.

Symptomatologie.

Die Erscheinungen der Nervenverletzung sind von der Art der Läsion und von den Funktionen des betroffenen Nerven abhängig. Die *topische Statistik* der Nervenverletzungen ergibt zunächst die Tatsache, daß bei den Kriegsfällen — wie übrigens wohl auch beim Friedensmaterial — die Verletzungen der oberen Extremität weit überwiegen (in unserem Material 66,2% aller Fälle), was sich aus der Tatsache, daß die Arme im Gefecht weit mehr exponiert sind, leicht erklärt. Was die Häufigkeit des Betroffenseins der einzelnen Nerven anbelangt, so steht nach allen Berechnungen der N. radialis an erster Stelle. In unserem Material ist der N. radialis in 36,8% aller Fälle entweder isoliert oder mit anderen Nerven betroffen. Isolierte Radialisverletzung fanden wir in 18,5%. Auf den N. radialis folgt der N. ulnaris (in 26,4% unserer Fälle allein betroffen oder mitbeteiligt) und der N. medianus (26,1%), hierauf der N. ischiadicus (19,9%) und der Plexus brachialis (18,5%) (s. auch Foerster). In einer Sammelstatistik, die ich den Arbeiten von Mann, Gundermann, Thoele, Spielmeyer und Reichmann entnahm, folgt auf den N. ulnaris der N. peroneus, sodann der Plexus brachialis und nach ihm erst der N. ischiadicus. Die anderen Nerven folgen da wie dort in weiterem Abstand. — Unter den kombinierten Verletzungen ist nach allen Angaben die Medianus-Ulnaris-Läsion die häufigste (6,3% unseres Materials). Foerster weist noch auf die Häufigkeit der kombinierten Hirnnervenverletzungen im Kriege hin.

Die *Erscheinungen im Augenblick der Verletzung* hängen von der Art der Läsion ab. In einem Teil der Fälle von indirekter Läsion werden die Symptome erst später auftreten, in dem Maße als sich das schädigende Moment — Callus oder Narbe — entwickelt. In anderen Fällen wird der anfängliche Bluterguß, der sofort als Kompression des Nerven in die Erscheinung tritt, später durch die Narbe abgelöst. Erscheinungen der Commotio treten natürlich sofort auf, ebenso solche der direkten Nervenverletzung. Handelt es sich um einen sensiblen oder gemischten Nerven, so setzt im Augenblick der Verletzung ein Schmerz ein, der in das Versorgungsgebiet der verletzten sensiblen Fasern projiziert wird. Gleichzeitig wird das betroffene Versorgungsgebiet anästhetisch, bei leichteren Läsionen hypästhetisch. Die Verletzung motorischer Fasern hat oft rasch ablaufende Reizerscheinungen — eine Zuckung der betroffenen Muskeln — zur Folge, daran schließen sich Lähmungserscheinungen, nach Intensität und Ausbreitung je nach Art der Läsion wechselnd.

Da *jede* Nervenverletzung mit Kommotion verbunden sein kann, ergibt es sich, daß man aus dem Zeitpunkt des Einsetzens der Nervensymptome nur dann Schlüsse auf die Art der Läsion ziehen kann, wenn die Symptome erst später einsetzen: dann handelt es sich bestimmt um indirekte Verletzung. Setzen die Erscheinungen aber schlagartig im Augenblick der Verletzung ein, so ist indirekte Verletzung dadurch noch nicht ausgeschlossen, da der schlagartige Beginn die Folgeerscheinung der Kommotion sein kann. Die reine Kommotion wird sich in kurzer Zeit dadurch als solche erweisen, daß die anfangs sehr ausgedehnten Ausfallserscheinungen im Verlaufe von Stunden oder Tagen allmählich vollkommen schwinden. Treten sie später wieder auf, so wird dies auf langsam anwachsenden Narben- oder Callusdruck zurückzuführen sein. Keinesfalls läßt sich aus der Art des Einsetzens der Symptome ein Schluß auf direkte Verletzung oder komplette Durchtrennung des Nerven ziehen.

Motorische Ausfallserscheinungen.

Die Verletzung motorischer Fasern im peripheren Nerven hat Parese oder Lähmung der zugehörigen Muskeln zur Folge. Diese Lähmung entspricht dem Typus der schlaffen Lähmung: aufgehobene Kontraktionsfähigkeit, Tonusverlust, Atrophie und elektrische Entartungsreaktion. Die Kontraktionsunfähigkeit des einzelnen Muskels kann vollkommen oder unvollkommen sein. Ob komplette Lähmung vorliegt, ist durch die Funktionsprüfung nicht immer ganz leicht zu entscheiden. Es kommt vor, daß ein Muskel dann, wenn er einen Extremitätenabschnitt gegen die Schwerkraft bewegen soll, keinerlei lokomotorischen Effekt zu erzielen vermag, daß sich jedoch derselbe Muskel, wenn die Lage der Extremität entsprechend geändert wird und die Schwerkraft nicht mehr in entgegengesetztem Sinne zum Muskelzug wirkt, als teilweise kontraktionsfähig erweist. Vielfach wird der palpierende Finger die Muskelkontraktion auch dann, wenn sie zu einem Bewegungseffekt nicht ausreicht, am Muskelbauch selbst nachweisen können. Vor allem ist genaue Kenntnis der Muskelphysiologie und Kenntnis der vielfachen vikariierenden Funktionen benachbarter Muskelgruppen und der Scheinbewegungen erforderlich, über die in dem Abschnitt über die Diagnose noch zu sprechen sein wird.

Andererseits wird die Lähmung bei oberflächlicher Untersuchung oft ausgedehnter erscheinen, als sie tatsächlich ist. Muskeln, die bei der Ausführung gewisser Bewegungen auf die Kooperation von Synergisten angewiesen sind,

sind bei Lähmung dieser Synergisten ebenfalls in ihrer Funktion so weit gehemmt, daß eine Lähmung vorgetäuscht werden kann. Hier spielen individuelle Innervationsgewohnheiten eine gewisse Rolle. Nach einiger Zeit jedoch vermag sich der intakte Synergist den geänderten Verhältnissen anzupassen und sogar die Funktion des gelähmten Muskels weitgehend zu ersetzen. Ferner ist zu beachten, daß durch die Lähmung einer Muskelgruppe auch die Funktion ihrer Antagonisten wesentlich beeinträchtigt wird. Die antagonistische Koordination bildet für gewisse feinabgestufte Bewegungen geradezu die Voraussetzung ihres Zustandekommens, und so mag es geschehen, daß zuweilen eine Funktionsstörung der Antagonisten zu bestehen scheint, die nicht auf einer Läsion der zugehörigen Nervenstämme, sondern auf dem Ausfall der Gegenspieler beruht.

Schließlich ist auf das Vorkommen funktioneller bzw. psychogener Zutaten sowie auf Schmerzhemmungen der Motilität hinzuweisen, die sehr häufig das Ausmaß einer Lähmung durch Nervenverletzung viel größer erscheinen lassen, als es tatsächlich ist. Ruhigstellung einer ganzen Extremität bei Lähmung eines Abschnittes derselben kommt gelegentlich vor.

Wichtig ist die Kenntnis von den *partiellen* oder *dissoziierten Lähmungen* peripherer Nerven. Es ist durch zahlreiche Fälle erwiesen, daß eine Verletzung, die zwar zur Schädigung, nicht aber zur völligen Ausschaltung des Nerven führt, nicht immer bloß das Bild der inkompletten Lähmung, d. h. der mehr oder weniger gleichmäßigen Parese aller durch den Nerven versorgten Muskeln, sondern oft auch dissoziierten Bewegungsausfall gewisser Muskeln des Versorgungsgebietes bei völliger oder relativer Intaktheit anderer Muskeln, die von demselben Nerven innerviert werden, hervorruft (NONNE, FOERSTER, MANN, REZNICEK u. a.). STOFFEL führt diese Tatsache als Beweis für seine Lehre von der Topographie des Nervenquerschnitts an. Aber unter der Voraussetzung, daß tatsächlich die einzelnen Muskelbahnen, wie STOFFEL annimmt, im Nervenkabel isoliert verlaufen, müßte die partielle Lähmung doch häufiger sein, als sie tatsächlich ist. SHERREN hat nachgewiesen, daß die Muskelbahnen diffus gelagert sind. Man kann bis zu einem Drittel des Nervenquerschnitts durchschneiden, ohne daß ein bestimmter Muskel gelähmt ist. STOFFELs Lehre wurde auch experimentell widerlegt (PURPURA). Nur dicht oberhalb des Abgangs eines Muskelastes sammeln sich die ihm zugehörigen Fasern isoliert in der „Astbahn" (FOERSTER). Tatsächlich läßt sich nachweisen, daß eine Verletzung, die deutlich nur einen Teil des Querschnitts betrifft, sehr oft zur inkompletten Parese des *gesamten* Nervengebietes führt. Außerdem ist die von FOERSTER u. a. hervorgehobene Möglichkeit einer verschieden starken Vulnerabilität einzelner Nervenbahnen als Erklärung der partiellen Lähmungen nicht von der Hand zu weisen. Für das Verhältnis der sensiblen zu den motorischen Bahnen kann dies sogar als sicher gelten in dem Sinne, daß die sensiblen Bahnen meist resistenter sind. Aber auch im motorischen Bereich läßt sich z. B. die größere Vulnerabilität des Peroneusanteils im Ischiadicus, des Peroneus superficialis im Peroneus communis nachweisen. Sie zeigt sich auch bei typischen Polyneuritiden. Nach FOERSTER sind die Bahnen der proximalen Muskeln resistenter, die der distalen Muskeln vulnerabler. Bemerkenswert ist, daß die Muskelbahnen, die sich klinisch als stärker vulnerabel erweisen, auch post mortem früher als die anderen ihre Erregbarkeit verlieren (FOERSTER).

Das AUERBACHsche Gesetz der Lähmungstypen, wonach diejenigen Muskeln am leichtesten erlahmen und am längsten gelähmt bleiben, die unter den muskelmechanisch ungünstigsten Bedingungen arbeiten (Verhältnis des Muskelvolumens oder des Muskelquerschnitts zu der zu leistenden motorischen Arbeit unter Berücksichtigung des Hebelansatzpunktes), scheint für eine ganze Reihe von Fällen zu stimmen und eine brauchbare Erklärung für das Zustandekommen dissoziierter Lähmungen abzugeben. Demgegenüber hat Schwab (zit. nach Foerster) in sorgfältigen Untersuchungen nachgewiesen, daß das Auerbachsche Gesetz in vielen Fällen vollständig versagt.

Über das Verhältnis der Motilitätsstörung zu dem jeweils zugrunde liegenden anatomischen Befund gibt folgende, auf unserem Kriegsmaterial beruhende Tabelle Aufschluß:

Operationsbefund	Lähmung			Summe
	komplett	inkomplett	partiell	
Narbenumklammerung	13	16	12	41
Nervennarbe	40	10	14	64
Partielle Durchtrennung	—	1	6	7
Kompl. Durchtrennung	25	—	—	25
Negativer Befund	6	2	1	9
Summe	84	29	33	146

Bemerkenswert ist die große Zahl kompletter Lähmungen bei Nervennarbe, die also meist als schwere Läsion zu betrachten ist, und das Vorkommen partieller Lähmung bei negativem Befund, also reiner Fernschädigung. Die überwiegende Häufigkeit dissoziierter Lähmungen bei partieller Durchtrennung läßt sich in Anbetracht der geringen Zahl von 7 Fällen gewiß nicht verwerten.

Im Rahmen der Besprechung der Motilitätsstörungen nach Nervenverletzung muß auch der praktisch so überaus wichtigen Störungen der passiven Motilität, der *Kontrakturen*, gedacht werden. Sie sind offenbar die unmittelbare Folge der Inaktivität, und der Grad ihrer Ausbildung ist dem Grade der Inaktivität proportional.

Pathogenetisch können wir eine direkte und eine indirekte Entstehung der Kontraktur unterscheiden. Als direkt entstandene Kontraktur ist die Einschränkung der passiven Exkursionsfähigkeit eines Gelenks zu bezeichnen, dessen aktive Beweglichkeit durch Lähmung einer Muskelgruppe behindert ist. In diesem Falle wird die Kontraktur in der Einschränkung der passiven Beweglichkeit in derselben Richtung bestehen wie die der aktiven Beweglichkeit, und zwar hauptsächlich infolge Verkürzung der Sehnen der Antagonisten. So führt Radialislähmung zur Beugekontraktur des Handgelenks. Durch die Lähmung der Handstrecker ist aber die Beugung der Finger bis zu einem gewissen Grade behindert. Die aktive Beugung der Finger wäre zwar ungehindert möglich. Da sie aber nicht in vollem Ausmaße ausgenützt werden kann, kommt es zu partieller Streckkontraktur der Fingergelenke. Diese Art der Entstehung von Kontrakturen bezeichnen wir als indirekt. Sie entspricht der Tatsache, daß die Inaktivität eines Gelenks nicht nur zur Fixation dieses Gelenks, sondern zu mehr oder minder starken Kontrakturen aller Gelenke führen kann, die funktionell mit ihm in Beziehung stehen. Das führt zu Wechselwirkungen, deren Resultate nicht immer ganz leicht zu analysieren sind. So kann man etwa bei Medianus-Ulnarislähmung außer der direkt entstandenen Streckkontraktur des Handgelenks, die hauptsächlich infolge allmählicher Verkürzung der Strecksehnen entsteht, oft auch eine deutliche Beugekontraktur, d. h. Behinderung der passiven Überstreckung des Handgelenks beobachten, die, wenn sie stark ausgebildet ist, eine gleichzeitig bestehende Radialisparese vortäuschen kann. Sie ist indirekt entstanden: Da die Finger nicht gebeugt und nicht zum Greifen verwendet werden können, erweist sich die Streckung des Handgelenks sozusagen als überflüssig, sie ist physiologisch nicht notwendig. Diese Bewegung wird daher auch nicht geübt, und infolgedessen verringert sich auch die passive Streckfähigkeit des Handgelenks. Neben der direkt entstandenen Streckkontraktur bildet sich also indirekt eine Beugekontraktur aus, so daß das Handgelenk nach beiden Richtungen nur mehr eingeschränkt beweglich ist. — Ist außerdem noch der N. radialis gelähmt, dann sind die günstigsten Bedingungen für die Ausbildung schwerer Versteifung gegeben: völlige Lähmung aller das Gelenk beherrschenden Muskeln. Am deutlichsten zeigt sich die Wirkung der völligen Ruhigstellung von Gelenken bei der Ulnarislähmung. Die für diese charakteristische Kontrakturstellung mit überstreckten Grundgelenken und mäßig gebeugten Interphalangealgelenken ist in der Regel nur im 4. und 5. Finger voll ausgebildet. Dies kann seine Ursache nur darin haben, daß der Flexor profundus für die ulnaren Finger nur vom N. ulnaris innerviert ist. Da gleichzeitig die Streckung der Interphalangealgelenke infolge der Lähmung der Interossei unmöglich ist, sind alle Muskeln, die auf die Bewegung der Interphalangealgelenke des 4. und 5. Fingers Einfluß haben, ausgeschaltet im Gegensatz zu den radialen Fingern, die noch einen teilweise intakten Flexor profundus haben. Die völlige Ruhigstellung führt nun direkt zur Fixation dieser Gelenke und indirekt zur Fixation der nunmehr funktionslosen Metakarpophalangealgelenke dieser Finger. Die Überstreckung der Grundgelenke ist aus dem Fehlen der Interosseusfunktion und dem daraus folgenden Überwiegen des Extensor digitorum communis zu erklären, und aus der überstreckten Gelenkstellung der Grundphalangen ergibt sich wiederum als mechanische Folge die leichte Beugestellung der 2. und 3. Phalangen.

So lassen sich in vielen Fällen die Kontrakturen bis ins Detail analysieren. Der Grad ihrer Ausbildung ist von verschiedenen Faktoren abhängig. Zunächst von der individuell verschiedenen Fähigkeit oder Möglichkeit, den Bewegungsausfall durch vikariierende Funktion anderer Muskeln zu kompensieren. Je mehr Nerven gleichzeitig betroffen sind, um so geringer wird die Möglichkeit der Kompensation, und dadurch sowie durch die funktionelle Wechselwirkung der gelähmten Gelenke sind die Bedingungen für die Ausbildung von Kontrakturen um ein Vielfaches günstiger, wenn mehr als ein Nervengebiet betroffen ist. So kommen die ausgedehnten Kontrakturen bei kombinierten Lähmungen nach Verletzung des Plexus brachialis zustande, Kontrakturen, die auch nicht oder nur wenig gelähmte Gliedabschnitte befallen.

Auch die Komplikation mit Knochenfraktur kann kumulativ zur Verstärkung der Kontraktur beitragen, wenn sie die aktive Beweglichkeit eines benachbarten Gelenks durch längere Zeit beeinträchtigt. So sahen wir einen Fall von Vorderarmdurchschuß, bei dem Hand und Finger in der für Radialislähmung charakteristischen Haltung derart versteift waren, daß auch Beugebewegungen nur in ganz geringem Umfang möglich waren. Die Prüfung der Sensibilität und der elektrischen Erregbarkeit ergab eine partielle, aber schwere Läsion des N. radialis, während die Funktionsstörung einer fast völligen Lähmung aller drei Handmuskelnerven zu entsprechen schien. Der Mann hatte außer der Nervenverletzung auch eine Splitterfraktur des Unterarmknochens erlitten, an die sich langdauernde Eiterung und schließlich die Ausbildung eines Brückencallus schloß. Neben der durch die Eiterung bedingten monatelangen Ruhigstellung im Verband war es offenbar vor allem der Brückencallus, der durch Behinderung der Pro- und Supination den Rest von Beweglichkeit, den die Hand noch besessen hatte, unverwendbar machte. Die Hand wurde gar nicht gebraucht und erstarrte gleichsam in der durch die Radialislähmung determinierten Mittelstellung. — Daß die Komplikation mit Gefäßverletzungen zu besonders schweren Kontrakturen führe, glaubten wir wiederholt beobachtet zu haben, und es läge nahe, dies mit einer durch die Zirkulationsstörung bedingten allgemeinen trophischen Störung der Extremität, vor allem der Gelenke und Ligamente zu erklären. Doch scheint uns die Ursache vielmehr darin zu liegen, daß die typischen Stellen der Gefäß-Nervenverletzung im Sulcus bicipitalis internus und im Bereiche des Plexus brachialis liegen, so daß es meist zu kombinierten Lähmungen mit fast völliger Gebrauchsunfähigkeit der Extremität kommt. Diese aber schafft, wie erwähnt, die günstigsten Bedingungen für die indirekte Entstehung von Kontrakturen. — Schließlich sei noch der durch künstliche Fixation in Verbänden entstandenen Kontrakturen gedacht, als deren Typus die Beugekontraktur im Ellbogengelenk gelten kann. Auch hier bildet die Inaktivität des Gelenks den ätiologischen Faktor, der zur Versteifung führt.

Anatomisch handelt es sich zunächst um eine Schrumpfung der Muskeln und Sehnen, der dann die Schrumpfung der Fascien, der Bänder und der Gelenkkapsel folgt. Vielfach wird eine individuelle Disposition zu Veränderungen an Bändern und Gelenkkapseln angenommen (Wilms, Moro, Weissbrodt u. a.), besonders bei Patienten mit Neigung zu starken Schmerzen (Hyperpathen nach Foerster). Doch dürfte hier unseres Erachtens die komplette Ruhigstellung des schmerzenden Gliedabschnitts die Hauptrolle spielen.

Sensible Ausfallserscheinungen.

Die Sensibilitätsstörung bei schweren Verletzungen sensibler und gemischter Nerven entspricht natürlich im großen ganzen dem Versorgungsgebiet. Dabei ist nur zu berücksichtigen, daß die benachbarten Versorgungsgebiete aufeinander übergreifen, so daß an den Grenzen jeweils Zonen liegen, die doppelt versorgt sind. Dies wird sich bei der Nervenverletzung dadurch manifestieren, daß das sensibel gestörte Gebiet kleiner ist, als den anatomischen Gesetzen entspricht. Ist aber der betreffende Nachbarnerv gleichfalls verletzt, dann fällt die Sensibilität auch im Grenzgebiet völlig aus. Bemerkenswert ist, daß sich das Bereich der Sensibilitätsstörung im Laufe der Zeit, auch wenn keine nachweisbare Regeneration eintritt, von der Peripherie her allmählich verengt, was auf weitgehende *vikariierende Funktion* von seiten der Nachbarnerven schließen läßt.

Daß die Sensibilitätsstörung auch bei totalen Durchtrennungen ganz fehlen kann, hat SPIELMEYER bebachtet. Das dürfte auf Anastomosenbildung zurückzuführen sein. Andererseits kann es vorkommen, daß bei Läsion eines gemischten Nerven nur die Sensibilität gestört, die Motilität dagegen intakt ist (NONNE, OPPENHEIM, REICHMANN, FOERSTER). Im allgemeinen scheinen aber die sensiblen Fasern resistenter zu sein als die motorischen (MATTI, THOELE u. a.). Dies soll freilich nach FOERSTER nur für die Schmerzfasern gelten. Nach OPPENHEIM können Ischämie und Cyanose ein Übergreifen der Anästhesie über die anatomischen Grenzen hinaus bewirken.

Hinsichtlich der *einzelnen Qualitäten* der Hautsensibilität gilt als Regel, daß die Berührungsempfindung in minder weiten Grenzen gestört ist als die Temperaturempfindung, während das Gebiet der Analgesie schwankt, aber die Grenzen der Thermanästhesie nicht erreicht (THOELE, FOERSTER). Sorgfältige experimentelle Untersuchungen von LANIER, CARNEY und WILSON ergeben etwas geringere Ausdehnung der Kälteanästhesie gegenüber der Wärmeanästhesie. Die Grenzen für Berührungs- und Schmerzanästhesie fallen nach diesen Autoren zusammen. Die (epikritische) feinere Berührungsempfindung ist nach REICHMANN und RANSCHBURG immer genau in den anatomischen Grenzen gestört, wie es dem HEAD-SHERRENschen Gesetz entspricht. Demgegenüber fand THOELE, daß das HEAD-SHERRENsche Gesetz nur in einer Minderzahl der Fälle stimmte (s. auch FOERSTER, MORO, LANIER, CARNEY und WILSON). Nach HEZEL und STRACKER kann bei intakter Berührungs- und Schmerzempfindung reine Thermanästhesie bestehen. Die räumliche Dissoziation der Qualitäten tritt, wie FOERSTER beobachtete, bei Schnitt- und Stichverletzungen sofort, bei Schußverletzungen jedoch, wahrscheinlich infolge der Mitschädigung der Nachbarnerven, erst später auf. Nach Nervennaht setzt die Subsidiärfunktion des Nachbarnerven, die vorher fehlte, oft plötzlich ein. Sie war vorher gehemmt.

Die Tatsache, daß die Angaben der Autoren über das Verhalten der Berührungsempfindung einander teilweise widersprechen, ist wohl teils auf individuelle Variationen, teils auf die Subjektivität der Angaben zurückzuführen. Auch die Untersuchungsmethode spielt eine Rolle. Prüfung der Berührungsempfindung erfolgt am besten mit Pinsel oder Wattebausch. Aber es ist wichtig zu wissen, daß auch die leiseste Berührung noch Qualitäts- und Quantitätsunterschiede zuläßt. Es wird also gar nicht selten vorkommen, daß bei inkompletten Störungen zwar die feinste Berührung im Bereiche der hypästhetischen Zone gemeldet wird, daß aber der Patient trotzdem beim Vergleich mit der gesunden Seite einen Unterschied der Empfindung angibt, von dem er nicht immer sagen kann, ob er qualitativ oder quantitativ ist. Dasselbe gilt gewiß auch für Schmerz- und Temperaturempfindungen. Erschwerend kommt hier hinzu, daß es kaum möglich ist, einen wirklichen Minimalreiz zu setzen. Das gilt von den Nadelstichen, mit denen man die Schmerzempfindung prüft, auch dann, wenn man ein graduiertes Ästhesiometer benützt, noch mehr aber von der Prüfung auf Temperaturempfindung mit wassergefüllten Eprouvetten. Die Scheidung in protopathische und epikritische Sensibilität, die starke von schwachen Temperatur- und Schmerzreizen voneinander trennt, bringt es mit sich, daß die Grenzen bei Prüfung mit schwachen Reizen andere sind als bei der Untersuchung auf grobe Differenzen. In der Praxis verzichtet man gewöhnlich auf diese Differenzierung und prüft Schmerz- und Temperaturempfindung ausschließlich mit groben Reizen. Bei der Temperaturempfindung, die so sehr von der jeweiligen Hauttemperatur abhängt, ist es gar nicht anders möglich.

Hyperästhesie findet man besonders häufig bei Schußneuralgien. Nach FOERSTER besteht oft Hyperästhesie der tiefen Teile bei Anästhesie der Haut.

Die Reihenfolge der Regeneration ist in der Regel die, daß die Thermanästhesie später als die Störung der anderen Qualitäten schwindet, und zwar oft die Kälteanästhesie noch später als die Wärmeanästhesie. Nach LANIER, CARNEY und WILSON kehren Schmerz-, Berührungs- und Kälteempfindung ungefähr gleichzeitig zurück, während Wärmeempfindung sich erst später wieder einstellt. Die Regeneration schreitet ebenso wie bei der motorischen Besserung distalwärts fort. In der Regel eilt die Besserung der Sensibilität, wenigstens der protopathischen, der Besserung der Motilität voraus, doch pflegt auch nach vollständiger Regeneration der Beweglichkeit ein Rest der Sensibilitätsstörung auf längere Zeit zurückzubleiben. Die feinere Lokalisation (mit dem WEBERschen Tastzirkel) ist aber selbst nach vollkommener Wiederkehr der epikritischen Sensibilität noch auf lange Zeit gestört. Zahlen, die auf die Haut geschrieben werden, werden nicht erkannt (FOERSTER).

Bei partiellen Läsionen gemischter Nerven erweist sich die sensible Funktion in der Regel als resistenter. Fälle von rein motorischer Lähmung ohne die dazugehörigen sensiblen Ausfallserscheinungen sind häufiger als das Umgekehrte.

Wir sahen 11 Fälle von Läsion gemischter Nerven ohne Sensibilitätsstörung, darunter 5 Plexus- und 4 Peroneusläsionen.

Unter den verschiedenen Formen der *Tiefenempfindung* ist die *Vibrationsempfindung* der Knochen nur bei schweren Läsionen deutlich gestört, das Ausmaß der Störung entspricht ungefähr der Abgrenzung an der äußeren Haut. Also z. B. bei Medianus-Ulnarisverletzung Störung des Vibrationsgefühls in den Mittelhandknochen und Phalangen IV—V. Für die Gelenksempfindungen gilt die Regel, daß sie nur dann deutlich gestört sind, wenn alle an der Versorgung des betreffenden Gelenkes beteiligten Nerven erheblich geschädigt sind (FOERSTER), nach THOELE nur dann, wenn epikritische und protopathische Sensibilität vollkommen aufgehoben sind. So findet man keine Störung der Bewegungs- und Lageempfindung bei reiner Ulnarisverletzung, wohl aber bei Medianus-Ulnarisverletzung, natürlich vor allem in den Phalangealgelenken, nicht im Handgelenk. Nach MARBURG ist die Tiefensensibilität um so eher gestört, je zentraler die Läsion liegt. LEHMANN fand Störung der Tiefensensibilität nur bei Ulnaris-, Medianus- und Ischiadicusläsionen, nie bei Radialis- und Peroneusläsionen.

Die Lageempfindung kann noch gestört sein, wenn alle übrigen Empfindungsqualitäten schon wieder zurückgekehrt sind (FOERSTER).

Reflexe.

Ebenso wie bei peripheren Nervenerkrankungen anderer Art läßt sich auch bei Nervenverletzungen eine besondere Empfindlichkeit der reflexvermittelnden Fasern nachweisen. Der fehlende Achillessehnenreflex bildet bei Ischiadicusverletzungen mit dissoziierter Peroneuslähmung oft das einzige Symptom einer Mitbeteiligung des N. tibialis.

Reflexsteigerungen findet man vor allem bei Hauthyperästhesie, die Hautreflexe betreffend (FOERSTER, HEZEL). FOERSTER beobachtete in solchen Fällen auch abnorme Hautreflexe. Bei Tibialisläsion mit Lähmung der Sohlenmuskeln und der Zehenbeuger sah FOERSTER gelegentlich „peripheren *Babinski*". Nicht selten sieht man Steigerung des Patellarsehnenreflexes bei Ischiadicusläsion (Mann u. a.). Bei Tibialislähmung kommt nach Foerster ein paradoxer Achillessehnenreflex vor (Dorsalflexion im Sprunggelenk auf Beklopfen der Achillessehne).

Veränderungen der elektrischen Erregbarkeit.

Hinsichtlich der Einzelheiten in der Pathologie der Entartungsreaktion und der Chronaxie kann auf die betreffenden Abschnitte im allgemeinen Teil dieses Handbuches verwiesen werden. Hier seien bloß gewisse Besonderheiten hervorgehoben, die gerade bei traumatischen Nervenläsionen eine wichtige Rolle spielen. Vor allem muß daran erinnert werden, daß die EaR niemals im Augenblick der Läsion auftritt, sondern 10—14 Tage, in vereinzelten Fällen bis zu 6 Wochen (Spielmeyer) später. Unmittelbar nach der Verletzung ist die indirekte Erregbarkeit vom Nerven aus insoweit, als die Leitung tatsächlich unterbrochen ist, natürlich aufgehoben. Aber die galvanische und faradische Erregbarkeit des Muskels besteht ungestört weiter. Erst allmählich schwindet die faradische Erregbarkeit, und es tritt träge galvanische Zuckung auf, womit dann die EaR komplett ist. Die Umkehr der Zuckungsformel ist nur in einem Teil der Fälle nachzuweisen. Sehr oft überwiegt die KSZ, ebenso oft ist KSZ = ASZ. Dieses Zeichen ist also diagnostisch von geringerer Bedeutung (s. auch Thoele). — *Partielle* EaR kommt bei inkompletten Läsionen in verschiedenen Varianten vor: erhaltene indirekte Erregbarkeit für beide Stromarten oder nur für den galvanischen Strom bei fehlender faradischer Erregbarkeit des Muskels und träger galvanischer Zuckung (Thoele, Mann), dasselbe bei erhaltener faradischer Muskelerregbarkeit; fehlende indirekte Erregbarkeit bei erhaltener faradischer Muskelerregbarkeit und Zuckungsträgheit; dasselbe ohne Zuckungsträgheit, aber bei Aufhebung der faradischen Muskelerregbarkeit usw. Zum Teil sind diese Varianten als Durchgangsstadien im Verlaufe der Entwicklung oder der Rückbildung einer kompletten EaR zu betrachten. Manche von ihnen bleiben aber auch dauernd bestehen. In seltenen Fällen z. B. bleibt die faradische Muskelerregbarkeit trotz kompletter Durchtrennung lange erhalten (Foerster).

Im allgemeinen fanden wir die Veränderungen der elektrischen Erregbarkeit dem Grade der motorischen Lähmung entsprechend. In 84,0% der Fälle mit kompletter Lähmung besteht komplette EaR, darunter sind 11,2% mit zum Teil oder durchwegs erloschener direkter Erregbarkeit für den galvanischen Strom. Bei inkompletter Lähmung besteht in 34% der Fälle partielle EaR, in 17,5% bloß quantitative Herabsetzung der Erregbarkeit, in 11,3% komplette EaR in einem Teil des Nervengebiets und in 25,7% durchwegs komplette EaR. Diese letzteren Fälle sind wohl zum größten Teil als in Regeneration befindliche komplette Lähmungen aufzufassen in jenem Stadium, wo die Funktion gebessert ist, während noch komplette EaR besteht. Ebenso sind unter den kompletten Lähmungen die meisten der Fälle mit bloß partieller EaR oder nur teilweise kompletter EaR als Regenerationsstadien zu betrachten, nur daß hier die Besserung der elektrischen Erregbarkeit der Wiederkehr der motorischen Funktion vorauseilt. — Unter den partiellen Lähmungen stehen diejenigen, bei denen bloß in dem elektiv gelähmten Teil des Nervengebiets komplette EaR besteht, mit 44,8% an erster Stelle. In 65,5% aller Fälle mit partieller Lähmung entspricht die elektrische Erregbarkeit der Art des motorischen Ausfalls insofern, als in dem elektiv gelähmten Gebiete die schwerere Veränderung der elektrischen Erregbarkeit nachweisbar ist. Alle anderen und vielleicht auch viele der in den 65,5% mit inbegriffenen Fälle sind wohl nur als in Regeneration befindliche komplette Lähmungen aufzufassen, die vorübergehend den Charakter der partiellen Lähmung angenommen haben, während die elektrische Erregbarkeit ihr eigenes Tempo und ihre eigene Form der Besserung aufweist.

Der statistische Parallelismus zwischen Lähmung und EaR ist nicht minder deutlich, wenn wir von der elektrischen Erregbarkeit, statt von dem Grade der Lähmung ausgehen: 73,9% der Fälle mit totaler EaR zeigen komplette Lähmung, 66% der Fälle mit partieller EaR und 80,9% der Fälle mit bloß herabgesetzter Erregbarkeit inkomplette Lähmung. Unter den Fällen, wo ein Teil des Nervengebiets schwerere, ein anderer leichtere elektrische Veränderungen aufweist, sind 57% partielle Lähmungen. In 4,5% aller Fälle bestand eine derartige Divergenz zwischen einer vorhandenen Lähmung und geringem oder ganz negativem elektrischen Befund, daß diese Fälle als nicht rein organisch betrachtet werden konnten. Hier handelte es sich größtenteils um funktionellen Überbau auf der Basis einer leichten oder schon weitgehend regenerierten Nervenverletzung.

Findet man leichtere (quantitative) Veränderungen der elektrischen Erregbarkeit oder sogar EaR bei motorisch intakten Muskeln (Reichmann, Mann, Nonne), so sind solche Fälle wahrscheinlich als Rückbildungsstadien einer Lähmung aufzufassen, deren motorische Erscheinungen früher verschwunden sind als die elektrischen.

Bemerkenswert ist die Beobachtung Spielmeyers, daß noch 6—10 Monate nach kompletter Durchtrennung blitzförmige Zuckung bestehen kann. In den Mm. glutaei und im Erector trunci ist Zuckungsträgheit gar nicht oder nur vorübergehend zu beobachten (Oppenheim).

Das Endstadium des elektrischen Erregbarkeitszustandes bei schweren, irreparablen Nervenläsionen ist in der Regel die komplette *Aufhebung* der direkten und indirekten *Erregbarkeit*. Rasches Sinken der galvanischen Muskelerregbarkeit wird von Spielmeyer und Thoele prognostisch ungünstig beurteilt. Daß dies nicht immer zutrifft, geht auch aus der Tatsache hervor, daß man nach Nervennaht gelegentlich trotz eintretender motorischer Besserung ein weiteres Sinken der galvanischen Erregbarkeit beobachtet (s. auch Cassirer). Man findet Aufhebung der galvanischen Muskelerregbarkeit besonders häufig bei Peroneuslähmungen, ferner bei schweren Kontrakturen. Sie kommt sogar bei unvollkommener Durchtrennung infolge myositischer Prozesse oder Muskelverletzung vor (Oppenheim).

Jedenfalls kann einerseits die EaR viele Jahre hindurch bestehen bleiben, auch wenn der Nerv keinerlei Regenerationstendenz aufweist, und andererseits ist komplette Aufhebung der elektrischen Erregbarkeit noch kein Beweis für die Unmöglichkeit einer Regeneration. Auch in solchen Fällen kann durch Nervennaht Heilung oder weitgehende Besserung erfolgen, und dann kehrt natürlich auch die elektrische Erregbarkeit wieder zurück.

Ein Parallelismus in der Wiederherstellung der Funktion einerseits, der elektrischen Erregbarkeit andererseits besteht nur sehr teilweise. Manchmal eilt die Restitution der elektrischen Erregbarkeit voraus: die galvanische Zuckung wird prompter, bevor sich noch motorische Besserung zeigt. Häufiger sieht man die ersten Anzeichen der wiederkehrenden Motilität, bevor sich noch an dem elektrischen Erregungszustand etwas geändert hat. Zuweilen sinkt die galvanische Erregbarkeit trotz fortschreitender motorischer Besserung noch weiter. Die motorische Restitution kann sogar schon sehr weit gediehen sein, bevor sich die Besserung auch elektrodiagnostisch nachweisen läßt (s. auch Fleischhauer, Marburg). Und auch wenn die Beweglichkeit schon so gut wie normal geworden ist, können sich bei elektrischer Untersuchung noch geringe Anzeichen der abgelaufenen Läsion nachweisen lassen. *Nie* kehrt die *faradische* Erregbarkeit *vor* der motorischen Funktion zurück. Sie fehlt noch lange nachher und kommt dann zuerst vom Nerven aus wieder (Spielmeyer).

Weitgehende Besserung der elektrischen Erregbarkeit bei weiter fortdauernder Lähmung, wie sie z. B. von Oppenheim, Nonne, Mayer beschrieben wurde, läßt stets den Verdacht gerechtfertigt erscheinen, daß die Lähmung nicht mehr durch die Nervenläsion bedingt, sondern entweder die Folge einer Nebenverletzung — des Muskels oder der Gelenke (Kontraktur) — oder rein funktioneller Art ist (Akinesia amnestica).

Ich sah eine scheinbar komplette Medianus-Ulnarislähmung bei einem Kriegsverletzten noch 3 Jahre nach Kriegsende bei vollkommen normaler elektrischer Erregbarkeit. Es ergab sich, daß der Patient seine Kriegserlebnisse publizistisch und in Vorträgen sehr intensiv auswertete, und das mag mit ein Grund gewesen sein, warum der Antrieb zur Überwindung der Funktionsstörung fehlte. Rein suggestive Behandlung führte rasch zu vollkommener Heilung.

Die *Chronaxie* verkleinert sich den Untersuchungen BOURGUIGNONS zufolge unmittelbar nach der Durchtrennung des Nerven auf ein Drittel bis die Hälfte des Normalwertes. In dem Maße, als die EaR sich entwickelt, steigt sie bis auf das 200—300fache der normalen Werte an (40—60 σ gegenüber 0,08—0,7).

Muskelatrophie.

Die degenerative Atrophie der Muskulatur nach Verletzung peripherer Nerven ist diagnostisch weit weniger zuverlässig als die elektrodiagnostische Untersuchung. Ihre Entwicklung nimmt einige Wochen in Anspruch. Wann sie dem Auge und dem palpierenden Finger kenntlich ist, hängt von der Lokalisation ab. Dort wo ein Muskel zwischen zwei Röhrenknochen gelagert ist, wie etwa am Unterarm oder am Handrücken, wird die Atrophie verhältnismäßig rasch sichtbar werden. Ebenso dort, wo die Veränderung des Körperreliefs durch die Abflachung des Muskels im Vergleich mit der anderen Körperhälfte auffällig wird, wie etwa beim Deltoideus und beim Glutaeus, aber auch an Oberarm und Oberschenkel. Atrophien am Ober- und Unterarm, Ober- und Unterschenkel lassen sich durch Messung der Zirkumferenz im Vergleich mit der gesunden Seite feststellen. Am Oberarm genügt es, die größte Zirkumferenz zu messen. Auch am Unterschenkel und Unterarm ist diese Methode noch zulässig, wenn auch durchaus nicht exakt. Dagegen ist es bei der Messung am Oberschenkel notwendig, die Höhe, wo die Umfangmessung vorgenommen wird, in Zentimetern Abstand vom oberen Rande der Patella anzugeben. Natürlich sind auch bei dieser Messung nur grobe Unterschiede wirklich verwertbar. — Nach BIESALSKI ist der Grad der Atrophie abhängig vom Dehnungsgrad der Muskeln. Die höchsten Grade der Atrophie sieht man bei völliger Stillegung der Extremität etwa durch Gelenksversteifungen oder Schmerzen (s. auch FOERSTER), ferner bei gleichzeitiger Gefäßverletzung (BORCHARDT u. a.).

Als trophische Störungen sind auch Veränderungen der Sehnenscheiden im Gefolge von Nervenverletzungen zu betrachten. So tritt bei Radialislähmungen eine auf Erweiterung der Sehnenscheide zurückzuführende Vorwölbung am Dorsum manus, etwas distal vom Handgelenk auf (s. auch OPPENHEIM, GOWERS, ERLACHER u. a.).

Motorische Reizerscheinungen.

Die häufigste Form der motorischen Reizerscheinung nach Nervenverletzung ist der Spasmus, der im Bereiche partiell verletzter Nerven auftritt. Er besteht in einem tonischen Dauerkrampf der Muskulatur. Am häufigsten tritt er bei Medianus- und Ulnarisläsion auf. Die Stellung der Hand beim Ulnariskrampf entspricht der Innervation des Flexor digit. profundus, mit Beugung der ulnaren Finger, oder der Innervation der Interossei: Beugung der Grundphalangen und Streckung der 2. und 3. Phalangen, also ähnlich der Geburtshelferstellung beim Tetaniekrampf (Abb. 7a und b). Bei Medianuslähmung sieht man maximale Kontraktion des Flexor digit. sublimis mit stärkster Fingerbeugung. — Der pathogenetische Mechanismus dieser Spasmen ist unklar. In manchen Fällen liegt die Annahme einer reflektorischen Genese nahe: Beseitigung eines Fremdkörpers oder Knochensplitters, der als konstanter Reiz auf die sensiblen Fasern des betreffenden Nerven gewirkt haben dürfte, hatte die Behebung des Spasmus zur Folge. Das gilt aber durchaus nicht für alle Fälle, nicht einmal für die Mehrzahl unter ihnen. In anderen Fällen war eine psychogene Komponente

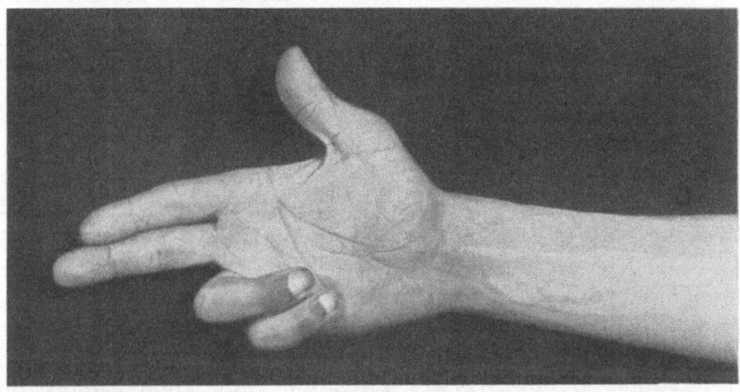

Abb. 7a. Tonischer Krampf des Flexor carpi ulnaris und Flexor digit. profundus IV und V bei irritativer Läsion des N. ulnaris. Tetanische elektrische Reaktion in diesen Muskeln. (Nach FOERSTER.)

unverkennbar. Auch bewußte Simulation kam in Frage. Aber auch bei den Fällen mit sicherem funktionellen Überbau blieb die Frage offen, wieso sich gerade diese typische Krampfform ausbildete und erhielt. MARBURG sah übrigens solche Krämpfe auch in der Narkose anhalten.

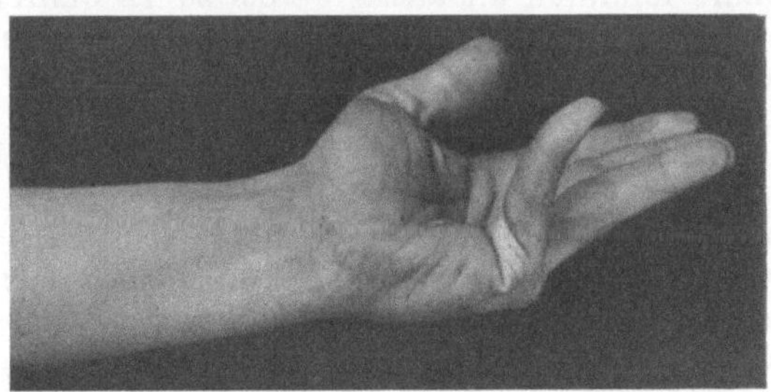

Abb. 7b. Tonischer Krampf der Interossei und des Hypothenar bei irritativer Läsion des N. ulnaris (Knochensplitter in den Nerven gespickt). Tetanische elektrische Reaktion des N. ulnaris. (Nach FOERSTER.)

Zweifellos psychogen war eine Beugekontraktur des Ellbogengelenks in einem Fall, wo eine Verletzung des Musculocutaneus und des zum Supinator longus gehenden Radialisastes ausgeschlossen werden konnte. Daß aber auch solche Fälle gegen jede Art von Therapie resistent sein konnten, ergab sich als natürliche Folge des großen Krankheitsgewinnes in der Situation des Krieges. Sehr oft ist der Ulnarisspasmus mit einer intensiven und wesentlich über das anatomische Versorgungsgebiet hinausgehenden Sensibilitätsstörung verbunden trotz nachweisbar geringfügiger Nervenläsion. Das verstärkt den Eindruck der bewußten oder unbewußten Aggravation.

Durchaus hypothetisch ist die Annahme, daß ein konstitutionelles Moment, etwa latente Tetanie, für das Zustandekommen dieser Spasmen notwendig und hinreichend sei. Daß der krampfende Muskel, evtl. auch der Nerv selbst, mechanisch übererregbar ist (MAYER, FOERSTER), ist an sich nicht beweisend und ist auch kein konstantes Symptom. Andererseits gibt es Fälle mit Erscheinungen der latenten Tetanie unter den Nervenverletzten zweifellos in viel größerer Zahl, als Spasmen vorkommen.

Sonstige motorische Reizerscheinungen, insbesondere Tremores der verschiedensten Art (s. auch FOERSTER), dürften wohl rein funktioneller Natur sein.

Sensible Reizerscheinungen.

Die Schußneuralgie — zuerst 1864 von WEIR-MITCHELL unter dem Namen „Causalgia" beschrieben — ist klinisch von großer Bedeutung. Über die Häufigkeit der Schußneuralgien gehen die Angaben weit auseinander (nach THOELE z. B. 24 Fälle unter 44, nach NONNE 3 unter 152). Wir fanden unter 146 Nervenverletzungen 42 Fälle von Schußneuralgie mäßigen Grades; darunter waren jedoch nur 13, die nicht schwer gelähmt waren und nur wegen der Schmerzen operiert werden mußten. SCHLOESSMANN beobachtete unter 218 Nervenschüssen 15 leichte, 74 mittelschwere und schwere Neuralgien. So ist eine einwandfreie Statistik deshalb nicht möglich, weil es von der Auffassung des Autors abhängt, bei welcher Intensität der Reizerscheinungen der Fall bereits unter die Schußneuralgien einzureihen ist. Reizerscheinungen leichterer Art finden sich bei der Mehrzahl der inkompletten Schußverletzungen. Nach dem bald abklingenden initialen Schmerz folgt meist eine schmerzlose Periode, die auf die Leitunfähigkeit des zentralen Abschnittes durch Fernwirkung zurückzuführen ist. Nach Tagen, Wochen oder Monaten kann dann die eigentliche Schußneuralgie einsetzen. Zuweilen schließt sie sich aber auch direkt an die Verletzung an. Auch in Fällen ohne Neuralgie pflegen im Stadium der Regeneration Parästhesien im Versorgungsgebiet des Nerven ziemlich lästig zu werden. Auch bei vollständigem Abschuß sind Schmerzen, die ins Versorgungsgebiet projiziert werden, durchaus nicht selten (SPIELMEYER, FOERSTER u. a.), wenn auch seltener als bei partiellen Läsionen (OPPENHEIM). Zuweilen sind Aneurysmen die Ursache (BRUNS, MAYER).

Verhältnismäßig selten sind jedoch jene Fälle, in welchen die Reizerscheinungen während einer längeren Periode ganz im Vordergrund des Krankheitsbildes stehen, oft derart im Vordergrund, daß die motorischen Ausfallserscheinungen daneben gar keine Rolle spielen. Schwere Fälle dieser Art können viele Jahre hindurch andauern — bis zu 12 Jahren nach FOERSTER! —, mit einer Intensität, die den Kranken veranlaßt, die Amputation der Extremität zu verlangen. Der Charakter der Schmerzen wird in der überwiegenden Mehrzahl als brennend beschrieben, doch wird auch von Kältegefühl, Zucken, Schneiden, Reißen, Stechen, Ziehen, Bohren, Druckgefühl, Parästhesien gesprochen. Sehr oft greift die Lokalisation der Schmerzen über das Versorgungsgebiet des Nerven hinaus. Hinsichtlich des Verlaufs kann man zwei Typen unterscheiden: einen mit konstanten, nur in der Intensität schwankenden Schmerzen, der der häufigere ist (neuritischer Typus), und einen mit ausgesprochen neuralgischen Schmerzanfällen, ganz ähnlich den Schmerzanfällen bei der Trigeminusneuralgie. Eine strenge Trennung der beiden Typen ist freilich nicht möglich, insbesondere sind ganz schmerzfreie Intervalle zwischen den neuralgischen Schmerzanfällen selten.

Bemerkenswert ist die außerordentliche *Hyperalgesie* der Patienten bei Berührung der Schmerzregion (Irritationshyperpathie nach FOERSTER). Sehr oft wird durch die leiseste Berührung ein Schmerzanfall ausgelöst, manchmal, bei Anästhesie der Haut (Anaesthesia dolorosa), auch durch Druck in die Tiefe (FOERSTER), durch thermische Reize oder durch Trockenheit (Xerosalgie nach OPPENHEIM). In schweren Fällen pflegt die Überempfindlichkeit nicht nur über das betroffene Versorgungsgebiet, sondern sogar über das taktile Sinnesgebiet hinauszugehen. Bei solchen Patienten kann jede Berührung ihres Körpers einen heftigen Schmerzanfall auslösen, jede Temperaturschwankung, Witterungswechsel (SCHLOESSMANN, LÖWENTHAL), Hängenlassen des Arms (Hyperämie), Husten, Niesen, die leiseste Erschütterung, etwa bei Berührung des Bettes durch einen Hinzutretenden, Genuß von heißen Getränken, ein heftigeres Geräusch, grelle Farben oder intensives Licht, natürlich auch psychische Erregung (MANN, FOERSTER, BOROWIECKI, LÖWENTHAL).

In einem Fall von Ulnarisverletzung war die ursprüngliche Anästhesie in dem vom N. ulnaris versorgten Anteil der Vola manus einer Hyperalgesie gewichen, in demselben Bereich bestanden auch spontane Schmerzen. Die ulnaren Finger dagegen waren noch anästhetisch: Berührung des kleinen Fingers jedoch wurde als schmerzhafte Parästhesie im hyperalgetischen Gebiet empfunden und daselbst diffus lokalisiert. Ganz ähnlich verhielt sich ein Fall von Schußneuralgie im Bereiche des N. peroneus, ein anderer mit einer leichten schmerzhaften Medianusparese.

Sehr interessant sind die Fälle, in welchen der Schmerz durch Berührung der gesunden kontralateralen Extremität ausgelöst wird (Synästhesalgie nach Souques). Umgekehrt findet man gelegentlich Schmerzen in dem entsprechenden Gebiet der kontralateralen Extremität (Alloparalgie nach A. Fuchs).

Was die betroffenen Nerven anbelangt, so waren unter unseren 13 schweren Fällen je drei Ulnaris-, Medianus- und Tibialisverletzungen, zwei Ischiadicusverletzungen und je eine Cruralis- und Peroneusläsion. Nach übereinstimmenden Angaben ist außer dem Medianus und Ischiadicus am häufigsten der Plexus brachialis betroffen (Spielmeyer, Oppenheim, Schloessmann u. a.). Nach Schloessmann ist die Schußneuralgie bei zentral gelegenen Läsionen häufiger.

Wie schon erwähnt, treten Schußneuralgien auch bei kompletter Durchtrennung des Nerven auf. Die Schmerzen der Amputierten mit Phantomglied sind ein Beleg dafür. Bei ihnen spielt das Neurom offenbar eine wesentliche Rolle. Lokale Überempfindlichkeit beweist natürlich immer, daß die Kontinuität des Nerven erhalten ist. Dagegen beweist vollkommene Anästhesie für alle Qualitäten bei bestehender Neuralgie durchaus nicht, daß vollkommene Kontinuitätstrennung vorliegt (Bruns, Spielmeyer, Donath).

Infolge der instinktiven Tendenz zur Entspannung des erkrankten Nerven entwickeln sich oft *algogene Kontrakturen* (Foerster, Hezel, Kaiser, Thoele u. a.). Die durch den Schmerz bedingte vollkommene Ruhigstellung der Extremität führt zu ausgedehnten Inaktivitätsatrophien der Muskulatur, auch außerhalb des durch die Nervenverletzung betroffenen Gebietes. Wichtig, insbesondere auch für die pathogenetische Beurteilung, ist die Tatsache, daß die später zu besprechenden vasomotorisch-trophischen Störungen bei Schußneuralgie viel häufiger sind als bei Fällen von Nervenverletzung ohne Neuralgie. Insbesondere gilt dies von der „glossy skin". Da diese sowie andere bei Neuralgien häufiger auftretende vasomotorisch-trophische Störungen, etwa Hyperidrosis, als Reizerscheinungen zu deuten sind, wird dieses Zusammentreffen von Foerster als „Irritationssyndrom" gekennzeichnet. Zum Teil spielt dabei gewiß auch das ängstliche Fernhalten jeder Berührung und die Anwendung heißer Packungen und Bäder eine Rolle.

Über die *Pathogenese* der Schußneuralgie ist das letzte Wort noch nicht gesprochen. Der primäre Schußschmerz, der im Augenblick der Verletzung auftritt, ist zweifellos auf die traumatische Reizung der schmerzführenden Fasern im Nervenstamm zurückzuführen. Aber dieser Schmerz ist in der überwiegenden Mehrzahl der Fälle vorübergehender Natur. Wenn sodann, nach einer Latenzperiode von einigen Tagen oder Wochen, die eigentliche Schußneuralgie einsetzt, so liegt gewiß die Annahme nahe, daß nunmehr als Reizmoment die um diese Zeit in Ausbildung begriffene Nervennarbe zu betrachten sei. Da jedoch die Nervennarbe nur in einer Minderzahl der Fälle mit neuralgischen Schmerzen verbunden ist, kann sie zum mindesten nicht den hinreichenden Grund für diese darstellen. So lag die Annahme einer traumatischen Neuritis nahe, für die sich insbesondere Schloessmann einsetzt. Aber hier fehlt der exakte Beleg durch die pathologische Anatomie. Es gibt zweifellos zahlreiche Fälle von Neuralgie ohne Neuritis und Fälle von Neuritis ohne Neuralgie. Verhältnismäßig häufig werden bei Schußneuralgie Knochensplitter, Geschoßsplitter, mitgerissene Teilchen des Kleider- und Wäschestoffes in der Narbe gefunden (Reichmann, Donath). Wenn auch da der Einwand gilt, daß dieser Befund für das Auftreten einer Schußneuralgie weder notwendig noch hinreichend ist, so hat man doch den Eindruck, daß seine Häufigkeit nicht auf Zufall beruhen kann. Verhältnismäßig oft findet man auch den zentralen Stumpf zwischen Knochenfragmenten eingeklemmt (FOERSTER). Nach SCHLOESSMANN sollen die Neuralgien gerade bei Kommotionen (Fernschädigungen) ohne anatomische Läsion besonders häufig sein; er fand sie in 50% dieser Fälle, dagegen nur in 9% der Abschüsse. Oft findet man auch ein traumatisches Aneurysma der benachbarten Arterie als schädigendes Moment (FOERSTER). KÜNZEL fand in allen seinen 11 Fällen von Schußneuralgie mit vasomotorisch-trophischen Störungen ein großes Gefäß in der nächsten Nähe des Nerven schwer geschädigt. Im ganzen ergibt sich jedoch, daß hinsichtlich der pathologischen Anatomie kein prinzipieller Unterschied zwischen den Fällen mit und ohne Neuralgie besteht, und so ist anzunehmen, daß die Schußneuralgie, soweit der Befund am Nerven selbst in Frage kommt, keine einheitliche Ätiologie haben dürfte. Dies legt die Vermutung nahe, daß ein *dispositioneller Faktor* eine Rolle spielt, der durch Interferenz mit lokalen Schädlichkeiten verschiedener Art — Narben, Fremdkörper, Neuritis — zum Auftreten der Neuralgie führt. FOERSTER bezeichnet die dispositionell zur Schußneuralgie Prädestinierten als „Schmerzhyperpathen". Auch OPPENHEIM nimmt Neuropathie als wesentlichen Faktor an. Dabei ist zu betonen, daß Psychogenie als konkurrierendes Moment zwar nicht immer auszuschließen ist, daß sie jedoch kaum eine dominierende Rolle spielen dürfte. Was aber die Annahme der Schmerzhyperpathie im Sinne FOERSTERS anbelangt, so wäre wohl das Postulat gerechtfertigt, daß dieser dispositionelle Faktor nicht erst ex post aus dem Auftreten der Schußneuralgie erschlossen wird, sondern daß man noch andere Kennzeichen einer derartigen Disposition namhaft macht, die etwa eine Voraussage ermöglichen, daß deren Träger im Falle des Hinzutretens lokaler Schädlichkeiten an einer Neuralgie erkranken würden. Gewiß wäre die Feststellung einer derartigen Disposition auch für die Pathogenese nichttraumatischer Neuralgien von großer Bedeutung.

Die Verbindung der Neuralgie mit vasomotorisch-trophischen Reizerscheinungen, von der oben die Rede war, und die Häufigkeit benachbarter Gefäß verletzung weisen mit großer Deutlichkeit darauf hin, daß in vielen Fällen die im Nerven und im Bereiche der konkomitierenden Gefäße verlaufenden vegetativen Fasern beim Zustandekommen der Schußneuralgie eine Rolle spielen (LÉRICHE, MEIGE, BÉNISTY). Der Hinweis der französischen Autoren, daß gerade der N. ischiadicus und der N. medianus, deren Verletzung besonders häufig zum Auftreten der Schußneuralgie Anlaß gibt, die meisten sympathischen Fasern führen, ist gewiß zu beachten. LÉRICHE nimmt traumatische Neuritis dieser Fasern als Ursache der Schußneuralgie an. FOERSTER weist darauf hin, daß ein Teil der afferenten Bahnen zentripetal leitende sympathische Fasern sind. Wir kennen sehr schmerzhafte vasomotorische Neurosen der Extremitätenenden — Acrodynie, Erythromelalgie, Raynaud —, die mit den Schußneuralgien manche Analogie aufzuweisen scheinen. Dies gilt insbesondere von der Erythromelalgie. Wie die Verbindung zwischen der Störung der vegetativen Innervation und dem Auftreten der Schmerzen pathogenetisch zu verstehen ist, ist eine Frage, die über das Bereich des hier in Rede stehenden Problems der Schußneuralgie hinausgeht. Aber daß es sich hier um tiefere Zusammenhänge handelt, geht schon aus den zwar nicht regelmäßigen, so doch verhältnismäßig häufigen Erfolgen der periarteriellen Sympathektomie bei der Schußneuralgie hervor.

Vasomotorisch-trophische und sekretorische Störungen.

Durch die Verletzung eines peripheren Nerven sind gleichzeitig auch die vasomotorischen Fasern, die in ihm verlaufen, unterbrochen oder geschädigt. Die Folge davon sind Störungen der Zirkulation in dem zugehörigen Gefäßgebiet, die sich in verschiedener Form manifestieren können. Sie entwickeln sich verhältnismäßig rasch, oft schon 4—6 Wochen nach der Verletzung. Verengung der zuführenden Arterien, Ausdruck einer Reizung der Constrictoren, äußert sich in Blässe und Kühle des peripheren Abschnittes der Extremität. Die Hauttemperatur ist auf der gelähmten Seite beträchtlich herabgesetzt (OPPENHEIM). Häufiger ist die paralytische Form der Störung, die in einer durch Lähmung der kleinen Gefäße und Capillaren verursachten Verlangsamung der Blutströmung besteht. Das mit Kohlensäure übersättigte Blut (lokale Asphyxie) bewirkt cyanotisches Aussehen des gesamten Extremitätenabschnittes, Cutis marmorata, leichte Schwellung des Gewebes wie bei Stauungsödem (REZNICEK).

FOERSTER betrachtet die Weißfärbung der Haut als den höheren, Cyanose als den geringeren Grad der Vasokonstriktion. Es handle sich bei letzterer um Verengerung der Arteriolen und dadurch bedingte Stockung des Blutstroms, bei ersterer außerdem um Verengerung der Capillaren.

Bei der Cyanose mag es zweifelhaft sein, inwieweit daran die Ruhigstellung der gelähmten Extremität beteiligt ist. Aber daß es die Ruhigstellung allein nicht ist, geht nicht nur daraus hervor, daß eine so ausgesprochene Cyanose bei einer Immobilisierung aus anderen Gründen — etwa bei Knochenfraktur — nicht beobachtet wird, sondern auch daraus, daß sie sich meist an das Versorgungsgebiet des verletzten Nerven hält (FOERSTER). — Eine dritte, seltenere Form der vasomotorischen Störung, die „Pseudoerythromelalgie", besteht in einer arteriellen Hyperämie des Extremitätenendes, meist mit Hyperidrosis vereint, wahrscheinlich bedingt durch Ausschaltung der Constrictoren in den zuführenden Arterien bei sonst erhaltener Gefäßmotilität (BOROWIECKI, SPIELMEYER). Es handelt sich also hier um eine Art „spontanen Lériche". Doch kommt gewiß auch Reizung der Dilatatoren in Betracht (FOERSTER), die mit der konkomitierenden, ebenfalls als Reizsyndrom aufzufassenden Hyperidrosis gut übereinstimmen würde.

Die bei Nervenverletzung recht häufige Störung der Schweißsekretion in Form der *Hyperidrosis* oder *Anidrosis* pflegt sich nicht streng an das Versorgungsgebiet des Nerven zu halten. Hyperidrosis (Reizsymptom) kommt bei leichteren, Anidrosis (Lähmungssymptom) bei leichten und schweren Nervenverletzungen vor.

Als seltenere Formen der Störung der vegetativen Hautinnervation wird von THOELE spontan auftretende Cutis anserina, von OPPENHEIM und FOERSTER „Runzelhaut" beschrieben.

Unter den *trophischen* Störungen der Haut als Folgen der Nervenverletzung steht jene Hautveränderung, die man als „glossy skin" (Glanzhaut) bezeichnet, im Vordergrund. Die Haut scheint verdünnt, glatt, glänzend, der Schwund des Unterhautzellgewebes ist deutlich. Manchmal sieht man die Finger in toto verdünnt (REZNICEK). Die Glanzhaut ist nach FOERSTER auf die „fortwährende rapide Neubildung der tiefen Epithellagen mit rascher Abstoßung der oberflächlichen Schichten" zurückzuführen und dementsprechend als Reizsymptom zu betrachten, daher oft mit Vasodilatation und Hyperidrosis verbunden. In anderen Fällen macht sich eine *Hyperkeratose* bemerkbar, vermehrte Schuppung, die man auf den Nichtgebrauch der Extremität und dadurch bedingte langsamere Abstoßung der Hornschichte beziehen könnte, wenn sich nicht gerade die Hyperkeratose oft überraschend genau an die Grenzen des anästhetischen Bezirks halten würde (s. Abb. 8). Oft geht sie mit Anidrosis einher. Die Haut ist oft verdickt, lederartig, läßt die normale feine Fältelung vermissen (RIEDEL). Das Bild entspricht nach FOERSTER der Ausschaltung der trophischen Impulse und dadurch bedingten verlangsamten Regeneration der Haut. Vielfältig sind die trophischen Störungen der Nägel, die zur Beobachtung gelangen. Ihr Wachstum ist zuweilen beschleunigt, selten verlangsamt (STEINBERG). Die Nägel werden trocken, glanzlos, vorne zugespitzt, manchmal dunkler gefärbt, spröde und rissig, zeigen stärkere Wölbung (LEHMANN), Längsstreifung oder Querstreifung, lösen sich von der Unterlage ab (Onycholysis). Die Haut über dem Nagelfalz wird atrophisch, der Nagelwall abgeflacht. Vielfach erscheinen die

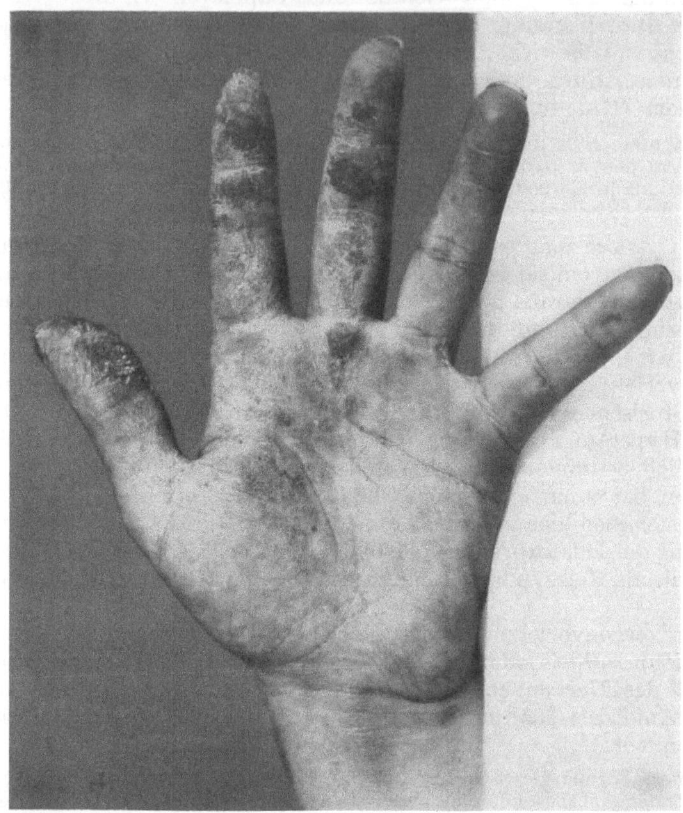

Abb. 8. Hyperkeratose der Haut bei Medianusverletzung, dem Versorgungsgebiet des verletzten Nerven entsprechend.

Fingerkuppen zugespitzt. Die Nagelstörungen greifen oft über das Versorgungsgebiet des verletzten Nerven hinaus (s. Abb. 9).

Den Gegensatz zwischen Reiz- und Lähmungssymptom sieht man auch auf dem Gebiete des *Haarwachstums*. Die nicht seltene *Hypertrichose* hält sich meist ziemlich genau an das Versorgungsgebiet des Nerven (Abb. 10). Dem Ausfall der trophischen Impulse entspricht Haarausfall in dem betroffenen Gebiet.

Sind die bisher erwähnten Formen trophischer Störung nur von diagnostischer Bedeutung, so können die gelegentlich auftretenden *trophischen Geschwüre* auch praktisch ernsthafte Beachtung gewinnen. Es handelt sich um Ulcera nach Art des mal perforant, die nur im Bereiche einer kompletten Anästhesie für alle Qualitäten auftreten (s. auch RIEDEL). FOERSTER unterscheidet zwischen den auf dem Boden der glossy skin entstehenden schmerzhaften, flächenhaft ausgebreiteten und stark entzündlichen Ulcera und denen bei Nervenunterbrechung, die in die Tiefe greifen, schmerzlos und ohne Entzündungserscheinungen verlaufen. Vielfach findet man etwa bei Ulnarislähmung Geschwüre an der Kuppe des kleinen Fingers oder am Antithenar, bei Medianuslähmung an der Spitze des 2. und 3. Fingers (LEHMANN). Gewiß spielt bei dem Zustandekommen der trophischen Geschwüre die Analgesie insofern eine Rolle, als die Unempfindlichkeit für Verletzungen die Haut des wichtigsten Schutzes, der eben in der Schmerzempfindlichkeit besteht, beraubt. Tatsächlich schließt sich die Geschwürsbildung oft nachweisbar an eine kleine Verletzung an. Aber die höchst mangelhafte Heilungstendenz dieser Substanzverluste ist doch durch die Sensibilitätsstörung nicht zu erklären. Vielmehr muß hier der Wegfall der trophischen Impulse eine wichtige Rolle spielen, sei es direkt in Form eines unmittelbaren, seiner Natur nach noch nicht näher bekannten Einflusses auf die Trophik der Gewebe, sei es auf dem Umweg über die Zirkulation. — STEINBERG beobachtete Empfindlichkeit der Haut gegen Kälte und Hitze und Brandblasenbildung bei relativ geringen Hitzegraden (s. auch SPIELMEYER). Selten sieht man spontane Blasenbildung (SAENGER, MANN, SPIELMEYER, DIMITZ u. a.), Ekzem (THOELE), Herpes zoster (TSCHERMAK, FOERSTER).

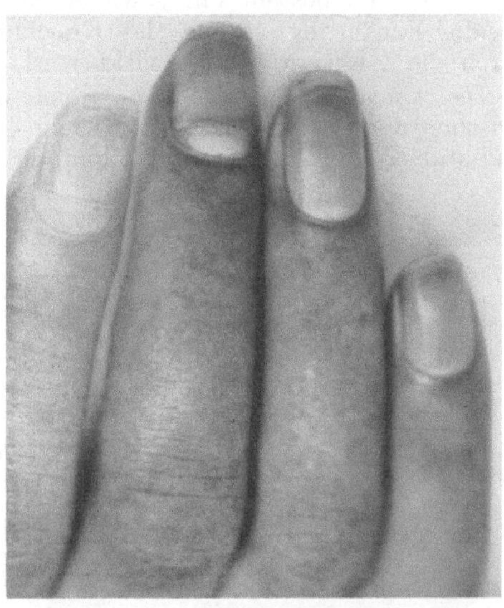

Abb. 9. Trophische Störung der Nägel bei Radialisverletzung.

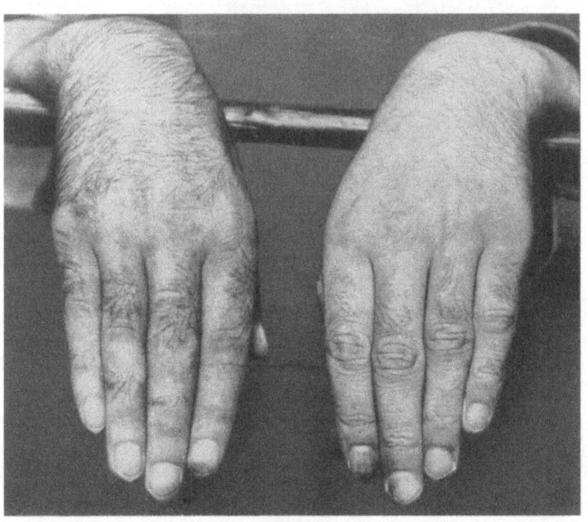

Abb. 10. Hypertrichose des rechten Handrückens (im Bilde links) bei Radialisverletzung.

Von den trophischen Störungen der tieferliegenden Gewebe spielen die der Sehnen, Bänder und Gelenksbestandteile eine geringere Rolle. In diesem Zusammenhang ist die GUBLERsche Sehnenschwellung zu erwähnen, ferner die bei Medianusläsion zuweilen auftretende DUPUYTRENsche Kontraktur.

Größere Bedeutung kommt der (SUDECKschen) Knochenatrophie zu, die man bei schweren, die Extremitätenenden betreffenden Nervenverletzungen oft schon innerhalb weniger Wochen auftreten sieht. Der Röhrenknochen wird im ganzen dünner. Im Röntgenbild sieht man Verdünnung der Corticalis und Aufhellung der Epiphysen (Abb. 11). Die Tatsache, daß die Knochenbälkchen zunächst an Zahl nicht abnehmen, spricht für Halisterese und gegen Knochenresorption (MALIWA). Es besteht ein gewisser Zusammenhang mit Inaktivität insofern, als die Ernährungsstörung des Knochens, die offenbar das Wesentliche ist, durch die Inaktivität mitbewirkt wird.

Die vasomotorischen, trophischen und sekretorischen Störungen treten zwischen dem Beginn des 2. und dem 4. Monat nach der Verletzung auf und sind an sich vollkommener Rückbildung fähig, die natürlich von dem Ausmaße

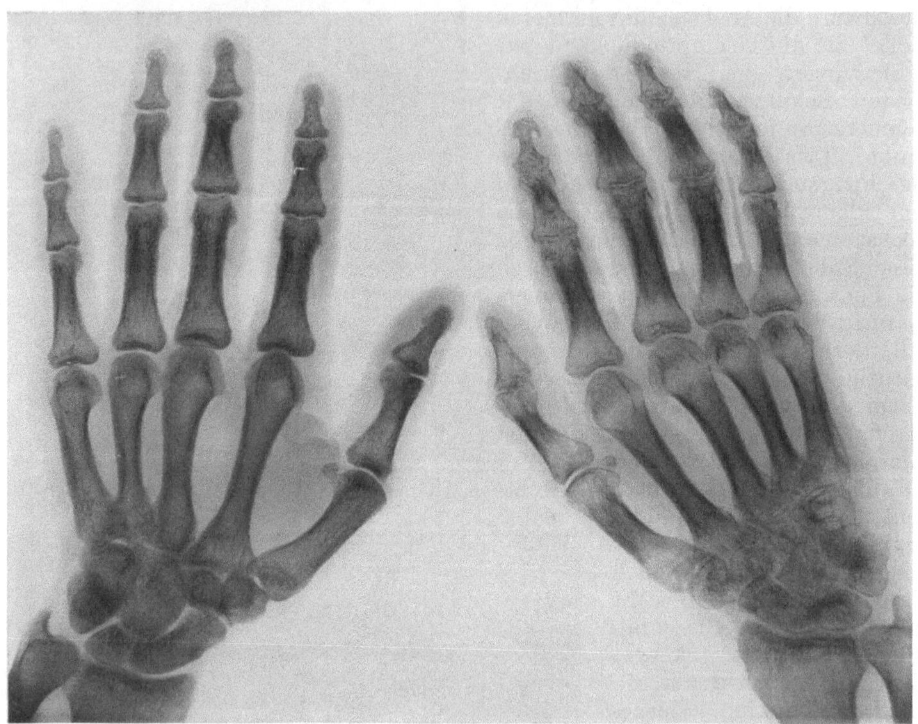

Abb. 11. Enorme Rarefikation des Handskelets bei Totaltrennung des Medianus und Ulnaris. (Nach FOERSTER.)

der Regeneration des Nerven abhängig ist. Das Tempo der Rückbildung ist bei den verschiedenen Störungen verschieden. Die vasomotorischen und sekretorischen Symptome pflegen pari passu mit der Besserung der Sensibilität zu verschwinden. Viel längere Zeit nimmt die Rückbildung ausgeprägterer trophischer Störungen wie etwa der glossy skin in Anspruch. Sie können noch deutlich nachweisbar vorhanden sein, wenn alle sonstigen klinischen Symptome der Nervenverletzung schon bis auf Spuren verschwunden sind. Am längsten persistieren die Veränderungen an den Endphalangen.

Was die Pathogenese der genannten Erscheinungen anbelangt, so kommt für einen Teil derselben, insbesondere für die Hypertrichose, die Knochenatrophie und die Störungen der Schweißsekretion, eine reflektorische Entstehung in Betracht, zumal da dieselben Erscheinungen auch bei Knochen- und Weichteilverletzungen ohne Nervenläsion auftreten können (OPPENHEIM). Auch FOERSTER nimmt an, daß die Reizfaktoren nicht nur zentrifugal, sondern auch zentripetal reflektorisch wirken. Die Annahme einer trophischen Innervation scheint trotz der Anschauung mancher Autoren wie LEHMANN nicht zu umgehen, da der Ausfall der vasomotorischen Innervation zur Erklärung der trophischen Störungen nicht ausreicht. Ob aber die trophische Innervation durch eigene trophische Bahnen oder durch die sensiblen Fasern erfolgt, ist noch fraglich.

Diagnose der Nervenverletzung.

Die Tatsache der Verletzung eines peripheren Nerven ist aus den in der Symptomatologie dargestellten Funktionsstörungen im Zusammenhalt mit der Art der traumatischen Einwirkung zu erkennen. In der überwiegenden Mehrzahl der Fälle werden sich diesbezüglich keinerlei Schwierigkeiten ergeben. Insbesondere bei Schuß-, Stich- und Schnittwunden wird der Zusammenhang zwischen Art und Lokalisation der Verletzung und nervösen Ausfallserscheinungen unmittelbar gegeben sein, die anatomische Kenntnis über den Verlauf der Nervenstämme vorausgesetzt. Schwieriger kann die Diagnose dann sein, wenn mehrere gleichzeitige Verletzungen vorliegen. So kann es vorkommen, daß neben einer Schußfraktur des Humerus ein Halsschuß vorliegt, so daß etwa vorhandene Ausfallserscheinungen im Radialisgebiet sowohl durch eine Verletzung des peripheren Nerven als auch durch Läsion des Halsmarks oder der Wurzeln bedingt sein können. Die Differenzierung wird sich vor allem aus der genauen Untersuchung der Sensibilitätsstörung ergeben, die in dem einen Fall dem peripheren, im anderen den spinalen Typus entsprechen muß. — Bewegungsstörungen durch anderweitige Verletzung des Bewegungsapparats (Gelenke, Muskeln, Sehnen) können, zumal dann, wenn sie mit Muskelatrophie einhergehen, eine Nervenläsion vortäuschen. Die elektrische Untersuchung bringt hier immer die Entscheidung.

Einige differentialdiagnostische Schwierigkeiten kann auch die sog. *ischämische Lähmung* bereiten, die als Folge der unterbundenen Blutzufuhr nach lange getragenen starren Verbänden auftritt. Die vollkommene, mit Kontraktur und Anästhesie verbundene Unbeweglichkeit der Extremität ist zunächst von einer durch Nervenverletzung erfolgten Lähmung nicht zu unterscheiden. Läßt die Art der Verletzung nicht schon von Anbeginn eine Nervenverletzung ausschließen, so spricht positiv für ischämische Lähmung die besonders schwere Zirkulationsstörung der Extremität, gegen Nervenverletzung die mehr diffuse Muskelatrophie und ebenso diffuse Sensibilitätsstörung, vor allem aber die bloß quantitative Herabsetzung der elektrischen Erregbarkeit, das Fehlen der EaR.

Nicht unbeträchtliche diagnostische Schwierigkeiten können sich dort ergeben, wo die Nervensymptome nicht im unmittelbaren Anschluß an ein Trauma, sondern scheinbar spontan allmählich entstehen, also etwa bei Spätlähmungen des Ulnaris, die oft Jahre oder Jahrzehnte nach einer vielleicht längst vergessenen oder seinerzeit gar nicht erkannten suprakondylären Humerusfraktur auftreten. In solchen Fällen wird immer die Möglichkeit eines zentralen Leidens, Syringomyelie, amyotrophische Lateralsklerose, Poliomyelitis anterior chronica in Betracht kommen. Die Differenzierung wird sich meist aus der Feststellung des Vorhandenseins oder Fehlens zweifellos zentraler Symptome ergeben.

Schließlich muß immer wieder auf die Möglichkeit von diagnostischen Irrtümern durch *psychogene Störungen* hingewiesen werden. Insbesondere unter den Fällen der Kriegszeit sah man hysterische Kontrakturen, Sensibilitätsstörungen und Lähmungen, die durchaus den Typus einer peripheren Nervenverletzung imitierten. Vielfach handelte es sich um die psychogene Fixierung einer früher tatsächlich vorhandenen Nervenstörung (Gewohnheitslähmung), sehr oft aber auch um die spontane Produktion eines Krankheitsbildes, das bei einem Kameraden im Lazarett gesehen und nachgeahmt wurde. Dieser Fall ist nach unseren Erfahrungen sogar weitaus häufiger. Zu den „dankbarsten“

Formen der traumatischen Nervenstörung vom Standpunkte der Imitation gehören die Fallhand bei Radialislähmung und der Spitzfuß bei Peroneusläsion (Abb. 12). Wir konnten ihre Nachahmung in einem Fall vereinigt beobachten.

S. H., 22jähriger Bauer aus Bosnien, erlitt einen Durchschuß des rechten Oberschenkels. Im Spital sei er an Kopfschmerzen, Nasenbluten und Diarrhöen erkrankt, und als er das Bett verließ, konnte er rechts nur mit den Zehenspitzen auftreten. Später trat im Anschluß an eine Schutzimpfung mit nachfolgender Eiterung an der Injektionsstelle am Oberarm eine Lähmung der rechten Hand ein. Die Spitzfußstellung des rechten Fußes gab in einem der Spitäler Anlaß zur Durchführung einer Tenotomie der Achillessehne. Aber nach wie vor kann Patient rechts nur mit den Zehen auftreten und die rechte Hand nicht dorsal flektieren. — Objektive Untersuchung ergibt folgendes: Die rechte obere Extremität wird rechtwinklig im Ellbogengelenk gebeugt gehalten und läßt sich passiv nicht weiter strecken. Das rechte Handgelenk ist in Fallhandstellung fixiert. Die Motilität der Finger beschränkt sich auf leichte Extension des kleinen Fingers und Abduktion des Daumens. Es besteht Anästhesie der ganzen rechten oberen Extremität für alle Qualitäten. Die rechte untere Extremität läßt sich passiv im Kniegelenk nicht ganz strecken. Es besteht ausgesprochener Spitzfuß, Knie- und Sprunggelenk sind aktiv unbeweglich, die Beweglichkeit des Hüftgelenks und der Zehen ist in vollem Ausmaß erhalten. Der Achillessehnenreflex ist rechts infolge der Kontraktur nicht auslösbar. Das ganze rechte Bein ist anästhetisch. Elektrische Untersuchung ergibt vollkommen normale Verhältnisse. — Nach mehrmaliger Faradisation verschwanden sämtliche Bewegungsstörungen der rechten oberen und unteren Extremität ebenso wie die Anästhesie.

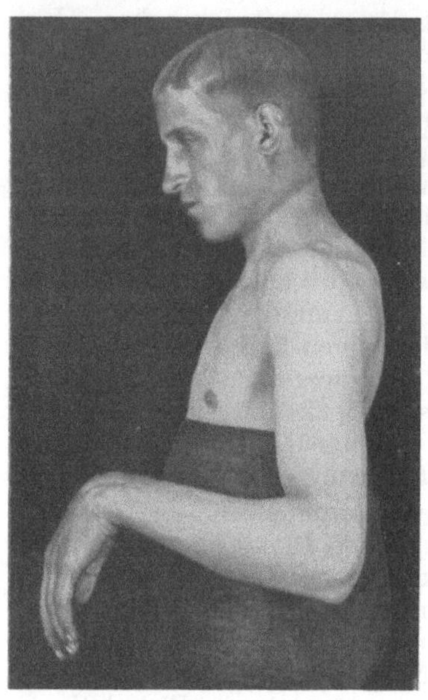
Abb. 12. Gewohnheitslähmung des linken N. radialis. Anfangs bestand totale E.R., gegenwärtig normales elektrisches Verhalten, keine Atrophie. (Nach FOERSTER.)

Die funktionelle Nachahmung zeigt alle Kennzeichen einer Kontraktur. Es ist auch kein Zweifel, daß sie bei längerem Bestehen zu einer wirklichen Einschränkung der Beweglichkeit führen kann, die allerdings in Anbetracht des Umstandes, daß die psychogene Zwangshaltung im Schlaf niemals festgehalten wird, nicht sehr beträchtlich werden kann. Daß hysterische Stellungsanomalien zu sekundären Gelenksveränderungen führen können, erwähnt auch MAYER. Die diagnostische Entscheidung ergibt sich sehr oft aus einer Sensibilitätsstörung, deren organische Natur ausgeschlossen werden kann, und vor allem aus der elektrischen Untersuchung. Ist bei einer anscheinend so schweren Läsion keine EaR nachzuweisen, so kann eine nennenswerte organische Nervenstörung nicht bestehen. Auf verschiedene Tricks zur Entlarvung vorgetäuschter oder psychogener Bewegungs- und Sensibilitätsstörungen muß hier nicht eingegangen werden.

Etwas schwieriger sind die Fälle von organischer Nervenverletzung mit *psychogener Überlagerung* zu deuten. Es kommen psychogene Spasmen der Antagonisten oder auch funktionelle Lähmung der Antagonisten vor (HEINICKE, STOFFEL). Gewissermaßen gehören auch die algogenen Akinesien hierher. In solchen Fällen vermag nur eine auf längerer Erfahrung beruhende Beurteilung zu entscheiden, ob und inwiefern die zweifellos objektiven Symptome den Funktionsausfällen adäquat sind.

Ist die Diagnose, daß eine periphere Nervenverletzung vorliegt, festgelegt, so ist nunmehr die Frage zu beantworten, um welche Nervenstämme es sich handelt. Für die spezielle Pathologie der peripheren Nerven kann auf das diesbezügliche Kapitel des Handbuches verwiesen werden. Hier seien nur einige allgemeine Gesichtspunkte behandelt, die für diesen Teil der Diagnose von Bedeutung sind.

Hinsichtlich der *Motilität* ist das weite Gebiet der *Doppelinnervationen*, der *vikariierenden Funktionen* und der *Scheinbewegungen* zu berücksichtigen („motorische Trugsymptome“ nach DIMITZ). Eine möglichst eingehende Kenntnis der Doppelinnervationen, die ja im einzelnen bekannt sind, ist für die Diagnose unbedingt erforderlich. Sie geben den Anlaß zur Ausbildung einer Untersuchungstechnik für die Prüfung der motorischen Funktion, bei der sicher eindeutige Ausfallserscheinungen von solchen, wo Doppelinnervation möglich, und von solchen, wo Doppelinnervationen die Regel sind, unterschieden werden. Am wichtigsten ist diese Frage bei Nervenverletzungen der oberen Extremität. Eine Anastomose zwischen Musculocutaneus und Medianus spielt gelegentlich klinisch eine Rolle (STEINTHAL), ebenso eine Innervation des M. brachialis internus vom Radialis her (KRÄMER). Insbesondere Hand- und Fingerbewegungen, unter ihnen wieder vor allem die Bewegungen des Daumens, sind Prädilektionspunkte der Doppelinnervation. Es sind dieselben Regionen, wo vikariierende Funktionen eine wichtige Rolle spielen. So wird der Opponens pollicis nicht selten teilweise vom Ulnaris innerviert (Abb. 13). Die Abduktion des Daumens kann bei bestehender Radialislähmung durch die Mm. abductor pollicis brevis und flexor pollicis longus bewerkstelligt werden (THOELE). Als Beispiele von vikariierender Funktion in anderen Muskelgebieten seien ferner genannt: Eintreten der Mm. pectoralis maior, supraspinatus und cucullaris für den gelähmten Deltoideus (DIMITZ); des M. brachioradialis für den Biceps und umgekehrt (DIMITZ, THOELE); Pronation durch den M. brachioradialis. Während die Doppelinnervationen in der Regel sofort zutage treten, pflegen sich die vikariierenden Funktionen erst allmählich auszubilden und sind daher bei älteren Fällen am ausgesprochensten.

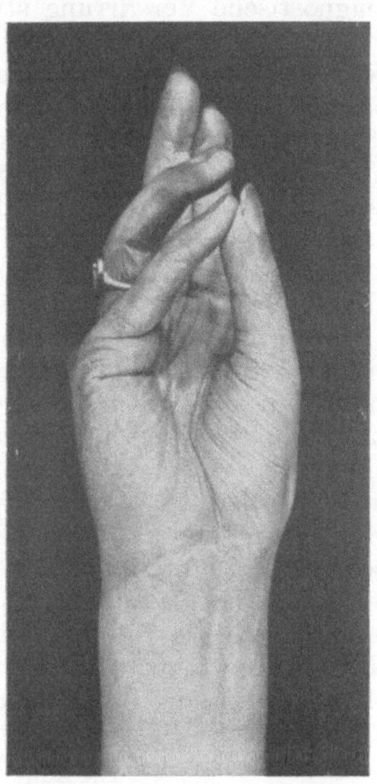

Abb. 13. Innervation aller Muskeln des Daumenballens in einem Falle von Totaltrennung des Medianus durch den *Ulnaris*. Die Opposition gelingt in vollem Ausmaße. (Nach FOERSTER.)

In dasselbe Gebiet gehören die sog. *Scheinbewegungen*. Ausnützung der Schwerkraft, pendelartiger Schwingungen, Innervation und Relaxation von Antagonisten, geschickte Innervation benachbarter Gelenke, durch welche der gelähmte Gliedabschnitt mechanisch mitgenommen wird, spielen die Hauptrolle. So kann bei Radialislähmung eine Dorsalflexion der Hand durch ruckweises Kontrahieren und Nachlassen der Handbeuger vorgetäuscht werden. Durch extreme Fingerbeugung kann das Handgelenk passiv gestreckt werden. Scheinbare Streckung der Daumenendphalange kann durch gleichzeitige Innervation der Mm. abductor und flexor pollicis brevis erfolgen (OPPENHEIM). Man muß alle Möglichkeiten des Zustandekommens von Scheinbewegungen kennen, um sie bei der Untersuchung mit Sicherheit ausschalten zu können.

Ist auf diese Weise eindeutig festgestellt, welche Nervenstämme von der Läsion betroffen sind, so erwächst als nächste diagnostische Aufgabe die Ermittlung des Grades der Verletzung. Sie ist für die Frage der operativen Behandlung von entscheidender Bedeutung.

Hier spielt die Tatsache der *dissoziierten* (partiellen) *Lähmungen* eine wesentliche Rolle. Die bloß teilweise Lähmung eines Nervengebietes beweist natürlich immer, daß der Nerv nicht vollkommen durchtrennt sein kann, vorausgesetzt, daß man sich über die Topographie der abgehenden Muskeläste im klaren ist und nicht etwa eine dissoziierte Lähmung dort annimmt, wo gewisse höher abgehende Muskeläste in Anbetracht der Stelle der Läsion gar nicht betroffen sein können. Umgekehrt kann der Umstand, daß nicht selten oberhalb der Läsionsstelle abgehende Äste des Nerven mitbeteiligt zu sein scheinen, einige diagnostische Verwirrung stiften. Dies kann dadurch geschehen, daß dasselbe Projektil den Hauptstamm selbst und unabhängig davon den höher oben abgehenden Muskelast vor seinem Eintritt in den Muskel getroffen hat. Aber es besteht auch die Möglichkeit einer Fernschädigung des zentralen Nervenabschnittes. Tatsächlich findet man sehr oft autoptisch einen sehr beträchtlichen Teil des Nerven proximal von der Verletzung narbig verändert. Auch entzündliche Vernarbungen, die den Nerven oberhalb der Läsion umklammern, Geschoß- und Knochensplitter spielen eine Rolle (RANSCHBURG). Selten sind Fälle von wirklicher Neuritis ascendens, die dann freilich den ganzen zentralen Abschnitt aus der Funktion ausschalten kann.

Auch bei der Untersuchung der *Sensibilität* spielen *Doppelinnervation* und *vikariierende Funktion* eine wichtige Rolle. Die Tatsache, daß das Versorgungsgebiet eines sensiblen oder gemischten Nerven ganz oder teilweise normale Sensibilität oder nur schwach gestörte Empfindlichkeit aufweist, kann daher nur dann als zwingender Beweis für vorhandene Leitfähigkeit des Nerven angesehen werden, wenn die erwähnten Faktoren ausgeschaltet werden können. Die Möglichkeiten der Doppelinnervation sind aus der speziellen Physiologie der peripheren Nerven bekannt. Die vikariierende Funktion tritt auch bei den sensiblen Innervationen erst allmählich in Aktion, und sie ist dadurch charakterisiert, daß das hypästhetische Gebiet dort, wo es an das des vikariierenden Nerven grenzt, von der Peripherie her mehr und mehr eingeengt wird. Doch bleibt immer ein Bezirk der persistierenden sensiblen Störung bestehen.

Natürlich gibt es auch partielle Läsionen in dem Sinne, daß gerade die sensiblen Fasern ausgespart sind. Und so findet man nicht selten etwa hochsitzende Radialisläsionen bei ganz intakter Sensibilität, zumal da sich die sensiblen Fasern überhaupt als resistenter erweisen. In solchen Fällen kann auch bei kompletter motorischer Lähmung eine vollkommene Kontinuitätstrennung ausgeschlossen werden.

Hinsichtlich der diagnostischen Bedeutung der *elektrischen Reaktion* ist zu sagen, daß dieser in den meisten Fällen entscheidende Bedeutung sowohl nach der positiven als auch nach der negativen Seite hin zukommt. Bloß quantitative Veränderung der Erregbarkeit ist natürlich nicht verwertbar. Auch arthrogen oder durch Inaktivität atrophische Muskeln zeigen häufig herabgesetzte Erregbarkeit. Partielle oder komplette EaR dagegen ist stets ein schlüssiger Beweis für eine Störung des peripheren Neurons. Vorsicht ist nur dort am Platze, wo eine in Wahrheit nicht bestehende Zuckungsträgheit vorgetäuscht wird. Das ist z. B. gar nicht selten beim Thenar der Fall. Der Vergleich mit der gesunden Seite wird hier meist die Entscheidung bringen. Auch bei großer Kälte pflegt die Muskelzuckung oft langsamer abzulaufen als normal.

Besteht keine EaR, so kann eine schwere Nervenläsion mit Sicherheit ausgeschlossen werden, vorausgesetzt, daß es sich nicht um einen ganz frischen Fall handelt, der zu einer Zeit untersucht wird, wo sich die EaR noch nicht ausgebildet haben kann, also etwa 2—3 Wochen nach der Verletzung, oder um eine in Regeneration begriffene Läsion, wo manchmal das Promptwerden der Zuckung der motorischen Besserung etwas vorauseilt. Hält eine komplette

Lähmung bei prompter Zuckung längere Zeit an, so spricht dies mit Sicherheit für funktionellen Überbau, also für die Persistenz einer Gewohnheitslähmung nach erfolgter Regeneration.

Diese diagnostischen Hilfsmittel vorausgesetzt, ergibt sich in der Praxis immer wieder die Frage, *ob sich aus dem Befund ein Schluß auf die Art der zugrunde liegenden Läsionen ziehen läßt.* Da ist nun festzustellen, daß sich stets nur eine *negative* Diagnose stellen läßt in dem Sinne, daß sich die komplette Kontinuitätstrennung zwar oft ausschließen, niemals aber aus dem klinischen Befund positiv nachweisen läßt. Ist bei der Untersuchung der Motilität, der Sensibilität und des elektrischen Verhaltens irgendein, wenn auch noch so geringer Funktionsrest nachweisbar, so muß die Kontinuität wenigstens teilweise erhalten sein. Doppelversorgung, vikariierende Funktion und Scheinbewegungen sind dabei natürlich sorgfältig zu berücksichtigen. Druckschmerz der Muskulatur kann auch bei kompletter Durchtrennung bestehen. Eine Anzahl von Autoren (Hoffmann, Hezel, Cassirer, Tinel u. a.) legt großen Wert auf die Tatsache, daß in Fällen mit erhaltener oder durch Regeneration wieder hergestellter Kontinuität Druck auf den Nerven distal von der Verletzungsstelle Parästhesien erzeugen könne. Nach Tinel soll man daran, daß diese Druckempfindlichkeit distalwärts fortschreitet, das Fortschreiten der Regeneration verfolgen können. Ich fand dieses Symptom nicht zuverlässig. Es kann auch bei fortbestehender Kontinuitätstrennung scheinbar vorhanden sein. Dasselbe sagt auch Foerster, der auf die Möglichkeit antidromer Leitung hinweist. Hyperidrosis kommt, wie oben erwähnt, bei kompletter Durchtrennung im allgemeinen nicht vor (siehe dagegen einen Fall von Karplus mit Hyperidrosis bei kompletter Durchtrennung des Plexus, der allerdings dadurch erklärt werden könnte, daß die Läsion oberhalb jener Stelle lag, wo die Schweißfasern an den Plexus gelangen).

Damit sind eigentlich die diagnostischen Hilfsmittel zur Ermittlung der anatomischen Läsion erschöpft. Vor allem muß betont werden, daß auch schwerste Lähmung und Anästhesie des gesamten Versorgungsgebietes, komplette EaR, Muskelatrophie jeden Grades, jede Form von trophisch-vasomotorischen Störungen prinzipiell auch dann vorkommen können, wenn der Nerv in seiner Kontinuität teilweise oder selbst ganz erhalten und bloß durch äußere und innere Narbenbildung schwer geschädigt ist. Für eine Wahrscheinlichkeitsdiagnose kommt allerdings der Verlauf in Betracht. Je länger ein kompletter Funktionsausfall anhält, desto größer ist die Wahrscheinlichkeit einer kompletten Kontinuitätstrennung. Sie ist, wie erwähnt, auch dann nicht ausgeschlossen, wenn heftige Schmerzen bestehen.

Therapie der Nervenverletzungen.

Die operative Behandlung der Nervenverletzungen wird in dem Abschnitt über die Chirurgie des Nervensystems von zuständiger Seite behandelt. Uns bleibt zur Besprechung die

Konservative Therapie und Nachbehandlung.

Die konservative Therapie der Nervenverletzungen hat vor allem den Zweck, den in Muskeln und Gelenken vor sich gehenden Folgeerscheinungen der Läsion entgegenzuwirken. Inwieweit sie auch direkt regenerationsfördernd zu wirken vermag, steht noch dahin. Doch darf man wohl annehmen, daß die Maßnahmen der konservativen Therapie zum mindesten als unterstützender Faktor sowohl bei der spontanen als auch bei der durch einen chirurgischen Eingriff bedingten Restitution eine wichtige Rolle spielen, wenn dies auch nicht exakt nachweisbar ist.

Wichtig ist vor allem die *Lagerung* der gelähmten Extremität. Sie muß so erfolgen, daß die Insertionspunkte der gelähmten Muskeln einander genähert, die Antagonisten gedehnt sind. Dadurch wird am ehesten der Entwicklung von Kontrakturen vorgebeugt. Jede starre dauernde Stillegung ist aus demselben Grunde zu vermeiden, damit die vorhandenen Bewegungsreste möglichst ausgenützt werden können.

Was die aktive Therapie anbelangt, so handelt es sich vor allem um physikalisch-therapeutische Maßnahmen. Die als Folge der Nervenverletzung auftretende Muskelatrophie gibt die Indikation zu einer sachgemäßen *Massagebehandlung*, die der Atrophie durch Anregung der Blutzirkulation im Muskel entgegenzuwirken vermag. Im Zusammenhang damit spielt *aktive* und *passive Gymnastik* eine wichtige Rolle. Die passive Gymnastik wirkt nicht nur zirkulationsfördernd, sondern sie ist auch zur Beseitigung und zur Verhütung von Kontrakturen unentbehrlich. Sobald die ersten Zeichen der Restitution bemerkbar sind, muß die wiederkehrende Beweglichkeit durch aktive Gymnastik fleißig geübt werden. Dazu dienen auch die zur genauen Dosierung jeder Bewegung eingerichteten *Pendelapparate*. Natürlich muß man gerade bei in Restitution befindlichen Muskeln jede Überanstrengung vermeiden. Auch *Schienenverbände* und solche *mit elastisch wirkenden Kräften* (Thoele) werden zur langsamen Überwindung von Kontrakturen verwendet.

Die Tatsache, daß viele Bewegungen im Wasser durch Ausschaltung der Schwerkraft wesentlich erleichtert sind, gibt Anlaß, die aktive und passive Gymnastik mit *lauen Bädern* zu kombinieren. Durch sie werden auch die Kontrakturen günstig beeinflußt. Dasselbe gilt von *Kataplasmen, Fangobädern, Heißluft, Sandbädern, Diathermie.*

Als ein wichtiger Teil der konservativen Therapie gilt von altersher die *Elektrotherapie*. Hier muß man wohl, was ihre Aussichten anbelangt, zwischen grundsätzlichen Pessimisten und optimistischen Enthusiasten die Mitte halten. Die Möglichkeit einer direkt unterstützenden Wirkung der Elektrotherapie auf den Restitutionsprozeß im Nerven kann nicht geleugnet werden, ist aber gewiß nicht nachweisbar. Zweifellos erscheint uns jedoch die Tatsache, daß die durch den elektrischen Strom bewirkten Kontraktionen im gelähmten Muskel den Wert einer gewöhnlichen Gymnastik wesentlich übersteigen, schon dadurch, daß man mit dem galvanischen Strom Kontraktionen in Muskeln erzeugen kann, die spontan gar nicht beweglich sind. Das Prinzip, den gelähmten Muskel nicht dauernd ruhen zu lassen, ist gewiß richtig und kann nur mit Hilfe der Elektrotherapie verwirklicht werden. — Ob die Elektrotherapie bei gänzlich fehlender elektrischer Erregbarkeit sinnvoll ist, mag dahingestellt bleiben. Es dürfte Grenzfälle geben, in welchen der galvanische Strom im gelähmten und scheinbar ganz unerregbaren Muskel gewisse mit freiem Auge gar nicht wahrnehmbare Minimalkontraktionen auslöst. Aber von entscheidender Bedeutung ist die Elektrotherapie in solchen Fällen gewiß nicht. Die lokale Hyperämie, die man mit ihr auf jeden Fall erreichen kann, und die der weiteren Atrophie entgegenwirken könnte, läßt sich gewiß ebenso gut durch Massage bewerkstelligen.

Was die *Technik der Elektrotherapie* anbelangt, so folgt sie nachstehenden Grundsätzen: Überall dort, wo eine indirekte elektrische Erregbarkeit besteht, soll diese benützt werden. Man reizt also den Nerven an den typischen Reizpunkten entweder mit unterbrochenen galvanischen Strömen, wobei es wesentlich auf die Erzielung der Muskelkontraktion ankommt, oder mit dem Induktionsstrom, falls der Nerv faradisch erregbar ist. Der konstanten Durchströmung des Nerven mit galvanischem Strom — fixe Elektroden, Anode zentralwärts — kommt vielleicht mehr theoretische Bedeutung zu. Auf jeden Fall muß sich dann die Behandlung auch auf die Muskeln selbst erstrecken, die allein in

Betracht kommen, wenn der Nerv selbst unerregbar ist. Die Muskeln sind, falls sie faradisch erregbar sind, mit dem faradischen Strom, sonst galvanisch zu behandeln, immer so, daß deutliche Kontraktionen erzielt werden. Überwiegt die ASZ, so soll die Anode auf den Muskel aufgesetzt werden. Immer muß man daran denken, daß irgendeine konstante Durchströmung viel weniger Wert hat als die oft wiederholte Reizung des Muskels. Es kommt darauf an, den Muskel zur Kontraktion zu bringen. Hinsichtlich der Reizpunkte ist zu berücksichtigen, daß sie bei EaR nicht selten verschoben sind. Man bekommt zuweilen eine Zuckung von der Sehne aus, nicht aber vom typischen Reizpunkt (AUERBACH).

Die Behandlung erfolgt täglich, ihre Dauer hängt von der Anzahl der zu behandelnden Muskeln ab. Jeder einzelne Muskel soll mindestens zehnmal zur Kontraktion gebracht werden. Bei enger begrenztem Lähmungsgebiet wird es die Zeit erlauben, gründlicher zu behandeln.

Elektrotherapie der *Sensibilitätsstörungen* erfolgt gewöhnlich mit dem faradischen Strom. Ihr Wert ist nicht unbestritten.

Schließlich ist der Bedeutung von *Stützapparaten* bei gewissen Lähmungen — besonders nach Radialis- und Peroneusverletzung — zu gedenken. Es handelt sich einerseits darum, Sehnenüberdehnungen und Kontrakturen zu verhüten, indem durch den Stützapparat die Insertionspunkte der gelähmten Muskeln einander genähert werden, andererseits soll die gelähmte Extremität durch den Stützapparat in die Lage versetzt werden, ihre nicht gelähmte Muskulatur unbehindert durch Stellungsanomalien zu gebrauchen. Von den zahlreichen Konstruktionen brauchbarer Stützapparate seien hier nur die Radialismanschette nach SPITZY, die Spitzfußapparate nach SCHMIDT, FLEISCHHAUER, STROHMEYER genannt. Bei der Radialislähmung handelt es sich darum, die Hand in leicht dorsalflektierter Stellung, den Daumen in leichter Abduktion zu halten. Bei Peroneuslähmung sollen Fußspitze und äußerer Fußrand gehoben werden.

Hier ist noch die Behandlung bestimmter Nervenläsionen mit spezifischer Ätiologie zu erwähnen. Die Spätlähmungen des N. ulnaris geben, sobald die Diagnose gestellt ist, unbedingte Indikation zur Freilegung und Neurolyse des Nervenstammes im Sulcus n. ulnaris. Besteht die Möglichkeit einer neuerlichen Schädigung, dann ist Verlagerung des Nerven nach der Volarseite der Cubita angezeigt. Die Resultate sind bei sorgfältiger physikalischer Nachbehandlung ausnahmslos günstig.

Die Geburtslähmungen des Plexus brachialis bei Neugeborenen heilen zum allergrößten Teil (nach LASSERRE 80—90%) spontan innerhalb der ersten drei Monate. Die Extremität ist in der günstigsten Position zu fixieren: in Elevation, Supination und Dorsalflexion (SPITZY). Dazu kommen Übungen. Wenn nach zwei Monaten keine Besserung eingetreten ist, empfiehlt SPITZY operative Freilegung im Bereiche des ERBschen Punktes. Doch ist Resektion und Nervennaht mit Hinblick auf die weitgehende Regenerationsfähigkeit des kindlichen Nervengewebes nicht zu empfehlen (LASSERRE). Zur Behandlung der Funktionsstörungen der Hand dienen Hülsenapparate. Bei fehlerhafter Stellung des Arms in Innenrotation kommt Osteotomie im oberen Teil des unteren Drittels des Humerus in Betracht.

Behandlung der Schußneuralgien.

Die Therapie der Nervenschmerzen nach Schußverletzung der Nervenstämme ist ein Kapitel für sich. Sie fällt vielfach mit der Neuralgiebehandlung im allgemeinen (siehe diese) zusammen und ist zum Teil ebenso schwierig und undankbar wie diese.

Im Anfang wird man immer versuchen, mit konservativen Mitteln das Auslangen zu finden. Kluge Verwendung der Antineuralgika unter sorgfältiger

Vermeidung des Morphingebrauchs versteht sich von selbst. Es ist sicher nicht notwendig, einen Patienten mit Schußneuralgie zum Morphinisten zu erziehen, es sei denn, daß alle Heilmittel, einschließlich der operativen Methoden, erschöpft wären. An physikalischen Methoden kommen vor allem *laue Bäder,* vorsichtige *Massage, Elektrotherapie* in Betracht, letztere vor allem in der Form der *galvanischen Zellenbäder* und der *Anodengalvanisation. Warme Umschläge, feuchte* und *trockene Wärme, Diathermie,* besonders die letztere, können wertvolle Hilfe leisten, in manchen Fällen auch *Blaulicht* und *Quarzlampenbestrahlung.* Von *Röntgenbehandlung* werden gelegentlich Erfolge berichtet. Medikamentös soll in allen Fällen eine *Reizkörpertherapie,* etwa mit Vaccineurin, versucht werden. Sie führt gar nicht selten zu guten Erfolgen (Thoele, Loewenstein, Marburg und Ranzi, Rothhardt, Wichura, Hezel).

Mit diesen konservativen Methoden werden in einer beträchtlichen Anzahl nicht allzu schwerer Fälle gute Resultate erziehlt. Wo dies nicht der Fall ist, müssen die *chirurgischen Methoden* in Betracht gezogen werden. Handelt es sich um die Läsion eines gemischten Nerven, so wird das Bestehen der Schußneuralgie den Anlaß geben, den Eingriff, der nach den oben gegebenen Grundsätzen erst nach einer Wartezeit von 4—6 Monaten erfolgen sollte, schon wesentlich früher vorzunehmen. Er wird zunächst, je nach dem anatomischen Befund, in *Neurolyse* oder *Resektion* und *Naht* bestehen. Die Neurolyse, die ja hier, wo es sich meist um anatomisch leichte Läsionen handelt, die Hauptrolle spielt, erfüllt nach unseren Erfahrungen hinsichtlich der Neuralgie nicht die Erwartungen, die man in sie setzen konnte. Immerhin gibt Foerster unter 42 mit Neurolyse behandelten Fällen 32 als geheilt, 5 als gebessert an.

Versagt die Neurolyse, so kommen die spezifischen Neuralgie-Operationen in Betracht: die perineurale Novocain-Suprarenin-Infiltration (Roeper, Bernhardt, Rothmann, Thoele, Kaiser) oder Formalin-Infiltration (Foerster) führt zuweilen zum Erfolg. Reichmann empfiehlt bei Ischiadicusneuralgie die epidurale Injektion wie bei der Ischias. Bei rein sensiblen Nerven ist die *Neurexhairese* die Methode der Wahl (Foerster). Wie bei den essentiellen Neuralgien ist die *Alkoholinjektion* in den Nerven manchmal von Erfolg. Ihr gleichzuhalten ist die *Vereisung* des Nerven nach Trendelenburg. Foerster hat allerdings mit ihr keine guten Erfolge erzielt.

In hartnäckigen Fällen muß man sich zu heroischeren Methoden entschließen: also etwa zur *Resektion* eines gemischten Nerven, auch bei geringen motorischen Ausfällen. Als nächste Stufe kommt die *Durchschneidung der hinteren Wurzeln* nach Foerster in Betracht. Daß in manchen Fällen trotz Durchschneidung der hinteren Wurzeln kein dauernder Erfolg erzielt wird, liegt nach Foerster daran, daß auch die vorderen Wurzeln sensible Fasern führen. Schließlich muß man sich in einzelnen, ganz hartnäckigen Fällen zur *Chordotomie* (Durchschneidung des kontralateralen Tractus anterolateralis nach Spiller, Foerster u. a.) entschließen. Sie dürfte sicherer sein als die Wurzeldurchschneidung (Küttner). An welcher Stelle dieser Stufenfolge der endgültige Erfolg eintritt, bis zu welch heroischen Methoden man fortschreiten muß, hängt natürlich von der Schwere des Falles ab. Immerhin kann gesagt werden, daß heute die ultima ratio früherer Zeiten — die selbst nicht unbedingt erfolgversprechend war —, die Absetzung des schmerzenden Gliedes, nicht mehr in Betracht kommt.

Daneben hat sich in einer Reihe von Fällen die von einem anderen pathogenetischen Gesichtspunkt ausgehende *Sympathektomie* bewährt. Sie ist gewiß auch die Methode der Wahl in den Fällen *schwerer trophischer Störung* — mal perforant — mit und ohne Neuralgie.

Verlauf und Prognose.

Daß auch in schweren Fällen von Nervenverletzung eine spontane Restitution möglich ist, unterliegt keinem Zweifel. Die Regenerationsfähigkeit selbst komplett durchtrennter und in Narbengewebe eingebetteter Nerven ist anatomisch nachgewiesen und wird auch durch die klinische Erfahrung bestätigt. Wir fanden bei ausgesprochenen schweren Fällen ohne Operation bedeutende Besserung und Heilung in 21,8%, Besserung in 30,4%.

FOERSTER entließ von 2160 nichtoperierten Fällen 1320 (60%) geheilt, 660 (30%) gebessert, 180 (10%) ungebessert. HERZOG berichtet über 9,4% Heilungen, 72,7% Besserungen bei Verletzungen an der oberen Extremität, 6% bzw. 24,2% bei Verletzungen an der unteren Extremität. Unser eigenes Material wies unter 189 Fällen 40 (21,2%) bedeutende Besserungen und Heilungen, 111 (58,7%) Besserungen auf.

Die spontane Heilung dauert im allgemeinen sehr lange, von leichten Fällen abgesehen, in welchen der von FOERSTER beschriebene schnelle Restitutionstypus, der oft peripher beginnt und zentralwärts fortschreitet, zu beobachten ist. Er ist gewiß nicht auf ein Auswachsen der Nervenfasern, sondern darauf zurückzuführen, daß die Fasern an der Stelle der Läsion wieder leitfähig werden.

Hinsichtlich der *speziellen Prognose* gilt das Gesetz, daß sie um so schlechter, die Heilungsdauer um so länger ist, je proximaler die Läsion liegt. In unserem Material an schweren, nicht operierten Nervenverletzungen sahen wir *keine* Besserung bei Plexusläsion, 33,3% Besserungen bei Verletzung in der oberen Hälfte des Oberarmes und Oberschenkels, 50% bei Verletzungen in der unteren Hälfte des Oberarms und Oberschenkels, 66,6% bei Verletzungen am Unterarm und Unterschenkel. Derselbe Grundsatz gilt hinsichtlich des Tempos der Besserung. Es entspricht den theoretischen Voraussetzungen, daß die Restitutionsdauer der Strecke direkt proportional ist, die die neugebildeten Fasern zu durchwachsen haben. In der Regel schreitet also die Restitution distalwärts fort. Allerdings gilt dieses Gesetz nicht ausnahmslos. Nach SPIELMEYER beginnt die Restitution bei Plexusverletzungen manchmal proximal, manchmal distal. Proximalwärts fortschreitende Besserung sah SPIELMEYER besonders oft beim Peroneus. Überdies gibt es gewisse Nervenläsionen, die an sich eine ungünstige Prognose hinsichtlich der Restitutionsdauer haben, wie etwa die Verletzungen des N. peroneus. Dieser Nerv ist nicht nur vulnerabler als etwa der Tibialis, derart daß bei Ischiadikusverletzungen der Peroneusanteil fast immer schwerer und oft ausschließlich betroffen ist, sondern er bedarf auch immer einer besonders langen Zeit zur Restitution. Das AUERBACHsche Gesetz der Lähmungstypen, wonach jene Muskeln, die ihrer mechanischen Aufgabe am wenigsten gewachsen sind (Verhältnis des Muskelquerschnitts zu der aufgegebenen motorischen Leistung), am leichtesten erlahmen und sich am schwersten erholen, scheint in diesem Falle gut zu stimmen. Dasselbe gilt für den Extensor digitorum communis und die langen Daumenmuskeln bei Radialislähmung (OPPENHEIM). Weniger verständlich ist die von uns und anderen (z. B. KÜNZEL) gemachte Beobachtung, daß ganz peripher gelegene Läsionen, etwa des N. ulnaris am Handgelenk, verhältnismäßig langsame und unvollkommene Restitution aufweisen. Es könnte sein, daß bei solchen ganz peripher gelegenen Läsionen dis Entfernung vom trophischen Zentrum doch schon zu groß ist, um eine rasche Restitution zu ermöglichen, die sonst infolge der kurzen Wegstrecke zwischen Läsion und Peripherie möglich wäre.

Je später die Restitution beginnt, um so geringer ist im allgemeinen die Wahrscheinlichkeit einer vollkommenen Heilung. Aber es ist bemerkenswert, daß die spontane Restitution manchmal noch sehr spät — nach FOERSTER zuweilen erst nach 2 Jahren — beginnen und gut fortscheiten kann.

Auch *Verschlechterungen* kommen vor. Sie können durch wachsenden Callusdruck, Aneurysmen, sekundäre Narbenschrumpfung oder Infektion verursacht sein.

Dieselben allgemeinen und speziellen Regeln gelten grundsätzlich auch für Tempo und Aussichten der *Restitution nach operativen Eingriffen.* Ein Vergleich des Ergebnisses bei operierten und nicht operierten Fällen, der streng ceteris paribus und unter Annahme einer Beobachtungsdauer von wenigstens 4 Monaten nach der Operation durchgeführt wurde, zeigte uns bei den operierten Fällen 32,4% ungebesserte gegenüber 47,8% bei den nicht operierten. Die Differenz von 15,4% zugunsten der Operation ist vielleicht nicht so groß, als man erhofft hätte, aber immerhin groß genug, um die Operation zu rechtfertigen. Dazu kommt, daß ja eine Beobachtungsdauer von 4 Monaten als Minimum, die wir zur Zeit dieser Statistik anzusetzen gezwungen waren, um eine nur einigermaßen verwertbare Gesamtanzahl zu haben, wirklich viel zu niedrig ist. Mit jedem Monat, um den man die minimale Beobachtungsdauer vermehren würde, müßte sich der Prozentsatz der Besserungen nach Operation erhöhen, während die Aussichten einer spontanen Besserung bei nicht operierten Fällen mit der Zeit immer geringer werden. — Daß die Resultate der Neurolyse viel besser sind als die der Nervennaht, ergibt sich von selbst aus der Tatsache, daß es sich dort um leichtere Fälle handelt.

Im ganzen fanden wir unter 200 operierten Fällen 29 (15,5%) bedeutend gebessert und geheilt, 102 (51%) gebessert, 69 (34,5%) ungebessert. Dabei schwankte die Dauer der Beobachtung nach der Operation zwischen 1 Monat und 22 Monaten. Betrachten wir jene Fälle, die sich während einer nicht mehr als viermonatigen Beobachtung nach der Operation nicht besserten, noch nicht als Mißerfolge, so reduziert sich die Anzahl der erfolglos operierten Nervenverletzungen auf 38 (19%).

Eine Sammelstatistik auf Grund der Angaben von 15 Autoren aus dem Jahre 1917 (s. mein Ergebnisreferat) ergab mir 49,4% Erfolge bei Nervennaht, 47,1% bei partieller Resektion und Naht, 70,2% bei Neurolyse, insgesamt 56,4% Erfolge. Eine auf 2620 Fällen beruhende Sammelstatistik aus dem Jahre 1919 (19 Autoren) ergab 55,32% Erfolge bei Nervennaht, 58,00% bei partieller Naht, 64,07% bei äußerer, 80,95% bei innerer Neurolyse, im ganzen 58,89% Erfolge. Wesentlich besser, als diesem Durchschnitt der Autoren entspricht, sind die Erfolge Foersters: Unter 370 Nervennähten 55% geheilt, 42% gebessert, 3% Mißerfolge; die entsprechenden Zahlen bei Neurolyse sind 77,2%, 20,7% und 2,1%. Foerster führt seine guten Erfolge auf die besonders sorgfältige Nachbehandlung zurück.

Der Einfluß von *Komplikationen* wie Knochen- oder Gefäßverletzung oder gleichzeitige Läsion mehrerer Nerven auf den Erfolg der Operation ist nach unseren Erfahrungen nicht sehr groß. Auch Neurombildung schien uns keinerlei ungünstige Wirkung auf das Ergebnis des Eingriffes zu haben. Gelenkversteifungen, myositische Muskelschrumpfung oder schwere Muskelverletzung, Störungen des postoperativen Heilungsverlaufs wie Eiterung oder Platzen der Naht sind häufige Ursachen von Mißerfolgen.

Hinsichtlich der Reihenfolge der Restitution wird meist angegeben, daß sich zuerst die Motilität, dann die elektrische Erregbarkeit und die Sensibilität bessere. Doch gilt dies durchaus nicht ausnahmslos. Sehr oft eilt die Besserung der Sensibilität der der Motilität oder beiden die Besserung der elektrischen Erregbarkeit voraus.

Die *Prognose bei den einzelnen Nerven* ist natürlich sehr verschieden. Nach der Zahl der Besserungen überhaupt ergibt sich vom günstigsten bis zum ungünstigsten Nerven folgende Reihe: Tibialis, Medianus, Musculocutaneus, Axillaris, Ulnaris, Radialis, Peroneus, Ischiadicus. Nach der Zahl der bedeutenden Besserungen, die zum großen Teil von der Schnelligkeit der Regeneration abhängt, lautet die Reihe folgendermaßen: Radialis, Musculocutaneus, Peroneus,

Tibialis, Medianus, Ulnaris, Ischiadicus, Axillaris. Die beiden Reihen sind, wie man sieht, wesentlich verschieden. Prognostisch günstig in jedem Sinne sind nur die Nn. tibialis und musculocutaneus, unbedingt ungünstig nur der N. ischiadicus. Von Radialisverletzungen läßt sich sagen, daß zwar viele ungeheilt bleiben, daß aber die gutartigen Fälle, wenn einmal die Regeneration eingesetzt hat, rasche Fortschritte machen. In vollem Gegensatz dazu steht der N. medianus, dessen Verletzungen zwar in $^4/_5$ der Fälle heilen, aber sehr langsam.

STOFFEL fand die Reihe wie folgt: Radialis, Ischiadicus, Medianus, Ulnaris, Peroneus; HEZEL: Radialis, Tibialis, Peroneus, Ischiadicus, Medianus, Ulnaris; SPIELMEYER: Radialis, Tibialis, Peroneus, Ischiadicus, Ulnaris, Medianus. Nach KÜTTNER bietet der Radialis die beste Prognose, der Ulnaris die schlechteste. Sehr hartnäckig sind Axillarislähmungen (KÜNZEL). Auch die Wiederherstellung der kleinen Handmuskeln erfolgt sehr langsam (CASSIRER).

Die *Zeit bis zum Eintritt der ersten Besserung* nach der Operation weist große Differenzen auf. Im allgemeinen beginnen sich Neurolysen im ersten Monat, Nervennähte nicht vor dem zweiten Monat nach der Operation zu bessern. PERTHES fand bei Nervennaht den Beginn der Besserung durchschnittlich erst nach 6 Monaten, ebenso SPIELMEYER. Daß die Restitution auch noch ganz spät einsetzen kann, beweist ein Fall unserer Beobachtung, wo 12 Monate nach Abspaltung und Naht des Ischiadicus plötzlich die Funktion des Tibialisanteils wiederkehrte. Zum selben Zeitpunkt beobachteten wir die erste Besserung in einem Fall von Abspaltung und Naht des Radialis im Plexus brachialis. Wie man sieht, handelte es sich in beiden Fällen um hochsitzende Läsionen. Aber noch nach mehr als 2 Jahren sind bei der unteren Extremität Erfolge möglich. Das endgültige Ergebnis der Nervennaht kann erst nach $2^1/_2$ bis 3 Jahren beurteilt werden (STOFFEL). Dementsprechend kommt unseres Erachtens eine *Reoperation* nach erfolglos gebliebener Nervennaht im allgemeinen erst im dritten Jahr nach der Operation in Betracht, zu einem früheren Zeitpunkt nur im Falle der Verschlechterung. Je zentraler die Läsion sitzt, um so länger wird man zuwarten. Nach Neurolyse wird man natürlich schon viel früher, etwa nach 6—12 Monaten, an eine neuerliche Operation denken können. Denn wenn eine Neurolyse so lange erfolglos geblieben ist, dann wird man mit großer Wahrscheinlichkeit annehmen dürfen, daß die Läsion schwerer war, als man glaubte, daß also Resektion und Naht angezeigt gewesen wäre.

Frühheilungen sind nach Neurolyse nicht selten. In einem Fall STRACKERS trat 5 Stunden nach der Neurolyse des N. peroneus das erste deutliche Anzeichen motorischer Besserung ein. Fälle von Frühheilung nach Nervennaht sind mehrfach beschrieben (THIEMANN, STOFFEL, BECK und REITHER, MARBURG und RANZI u. a.). Sie verdienen vor allem theoretisches Interesse. Die Möglichkeit, daß hier die autogene Regeneration vom peripheren Stumpf eine Rolle spielt, kann nicht geleugnet werden. Mindestens ebensoviel Wahrscheinlichkeit hat jedoch die Annahme für sich, daß durch den operativen Eingriff eine von der Narbe ausgehende reflektorische Hemmung ausgeschaltet wurde, welche bis dahin die Tätigkeit kollateraler Bahnen verhinderte (DONATH und MAKAI, FOERSTER u. a.).

Literatur.

ABBOT, DE RAY and SAUNDERS: Injuries of the median nerve ecc. Surg. etc. **57**, 507 (1933). — ALAJOUANINE, MAURIE et RIBADEAU-DUMAS: Sur un cas de paralysie du plexe etc. Rev. neur. **39 I**, 936 (1932). — ALFÖLDI: Das Nagelbettzeichen. Dtsch. med. Wschr. **1916 I**, 878. — ANDERLE: Zur Lehre von der Querschnittstopographie der Nerven usw. Z. angew. Anat. **3**, 298 (1918). — AUERBACH: Dtsch. med. Wschr. **1915 I**. — Jkurse ärztl. Fortbildg **1915**, 654. — Münch. med. Wschr. **1915 II**; **1916 I**. — Mittelrhein. Chir.-

tagg 1916, Beitr. klin. Chir. **98**. — Einige Leitsätze für die Behandlung der Schußverletzungen peripherer Nerven. Ther. Mh. **30**, 331 (1916). — Warum beobachtet man Lähmungen des Peroneus viel häufiger als solche des Tibialis? Dtsch. med. Wschr. **1916 II**, 1228. — Die Wiederherstellung der Funktion schußverletzter Nerven. Ther. Mh. **32**, 284 (1918). — Verschiedene Vulnerabilität bzw. Giftaffinität der Nerven oder Gesetz der Lähmungstypen. Z. Neur. **16**, 447 (1918). — Über Schußverletzungen der peripheren Nerven. Mitt. Grenzgeb. Med. u. Chir. **30**, 143 (1918).

Beck u. Reither: Wien. klin. Wschr. **1915 II**, 1351. — Bénisty: Les lésions des nerfs. Paris 1918. — Berblinger: Zbl. Path. **1915**, H. 16. — Über die Regeneration der Achsenzylinder in resezierten Schußnarben peripherer Nerven. Beitr. Path. **64**, 226 (1918). — Bernhardt: Berl. klin. Wschr. **1915 I**. — Bielschowsky u. Unger: Die Überbrückung größerer Nervenlücken. J. Psychol. u. Neur. **22**, 267 (1918). — Bittner: Münch. med. Wschr. **1916 I**. — Bittrolf: Münch. med. Wschr. **1916 I**. — Borchardt: Beitr. klin. Chir. **1915**, H. 7. — Berl. Ges. Psychiatr. u. Neur., Febr., Mai, Juli 1915; Z. Neur. **11**, 262, 551, 648. — Borowiecki: Neur. Zbl. **1916**, 11. — Bourguignon: La chronaxie chez l'homme. Paris 1923. — Bruns: Berl. klin. Wschr. **1915 II**, 989. — Neur. Zbl. **1915**, 12.

Cary: Complete paralysis of the anterior crural nerve following childbirth. J. Bone Surg. **7**, 451 (1925). — Cassirer: Dtsch. med. Wschr. **1915 I**. — Z. ärztl. Fortbildg **1915**, 586. — Berl. klin. Wschr. **1916 I**. — Zur Prognose der Nervennaht. Z. Neur. **37**, 245 (1917). — Corret: Les accidents nerveux de la réduction de la luxation etc. Rev. d'Orthop. **19**, 5 (1932).

Deutsch: Ein Fall von Knochenneubildung in der Nervenscheide usw. Münch. med. Wschr. **1917 I**, 236. — Dimitz: Münch. med. Wschr. **1916 I**. — Beiträge zur Kenntnis der sekretorischen, vasomotorischen und trophischen Störungen usw. Wien. klin. Wschr. **1916 I**, 942. — Donath: Neur. Zbl. **1916**, H. 7. — Wien. klin. Wschr. **1915 I**, 764. — Donath u. Makai: Über die Wiederkehr der Muskeltätigkeit nach Operationen an kontinuitätsgetrennten Nerven. Dtsch. Z. Nervenheilk. **57**, 275 (1917). — Driels: Über stumpfe Verletzungen des Plexus lumbosacralis. Mschr. Unfallheilk. **39**, 20 (1932). — Drüner: Münch. med. Wschr. **1915 I**. — Dyson: J. amer. med. Assoc. **88**, 94 (1927).

Edinger: Münch. med. Wschr. **1916, I**. — Untersuchungen über Neubildung der durchtrennten Nerven. Dtsch. Z. Nervenheilk. **58**, 1 (1918). — Über die Regeneration der entarteten Nerven. Dtsch. med. Wschr. **1917 I**, 769. — Ellis: Delayed traumatic serratus paralysis. Arch. of Neur. **22**, 1233 (1929). — Elsberg: Arch. of Neur., Dez. **1919**. — Erlacher: Dtsch. med. Wschr. **1916 I**. — Med. Klin. **1916 I**. — Arch. klin. Chir. **106**, H. 1, 2 (1915). — Z. orthop. Chir. **34**, H. 3, 4. — Typische Lähmungsbilder bei Armnervenverletzungen. Beitr. klin. Chir. **100**, 371 (1916). — Esser: Verlagerung des zerschossenen N. radialis zwecks besserer Verheilung. Zbl. Chir. **43**, 976 (1916).

Finkelnburg: Kriegsärztliche Abende in Bonn, 1915. Med. Klin. **1915 I**. — Fleischhauer: Berl. klin. Wschr. **1915 I**; **1915 II**. — Foerster: Münch. med. Wschr. **1916 I**. — Die Symptomatologie und Therapie der Kriegsverletzungen der peripheren Nerven. 9. J.-verslg. Ges. dtsch. Nervenärzte Bonn 1917. Dtsch. Z. Nervenheilk. **59**, 32 (1918). — Die Symptomatologie der Schußverletzungen der peripheren Nerven. Handbuch der Neurologie, begründet von Lewandowsky; Ergänzungsband, herausgeg. von Bumke u. Foerster, Teil 2, Abschn. 2. Berlin 1929. — Die Therapie der Schußverletzungen der peripheren Nerven. Handbuch der Neurologie, begründet von Lewandowsky; Ergänzungsband, herausgeg. von Bumke u. Foerster, Teil 2, Abschn. 3. Berlin 1929. — Fuchs, A.: Kontralaterale schmerzhafte Parästhesien (Alloparalgie). Wien. med. Wschr. **1916 II**, 1362. — Fürnrohr: Münch. med. Wschr. **1915 II**, 1278.

Garcia: Radialislähmung des Neugeborenen usw. Rev. españ. Obstetr. **16**, 319 (1931). — Gerulanos: Arch. klin. Chir. **107**, H. 1 (1915). — Giannettasio: Di un caso di paralisi dei nervi spinali ed ipoglossio ecc. Arch. ital. Chir. **12**, 523 (1925). — Giliberti: Brachial Plexus Paralyses. Arch. of Neur. **18**, 137 (1927). — Goebel: Sehnenscheidenanschwellungen nach Nervenschußverletzungen. Dtsch. med. Wschr. **1916 I**, 901. — Greene: Temporary paralysis of the recurrent laryngeal nerves ecc. Surg. etc. **52**, 1153 (1931). — Grigoresco et Jordanesco: Un cas rare de paralysie partielle du nerf radial. Revue neur. **38 II**, 102 (1931). — Gundermann: Beitr. klin. Chir. **97**, 479 (1915).

Harrenstein: Z. orthop. Chir. **49**, 43 (1927). — Heberling: Ein Fall von Knochenneubildung in der Nervenscheide usw. Münch. med. Wschr. **1916 II**, 1339. — Heidrich u. Küttner: Die stumpfen Verletzungen des Plexus brachialis. Dtsch. Z. Chir. **234**, 586 (1931). — Heile: Münch. med. Wschr. **1916 I**. — Zur operativen Freilegung der verletzten peripheren Nerven. Beitr. klin. Chir. **108**, 82 (1917). — Heile u. Hezel: Beitr. klin. Chir. **96**, H. 3 (1915). — Heinemann: Über Schußverletzungen der peripheren Nerven. Arch. klin. Chir. **108**, 107 (1917). — Hezel: Med. Klin. **1914 II**. — Die Schußverletzungen der peripheren Nerven. Hezel, Marburg, Vogt u. Weygandts Die Kriegsbeschädigungen des Nervensystems. Wiesbaden 1917. — Hilgenreiner: Münch. med. Wschr. **1916 I**. — Hoffmann: Med. Klin. **1915 I**, 359; **1916 I**. — Münch. med. Wschr. **1915 I**. — Hofmeister:

Beitr. klin. Chir. **96**, 329 (1915). — HORWITZ: Münch. med. Wschr. **1915 II**. — HUISMANS: Münch. med. Wschr. **1915 I**.

JELLINEK: Wien. klin. Wschr. **1920 I**, 873. — JUNGBLUTH: Über Medianusschädigungen usw. Zbl. Chir. **1931**, 3191.

KAISER: Beitr. klin. Chir. **98**, 256 (1915). — KARPLUS: Über Störungen der Schweißsekretion bei Verwundungen des Nervensystems. Wien. klin. Wschr. **1916 I**, 967. — Jb. Psychiatr. **37**, 132 (1917). — KRAMER: Mschr. Psychiatr. **37**, 11 (1915); **39**, 1, 193 (1916); **41**, 193 (1917). — KÜNZEL: Zur Prognose der Nervenschußverletzungen. Beitr. klin. Chir. **107**, 583 (1917). — KÜTTNER: Die Chirurgie der peripheren Nerven. Arch. klin. Chir. **167**, Kongr.ber., 263 (1931).

LANIER, CARNEY and WILSON: Cutaneous innervation. Arch. of Neur. **34**, 1 (1935). — LASSERRE: L'ostéotomie basse de dérotation humérale etc. Bordeaux chir. **1931**, No 4, 326. — LEHMANN: Beiträge zur Kenntnis der sekretorischen und vasomotorischen Störungen nach Nervenschüssen. Med. Klin. **1917 I**, 629. — LÉRICHE: Presse méd. **1916**. — LEWANDOWSKY: Berl. klin. Wschr. **1914 II**. — Dtsch. med. Wschr. **1915 II**. — Über Kontrakturbildung in gelähmten Muskeln nach Nervenverletzungen. Z. Neur. **16**, 268. — LÖWENSTEIN: Neur. Zbl. **1916**, H. 1. — Durchschuß des Radialis. Völlige Funktionsherstellung in 10 Tagen. Münch. med. Wschr. **1916 II**, 1405. — LOEWENSTEIN: Die Diagnose der totalen Nervendurchtrennung. Med. Klin. **1918 I**, 761.

MALIWA: Trophische Störungen nach Verletzung peripherer Nerven usw. Med. Klin. **1917 I**, 704, 733. — MANN: Jkurse ärztl. Fortbildg, Mai **1916**. — Münch. med. Wschr. **1915 II**. — MARBURG: Jkurse ärztl. Fortbildg, Mai **1915**; Mai **1916**. — Zur Frage der Autoregeneration des peripheren Stückes durchschossener Nerven usw. Arb. neur. Inst. Wien **21**, 462 (1916). — MARBURG u. RANZI: Wien. klin. Wschr. **1915 I**, 611. — MATTI: Dtsch. med. Wschr. **1916 I**. — MAUSS u. KRÜGER: Beobachtungen und Erfahrungen bei Untersuchungen und Operationen von Schußverletzungen der peripheren Nerven. Beitr. klin. Chir. **108**, 143 (1917). — MAYER: Dtsch. med. Wschr. **1915 I**. — Med. Klin. **1915 II**, 1017. — MEIGE et BÉNISTY: Revue neur. **1915**, **1916**. — MELCHIOR: Berl. klin. Wschr. **1915 I**, 823. — MENDEL: Neur. Zbl. **1915**, H. 3. — MICHAELIS: Über Peroneuslähmungen usw. Bruns' Beitr. **152**, 629 (1931). — MORO: Bericht über die operative Behandlung der Verletzungen peripherer Nerven im Kriege. Dtsch. Z. Chir. **138**, 264 (1916). — MOSZKOWICZ: Überbrückung von Nervendefekten durch gestielte Muskellappen. Münch. med. Wschr. **1917**, 755.

NONNE: Med. Klin. **1915 I**, 501.

OPPENHEIM: Berl. klin. Wschr. **1914 II**; **1915 II**, 1154. — Z. ärztl. Fortbildg **1915**, H. 4. — Ther. Gegenw., Juni **1915**. — Beiträge zur Kenntnis der Kriegsverletzungen des peripheren Nervensystems. Berlin 1917. — OTTAW: Eine unter der Geburt entstandene doppelseitige Radialislähmung usw. Zbl. Gynäk. **1932**, 2714.

PARISEL: Traitement precoce des paralysies obstétricales du bras. Arch. franco-belg. Chir. **30**, 334 (1927). — PELZ: Über Behandlungsresultate der Kriegsverletzungen peripherer Nerven. Arch. f. Psychiatr. **57**, 100 (1917). — PERRIER: Su di una particolare lesione dei nervi intercostali ecc. Boll. Soc. piemont. Chir. **3**, 891 (1933). — PERTHES: Dtsch. Z. Chir. **132**, H. 1, 2. — Dtsch. med. Wschr. **1916 I**, 842. — Die Schußverletzungen der peripheren Nerven. Z. Neur. **36**, 400 (1917). — Supravaginale Sehnentransplantation bei irreparabler Radialislähmung. Zbl. Chir. **44**, 717 (1917). — Über Sehnenoperationen bei irreparabler Radialislähmung usw. Beitr. klin. Chir. **113**, 289 (1918). — PETERSON: Sur un cas de paralysie obstétricale etc. Gynéc. et Obstétr. **12**, 68 (1925). — PFEIFFER: Über Kriegsverletzungen peripherer Nerven. Jber. Neur. **20**, 19 (1916). — Über Schußverletzungen peripherer Nerven. Mschr. Psychiatr. **42**, 133 (1917). — PURPURA: Distribuzione delle fibre nei tronchi nervosi ecc. Policlinico, sez. chir. **38**, 643 (1931).

RANSCHBURG: Über klinische Untersuchung, operative Biopsie und Heilerfolge usw. Beitr. klin. Chir. **101**, 521 (1916). — Schnelle Wiederherstellung der Funktion des durch Nervennaht wieder vereinigten N. radialis. Dtsch. med. Wschr. **1916 II**, 1546. — Zur Diagnose des motorischen Heilerfolgs der Nervennaht. Mschr. Psychiatr. **42**, 261 (1917). — Die Heilerfolge der Nervennaht. Berlin 1918. — REDLICH: Mschr. Psychiatr. **37**, 333 (1915). — Über Störungen des Vibrationsgefühls bei Schußverletzungen der peripheren Nerven. Jb. Psychiatr. **37**, 92 (1917). — REICHMANN: Dtsch. med. Wschr. **1915 I**. — Arch. f. Psychiatr. **56**, H. 1. — REMMETS: Über operative Behandlung der Nervenverletzungen. Dtsch. Z. Chir. **138**, 466 (1916). — REZNICEK: Neur. Zbl. **1915**, 370. — Wien. med. Wschr. **1915 I**, 390. — Wien. klin. Wschr. **1915 I**, 544. — RIEDEL: Münch. med. Wschr. **1916 I**, 913. — RIVAROLA: Betrachtung über Pathogenese und Behandlung der geburtshilflichen Lähmungen. Semana méd. **33**, 127 (1926). — RIZZATTI: Rara frattura metatarsale ecc. Ateneo parm. 1, Suppl., 426 (1929). — ROTHMANN: Z. ärztl. Fortbildg **1915**, H. 8.

SAENGER: Münch. med. Wschr. **1915 I**. — SCHLOESSMANN: Der Nervenschußschmerz. Z. Neur. **35**, 442 (1917). — SCHUSTER: Neur. Zbl. **1915**, 418. — SITTIG: Med. Klin. **1916 I**. — SPIELMEYER: Über Regeneration peripherer Nerven. Z. Neur. **36**, 421 (1917). — Z. Neur.

29, 416 (1915). — Münch. med. Wschr. **1915 I.** — SPITZY: Die krankhaften Veränderungen der oberen Extremitäten usw. Verh. orthop. Ges. **1931**, 103, 182. — STEINBERG: Wien. klin. Wschr. **1915 I.** — STEINTHAL: Beitr. klin. Chir. **96**, 295 (1915). — Münch. med. Wschr. **1915 I.** — STERLING: Zur Frage der trophischen Knochenveränderungen usw. Neur. Zbl. **1916**, 785. — STOFFEL: Münch. med. Wschr. **1915 I.** — Dtsch. med. Wschr. **1915 I.** — Über die Schicksale der Nervenverletzten usw. Münch. med. Wschr. **1917 II**, 1515. — Über den Mechanismus der Nervenverletzungen. Z. orthop. Chir. **38**, 93 (1918). — Kriegsverletzungen der Nerven. Münch. med. Wschr. **1919 I**, 257. — STROMEYER: Über Fernschädigung peripherer Nerven usw. Dtsch. Z. Chir. **142**, 279 (1917).

THIEMANN: Münch. med. Wschr. **1915 I.** — THOELE: Beitr. klin. Chir. **98**, 131 (1915). — TINEL: Presse méd. **1915**, H. 47. — TSCHERMAK: Arch. f. Dermat. **122**, H. 4. — TURNER: Über Mitverletzungen der peripheren Nerven usw. Vestn. Chir. (russ.) **1931**, H. 65/66, 49.

VEREBÉLY: Die Kriegsverletzungen der Blutgefäße und der peripheren Nerven. Wien. med. Wschr. **1916 II**, 1713, 1757, 1865. — VOELCKER: Dtsch. Z. Chir. **133**, 65 (1915). — VOSS: Über psychogene Schmerzen nach Nervenverletzungen. Münch. med. Wschr. **1919 I**, 16.

WEXBERG: Neurologische Erfahrung im Felde. Wien. med. Wschr. **1916 II.** — Kriegsverletzungen der peripheren Nerven, Ergebnisreferat. Z. Neur., Referatenteil **13**, 73, 281; **18**, 257 (1916 u. 1919). — Z. Neur. **36**, 345 (1917). — WHITMAN: Surg. etc. **34**, 32 (1922).

ZANIETOWSKY: Wien. klin. Wschr. **1915 I**, 805. — ZELIGS: J. amer. med. Assoc. **90**, 762 (1928). — ZELLER: Z. ärztl. Fortbildg, Dez. **1914**.

Neuritis und Polyneuritis.

Klinik.

Von ERWIN WEXBERG-New Orleans (Louisiana).

Mit 3 Abbildungen.

Allgemeiner Teil.

Der Begriff der Nervenentzündung ist pathologisch-anatomisch nicht sehr gut gegründet. Vor allem muß die Tatsache, daß das anatomische Bild der Neuritis nicht das einer Entzündung, sondern weit eher das einer Degeneration ist, pathogenetischen Hypothesen über das Wesen der Neuritis prinzipiell zugrunde gelegt werden. EDINGERS Ersatztheorie kommt dieser Forderung nach, indem sie die sog. Entzündung als eine Ernährungsstörung des Nerven auffaßt, die entweder durch Störung der Zufuhr oder gesteigerten Verbrauch von Nährmaterial oder durch beide zugleich hervorgerufen ist. Als Typus der ersten Gruppe kann die Neuritis nach Arsenvergiftung gelten: hier ist ausschließlich die toxisch bedingte Ernährungsstörung als das pathogene Moment zu betrachten. Umgekehrt ist es bei der Berufsneuritis nach übermäßiger Anstrengung leicht ersichtlich, daß die normale Zufuhr an Nährstoffen den wesentlich gesteigerten Anforderungen nicht genügt, und daß dies zur Erkrankung führt. Für die dritte Gruppe, wo beide Faktoren, Störung der Ernährung und gesteigerter Verbrauch, durch Summation zur Erkrankung führen, kann die Bleilähmung als Typus gelten, bei der die Lokalisation in den Streckern der Hand- und Fingergelenke offenbar auf den durch die Anstrengung gesteigerten Verbrauch bei toxisch gestörter Nahrungszufuhr zurückzuführen ist.

Unbeschadet der Gültigkeit der EDINGERschen Theorie spricht freilich manches dafür, daß die Wirksamkeit des Giftes mit der bloßen Ernährungsstörung nicht erschöpft ist. Gewiß ist auch eine primär und unmittelbar toxische Schädigung der spezifisch nervösen Elemente anzunehmen. Die vielfach beobachtete Elektivität der Wirkung bestimmter Gifte ist, soweit sie nicht nach dem Typus der Bleilähmung auf das Aufbrauchprinzip zurückzuführen ist, ohne eine ihrer Natur nach unbekannte spezifische Affinität bestimmter Nerven zu bestimmten Schädlichkeiten wohl nicht zu erklären.

Ätiologie.

Die Vielfältigkeit der Ursachen neuritischer und polyneuritischer Erkrankungen gestaltet eine ätiologische Systematik recht schwierig. Diese Systematik soll womöglich auch der vielfachen Interferenz mehrfacher Krankheitsursachen, wie sie gerade auf diesem Gebiet eine große Rolle spielt, Ausdruck geben. Eine streng dem konditionalen Denken angepaßte Darstellung müßte eigentlich fast jeden einzelnen Fall unter gesonderten ätiologischen Gesichtspunkten betrachten. Mit Rücksicht darauf jedoch, daß eine derartige Betrachtungsweise den praktischen Erfordernissen kaum gerecht werden könnte, schien uns die grundsätzliche Scheidung zwischen Ursachen im eigentlichen Sinne und Hilfsursachen notwendig. Die daraus sich ergebende Einteilung gilt freilich nur unter dem Vorbehalt, daß gelegentlich die Hilfsursache zweifellos zur Hauptursache werden kann und umgekehrt. Insbesondere gilt dies von dem Moment der Überanstrengung, die denn auch in unserer Darstellung zweimal erscheint: unter den Ursachen im eigentlichen Sinne und unter den Hilfsursachen. — Ferner erwies es sich als zweckmäßig, einer Gruppe der lokalen Neuritiden eine zweite gegenüberzustellen, welche die Neuritiden durch allgemeine, den gesamten Organismus betreffende Noxen umfaßt. So wenig in der Praxis das ziemlich breite Grenzgebiet zwischen diesen beiden Formen zu übersehen ist, so sehr hat man doch den Eindruck, daß es sich hier um zwei prinzipiell verschiedene Mechanismen handelt, so daß es gerechtfertigt erscheint, diese Unterscheidung der Systematik zugrunde zu legen.

Aus diesen Überlegungen ergibt sich folgende Einteilung:

I. Lokale Neuritis.

1. Traumatische Neuritis. 2. Toxikotraumatische Neuritis. 3. Neuritis durch Überanstrengung. 4. Injektionsneuritis. 5. Neuritis durch Erfrierung. 6. Neuritis durch elektrische Schädigung. 7. Kontiguitätsneuritis. 8. Neuritis ascendens.

II. Neuritis und Polyneuritis durch allgemeine Noxen:

1. Neuritis (Polyneuritis) durch Infektion. a) bakteriell; b) toxisch-infektiös. 2. Toxische Neuritis (Polyneuritis). a) durch anorganische Substanzen; b) durch organische Substanzen; c) durch biologische Gifte (Serum, Antitoxin). 3. Dyskrasische Neuritis (Polyneuritis).

Hilfsursachen: 1. Disposition; 2. Erkältung; 3. Überanstrengung.

Bemerkungen zur Ätiologie.

ad I 1. (traumatische Neuritis). Es ist bekannt, daß bei der Frage der Unterscheidung zwischen traumatischer Nervendegeneration und Neuritis die pathologische Anatomie im Stiche läßt (s. REMAK und FLATAU). Dasselbe Bild der WALLERschen Degeneration, das wir in dem einen Fall auf eine Nervenverletzung beziehen, betrachten wir in einem anderen Fall als die anatomische Basis einer Neuritis, je nach den anamnestischen Daten, die dort eine Verletzung, hier eine Infektion oder Intoxikation als Hauptursache der Erkrankung anführen. Während also hier die Scheidung der Krankheitstypen nach rein ätiologischen Gesichtspunkten erfolgt, läßt sich jedoch dieses Prinzip dort nicht mehr aufrechterhalten, wo von einer „traumatischen Neuritis" die Rede ist. Im allgemeinen versteht man darunter nach REMAK und FLATAU Fälle von Nervenverletzungen, wo „zu den unabänderlichen Folgen der Nervenläsion Reizerscheinungen hinzutreten". Dabei ist es jedoch schon lange bekannt, daß Reizerscheinungen durchaus keinen integrierenden Bestandteil der Symptomatologie der Neuritis bilden, so daß genau genommen diese nach symptomatischen Gesichtspunkten erfolgte Trennung zwischen traumatischer Nervenlähmung und traumatischer Neuritis kaum gerechtfertigt erschien. Nun vollends, da uns die Kriegserfahrungen gelehrt haben, wie ungemein häufig Reizerscheinungen nach Nervenverletzung sind, und wie sich diese oft durch operativen Eingriff — Neurolyse — beseitigen lassen, sind wir geneigt, die Reizerscheinungen bis zu einem gewissen Grade in die Symptomatologie der traumatischen Nervenlähmung einzubeziehen. Von einer traumatischen Neuritis werden wir vor allem dann sprechen, wenn das Mißverhältnis zwischen einer geringfügigen Verletzung und schweren Reizerscheinungen ein derartiges ist, daß wir einen von dem Trauma bloß ausgelösten, aber selbständig gewordenen Krankheitsprozeß im Nerven mit Recht vermuten können. Die Vermutung wird bestätigt, wenn in solchen Fällen der operative Eingriff erfolglos bleibt. Hierher gehören also vor allem die Fälle von Schußneuralgie im engeren Sinne, die im Rahmen dieses Handbuches jedoch um des ätiologischen Zusammenhanges willen in dem Kapitel über Nervenverletzungen behandelt sind. Die Fälle, die innerhalb dieses Abschnittes mit der Bezeichnung „traumatische Neuritis" gemeint sind, lassen sich streng genommen von den traumatischen Schädigungen peripherer Nerven überhaupt nicht trennen. Aber sie finden ihren Platz besser hier, erstens weil es sich bei ihnen nicht um ein äußeres Trauma im eigentlichen Sinne handelt, sondern um Druck, Zerrung, Quetschung ohne äußere Gewalteinwirkung. Dies würde eigentlich von den Schlafdrucklähmungen zum großen Teil nicht gelten, die ja durch den Druck einer harten Unterlage, also durch äußere Gewalt, entstehen. Diese aber sind wiederum von den von OPPENHEIM so genannten toxikotraumatischen Lähmungen kaum scharf zu trennen, so daß wir es vorzogen, sie um dieses Zusammenhanges willen hier einzuordnen.

Die Ursachengruppen II. 1., 2. und 3. (traumatische, toxikotraumatische und Überanstrengungsneuritis) liefern die ätiologischen Grundlagen für eine übergreifende Gruppe, die man als *gewerbliche Neuritis* zusammenfassen kann. Von ihr wird im speziellen Teil gesondert die Rede sein.

ad I. 4. Neuritiden, die durch Injektionen entstehen, sind eigentlich toxikotraumatischer Natur. Nur der Umstand, daß es sich hier nicht um allgemeine, sondern um lokale Gifteinwirkung handelt, gibt das Recht, diese Gruppe gesondert zu behandeln, wofür übrigens auch praktisch-klinische Gründe sprechen.

ad I. 7. Unter Kontiguitätsneuritis verstehen wir Nervenerkrankungen, die durch Übergreifen eines pathologischen Prozesses vom Nachbargewebe auf den Nervenstamm entstehen. In der Praxis werden sie vielfach von der Druckneuritis nicht streng zu trennen sein. Dies gilt z. B. von der radikulären und funikulären Ischias, bei der es zweifelhaft sein mag, ob es sich bloß um Druckschädigung der Nervenfasern, ausgehend von pathologisch veränderten Gelenken, handelt, oder ob der an den Gelenken und den umgebenden Weichteilen sich abspielende pathologische Prozeß im Sinne der SICARDschen „Neurodocitis" auf das nervöse Gewebe selbst übergreift. Häufig, vielleicht auch meistens, wird beides der Fall sein.

ad „Hilfsursachen". Bei jedem der drei hier angeführten ursächlichen Momente läßt sich eine Unterteilung in „allgemein" und „lokal" durchführen. Es gibt eine allgemeine Disposition zu Erkrankungen der peripheren Nerven, und es gibt lokale dispositionelle Momente (etwa die Enge des Canalis Fallopii in der Ätiologie der Facialislähmung oder Sacralisation des 5. Lendenwirbels beim Zustandekommen der Ischias). Es gibt allgemeine Refrigeration, die als Hilfsursache den Organismus für eine bestimmte Infektion empfänglich macht, und es gibt lokale Abkühlung, die — etwa bei der rheumatischen Facialislähmung — am Orte der Einwirkung die Nervenerkrankung herbeiführen hilft, gewiß, wie wir heute annehmen, unter Mitwirkung eines infektiösen Faktors, der die eigentliche Krankheitsursache darstellt, auch dann, wenn er schon lange latent vorhanden war und erst durch die lokale Abkühlung mobilisiert wurde. Dieser infektiöse Faktor kann wiederum per contiguitatem oder auf dem Lymph- oder Blutwege an den Nerven herankommen. — Schließlich gibt es allgemeine Überanstrengung — die vor allem im Kriege vielfach beobachteten Erschöpfungspolyneuritiden — und lokale Überanstrengung im Sinne EDINGERS.

Daß es eine besondere *Krankheitsbereitschaft* für Neuritis sowohl wie für Polyneuritis gibt, wird schon von OPPENHEIM betont. Gelegentliches familiäres Vorkommen der Polyneuritis weist darauf hin (VERAGUTH), vor allem aber die Fälle von rezidivierender Polyneuritis, deren erster von EICHHORST beschrieben wurde (weitere Fälle von GROCCO, SHERWOOD, DÉJÉRINE-KLUMPKE, SORGO, TRAGOVOL, SCHLIER, THOMAS, OPPENHEIM, WERTHEIM SALOMONSON, HIGIER, HOESTERMANN, OLIVERO, BREGMAN). MINKOWSKI beschreibt einen

Fall von rezidivierender Alkoholpolyneuritis. Oppenheim bezeichnet ein Krankheitsbild, das rezidivierende Neuritiden verschiedener Lokalisation umfaßt, und das er in zwei Fällen beobachtete, als Mononeuritis migrans s. disseminata. Er meint, man könnte es auch als dissoziierte, zeitlich auseinandergesprengte Polyneuritis auffassen. — In diesem Zusammenhang muß auch auf die Fälle von periodischen Hirnnervenlähmungen (Oculomotorius, Facialis) und auf Extremitätenlähmungen mit angioneurotischem Ödem hingewiesen werden, wie sie von Cassirer, Sterting, Ullman, Kennedy, Melkersson beobachtet wurden.

Für die Frage der Polyneuritis auf Grund von angeborener oder erworbener *Neurasthenie* lieferte der Krieg wichtiges Material. Im Jahre 1915 publizierte Nonne 2 Fälle von ausgesprochener subakuter Polyneuritis bei einem neuropathisch belasteten, durch die Kriegsstrapazen schwer neurasthenischen Mann. Charakteristisch für die Anamnese dieser Fälle ist nach Nonne das Fehlen der sonst bei Polyneuritis üblichen greifbaren Ursachen (Erkältung, Infektion, Intoxikation), dagegen sind jedoch der Erkrankung starke körperliche und seelische Strapazen vorausgegangen. Nonne faßt die Polyneuritis in diesen Fällen als organische „Nach"-Erkrankung der Exacerbation der Neurasthenie auf. Oppenheim berichtet ebenfalls über derartige Fälle seiner Erfahrung, die jedoch ausschließlich die oberen Extremitäten betrafen. Auch Mann faßte 4 Fälle, wo Polyneuritis als Begleiterscheinung nervöser Erschöpfungszustände aufgetreten war, unter dem Namen „Polyneuritis neurasthenica" zusammen. Er stellt sie pathogenetisch auf eine Stufe mit den Polyneuritiden bei dyskrasischen Zuständen, wie Carcinom, Tuberkulose, Diabetes oder Senium. Hier handelte es sich allerdings um rein sensible Erkrankungen, deren polyneuritischer Charakter uns nicht ganz zweifellos erscheint. — In Anbetracht des Umstandes, daß wir von der Ätiologie der idiopathischen Polyneuritis überhaupt nichts wissen, daß wir zweifellos in vielen Fällen, auch bei Nichtneurasthenikern, überhaupt kein ätiologisches Moment nachzuweisen vermögen, darf aus diesem negativen Umstand wohl noch nicht viel geschlossen werden. Die idiopathische Polyneuritis kann recht gut ein neuropathisches Individuum befallen oder im zeitlichen Anschluß an körperliche und seelische Strapazen auftreten, ohne daß man deshalb ohne weiteres berechtigt wäre, aus dem „post hoc" ein „propter hoc" zu machen. Keinesfalls sind die Fälle von „neurasthenischer" Polyneuritis so häufig, daß man berechtigt wäre, die Möglichkeit eines rein zufälligen Zusammentreffens auszuschließen.

Allgemeine Symptomatologie.

Symptomatologisch wird der Klinik der Neuritiden und Polyneuritiden gewöhnlich das von Remak und Flatau stammende Einteilungsschema in Mononeuritis, Mononeuritis multiplex und Polyneuritis zugrunde gelegt. Es hat sich praktisch gewiß vielfach bewährt. Gleichwohl sind Zweifel an der Richtigkeit dieser Einteilung nicht abzuweisen. Schon die strenge Absonderung der Mononeuritis wird nur für die Fälle zutreffen, die wir unter dem Titel der lokalen Neuritis ätiologisch zusammengefaßt haben. In allen Fällen aber, wo eine allgemeine Noxe klinisch zur Erkrankung eines einzelnen Nerven führt, wird, wenn lokale Noxen dabei sicher ausgeschaltet werden können, der Verdacht nicht ganz von der Hand zu weisen sein, daß es sich eigentlich um eine abortive Polyneuritis handelt. Bei darauf gerichteter Untersuchung findet man denn auch oft kleine Reflexanomalien in weit abliegenden Körperregionen, die diesen Verdacht bestätigen. Von jenen lokalen Noxen kann man allerding sehr oft gar nicht absehen: bei der Typhusneuritis kann der Druck — analog der Schlafdrucklähmung —, bei der rheumatischen Facialislähmung der Zustand des Canalis Fallopii eine Rolle spielen usw. Sehr zweifelhaft aber erscheint uns heute die Unterscheidung zwischen Mononeuritis multiplex und Polyneuritis. Das wesentliche differentielle Moment besteht nach REMAK und FLATAU darin, daß die Polyneuritis symmetrisch beide Körperhälften befällt, die Mononeuritis multiplex jedoch wahllos auf ganz verschieden im Körper verteilte Nervengebiete sich erstreckt. Erstere wäre also eine Art Systemerkrankung, während die letztere eigentlich die Summation mehrerer sozusagen zufällig nebeneinander auftretender Mononeuritiden darstellt. Ziehen wir in Betracht, daß sich bei beiden Gruppen eine spezifische Affinität der Noxe für bestimmte Nervenstämme nachweisen läßt, nur daß diese Affinität sich in dem einen Fall auf die Nerven beider Körperhälften symmetrisch erstreckt, im anderen auf verschiedene Nervengebiete ohne Rücksicht auf Symmetrie; ziehen wir ferner in Betracht, daß es zwischen der streng symmetrischen Polyneuritis und der asymmetrischen Mononeuritis multiplex alle Übergänge gibt — mehr oder weniger symmetrisch lokalisierte Polyneuritiden bis zu Grenzfällen, wo die Symmetrie nur bei darauf gerichteter Untersuchung eben angedeutet erscheint — so mag man es vielleicht heute heuristisch wertvoller finden, die strenge Trennung zwischen Mononeuritis multiplex und Polyneuritis durch die einfache Feststellung zu ersetzen, daß es neben der typischen Form der symmetrischen Polyneuritis auch asymmetrisch lokalisierte Polyneuritiden gibt.

Die Erscheinungen der Neuritis und Polyneuritis lassen sich im allgemeinen in Ausfalls- und Reizerscheinungen seitens der betroffenen Nerven gliedern. Diesbezüglich sind sie also grundsätzlich gleicher Art wie die Symptome der Nervenunterbrechung aus anderer Ätiologie, etwa durch Trauma. Immerhin bestehen gewisse kennzeichnende Unterschiede zwischen traumatischer und neuritischer Läsion, auf die hier eingegangen werden soll.

1. Motilität.

Wie bei den traumatischen Lähmungen peripherer Nerven treten die Reizerscheinungen auf motorischem Gebiete auch bei den Neuritiden sehr hinter den Ausfallserscheinungen zurück. Intensität und Verbreitung der Lähmung ist je nach der Art der Erkrankung außerordentlich wechselnd. Von der leichtesten Parese bis zu kompletter Lähmung kommen alle Abstufungen vor. Es gibt Fälle von rein motorischer Neuritis, vor allem dort, wo rein motorische Nerven befallen sind, aber auch bei Erkrankung gemischter Nerven, und von rein motorischer Polyneuritis. Die Lähmung zeigt alle Kennzeichen der Unterbrechung des peripheren Neurons. Als motorische *Reizerscheinungen* sind vor allem *Kontrakturen* anzuführen, die in manchen Fällen schon im Frühstadium auftreten, in anderen, wie etwa bei der Facialislähmung, erst im späteren Verlauf. Diese aktiven Kontrakturen sind von den Formen der Kontraktur zu unterscheiden, die man bei schweren Neuritiden und Polyneuritiden ebenso wie bei traumatischen Lähmungen peripherer Nerven beobachtet, und die bei Lähmung einer Muskelgruppe zunächst in der Verkürzung der gesunden Antagonisten, dann in Veränderungen des Gelenk- und Bänderapparates bestehen. Weiter sind als motorische Reizerscheinungen beschrieben: Zuckungen in der Gesichtsmuskulatur bei Facialislähmung, tonische Spasmen im M. palmaris brevis bei Medianusneuritis, im Flexor hallucis brevis bei Neuritis tibialis (WERTHEIM SALOMONSON). Auch fibrilläre und fasciculäre Zuckungen kommen vor, besonders in den Muskeln der unteren Extremität. Sie sollen bei sensibler Polyneuritis häufiger sein als bei motorischer (BIRO). Die von WERTHEIM SALOMONSON erwähnte reflektorische Hypertonie in Muskeln außerhalb des erkrankten

Gebietes dürfte im wesentlichen mit der gesetzmäßigen Kontraktur der Antagonisten, von der wir oben sprachen, identisch sein. Das Überwiegen der einen Antagonistengruppe über die andere führt dann zu typischen Kontrakturbildern, etwa zu der von RYBALKIN beschriebenen Fußbildung bei Arsenpolyneuritis, die in starker Plantarflexion der Zehen besteht. Häufiger sieht man Pes equinovarus (WERTHEIM SALOMONSON). — Auf die Störung des funktionellen Gleichgewichtes zwischen antagonistischen Muskelgruppen wird auch das vielfach beobachtete Auftreten von Wadenkrämpfen (Crampi) bei Parese der Peronealmuskulatur und relativ intakter Tibialismuskulatur zurückgeführt. CURSCHMANN beschreibt Fälle von Mononeuritis mit Crampi und sekundärer Hypertrophie der krampfenden Muskeln. Er setzt sie in Beziehung zu OPPENHEIMS Myohypertrophia kymoparalytica.

In einer verhältnismäßig großen Anzahl von Fällen, die teilweise auch ätiologisch einheitlich sind, tritt lokomotorische *Ataxie* auf. Die ataktische Form der Polyneuritis wurde zuerst von JOFFROY, dann 1884 von DÉJÉRINE beschrieben. Sie ist von der Koordinationsstörung, wie man sie bei der tabischen Erkrankung der Hinterstränge beobachtet, durchaus nicht zu unterscheiden, weshalb manche Autoren (wie WERTHEIM SALOMONSON) in diesen Fällen eine Beteiligung der Hinterstränge annehmen. So spricht man in Fällen, wo die Ataxie ganz im Vordergrund steht und bei geringfügiger Parese fast das einzige motorische Symptom darstellt, auch von Pseudotabes peripherica. Für die Pathogenese der neuritischen Ataxie wird vielfach die Störung der Lage- und Bewegungsempfindung in Anspruch genommen. Die Ataxie wäre demnach nur die Folge der Unterbrechung der zentrifugalen Leitung, insoweit sie mit der Wahrnehmung der Gelenkstellungen und Gelenkbewegungen im Zusammenhang ist. Diese Theorie läßt sich kaum aufrechterhalten. Wir sahen Fälle von rein ataktischer Polyneuritis ohne jegliche Störung der Oberflächen- und Tiefensensibilität, andererseits aber sahen wir auch Fälle mit Störung der Tiefensensibilität ohne Ataxie. Es muß wohl angenommen werden, daß die Störung der Tiefensensibilität weder eine notwendige, noch eine hinreichende Bedingung für das Zustandekommen der Ataxie darstellt, wenn sie auch in der Mehrzahl der Fälle mit Ataxie gemeinsam vorkommen mag.

In schweren Fällen von ataktischer Polyneuritis treten, ähnlich wie bei der Tabes. *Spontanbewegungen* in den Extremitäten auf, die ein wenig an Athetose erinnern (LÖWENFELD, REMAK, KORSAKOFF, PAL, BERNHARDT, ROSSOLIMO, WETZEL u. a.). DRAGANESCO nimmt in einem Fall (Diphtherie) einen Herd im Linsenkern oder Hirnstamm an, unseres Erachtens kaum mit Recht. Ob die pseudoathetotischen Bewegungen mit der Ataxie oder mit der gleichzeitig meist vorhandenen Störung der Tiefensensibilität in einem gesetzmäßigen Zusammenhang stehen, ist nicht ersichtlich.

Schließlich sei auf gelegentliches Vorkommen von *Intentionstremor* bei der Polyneuritis hingewiesen (eigene Beobachtung).

Hinsichtlich der *Lokalisation* der motorischen Ausfallserscheinungen bei der Polyneuritis ist zu betonen, daß mit großer Regelmäßigkeit die distalen Gliedabschnitte stärker oder auch ausschließlich betroffen sind. Dieser Umstand ist für die Unterscheidung von der Poliomyelitis anterior von diagnostischer Bedeutung.

Wir fanden dieses Verhalten in der Mehrzahl unserer Fälle nachweisbar. In einem Fall waren die stärkeren Erscheinungen an den oberen Extremitäten proximal, an den unteren Extremitäten distal vorhanden, in einem anderen war an allen Extremitäten eine proximal stärkere Beteiligung unverkennbar. Auffallend schien uns die verhältnismäßig häufige Beteiligung der Schultergürtelmuskulatur, im Gegensatz zu REMAK und FLATAU, die sie selten sahen. Meistens fanden wir den Deltoideus beteiligt, einmal auch den M. pectoralis major, ein anderes Mal den M. serratus anterior. Auch die Muskulatur des Stammes ist anscheinend doch häufiger betroffen, als vielfach angenommen wird. Wir sahen in drei schweren Fällen eine unverkennbare Beteiligung der Bauchmuskulatur, was nach REMAK und FLATAU nur bei LANDRYscher Paralyse vorkommen soll. Die Bauchmuskelparese äußert sich in Hypotonie der Bauchwand, Unmöglichkeit des Aufsetzens, Hustens und Pressens bei fehlender oder mangelhafter Kontraktion der Bauchmuskulatur und Herabsetzung oder Fehlen der Bauchdeckenreflexe. Dadurch kann auch gelegentlich eine Parese des Mastdarms und der Blase vorgetäuscht werden. — In einem unserer Fälle schien bestehende Dyspnoe bei rein costalem Atemtypus auf eine Phrenicusparese hinzuweisen. Sie ist im Rahmen der Polyneuritis selten, als isolierte Neuritis häufiger anzutreffen. — ALAJOUANINE, THOMAS und GOPCEWITCH beschreiben eine pseudomyopathische Form der Polyneuritis mit vorwiegendem Befallensein der lumbodorsalen Muskeln.

Wesentlich häufiger sind die *Hirnnerven* betroffen. Insbesondere bei bestimmten ätiologisch einheitlichen Formen der Polyneuritis (Lues, Diphtherie) sieht man Hirnnervenbeteiligung in typischer Weise mit großer Regelmäßigkeit.

Wir sahen in einem Fall von idiopathischer Polyneuritis rechtsseitige Facialisparese und Atrophie der Zunge mit Bewegungseinschränkung und fibrillären Zuckungen. In einem anderen Fall soll durch 3 Wochen am Beginn der Erkrankung eine Aphonie bestanden haben, die möglicherweise als vorübergehende Recurrenslähmung zu betrachten war. Ein dritter zeigte Druckempfindlichkeit der Trigeminusaustrittsstellen. Relativ häufig sahen wir leichte einseitige Facialisparese.

GUILLAIN und BARRÉ beschreiben einen Typus der Polyneuritis mit Beteiligung der Hirnnerven und Hyperalbuminose im Liquor (s. a. HENDRICKS). Hier handelt es sich möglicherweise um eine periphere Form der Encephalitis epidemica. — LAURANS sammelte 1908 19 Fälle von doppelseitiger Facialislähmung bei Polyneuritis. PATRICK fügte 1916 weitere 29 Fälle hinzu.

Mononeuritis einzelner Hirnnerven ist häufig. Hier stehen Facialis und die Augenmuskelnerven an erster Stelle.

Diagnostisch bedeutsam ist die Tatsache, daß die Polyneuritis in der überwiegenden Mehrzahl der Fälle symmetrisch auftritt. Von kleinen Seitendifferenzen, die man natürlich immer sieht, abgesehen, pflegen beide Körperhälften ziemlich gleichmäßig befallen zu sein. Wir sahen in einem Fall die Symmetrie in den distalen Abschnitten deutlich, während in den proximalen Muskelgruppen wesentliche Seitendifferenzen bestanden. In einem anderen Fall waren die Erscheinungen durchwegs, auch hinsichtlich der in diesem Falle mitbetroffenen Hirnnerven, rechts deutlicher ausgesprochen. Häufiger ist eine gewisse Regellosigkeit der Verteilung, derart, daß etwa der rechte Arm und das linke Bein stärker betroffen sind. Von da gibt es dann, wie oben erwähnt, kontinuierliche Übergänge zu jenen Formen, die als Mononeuritis multiplex bezeichnet werden.

Schließlich ist es unverkennbar, daß sich bei der Polyneuritis, auch abgesehen von den erwähnten Gesetzmäßigkeiten, eine *Prädilektion für bestimmte Nervengebiete* zeigt, welche überhaupt vulnerabler als andere zu sein scheinen. Hierher gehört schon die Tatsache, daß im allgemeinen die unteren Extremitäten stärker betroffen zu sein pflegen, eine Regel, die freilich viel Ausnahmen dulden muß. Bekannt ist ferner die besondere Vulnerabilität des N. peroneus, insbesondere in seinem tiefen Ast, die sich ja auch bei traumatischen Schädigungen des N. ischiadicus immer wieder zeigt. Im Radialisgebiet ist der Ast für die Finger- und Daumenstrecker am empfindlichsten, im Ulnarisgebiet die Interossei. Von AUERBACH wird dieser Sachverhalt im Sinne seines Gesetzes der Lähmungstypen verwertet, wonach jene Muskeln am leichtesten erlahmen, die unter den ungünstigsten mechanischen Bedingungen (Verhältnis des Muskelquerschnittes zu der zu leistenden Arbeit) funktionieren. Mag dieses Gesetz auch für den N. peroneus und einzelne andere Nerven gut stimmen, so hat andererseits SCHWAB (zit. nach FOERSTER) nachgewiesen, daß die Vulnerabilitätsreihe der Muskeln, wie sich auf Grund systematischer Untersuchungen an großem Material ergab, mit dem AUERBACHschen Gesetz durchaus nicht ganz in Einklang zu bringen ist. Es dürften also zum mindesten noch andere — etwa trophische — Momente mit eine Rolle spielen.

2. Sensibilität.

Die sensiblen Ausfallserscheinungen pflegen im allgemeinen bei der Polyneuritis wie auch bei der Mononeuritis (sofern es nicht die Neuritis eines Hautnerven ist) an Intensität und Extensität gegenüber den motorischen zurückzutreten. Andererseits werden mehrfach Fälle von rein sensibler Polyneuritis, wo Parästhesien, Schmerzen und Hypästhesien die einzigen Symptome sind, beschrieben. Leyden identifiziert die sensible Polyneuritis mit der ataktischen. O. B. Meyer betont hingegen bei den von ihm beobachteten Fällen von sensibler Polyneuritis ausdrücklich das Fehlen ataktischer Erscheinungen. Seine Fälle zeigten nur Parästhesien an Händen und Füßen, leichte Hypästhesie der Haut daselbst und Fehlen der Patellar- und Achillessehnenreflexe (s. auch F. Schultze). Margulis fand bei abortiven sensiblen Formen objektive Veränderungen der elektrischen Erregbarkeit, Linksverschiebung im Blutbild, Auftreten tonischer und Schmerzreflexe. Aber auch in den Fällen, wo die Störung der Sensibilität im Vordergrund steht, halten sich die Ausfallserscheinungen gewöhnlich in mäßigen Grenzen. Im allgemeinen sind sie, ebenso wie die motorischen, vorwiegend peripher lokalisiert. Zum mindesten nimmt die Intensität der Empfindungsstörung, wenn diese auch in den zentral gelegenen Abschnitten nachweisbar sein sollte, gegen die Peripherie deutlich zu, meist jedoch ohne bis zu kompletter Anästhesie zu gehen. Dies gilt im allgemeinen auch für die amyotrophischen Fälle mit kompletter motorischer Lähmung. Die größere Resistenz der sensiblen Fasern zeigt sich hier noch viel deutlicher als bei den Verletzungen der peripheren Nerven.

Hinsichtlich der einzelnen Qualitäten gilt für die Polyneuritis und Neuritis dasselbe, was im allgemeinen darüber zu sagen ist, und was auch im Abschnitt über traumatische Nervenerkrankungen gesagt wurde. Die einzelnen Qualitäten sind alle betroffen, wenn auch mit verschiedener Intensität und in verschiedenen Grenzen. Neben der Hypästhesie und unabhängig von ihr findet man Hyperalgesie im Bereiche der erkrankten Nerven, die zuweilen sehr beträchtliche Grade erreichen kann. Auch Anaesthesia dolorosa kommt vor. Manchmal sieht man dissoziierte Empfindungslähmung. Zuweilen besteht im Zentrum des betroffenen Gebietes ein für alle Qualitäten anästhetischer Fleck, während die Empfindungslähmung an der Peripherie dissoziiert ist. Nicht selten sind bei ungestörtem Schmerzgefühl Temperatur- und Tastsinn gestört (Wertheim Salomonson).

Praktisch wichtig sind vor allem die *sensiblen Reizerscheinungen*. Schmerzen und Parästhesien stehen bei neuritischen Erkrankungen oft ganz ausschließlich im Vordergrund. Sie pflegen auch in Fällen mit ganz geringen motorischen Funktionsstörungen sehr intensiv und quälend zu sein, sie sind es ja auch, die den Patienten in der Regel zum Arzt führen, zu einer Zeit, wo die motorischen Symptome noch ganz unbedeutend sind. Auch hier läßt sich jedoch eine allgemeine Regel nicht aufstellen. Gewisse ätiologisch einheitliche Gruppen von Neuritis und Polyneuritis sind unter anderem durch besonders starkes Hervortreten der Schmerzen und schmerzhaften Parästhesien im Krankheitsbild gekennzeichnet (etwa die Arsenpolyneuritis), in anderen spielen sie eine geringe oder gar keine Rolle (postdiphtherische Lähmung). Schmerzen von so unerträglicher Intensität und Hartnäckigkeit, wie man sie etwa bei den Kausalgien nach Nervenverletzung oder bei der Trigeminusneuralgie sieht, kommen bei Neuritis und Polyneuritis nur sehr selten vor. — Die Schmerzen haben stechenden, brennenden, bohrenden oder parästhetischen Charakter und bestehen in der Regel mit Tagesschwankungen kontinuierlich. Sehr charakteristisch ist ihre Exacerbation bei Nacht, etwa in den ersten Stunden nach Mitternacht.

Störungen der *Tiefensensibilität* kommen nicht selten vor, am ausgesprochensten, wie oben erwähnt, bei ataktischer Polyneuritis.

Zu den Kardinalsymptomen der Neuritis und Polyneuritis gehört die *Druckempfindlichkeit* der erkrankten *Nervenstämme*, die am erkrankten Nerven überall, wo er der Palpation zugänglich ist, nachgewiesen werden kann. Da der Schmerz vor allem an der Stelle des Druckes empfunden wird, ist er auf die Beteiligung der Nervi nervorum zu beziehen. Daneben sieht man nicht selten mechanische Überempfindlichkeit der sensiblen Fasern in dem Sinne, daß der Druck auf den Nerven Parästhesien im Versorgungsgebiet hervorruft. — Dort wo dies mechanisch möglich ist, läßt sich als ein diagnostisch vielfach wichtiges Symptom die *Dehnungsempfindlichkeit* des erkrankten Nerven nachweisen. Dies ist insbesondere beim N. ischiadicus, dann beim Plexus brachialis der Fall.

Sehr häufig besteht *Druckempfindlichkeit* der *Muskulatur* im Versorgungsgebiet der betroffenen Nerven, nach Remak und Flatau Ausdruck einer sekundären Myositis. Auch Senator nimmt Beziehungen zwischen Polyneuritis und Polymyositis an.

3. Mechanische und elektrische Erregbarkeit.

Die *mechanische* Erregbarkeit der neuritisch gelähmten Muskulatur fand Wertheim Salomonson häufig erhöht, mit Neigung zur idiomuskulären Wulstbildung.

Was die *elektrische* Erregbarkeit anbelangt, so entspricht sie der Gesetzmäßigkeit der degenerativ atrophischen Lähmungen durch Unterbrechung des peripheren Neurons. Ein strenger Parallelismus zwischen Lähmungen und elektrischer Erregbarkeitsveränderung besteht hier noch weniger als bei den traumatischen Nervenläsionen. Bei kompletter Lähmung eines Muskels wird man im allgemeinen von der zweiten Krankheitswoche an komplette EaR. finden. Auch Aufhebung der elektrischen Erregbarkeit kommt vor. Doch findet man auch Fälle mit partieller EaR. oder selbst nur quantitativer Herabsetzung der Erregbarkeit bei schwerer Lähmung. Andererseits besteht nicht selten partielle EaR. oder herabgesetzte Erregbarkeit in Muskeln, die motorisch wenig oder gar nicht betroffen sind. Zum Teil erklären sich derartige Befunde aus der Tatsache, daß die EaR. einerseits wesentlich später als die Lähmung auftritt, daß sich andererseits im Stadium der Restitution die Motilität in der Regel — aber nicht ausnahmslos — rascher zurückbildet als die elektrische Erregbarkeit.

4. Reflexe.

Wie bei den anderen Formen der Erkrankung peripherer Nerven zeigt sich auch bei den neuritischen Erkrankungen, daß die reflexvermittelnden Fasern besonders empfindlich sind. Im Gegensatz zu den traumatischen Läsionen spielen hier *Reflexsteigerungen* als Ausdruck von Reizerscheinungen eine größere Rolle. Sie wurden besonders von Strümpell, Möbius, Raymond, Werner, Brissaud beobachtet. Wertheim Salomonson sah wiederholt Reflexerhöhung unmittelbar über oder unter dem geschädigten Gebiet, z. B. Steigerung des Achillessehnenreflexes bei Cruralisneuritis.

Die Regel bildet *Herabsetzung* oder *Fehlen* der Reflexe in dem motorisch und sensibel betroffenen Gebiet. Aber die größere Empfindlichkeit der reflexvermittelnden Fasern durchbricht den Parallelismus. Bei rein neuralgiformer Ischias kann das Fehlen des Achillessehnenreflexes das einzige objektive Zeichen sein. Die Sehnenreflexe sind es auch, die sich am langsamsten restituieren. Sie können in der Rekonvaleszenz nach einer Neuritis oder Polyneuritis noch lange fehlen, wenn die motorische und sensible Regeneration längst abgeschlossen ist. Selbst Jahre nach vollkommener Heilung einer Polyneuritis sahen wir Areflexie der Achillessehnen, und es ist anzunehmen, daß der Reflex sich in manchen Fällen überhaupt nicht mehr restituiert. Dies gilt gewiß vom Achillessehnenreflex bei schweren Fällen von Ischias.

Die Bauchdeckenreflexe können auch dann fehlen oder herabgesetzt sein, wenn die Bauchmuskeln motorisch intakt sind (eigene Beobachtung).

5. Vegetative Erscheinungen.

Vasomotorische Störungen als Folgeerscheinung der Neuritis und insbesondere der Polyneuritis sind nicht selten. Insbesondere sieht man zuweilen *Ödembildung* bei Polyneuritis. Wir sahen in einem unserer Fälle die Ödeme an den distalen Abschnitten der Extremitäten einsetzen, sich mehr und mehr proximal ausbreiten und in derselben Reihenfolge im Laufe von Monaten wieder verschwinden. Für gewisse Formen der Polyneuritis, insbesondere für die Polyneuritis bei Beriberi, ist das häufige Vorkommen von Ödemen charakteristisch. — *Ödem* der gelähmten *Muskeln* besteht nach WERTHEIM SALOMONSON zuweilen in den ersten Tagen der Erkrankung.

Hypersekretion der *Schweißdrüsen* sieht man bei Polyneuritis sowohl allgemein als auch auf einzelne Nervengebiete beschränkt (VERAGUTH).

Unter den *trophischen* Störungen ist vor allem die *Muskelatrophie* anzuführen. Man findet sie bei der Neuritis und Polyneuritis ziemlich proportional dem Ausmaß der Lähmung, natürlich nur in älteren Fällen, wo die Atrophie Zeit hatte, sich auszubilden. Sie erreicht, insbesondere bei sehr chronisch verlaufenden Fällen von Polyneuritis, nicht selten dieselben hohen Grade wie etwa bei kompletter traumatischer Nervenunterbrechung. Ihre Rückbildung erfolgt im allgemeinen viel langsamer als die motorische Restitution. CURSCHMANNS Fälle von Polyneuritis mit Crampi (s. oben) zeigten *Muskelhypertrophie* (s. auch HELLICH).

Trophische Störungen der *epidermalen* Organe findet man bei neuritischen Erkrankungen seltener als bei traumatischen Nervenläsionen, am ausgesprochensten bei der Arsenpolyneuritis. Man sieht Röte und Abschilferung der Haut, glossy skin, Hyperkeratose am Anfang, später Hautatrophie (VERAGUTH), Blasenbildung, trockene ekzemartige Hautveränderung, Hypertrichosis (WERTHEIM SALOMONSON), Hypotrichosis. STIEFLER beobachtete Alopecia universalis bei Polyneuritis. In Fällen von scheinbarer Neuritis mit Herpes hat man es wohl meist mit einer Erkrankung des Spinalganglions zu tun. Als trophische Störung der Haut ist wohl auch die von CESTAN und DESCOMPES (zit. nach VERAGUTH) beschriebene Änderung der *Fingerabdrücke* bei Neuritis zu betrachten. Trophische Störungen der *Nägel* sieht man vor allem bei Arsenpolyneuritis: Querfurchung, Abplattung, weiße Flecke, braune Verfärbung werden beschrieben (PITRES, VAILLARD, REMAK).

Knochenatrophie scheint bei neuritischen Erkrankungen sehr *selten* vorzukommen. Einen Fall dieser Art beschreibt DREYFUS.

Schließlich findet man gelegentliche Beobachtungen von *Mal perforant* auf neuritischer Basis (ROMBERG, DIEFENBACH, DUPLAY, SONNENBURGER u. a., zit. nach WERTHEIM SALOMONSON).

Eine Beteiligung des *Sympathicus* an dem polyneuritischen Prozeß sahen wir mehrmals in Form von Pupillendifferenzen, einmal auch in Form eines HORNERschen Symptomenkomplexes.

6. Liquor cerebrospinalis.

Veränderungen des Liquor cerebrospinalis wurden zum ersten Mal von RÖNHELD bei diphtherischer Polyneuritis beschrieben. In größerem Ausmaße wurde der Liquor bei Neuritis und Polyneuritis von QUECKENSTEDT untersucht.

Er fand bei der Mehrzahl aller Fälle von diphtherischer Polyneuritis Eiweißvermehrung ohne Zellvermehrung. Derselbe Befund ergab sich in 3 Fällen von Polyneuritis anderer Ätiologie. Im allgemeinen, meint QUECKENSTEDT, dürfte der Liquor bei Polyneuritis nur selten während der ganzen Dauer der Erkrankung normal bleiben, wohl nur zu Beginn und im Rückbildungsstadium. Auf der Höhe der Erkrankung jedoch findet man meist positive Veränderungen, die dem Kompressionssyndrom analog sind (von den Franzosen als dissoziierte Eiweißvermehrung bezeichnet). Als Ursache nimmt QUECKENSTEDT Zirkulationsstörung und nichtentzündliches Ödem der Meningen in den Umhüllungen der Wurzeln und in den angrenzenden Gefäßversorgungsgebieten des Rückenmarks an. — Bei *Ischias* fand QUECKENSTEDT unter 28 Fällen 11mal normalen Liquor, 6mal den Eiweißwert an der oberen Grenze, 11mal Eiweißvermehrung. NONNE-APELT war nur in einem Teil der Fälle mit Eiweißvermehrung positiv. Auch hier nimmt QUECKENSTEDT vasomotorische Störungen im Bereiche der Wurzeln oder Stauungsödem an. — Die Franzosen, insbesondere SICARD, betrachten die Eiweißvermehrung im Liquor als charakteristisch für die Wurzelischias, die übrigens öfter, als vielfach angenommen wird, luetischen Ursprungs sein soll. — *Wir* fanden die Eiweißvermehrung bei normaler Zellzahl in einem Fall von ganz leichter ataktischer Polyneuritis, bei dem die Differentialdiagnose gegenüber der Tabes in Betracht kam.

7. Psychische Störungen.

Die KORSAKOFFsche Psychose, von KORSAKOFF 1887 erstmalig beschrieben, die vielfach mit Polyneuritis vergesellschaftet auftritt, kann gewiss nicht als Symptom der Polyneuritis aufgefaßt werden, sondern stellt ein ihr koordiniertes Syndrom dar, das auf die gleichen Schädlichkeiten wie sie zurückzuführen ist. Man findet sie am häufigsten bei alkoholischer Polyneuritis, wo sie nach KRAEPELIN nicht durch den Alkohol selbst, sondern durch Autotoxine erzeugt wird, die mit der durch den Alkohol bedingten Stoffwechselstörung in ursächlichem Zusammenhang stehen (Ptomaine und Leukomaine nach BRONCHARD, CHARRIN u. a.). Bemerkenswert ist, daß die KORSAKOFFsche Psychose, trotz der überwiegenden Häufigkeit des Alkoholismus bei Männern, häufiger bei Frauen beobachtet wird (nach KRAEPELIN bei Männern 10%, bei Frauen 33% aller Alkoholiker). — Außer bei Alkoholismus findet man gelegentlich die KORSAKOFFsche Psychose auch bei Arsen-, Blei-, Typhus-, Kohlenoxyd- und Graviditätspolyneuritis (WERTHEIM SALOMONSON). — Sie beginnt mit einem neurasthenischen Vorstadium, Unruhe, Depression, Angst, Schlaflosigkeit. Dann setzt ein Verwirrtheitszustand ein, der durch Verlust der örtlichen, zeitlichen und persönlichen Orientierung, schwere Störung der Merkfähigkeit, Neigung zur Konfabulation, Suggestibilität, retrograde Amnesie gekennzeichnet ist. Ein gewisser Ratlosigkeitsaffekt ist oft unverkennbar. Die Suggestibilität bezieht sich vor allem auf die konfabulatorische Ausfüllung der Erinnerungslücken. Halluzinationen spielen im Krankheitsbild keine Rolle. — Die Psychose dauert 4 Monate bis 2 Jahre.

Verlauf und Prognose.

Sieht man von der Gruppe der Druckneuritiden, der toxikotraumatischen und der Überanstrengungsneuritiden, die sich naturgemäß allmählich entwickeln, ab, so erfolgt das Einsetzen einer Neuritis so gut wie immer akut oder subakut. Eine Ausnahme bildet die alkoholische Polyneuritis, die sich gewöhnlich im Laufe von 1—2 Monaten allmählich entwickelt. Den infektiösen — idiopathischen — Polyneuritiden gehen gewöhnlich Prodromalerscheinungen voraus, die denen anderer Infektionskrankheiten gleichen: allgemeines Unbehagen,

Kopfdruck, Mattigkeit, nicht selten Magen-Darmerscheinungen. Dann pflegt sich innerhalb weniger Tage rasch progredient das Krankheitsbild zu entwickeln. In diesem Stadium incrementi treten bei den meisten Formen von Neuritis und Polyneuritis die Schmerzen am stärksten hervor.

Das Stadium der voll entwickelten Lähmung ist von sehr verschiedener Dauer, zählt aber im allgemeinen nach Monaten. Die Rückbildung erfolgt immer allmählich. Bei der Polyneuritis erholen sich gewöhnlich jene Gebiete zuerst, die zuletzt erkrankt sind (Veraguth). Auch die Dauer der Rekonvaleszenz ist sehr verschieden. Sie hängt von der Schwere des vollentwickelten Krankheitsbildes ab. Bei schweren amyotrophischen Polyneuritiden kann sie mehrere Jahre dauern.

Die *Prognose* quoad vitam ist im allgemeinen günstig, mit Ausnahme jener Fälle, in welchen lebenswichtige Nervengebiete (Vagus, Phrenicus) ergriffen sind. In den letztgenannten — am häufigsten handelt es sich hier um diphtherische Polyneuritis oder Beriberi — kann der Tod durch Atemlähmung, Schluckpneumonie oder Herzstillstand erfolgen. Auch die Prognose quoad sanationem ist in der überwiegenden Mehrzahl der Fälle günstig. Doch gibt es schwere Polyneuritiden, bei denen mehr oder weniger schwere Residualerscheinungen persistieren und schließlich als unheilbar zu betrachten sind. — Andererseits gibt es abortiv verlaufende Fälle von Polyneuritis. W. Alexander beschreibt sie als Polyneuritis ambulatoria. Bei ihnen wird das Leiden oft zufällig anläßlich einer ärztlichen Untersuchung entdeckt, die Areflexie zutage fördert.

Hinsichtlich des Verlaufs und der Prognose der typischen Mononeuritiden (Facialislähmung, Ischias) muß auf den speziellen Teil der Arbeit verwiesen werden.

Diagnose.

Die Diagnose einer Neuritis oder Polyneuritis gründet sich immer auf den Nachweis positiver Ausfalls- oder Reizerscheinungen, welche bestimmten peripheren Nervengebieten angehören. Sie kann *nie per exclusionem* gestellt werden, etwa derart, daß man bei bestehenden Schmerzen dann, wenn sich keinerlei sonstige Anhaltspunkte für irgendeine Organerkrankung finden, eine „Nervenentzündung“ annimmt. Ebenso wie man für die Annahme einer Gelenkserkrankung bestimmte Symptome voraussetzt, die auf das Gelenk eindeutig hinweisen, sind derartige positive Anhaltspunkte auch für die Nervenstämme erforderlich. Der bloße Nachweis der Druckempfindlichkeit genügt in der Regel nicht. Zwischen der Druckempfindlichkeit eines Nervenstammes und der umgebenden Weichteile läßt sich sehr oft nicht scharf trennen, und ein wenig Suggestion bei der Untersuchung des Kranken genügt oft schon, um den Anschein einer circumscripten Druckempfindlichkeit des Nervenstammes vorzutäuschen, wo bei unvoreingenommener Untersuchung vielleicht die umgebenden Muskeln ganz ebenso druckempfindlich gewesen wären.

Differentialdiagnostisch kommen in solchen Fällen, wo Schmerzen im Vordergrund stehen, alle mit Schmerzen verbundenen Erkrankungen der Nachbarorgane in Betracht. Insbesondere spielen hier Erkrankungen der *Gelenke* und der *Muskeln* eine wichtige Rolle. Was die Gelenke anbelangt, so spricht Bewegungseinschränkung derselben und Zunahme der Schmerzen bei gewissen extremen Exkursionen für Erkrankung der Gelenke und gegen Neuritis, sofern es sich nicht um Bewegungen handelt, die zur Dehnung des etwa erkrankten Nervenstammes führen können. Myositische und rheumatische Muskelerkrankungen lassen sich in der Regel durch Druckempfindlichkeit der Muskeln und durch den palpatorischen Nachweis etwaiger Härten und Schwellungen in der Muskelsubstanz nachweisen. Wichtig ist der Umstand, daß auch arthritische

Erkrankungen ohne jegliche Affektion der Nervenstämme zu hohen Graden der Muskelatrophie führen können. So dürfen auch Muskelatrophien nicht ohne weiteres der Diagnose einer Neuritis zugrunde gelegt werden, sondern nur dann, wenn sich noch andere Symptome hinzugesellen, vor allem Veränderungen der elektrischen Erregbarkeit, die bei einigermaßen beträchtlicher neuritischer Muskelatrophie nie fehlen werden.

Schwieriger ist die Abgrenzung der Neuritis und Polyneuritis von Erkrankungen des *Zentralnervensystems*. Was die Polyneuritis anbelangt, so besteht in sehr vielen Fällen die Möglichkeit einer Verwechslung mit *Poliomyelitis anterior*. Sowohl diese wie die idiopathische Polyneuritis setzen in der Regel akut, oft unter Fieber ein. Schmerzen gehören auch zum Bilde der Poliomyelitis im ersten Stadium des Leidens. Und insbesondere bei schweren Fällen beider Erkrankungen, die da wie dort innerhalb einiger Tage zu kompletter Lähmung aller 4 Extremitäten führen können, wird die Diagnose anfangs zuweilen in der Schwebe bleiben. Dann pflegt sich allerdings das Bild zu klären. Bestehen Sensibilitätsstörungen, so sprechen diese unbedingt für Polyneuritis. Der teilweise Rückgang der Lähmung, der bei der Poliomyelitis verhältnismäßig bald einsetzt, läßt sodann die durchaus regellose Verteilung der dauernd gelähmten Muskeln erkennen im Gegensatz zu der mehr oder weniger deutlich ausgeprägten Symmetrie bei der Polyneuritis. Schließlich sprechen Beteiligung der Hirnnerven und anhaltende Schmerzen für Polyneuritis, Beteiligung der Blase und des Mastdarmes für Poliomyelitis.

Ebenso kann mitunter die Unterscheidung zwischen *ataktischer* Polyneuritis und *Tabes dorsalis* auf Schwierigkeiten stoßen. Hier hilft oft schon die Anamnese: ein subakutes Auftreten schwerer ataktischer Störungen, wie es bei der Polyneuritis die Regel ist, kommt bei der Tabes nur sehr selten vor. Im Krankheitsbild der ataktischen Polyneuritis werden mehr oder weniger deutliche Paresen einzelner Muskelgruppen doch selten fehlen. Druckempfindlichkeit der Nervenstämme, die bei der ataktischen Polyneuritis allerdings oft fehlt, spricht natürlich für diese. Am wichtigsten ist Vorhandensein oder Fehlen des ARGYLL-ROBERTSONschen Phänomens: es gehört zum Krankheitsbilde der Tabes, aber nicht zu dem der Polyneuritis. Schmerzen pflegen bei der ataktischen Polyneuritis nicht sehr ausgesprochen zu sein; sind sie vorhanden, so haben sie doch nie den lanzinierenden Charakter der tabischen Schmerzen. Schließlich ist auf anamnestische Mitteilungen über vorausgegangene Magen- oder Kehlkopfkrisen zu achten, die ebenfalls nur der Tabes zukommen. — Trotz dieser vielfältigen Unterscheidungsmerkmale gibt es Fälle, in denen erst die *Lumbalpunktion* entscheidend ist. Eiweißvermehrung ohne Zellvermehrung ist bei der Polyneuritis häufig. Dagegen findet man bei ihr nie das für die luetischen Erkrankungen charakteristische Liquorsyndrom mit Eiweiß-, Globulin- und Zellvermehrung, positiver Goldsolreaktion und positivem Wassermann. Allerdings darf die Tatsache nicht übersehen werden, daß einerseits Fälle von Tabes mit ganz negativem Liquorbefund nicht selten sind, und daß andererseits auch einmal ein Luetiker im Stadium der klinischen Latenz bei positivem Liquor an einer ataktischen Polyneuritis erkranken kann, die mit der Lues nichts zu tun hat. Schließlich gibt es aber auch eine luetische Polyneuritis mit vorwiegend ataktischen Erscheinungen. So sind Überraschungen in dem Sinne, daß eine vermeintliche Tabes nach einigen Monaten vollkommen geheilt erscheint und sogar die Sehnenreflexe wiederkehren, nicht ausgeschlossen. Dann war es eben eine Polyneuritis.

Gelegentlich kann die Unterscheidung zwischen peripherer Nervenerkrankung und *Syringomyelie* auf Schwierigkeiten stoßen. Insbesondere bei chronischen

Plexusneuritiden, die, etwa auf Grund einer Halsrippe, ganz allmählich progredient verlaufen, muß immer die Möglichkeit einer Syringomyelie mit in Betracht gezogen werden. Da es sich um eine Wurzelneuritis handelt, wird die Abgrenzung der Sensibilitätsstörung auch bei peripherer (radiculärer) Lokalisation durchaus dem spinalen Typus folgen. In solchen Fällen spricht nachweisbare Dissoziation der Sensibilitätsstörung für Syringomyelie, ebenso natürlich der Nachweis sonstiger Symptome — Nystagmus, spastische Reflexe an den unteren Extremitäten, Babinski.

Myopathien können gelegentlich mit peripheren Nervenerkrankungen verwechselt werden. Wesentlich ist hier erstens der Verlauf: eminent chronisch-progressiv bei den Myopathien, meist subakut bei der Polyneuritis. Die Dystrophia musculorum progressiva ergreift mit Vorliebe die proximal gelegenen Muskelgruppen, die Polyneuritis die peripheren. Bei der progressiven spinalen Muskelatrophie sind zwar auch die peripheren Muskeln zuerst ergriffen, doch beginnt das Leiden fast immer in den oberen Extremitäten, während bei der Polyneuritis zuerst und am stärksten die Beine befallen sind. Schließlich verlaufen die Myopathien ohne Schmerzen und ohne Sensibilitätsstörungen.

Ist die periphere Natur des Leidens sichergestellt, so ergibt sich bei Mononeuritiden oft noch die Frage nach einem etwaigen *Grundleiden.* Bei gehöriger anatomischer Kenntnis und sorgfältiger Untersuchung werden dem Untersucher die vorhandenen Möglichkeiten einer Kontiguitäts- oder Kompressionsneuritis durch Prozesse an der Schädelbasis, im Ohr, an der Wirbelsäule, am Hals, in der Axilla, im Thorax, im kleinen Becken und in der Leistenbeuge nicht entgehen.

Schließlich muß hier wie bei fast jedem anderen Leiden auch die Möglichkeit einer Verwechslung mit rein *funktionellen* Störungen im Auge behalten werden. Derartiges ist selten, kommt aber doch gelegentlich vor. Wir sahen z. B. einen Fall von zweifellos hysterischer Facialislähmung. Denkt man bloß an diese Möglichkeit, so macht es weiter keine Schwierigkeit, sie bei darauf gerichteter Untersuchung auszuschließen.

Therapie.

Bei der überwiegenden Zahl aller Neuritiden und Polyneuritiden ist im Anfangsstadium bloß *Ruhe* und *Wärmebehandlung* angezeigt. Die Wärmebehandlung kann in der Form von warmen Bädern, Glühlichtbädern, Dampfduschen, Diathermie erfolgen. Bei gewissen Formen der Neuritis verwendet man ausgesprochene Schwitzkuren. — Im weiteren Verlauf kommt dann *Reizkörpertherapie* in Betracht [Polyvalente Staphylokokkenvaccine, Typhusvaccine (Stiefler), Vaccineurin, Neuro-Yatren, Milch], für gewisse Neuritiden auch die Anwendung von *Hautreizmitteln* wie Senfpflaster, Kantharidenpflaster. Hierher ist auch die Anwendung der *Quarzlampe* zu rechnen. Knapp empfiehlt Einreibungen mit Jodvasogen, Ichthyolvasogen oder Rheumasan. — Im Stadium der Rekonvaleszenz ist *Galvanisation* angezeigt, sowohl zur Behandlung der Schmerzen als auch für die Lähmungen. Sie wirkt im allgemeinen besser als Diathermie, die man vielfach als Ersatz für die galvanische Behandlung einzuführen versucht hat. *Faradische* Behandlung kommt erst nebst Massage und Übungsbehandlung bei der Therapie von residuären Lähmungen in Betracht.

In der Rekonvaleszenz sowohl wie auch im Stadium der Residuärerscheinungen sind *balneotherapeutische* Anzeigen gegeben. An erster Stelle sind hier die Akratothermen zu nennen *(Gastein, Wildbad, Ragaz),* die eigentlichen Radiumwässer wie *Brambach* oder *Joachimsthal,* dann Schwefelbäder *(Aachen, Baden bei Wien)* und Solbäder *(Wiesbaden, Baden-Baden* usw.*).*

Spezieller Teil.

I. Lokale Neuritiden.

1. Traumatische Neuritis.

Der ätiologisch wirksame Faktor in der Gruppe der mechanisch bedingten Neuritiden ist, wenn wir von den traumatischen Läsionen durch äußere Gewalt absehen, vor allem der *Druck*. Hier spielt wahrscheinlich in erster Linie die durch den Druck behinderte Blutzufuhr zum Nerven eine pathogenetische Rolle. Als Typus der reinen Drucklähmung kann die *Schlaflähmung* gelten. Sie entsteht immer dann, wenn ein Nervenstamm während des Schlafes durch abnorme Lagerung der Extremität stundenlang einer mechanischen Schädigung ausgesetzt ist. Am häufigsten geschieht das so, daß der Schläfer, auf einer Seite liegend, den Arm durch sein Körpergewicht gegen eine harte Unterlage preßt, oder daß der Arm von der Hand des anderen Arms im Schlaf umklammert wird. In beiden Fällen ist es der N. radialis an der Umschlagstelle im unteren Drittel des Humerus, der dem Druck unmittelbar ausgesetzt ist. Daß man nachts mit einer „eingeschlafenen Hand" erwacht, ist keine Seltenheit. Sie macht sich durch Parese, Vertaubungsgefühl und Parästhesien meist im Radialisgebiet geltend. Doch pflegen diese ganz leichten Druckschädigungen schon nach einigen Minuten zu verschwinden. Um eine Dauerschädigung zu bewirken, ist schon eine längere Einwirkung des Druckes vonnöten. Nun pflegt ja die unbequeme Lage, zumal dann, wenn sich Parästhesien in der Hand bemerkbar machen, an sich schon als Weckreiz zu wirken. Zur Druckschädigung wird es daher im allgemeinen nur dann kommen, wenn eine ungewöhnliche Schlaftiefe als konkurrierendes Moment hinzutritt, so daß sich der Schlaf gegenüber dem Weckreiz als resistent erweist (s. auch Wertheim Salomonson). Diese abnorme Schlaftiefe kann gelegentlich durch verschiedene Momente bedingt sein: etwa durch Erschöpfung im Laufe des Tages, durch eine vorhergehende Reihe schlaflos verbrachter Nächte, schließlich auch durch Trunkenheit (s. auch Singer). Alle diese Momente spielen auch in der Richtung eine Rolle, daß bei hochgradiger Ermüdung auf die Beschaffenheit der Schlafstelle kein Wert gelegt wird, und daß man ansonsten auf dem harten Erdboden, auf einer Pritsche oder auf der Holzbank eines Eisenbahnzuges nicht so leicht fest einschlafen würde. Im Falle der Trunkenheit mag es zweifelhaft sein, ob man es mit einer reinen Drucklähmung zu tun hat, oder ob das toxische Moment der Alkoholvergiftung hinzukommt. Tatsache ist, daß Drucklähmungen bei Alkoholikern besonders häufig sind. Im selben Sinne sind auch Bleivergiftung, Rekonvaleszenz nach fieberhaften Erkrankungen, Kachexie und Senium als Mitursachen anzusehen (Oppenheim). Dabei ist zu berücksichtigen, daß bei hochgradiger Abmagerung der Schutz, der dem Nervenstamm ansonsten durch das subcutane Fettpolster zuteil wird, großenteils wegfällt.

Symptomatologisch bieten die Fälle das Bild, das sich aus der Art der Schädigung ergibt. Es handelt sich in der Regel um leichte bis mittelschwere Läsionen des N. radialis. Entsprechend der Läsionsstelle sind Triceps und Supinator longus verschont, nur die Strecker der Hand und der Finger betroffen. Objektive Sensibilitätsstörung ist in einem Teil der Fälle nachzuweisen (Singer). Die elektrische Erregbarkeit ist meist gar nicht oder nur quantitativ gestört, zuweilen besteht partielle EaR.

Der N. radialis ist zwar der am häufigsten, aber nicht der ausschließlich geschädigte Nervenstamm. Nicht selten sind die Nn. ulnaris oder peroneus betroffen, die am Epicondylus medialis bzw. am Fibulaköpfchen dem Druck exponiert sind. Auch der Plexus brachialis kann geschädigt sein. Dies geschieht in der Regel so, daß der Schläfer den Arm nach oben und über den Kopf gebeugt hält. Dabei wirkt entweder der Druck des Humeruskopfes auf den Plexus

(BRAUN), oder der Raum zwischen Clavicula und 1. Rippe, durch welchen der Plexus hindurchzieht, wird so verengert, daß einzelne Stränge des Plexus einem starken Druck ausgesetzt sind. In einem unserer Fälle hatte der Schläfer die Arme über der Brust gekreuzt und schlief in Bauchlage. Dabei lastet der Druck des Körpers vor allem auf den Unterarmen und kann neben der senkrechten auch eine kranialwärts gerichtete Komponente haben. Diese verschiebt den Arm und die Schultern gegen den Kopf, wobei das Sternoclaviculargelenk den Drehpunkt bildet. So kommt es zur Verengerung des Raumes zwischen Clavicula und 1. Rippe. Dabei mögen individuelle Eigenheiten des Skeletbaues eine Rolle spielen. In anderen Fällen wird der Plexus in der Weise geschädigt, daß der Schläfer, auf einem Stuhl sitzend, den Arm über die Lehne hängen läßt, so daß die Axilla auf der Lehne aufruht und ein Teil des Körpergewichts auf der Schulter lastet. — Bei den Schlafdrucklähmungen des Plexus ist gewöhnlich das Ulnaris- und Medianusgebiet, nicht selten auch der Axillaris (SEELIGMÜLLER und STRAUSS, VERAGUTH) betroffen.

Seltener sind Drucklähmungen der *unteren* Extremität. Immerhin kann die bekannte und alltägliche Erscheinung des „eingeschlafenen Fußes", die dann entsteht, wenn der N. ischiadicus durch einseitige Belastung im Sitzen gegen eine harte Unterlage gepreßt wird, gelegentlich bei längerer Dauer auch zur Drucklähmung führen. Das wird manchmal bei sitzenden Schläfern der Fall sein, öfter vielleicht im Falle einer durch andere Momente bedingten Zwangshaltung, etwa bei Reisen im Wagen oder im Schlitten, wo die Reisenden enggedrängt nebeneinander sitzen, so daß zeitweise Lageveränderung nicht möglich ist.

Nicht selten sieht man *Krückenlähmungen* durch Schädigung des Plexus in der Axilla. Wir sahen in drei Fällen stets den Radialis betroffen, in einem Fall isoliert, in den zwei anderen mit Medianus- und Ulnarisläsion kombiniert. Hier ist der M. triceps, wie es sich ja aus der Stelle der Läsion versteht, mitbetroffen. — Die relative Seltenheit der Krückenlähmungen drängt zu der Annahme, daß allgemeine oder lokale Disposition vermutlich eine Rolle spielt. Es mag sich wie in einem unserer Fälle um Alkoholabusus oder wohl auch um abnorme Lagerungsverhältnisse des Plexus brachialis in der Axilla handeln.

Drucklähmungen durch steife Verbände sind mehrfach beschrieben. Wir sahen eine Plexusschädigung durch steifen Verband. VERAGUTH erwähnt einen Fall von Radialislähmung durch die ESMARCHsche Binde, MAYR eine Peroneuslähmung durch Gipsverband, GRIGORESCO und JORDANESCO Radialislähmung durch zu fest angelegten Verband am Handgelenk.

In neuerer Zeit wurde die Aufmerksamkeit vielfach auf Drucklähmungen gelenkt, die durch ein in der *Nachbarschaft* des Nervenstammes liegendes und krankhaft *vergrößertes Organ* hervorgerufen sind. In diesem Sinne ist vor allem der N. recurrens gefährdet. Mehrfach sieht man linksseitige Recurrenslähmung bei Mitralstenose, durch den Druck des dilatierten linken Vorhofs entstanden (REICHE, TARTAKOVSKIJ), bei Aneurysma aortae (auch beiderseitig) (s. COLLET, DODIN), bei Thymusvergrößerung (HERRMANN). Durch Krankheitsprozesse in der Nähe des Foramen jugulare können die Hirnnerven IX, X und XI geschädigt werden, ein Syndrom, das als VERNETsches Syndrom bezeichnet wird (VERNIEUWE).

Eine angeborene Drucklähmung infolge ungünstiger Lage des Fötus im Uterus beschreibt DE TONI.

Außer dem Druck spielt auch *Überdehnung* eine gewisse Rolle. Hierher gehören Klimmzugverletzungen (Serratuslähmung: SEHRWALDT), Verletzungen durch Treibriemen. Besonders gefährdet sind nach GUILLAIN die Wurzeln C 7 und C 8, weniger C 4 und C 5, am wenigsten C 6. Auch der Axillaris kann durch Zerrung verletzt werden (RAYMOND). Bei Cubitus valgus sind die Armnerven der Überdehnung ausgesetzt (VERAGUTH). WOLTMAN beobachtete Peroneusläsion durch Überdehnung bei Genu recurvatum infolge von Syringomyelie.

Selten sind Fälle von *Quetschung* eines Nerven durch plötzliche heftige *Muskelkontraktion.* So wurde Radialisläsion durch brüske Kontraktion des M. triceps beobachtet (VERAGUTH).

2. Toxikotraumatische Neuritis.

Zu den toxikotraumatischen Nervenläsionen, bei welchen neben dem Druck ein toxisches Moment eine wesentliche Rolle spielt, gehören schon die oben erwähnten Schlaflähmungen der Alkoholiker. Sie haben mit der später zu besprechenden Alkoholpolyneuritis wahrscheinlich nichts zu tun. Dagegen sind sie wesensgleich mit den sog. *Narkoselähmungen*. Diese sind nach OPPENHEIM darauf zurückzuführen, daß die Arme während einer langdauernden Operation nach hinten und oben geschlagen werden. Dadurch kommt es zu einer Zerrung der Rückenmarkswurzeln oder, im Sinne BRAUNs, zu einer Schädigung des Plexus brachialis in der Axilla durch den Druck des Humeruskopfes. Nach SINGER führt der BRAUNsche Mechanismus insbesondere zu Ulnarislähmungen. Disponierend wirken nach OPPENHEIM die Muskelerschlaffung während der Narkose, Alkoholismus, ferner nach GLITSCH Fettarmut, Schlaffheit der Gelenkkapsel und dadurch bedingte Subluxation des Humerus (Mechanismus nach BRAUN). VERAGUTH sah Narkoselähmungen besonders bei Patienten, die in Beckenhochlagerung ihr Eigengewicht auf der Schulter-Halslinie trugen. Auch Druck durch Stützen kommt vor, ferner isolierte Radialislähmungen durch Druck der Tischkante auf die Umschlagsstelle (s. SINGER). Weitere bei den Autoren angeführte Mechanismen sind die Kompression des Plexus zwischen der Clavicula und den unteren Halswirbeln oder zwischen 1. Rippe und Clavicula. Als individuell disponierende Momente kommen oberflächliche Lage des Plexus, Knochenanomalien, anomaler Verlauf der Nerven in Betracht. Die Mitwirkung des toxischen Moments (Narkosemittel) bei der Entstehung der Lähmung wird von den meisten Autoren (CASSIRER, SINGER u. a.) angenommen und nur von OPPENHEIM, in jüngster Zeit von SCHULTZE, wie uns scheint, mit Unrecht, abgelehnt. SINGER erwähnt einen Fall von CASSE, bei dem es zu einer postnarkotischen kompletten Medianus- und Ulnarislähmung kam, obwohl der Arm während der Operation parallel zur Längsachse des Körpers gelegen hatte. Experimentelle Untersuchungen von VERHOOGEN, STEFANOWSKY und JOTETZKO sprechen ebenfalls für die neurotrope Wirkung narkotischer Mittel. Besonders aber spricht für die Bedeutung des Narkotikums die Tatsache, daß die Lähmung, wie wir es einige Male beobachteten, allmählich progredient einsetzen kann, sowie der Umstand, daß die Prognose relativ ungünstig (s. auch WERTHEIM SALOMONSON), der Verlauf sehr schleppend ist. Einer unserer Fälle wies noch nach 10 Monaten kaum eine Besserung auf, ein anderer hatte noch im 4. Monat nach der Operation schwere Lähmung mit kompletter EaR. Da nun schwere traumatische Läsionen, etwa Zerreißung von Nervenstämmen, in diesen Fällen kaum anzunehmen sind, bleibt nur die toxische Wirkung als Erklärung für den schweren Verlauf. — Symptomatologisch handelt es sich meist um kombinierte Plexusläsionen (WERTHEIM SALOMONSON, PARAVICINI, MOLINARI), vor allem solche des oberen Plexus, die durch Kompression zwischen Clavicula und 1. Rippe entstehen, zum Unterschied von den Läsionen des unteren Plexus, die auf Überdehnung zurückzuführen sind (MOLINARI). — *Wir* sahen in zwei Fällen reine Ulnarisparese. Axillarisläsion ist von SKUTSCH, ANFÄNGER u. a. beschrieben. OPPENHEIM beobachtete Phrenicuslähmung durch Narkose.

Erwähnt sei ein Fall von Schlaflähmung des Plexus nach Einnahme von *Schlafmitteln* (F. STEIN). Auch wir sahen eine leichte Ulnarisläsion nach Suicidversuch mit Veronal.

Unter den zur Drucklähmung disponierenden Momenten ist auch die *Tabes dorsalis* zu erwähnen (Remak und Flatau, Singer, eigene Beobachtung). Man könnte an eine Dyskrasie oder an eine trophische Minderwertigkeit des kranken Nervensystems denken. Am wahrscheinlichsten scheint uns zwischen der tabischen Hypalgesie und der Drucklähmung ein Zusammenhang zu bestehen, derart daß der bei längerer Dauer gewiß ziemlich schmerzhafte Druck vom Tabiker ebenso wie vom Berauschten und im tiefen Schlaf nicht empfunden wird oder die Reizschwelle nicht übersteigt, die zum Erwachen führt. Es ist bezeichnend, daß unter den Rückenmarkserkrankungen außer der Tabes auch die Syringomyelie zuweilen Drucklähmungen nach sich zieht.

3. Neuritis durch Überanstrengung.

Die Überanstrengung spielt zweifellos bei Neuritiden der verschiedensten Ätiologie, vor allem auch bei gewissen Erkältungsneuritiden, die Rolle einer Hilfsursache. Im Vordergrund steht sie bei den vielfältigen Formen von lokaler Neuritis, die als *gewerbliche* Neuritis beschrieben werden. Bei ihnen spielt gewiß neben der Überanstrengung auch noch andauernder oder oft wiederholter Druck und — bei manchen Gewerben — ein toxisches Moment eine gewisse Rolle. Unter Berücksichtigung dieser gemischten Ätiologie sei hier angeführt, was in der Literatur an gewerblichen Neuritiden beobachtet wurde. Wir folgen teilweise den Zusammenstellungen von Veraguth und Wertheim Salomonson und ergänzen sie durch neuere Feststellungen auf diesem Gebiete:

Radfahrer, Motorradfahrer (Ulnaris: Huet, Destot, Harris, Stiefler; Radialis: Kirchgasser; Fußmuskeln: Simpson).
Glätterinnen (Medianus: Duval und Guillain, Vulpian, Bernhardt).
Lastträger, Kohlenträger, Dockarbeiter (besonders Plexuslähmungen, Erbsche, Klumpkesche Lähmung, Serratus: Souques, Gerulanos, Gowers, Osann, Gerhardt, Oppenheim; Ischias: Busik).
Zimmerleute (Serratuslähmung: Moorstadt, Wiesner, Souques).
Kesselschmiede (Serratus, Trapezius: Souques und Duval).
Zigarettenmacher (Plexus: Dünaburg, Köster, Bernhardt).
Trommler (Daumenmuskeln: Bruns, Zander, Steudel u. a.).
Schmiede (Serratus: Bernhardt; Meralgie: Brisard, Dopter).
Schreiner (Ulnaris, Suprascapularis: Bernhardt, Huet, Herzog, Muthmann).
Monteure (Plexus: Herzog).
Soldaten (Tornisterdruck, Serratus, Plexus: Steinhausen, Tromberg; Granatenwerfen: Veraguth).
Glasbläser (Ulnaris: Teleky, Remak).
Glasschleifer, Glasschneider (Ulnaris: Ballet, Chazanov, Afonskij und Sandomirskij).
Telephonisten (Ulnaris: Menz).
Glühlampenarbeiterinnen (Ulnaris: Teleky).
Xylographen (Kompression der Rami des N. ulnaris des Kleinfingerballens: Bruns).
Nähmaschinenarbeiter (Peroneus: Veraguth).
Netz- und Mattenflechter (Ulnaris: Wertheim Salomonson).
Diamantenspalter und -schleifer (Ulnaris: Stephan).
Jäterinnen (*Peroneus*).
Kartoffelbuddlerinnen (*Peroneus*).
Arbeiter in Zuckerrübenfeldern (*Peroneus*).
Torfsetzer, Asphaltarbeiter, Straßenmacher, Pflasterer (alle durch Arbeiten in hockender Stellung: *Peroneus*).
Kristallschneider (Ulnaris: Gangolph).
Zuschneider, Schneider (Ulnaris: Knapp, Janzer).
Weißgerber (Suprascapularis: Hoeflmayer).
Juwelenfasser (Ulnaris, Medianus: Curschmann).
Cellospieler (Ulnaris: Buzzard).
Fischer (mit schwerer Angelrute, Ulnaris: Buzzard).
Metalldreher (Ulnaris: Walton u. Carter).
Uhrmacher (Ulnaris: Bernhardt, Barak-Doilidsky, Ott).
Hutbügler (Ulnaris: Schaefer).
Färber (Ulnaris: Leudet, Curschmann).
Gerber (Ulnaris: Pauli).
Schuhmacher (Ulnaris: Leudet, Curschmann).
Stenographen (Ulnaris: Leudet, Harris).
Graveure (Ulnaris: Remak).
Stahlfedernarbeiter, Drechsler (Ulnaris: Remak).
Mikroskopiearbeiter (Ulnaris: Martini).
Beobachter am Scherenfernrohr (Ulnaris: Schuster).
Krautschneider, Fräser (Curschmann).
Außerdem Melker, Weber, Goldpoliererinnen, Athleten, Briefsortierer, Kutscher, Feilenhauer (nach Wertheim Salomonson).

4. Injektionsneuritis.

Die besondere Häufigkeit von Ulnarislähmungen ist auf die Arbeit in Berufen zurückzuführen, in denen der Arbeiter stundenlang mit aufgestützten Ellenbogen zu arbeiten hat.

Vielfach spielt bei diesen beruflichen Neuritiden die Kombination mit Alkoholismus, Infektion, Marasmus, mit sonstigen Intoxikationen eine Rolle (toxiko-professionelle Paralysen nach Oppenheim). Hierher gehören auch Saxls „statische Neuralgien", die unter dem Einfluß der Belastung als Begleiterscheinungen eines statischen Defektes der Wirbelsäule entstehen, entweder primär, wenn ein Nerv direkt durch die Formänderung des betroffenen Körperteils geschädigt wird, oder sekundär durch Vermittlung einer aus der Belastung entstandenen Gelenksschädigung.

Die ersten Fälle von Injektionsneuritis wurden 1882 von Arnozan beschrieben, dann 1885 von Remak. Hier handelte es sich vor allem um Läsionen des Ramus profundus N. radialis durch subcutane Ätherinjektionen. Nach Bardeleben wirkt die Ätherinjektion nur dann schädlich, wenn dabei die Fascie durchbohrt wird. Auch Schädigungen durch Injektionen mit Äther camphoratus sind beobachtet (Wertheim Salomonson). Intramuskuläre Ätherinjektionen ins Gesäß oder in den Oberschenkel führten in Fällen von Marque zu Neuritiden beider unteren Extremitäten. Intramuskuläre Alkoholinjektion kann Ischiadicuslähmung zur Folge haben (Fischer). Sittig sah Fälle von Radialislähmung nach Arsen-, nach Betilon- und nach Alttuberkulininjektion, Tibialislähmung nach intramuskulärer Sublimateinspritzung, Medianusläsion nach intravenöser Calciuminjektion (s. auch Tyczka und Snajdermann, Zutt). Auch nach paravenöser Neosalvarsaninjektion treten Medianuslähmungen auf (Török). Zutt empfiehlt, zur Verhütung solcher Geschehnisse als Injektionsstelle nur die Vena mediana, evtl. die Vena cephalica oder den distal von der Ellenbeuge gelegenen Abschnitt der Vena basilica zu benützen. Keinesfalls darf man proximal von der Ellenbeuge im Sulcus injizieren. — In einem Fall von Török fand sich ein durch Neosalvarsaninjektion geschädigter, nach drei Monaten freigelegter Medianus durch einen Bindegewebsstrang stranguliert.

Am ernstesten sind Fälle von Ischiadicuslähmung nach intramuskulärer Chinininjektion zu bewerten (F. Diorentini, Biggam u. a.). Sie sind sehr schwer, zuweilen sogar irreparabel. Auch Radialislähmung nach Solvochininjektion ist als Chininschädigung zu betrachten (Voss).

5. Neuritis durch Erfrierung.

Bei den — nicht allzu häufigen — Fällen von echter Neuritis durch lokale Kälteeinwirkung handelt es sich zweifellos um eine direkte Schädigung des peripheren Nerven durch die tiefe Temperatur. Die gewöhnliche, schon bei mäßiger Kälteeinwirkung auftretende Sensibilitätsstörung der Haut ist natürlich noch nicht als Neuritis aufzufassen. Bei ihr handelt es sich um eine kürzer oder länger andauernde Funktionsausschaltung der peripheren sensiblen Apparate in der Haut (Tastkörperchen), sei es durch direkte Kälteeinwirkung, sei es sekundär durch die mit der Erfrierung einhergehende vasomotorische Schädigung. Damit es zu einer Kälteschädigung eines Nervenstammes komme, ist offenbar verhältnismäßig langdauernde und intensive Abkühlung vonnöten. Fälle dieser Art wurden während des Krieges beobachtet. Heitz und De Jong beschreiben Erfrierungen mit Sensibilitätsstörungen an den Zehen, meist bis zum Metatarsus hinaufreichend, in vielen Fällen bei fehlendem Fußsohlenstreichreflex, zuweilen war auch der Achillessehnenreflex nicht auslösbar. Mag die neuritische Natur dieser Fälle immerhin zweifelhaft sein, so gilt dies nicht mehr von den Beobachtungen C. MAYERS (3 Fälle von Neuritis nach Lawinenverschüttung). Hier ließen sich die erkrankten Nervenstämme unzweifelhaft feststellen. Auch Neuritis multiplex kommt vor.

6. Neuritis durch elektrische Schädigung.

Bei der durch Stromverletzungen hervorgerufenen Neuritis handelt es sich nur um vereinzelte sichere Beobachtungen. Die durch den elektrischen Strom oder den Blitz hervorgerufenen Lähmungen sind ja meist zentraler Natur. Immerhin beschreibt JELLINEK eine isolierte Medianuslähmung nach Starkstromverletzung, SCHUMACHER (zit. nach VERAGUTH), eine solche der unteren Extremitäten. Multiple Neuritis nach *Blitzschlag* beschreibt *Urechia.*

7. Kontiguitätsneuritis.

Mit der Bezeichnung „Kontiguitätsneuritis“ sind jene durchaus nicht seltenen Fälle gemeint, wo eine entzündlicher Prozeß auf den in seiner Nachbarschaft verlaufenden Nervenstamm übergreift oder durch Thrombosierung der Gefäße zur Nervenschädigung führt. Eine strenge Trennung zwischen der bloßen Druckschädigung durch die gewöhnlich raumbeengenden entzündlichen Vorgänge und einem Übergreifen der Entzündung läßt sich klinisch nicht führen. Zwischen den häufig vorkommenden Druckschädigungen peripherer Nerven durch den Druck von Tumoren (Schädigung des Recurrens oder des Phrenicus durch Mediastinaltumoren, des Recurrens durch Struma u. dgl.) und durch die Einwirkung entzündlicher Prozesse läßt sich nicht prinzipiell unterscheiden, auch wenn ein Übergreifen des Prozesses meist nur im zweiten Fall in Betracht kommen mag. Gefährdet sind vor allem die am Halse verlaufenden Hirnnerven X, XI, XII und Plexusäste durch Lymphadenitis und Drüsenlues der Nachbarschaft oder durch Periphlebitis jugularis, ebenso der Plexus brachialis durch Druck einer Struma (MCGLANNAN) oder in der Axilla. Auch die Mediastinitis kann auf Vagus oder Phrenicus übergreifen. Lungenaffektionen können zur Erkrankung der Intercostalnerven führen, Tuberkulose der Bronchialdrüsen zu Schädigungen des Recurrens und des Phrenicus (ARNSTEIN, BRUIN, RICCI), wobei der linke Recurrens durch die größere Nähe der Drüsen mehr gefährdet ist (BARTELS). Schließlich gibt es Läsionen des Cruralis und des N. cutaneus femoris lateralis durch Lymphdrüsenerkrankungen in der Leistengegend, Ulnaris- und Medianusschädigungen durch Synoviacysten (FINAGUERRA - DE SANCTIS), Schädigungen des Plexus lumbosacralis durch Eiterungen im kleinen Becken, vor allem im Puerperium (HÖSSLIN und PINELES, SKUBISZEWSKI), des N. obturatorius durch Uteruscarcinom (BONNET).

Häufiger und praktisch wichtiger sind jedoch die Wurzelneuritiden, die sich an Erkrankungen der *Wirbel* und *Wirbelgelenke* anschließen. Caries, Lues, Tumoren der Wirbel, Spondylarthritis rheumatica, Spondylarthritis deformans, Spondylarthritis ankylopoetica kommen hier vor allem in Betracht. In allen diesen Fällen handelt es sich einerseits um den Druck des arthritisch veränderten Gelenks oder des deformierten Wirbels auf die durchziehenden Wurzeln, andererseits aber gewiß auch teilweise um ein direktes Übergreifen entzündlicher Vorgänge auf die Wurzelhüllen und sodann auf die Wurzeln selbst. Die Folgen sind neuralgische und neuritische Schmerzen und Ausfallserscheinungen im Bereiche der betroffenen Segmente, also etwa des Plexus cervicalis, des Plexus brachialis, der Intercostalnerven, des Plexus lumbosacralis. SICARD bezeichnet solche Prozesse, welche von der entzündlich veränderten Umgebung auf die Nerven übergreifen, als „Neurodocitis“. Soweit sie für die Klinik der Plexusneuritis und der Ischias von Bedeutung sind, sollen sie in den betreffenden Abschnitten noch zur Besprechung gelangen. Dort wird auch die Bedeutung der Halsrippen und anderer Skeletanomalien für die Pathogenese neuritischer Störungen erörtert werden.

Wesensgleich mit diesen Formen der Kontiguitätsneuritis sind auch die Wurzelerkrankungen, die von lokalen und allgemeinen *meningitischen* Prozessen ausgehen, etwa Pachymeningitis hypertrophica, sowie die Wurzelaffektionen bei der Tabes dorsalis. Doch muß diesbezüglich auf die betreffenden Abschnitte des Handbuches verwiesen werden.

8. Neuritis ascendens.

Aufsteigende Neuritis ist eine seltene Erkrankung. Die meisten Fälle von sog. Neuritis ascendens sind gar keine Neuritiden, sondern ausstrahlende Neuralgien (CLAUDE und LHERMITTE). Trotzdem kann das Vorkommen einer echten aufsteigenden Neuritis nicht geleugnet werden. CLAUDE und LHERMITTE unterscheiden zwischen extensiver Neuritis, wo ein entzündlicher Prozeß von der Peripherie auf den ganzen Nervenstamm bis zu den Wurzeln übergreift, und der echten Neuritis ascendens, wo der neuritische Prozeß auch noch auf andere Gebiete — in einem von diesen Autoren beschriebenen Fall nach Verletzung der Hautäste der Nn. cruralis und obturatorius auf sämtliche Nerven *beider* unteren Extremitäten — übergreift. Hier handelt es sich stets um das direkte Fortschreiten pathogener Keime entlang der Nervenscheiden. Demgemäß ist die Neuritis ascendens meist abhängig von einer Phlegmone oder einer nahegelegenen Lymphadenitis oder Lymphangitis. Gewöhnlich schließt sich der infektiöse Prozeß an eine offene Wunde an. Die Wunde kann sehr geringfügig sein wie in den Fällen von ELDH. Nach BRUN ist eine ascendierende Neuritis nur dann als solche anzuerkennen, wenn die Neuritis dasjenige Nervengebiet befällt, in dessen Hautbereich die infizierte Hautwunde lokalisiert war. Doch soll es nach Ansicht einiger Autoren auch Neuritis ascendens ohne offene Wunde geben. In einem Fall von Wurzellähmung C 7—D1 nach Zeckenbiß nimmt PACIFICO eine Neuritis ascendens toxica an.

Recht oft ist der Medianus ergriffen (SICARD, BRISSAUD, zit. nach VERAGUTH). C. MAYER beschreibt einen Fall, wo nach Durchschuß der Finger Symptome von seiten der Nn. medianus und ulnaris auftraten. An der Innenseite des Oberarms ließ sich eine spindelige Auftreibung des Ulnarisstammes nachweisen.

II. Neuritis und Polyneuritis durch allgemeine Noxen.

1. Neuritis und Polyneuritis durch Infektion.

Idiopathische Polyneuritis. Die Fälle von Polyneuritis, die wir als idiopathische (spontane, symmetrische, amyotrophische Polyneuritis nach REMAK und FLATAU) bezeichnen, bilden wahrscheinlich durchaus keine ätiologische Einheit. Da über die wesentlichen ursächlichen und pathogenetischen Momente nichts bekannt ist, ist man kaum berechtigt, a priori vorauszusetzen, daß allen derartigen Fällen, die uns dank unserer Unkenntnis als gleichartig erscheinen, dieselbe Noxe zugrunde liegt. Und auch wenn wir die idiopathische Polyneuritis unter den durch Infektion hervorgerufenen einreihen, ist damit über die Pathogenese noch nicht viel mehr als eine Vermutung ausgesprochen. Nur aus der Analogie mit ätiologisch klaren Formen der Polyneuritis — der posttyphösen, der postdiphtherischen — können wir schließen, daß, *wenn* ein infektiöses Agens im Spiele ist, nicht dieses selbst, sondern gewisse von ihm hervorgerufene Stoffwechselprodukte die direkte Ursache der polyneuritischen Erkrankung sein dürften.

Die Möglichkeit, daß auch *dispositionelle* Momente in der Pathogenese der idiopathischen Polyneuritis eine Rolle spielen, kann nicht geleugnet werden; nicht so sehr im Sinne einer Polyneuritis auf neuropathischer Grundlage, wie sie von OPPENHEIM, MANN und NONNE angenommen wurde, sondern im Sinne einer ihrer Art nach unbekannten spezifischen Organdisposition. BAUER weist auf Fälle von rekurrierender Polyneuritis hin, wie sie unter anderem von HOESTERMANN mitgeteilt wurden. Interessantes diesbezügliches Material liegt auch von MARGULIES vor.

Die Beziehung zu den rheumatischen Muskel- und Gelenkserkrankungen würde uns, selbst wenn sie klinisch wohlbegründet wäre, über die Ätiologie auch nicht mehr verraten, als wir etwa von der pathogenetischen Einheit „Rheumatismus" zu wissen glauben. Und das ist so gut wie nichts. Die von ALAJOUANINE, THUREL und MAURIC im Verlaufe einer Purpura rheumatica beobachtete periphere Lähmung der unteren Extremitäten war auf Blutungen in den Nervenstämmen zurückzuführen und hatte mit der idiopathischen Polyneuritis gewiß nichts zu tun.

Bei den Autoren wird der *Erkältungsfaktor* vielfach hervorgehoben. REMAK und FLATAU nehmen an, daß durch die Erkältung die Widerstandsfähigkeit gegen das Eindringen und die Wirksamkeit der Infektion herabgesetzt wird. CASSIRER betrachtet die idiopathische Polyneuritis als Infektionskrankheit sui generis. WERTHEIM SALOMONSON und OPPENHEIM schildern das Einsetzen gewisser Polyneuritiden ähnlich dem einer akuten Infektionskrankheit: Mattigkeit, Schüttelfrost, Fieber, belegte Zunge, Eßunlust, Delirien, Milzschwellung, Albuminurie, Erbrechen, Durchfälle, in vereinzelten Fällen Ikterus. Auch SCHULHOF vermutet als Ursache der sog. rheumatischen Polyneuritis eine kryptogene Infektion und läßt die Frage, ob es sich um bacilläre Invasion oder Toxämie handelt, offen. Doch hält er es für möglich, daß auch exzessive thermische Reize unmittelbar eine multiple Nervenentzündung zu erzeugen vermögen.

Wir fanden unter 15 Fällen neunmal Erkältung als Ursache angegeben. Doch ist die Vorgeschichte dieser Fälle im allgemeinen durchaus nicht so prägnant, daß der thermische Reiz als wesentliche Krankheitsursache wirklich unzweifelhaft feststünde. Unter den Begleitumständen der Erkrankung spielten Nächtigung im Freien und Durchnässungen — es handelte sich um Kriegsmaterial — eine große Rolle. Die meisten erkrankten während der kalten Jahreszeit. Ganz evident erscheint die refrigeratorische Ursache nur in einem Fall, wo die Polyneuritis in unmittelbarem Anschluß an eine mehrstündige Wagenfahrt im Winter längs der Donau auftrat.

Eine zweite Gruppe bilden jene Fälle, bei welchen *Störungen der Magendarmtätigkeit* von nicht spezifischem — oder nicht nachgewiesen spezifischem — Charakter in der Vorgeschichte eine Rolle spielen, ein ätiologisches Moment, auf das auch REMAK und FLATAU hinweisen. Auch wir sahen einige Fälle dieser Art. Aber schließlich ist nicht zu übersehen, daß es eine durchaus nicht kleine Gruppe von Fällen (in unserem Material 20%) gibt, bei denen überhaupt kein ätiologisches Moment, weder Infektion, noch Erkältung, noch auch eine Magendarmerkrankung nachzuweisen ist.

Die *Symptomatologie* der idiopathischen Polyneuritis entspricht im allgemeinen dem oben von uns gegebenen allgemeinen Symptomenbild der amyotrophischen symmetrischen Polyneuritis. Das Leiden setzt in der Regel akut mit Fieber ein. Das Fieber zeigt den Typhus einer Continua mit Remissionen, zuweilen ist es auch intermittierend. Es dauert von einem bis zu 18 Tagen (CASPARI), meist 4 Tage oder noch weniger. Oft weisen Urobilinurie und Indikanurie auf konkomitierende Verdauungsstörungen, Albuminurie auf eine Komplikation von seiten der Nieren hin.

Die polyneuritischen Erscheinungen selbst entwickeln sich meist innerhalb von 2 oder 3 Tagen zur vollen Höhe. Wir fanden diese akute Entwicklung am ausgesprochensten bei Fällen mit Erkältungsätiologie, während Fälle mit Magendarmkatarrh oder ohne ersichtliche Ätiologie mehr subakut einsetzten. Initiale Schmerzen findet man mehr bei den akuten als bei den subakuten Erkrankungen.

Die Lähmung kann bis zu kompletter Paralyse sämtlicher 4 Extremitäten gehen. Beteiligung von Hirnnerven — nach der Häufigkeit geordnet des VII., VI., III., X., V., XII. (Veraguth) ist nicht selten. *Ataktische* Erscheinungen sind häufig, auch die ausgesprochene Form der Pseudotabes peripherica mit kaum angedeuteten Paresen kommt vor. Bemerkenswert erscheint, daß wir keinen Fall von ataktischer Polyneuritis mit Erkältung in der Anamnese, dagegen mehrere nach Magendarmerkrankungen sahen. Freilich ist das Material zu klein, um daraus irgendwelche Schlüsse zu ziehen. — *Sensibilitätsstörungen* fanden wir nur in knapp der Hälfte der Fälle. Sie fehlten auch vollkommen in einem Fall von rein ataktischer Polyneuritis. — Vasomotorische, trophische und sekretorische Störungen sind selten und wenig ausgesprochen.

Der *Verlauf* der Erkrankung weist große Verschiedenheiten auf. Das Stadium der Acme bewegte sich in unseren Fällen zwischen den Grenzen von einem halben bis zu 6 Monaten, dauerte aber meist $1^1/_2$—$2^1/_2$ Monate. Etwa ebensolange dauert das Stadium der Restitution. Doch war einer unserer Fälle auch nach 10 Monaten noch lange nicht geheilt, ein anderer zeigte noch nach 20 Monaten geringe, aber deutliche Reste. Nach Wertheim Salomonson ist die Heilung um so unvollkommener, je länger sie auf sich warten läßt. Es gibt also Defektheilungen bei der idiopathischen Polyneuritis (s. auch Remak und Flatau). Bei der Rückbildung pflegt der Typus der distalen Lokalisation erst recht deutlich zu werden, da die Restitution distalwärts fortschreitet. Zuerst pflegen etwa vorhandene Störungen der Hautsensibilität zu schwinden. Dann folgt die Rückkehr der motorischen Funktion, welche die trophische Wiederherstellung der Muskulatur und die Rückbildung etwaiger ataktischer Störungen kurz nach sich zieht. Wesentlich länger verharren die Veränderungen der elektrischen Erregbarkeit, so daß während der Restitution jene Inkongruenzen zwischen dem motorischen und dem elektrischen Verhalten zustande kommen, von denen oben die Rede war. Die Areflexie, insbesondere der unteren Extremitäten, scheint jedoch die letzten Reste aller anderen Symptome zu überdauern (s. auch Remak und Flatau).

Was die *Pathogenese* der idiopathischen Polyneuritis anbelangt, so wird vielfach eine Beteiligung des Rückenmarks nicht als ausgeschlossen betrachtet. Babinski nimmt eine Erkrankung des gesamten peripheren Neurons an. Nach Remak und Flatau und Wertheim Salomonson wurden mehrfach bei ataktischer Polyneuritis Hinterstrangsveränderungen gefunden. Auch die von Queckenstedt gefundene Eiweißvermehrung im Liquor (s. oben) weist in diese Richtung.

Während demnach die ataktische Polyneuritis zu pathologischen Prozessen in den *Hintersträngen* in Beziehung gebracht wurde, mußte für die typische Polyneuritis mit Lähmungserscheinungen eine etwaige Beteiligung der *Vorderhornzellen* in Betracht kommen. Tatsächlich wurden von Eisenlohr und Medin Beziehungen zwischen Polyneuritis und Poliomyelitis anterior vermutet, insbesondere mit Hinblick auf das von Eisenlohr und Bondurant beobachtete, lokal und zeitlich gehäufte Auftreten von idiopathischer Polyneuritis. Strümpell und Marinesco lassen eine scharfe Unterscheidung zwischen Polyneuritis und Poliomyelitis nicht gelten. Ruttin vermutet in vier von ihm beobachteten Fällen Beziehungen zur Heine-Medinschen Krankheit. Wickman beschreibt eine neuritische Form der Poliomyelitis mit starken Schmerzen und Druckempfindlichkeit der Nervenstämme, eine Erkrankung, die bei Ausgang in Genesung von der Polyneuritis kaum zu unterscheiden ist. Während STRÜMPELL und WERTHEIM SALOMONSON diese neuritisähnlichen Erkrankungen bei Poliomyelitis ausschließlich auf Rückenmarksveränderungen bezogen wissen wollen, nehmen MEDIN und WICKMAN eine Miterkrankung der peripheren Nerven an (s. auch OPPENHEIM). REDLICH und MOENKEBERG fanden positive neuritische Veränderungen bei der Poliomyelitis, die von WICKMAN durch ein Übergreifen der Entzündung des Rückenmarks längs der Lymphgefäße auf die Wurzeln und die peripheren Nerven erklärt werden. WICKMANs Annahme, daß alle Fälle von akuter fieberhafter Polyneuritis mit sofort einsetzender Lähmung ätiologisch der HEINE-MEDINschen Krankheit zugehören, scheint uns jedoch zu weitgehend.

Einen besonderen Typus der idiopathischen Polyneuritis hat 1893 OSLER zuerst beschrieben. Weitere Beobachtungen stammen von LAURANS, PATRICK, GORDON HOLMES, BRADFORD, BASHFORD und WILSON, SKOOG, THOMSON, TARGOWLA, THOMAS. Das Leiden ist gekennzeichnet durch schwere Lähmung, bei der die *proximalen* Muskeln *stärker* betroffen sind als die distalen, *beiderseitige Facialislähmung* (nach FRAGNITO können auch Trigeminus, Vagus und Hypoglossus beteiligt sein), wenig sensible Erscheinungen, häufige Beteiligung der Sphincteren. Die Erkrankung verläuft oft ähnlich wie die LANDRYsche Paralyse, kann auch tödlich enden. Heilung erfolgt in 1—2 Jahren. Hierher gehören auch von GRIMBERG beschriebene Fälle. Hier gelang die Übertragung der Krankheit auf Affen. Anatomisch fand sich außer den Veränderungen in den peripheren Nerven Chromatolyse in den Vorderhornzellen und in den Facialiskernen (VIETS). Hier wäre auch die von DECHANNEL beschriebene „Septineuritis mit neurotropem, schwannophilem Virus“ anzuführen, die klinisch durch gleichmäßige Beteiligung der distalen wie der proximalen Gliedabschnitte, Hirnnervenlähmungen, Dissoziation im Liquor, relativ langsame Entwicklung, anatomisch durch interstitielle infiltrative Neuritis mit knötchenförmigen Herden und starker Wucherung der SCHWANNschen Zellen gekennzeichnet ist.

Polyneuritis nach Diphtherie. Bei der postdiphtherischen Polyneuritis handelt es sich zweifellos um eine Schädigung der peripheren Nerven durch das Diphtherietoxin. Eine direkte Invasion des Erregers in den peripheren Nerven wird im allgemeinen nicht angenommen. Nur BUHL will LÖFFLERsche Bacillen in den Nervenscheiden gefunden haben. Bemerkenswert ist, daß die postdiphtherische Polyneuritis auch bei Bacillenträgern vorkommt (GERSON, KÖNIG, CHAUTRIOT). MARGULIS nimmt primäre Lokalisation des Prozesses in den Wurzeln an: die Infektionserreger dringen in den Liquor und von da entlang den Nervenscheiden in die Peripherie. Die Polyneuritis sei ihrem Wesen nach eine Polyradiculitis, der sich eine Polyneuritis und Myelitis anschließen.

Über die *Häufigkeit* der Polyneuritis bei Diphtherie gehen die Angaben recht weit auseinander. WOODHEAD berechnete aus einem Material von 7832 Fällen von Diphtherie 17%, ROLLESTON bei 1500 Fällen 22,3%, ROTHE bei 774 Fällen 8,7%. Wie ROLLESTON hervorhebt, sind die diphtherischen Lähmungen seit Einführung der Antitoxinbehandlung nicht seltener, sondern eher häufiger geworden, was daraus leicht erklärlich ist, daß die Mortalität der Diphtherie durch die Antitoxinbehandlung herabgedrückt wurde und daß infolgedessen eine größere Anzahl von Fällen die postdiphtherische Lähmung erlebt.

Man unterscheidet eine *Frühform,* die in der 1.—2. Woche nach Beginn der Erkrankung auftritt, und eine *Spätform,* die einige Wochen nach der Entfieberung beginnt. Die Frühform beschränkt sich meist auf Lähmung des

Gaumens, der Uvula und zuweilen des Phrenicus. Es kommen auch einseitige Lähmungen vor. Die Lähmung des Gaumensegels und der Schlundmuskulatur macht sich in näselnder Sprache bemerkbar (Nasolalia aperta), beim Trinken regurgitiert Flüssigkeit durch die Nase, schließlich ist der Schluckakt erschwert, der Patient verschluckt sich leicht. Bemerkenswert und von großer praktischer Bedeutung ist die Beteiligung des *Herzvagus* bei der Frühform. Im Zusammenhang mit der postdiphtherischen Myokarderkrankung kann die Erkrankung des Vagus zu plötzlichem Tode führen. Anfangs äußert sie sich in Bradykardie bis zu 17 Schlägen in der Minute (AUBURTIN), später folgt dann Irregularität und Tachykardie. Die gefährlichste Zeit ist der 7.—9. Krankheitstag (ROLLESTON). Außer der Herzlähmung droht noch Zwerchfellähmung — 13,6% der Todesfälle in der Statistik LUTHERS werden auf Zwerchfellähmung zurückgeführt — und schließlich Schluckpneumonie. An ihrem Zustandekommen sind die zuweilen zu beobachtenden Erscheinungen der Anästhesie des Pharynx und des Larynx und der Epiglottislähmung (WERTHEIM SALOMONSON) beteiligt.

Auch die *Spätform* beginnt meist mit Nasolalia aperta und kann sich auf die Erscheinungen im Bereiche des Rachens und des Kehlkopfes beschränken. Öfters jedoch schließen sich polyneuritische Erscheinungen anderer Art an die Gaumenlähmung an, vor allem die neuritische Erkrankung der Augenmuskelnerven, insbesondere in der Form der postdiphtherischen Akkommodationslähmung. Es handelt sich also hier um eine elektive Erkrankung der zum Akkommodationsapparat führenden Fasern des Oculomotorius, die ja autonomen Ursprungs sind, also physiologisch dem Vagussystem angehören. Die elektive Empfindlichkeit des Vagus für das Diphtheriegift erweist sich demnach auch in der Akkommodationslähmung. WIDROWITZ beschreibt als charakteristisch für die postdiphtherische Lähmung das „Puppenauge": leichter Exophthalmus, seltener, monotoner, schachteldeckelähnlicher Lidschlag. Die Erscheinungen werden auf die Schwäche und Hypotonie der Muskeln zurückgeführt.

Sehr selten findet man bei der Diphtherie Posticuslähmung, das sog. GERHARDTsche Syndrom (BUSACCA). Sie ist wegen der damit verbundenen Erstickungsgefahr von Bedeutung. Ansonsten findet man gelegentlich Lähmungen des Facialis (beiderseitig, s. CURSCHMANN, MAINGAULT u. a.), des Acusticus, des Recurrens.

Neben diesen vorwiegend auf einzelne Hirnnerven, vor allem auf den Vagus beschränkten Formen der postdiphtherischen Lähmung gibt es eine *generalisierte Form,* die postdiphtherische Polyneuritis im eigentlichen Sinne, die immer nur als Spätform auftritt, also mehrere Wochen nach der Entfieberung und gewöhnlich im Anschluß an die Hirnnervenerscheinungen. Meist zeigt sie die Symptome der ataktischen Polyneuritis, wobei die paretischen Erscheinungen sehr in den Hintergrund treten, meist bloß durch eine gewisse Adynamie der Muskeln kenntlich sind. Neben dem Alkohol ist die Diphtherie die häufigste Ursache der ataktischen Polyneuritis. Schmerzen spielen in dem Krankheitsbild keine wesentliche Rolle (WERTHEIM SALOMONSON), eher Parästhesien. Die Nervenstämme sind nicht druckempfindlich. Was die Sensibilität anbelangt, so tritt meist die Störung der Tiefenempfindung sehr in den Vordergrund. Manchmal sieht man Störung der Stereognose.

Therapeutisch ist hier vor allem auf die *Serotherapie* hinzuweisen. Ihre Wirksamkeit bei postdiphtherischer Lähmung ist nicht unbestritten. Gleichwohl gibt man das Antitoxin, und zwar sowohl subcutan als auch intralumbal. Daneben wird Strychnin in der Behandlung der Lähmungen sehr empfohlen. DREYFUS empfiehlt Enucleation der Tonsillen. — Die neuritischen Erscheinungen als solche gelangen wohl immer, wenn der Patient überlebt, zur

Ausheilung. Aber insbesondere die generalisierte Form kann sehr hartnäckig sein und viele Monate, selbst Jahre zur Heilung benötigen.

Neuritis und Polyneuritis nach Typhus abdominalis. Die Lähmungen nach Typhus wurden 1872 von NOTHNAGEL als peripher, 1875 von LEYDEN als neuritisch erkannt und 1885 von PITRES und VAILLARD anatomisch bestätigt. Nach WERTHEIM SALOMONSON beträgt ihre Frequenz 0,5% aller Typhen. Während in unserem, allerdings kleinen Material dreimal der N. peroneus und einmal der N. ulnaris betroffen ist, scheint im allgemeinen die Ulnarisneuritis den Typus der posttyphösen Mononeuritis darzustellen. REMAK kannte 1900 10 Fälle aus der Literatur, dazu zwei eigene. Daneben führt er einige Fälle von Serratus- und Ischiadicuslähmung an. Nach OPPENHEIM folgt in der Frequenz auf den N. ulnaris der N. peroneus, hierauf der N. thoracalis longus. Dagegen fand ZADEK ebenso wie wir eine Prädilektion für den Peroneus (s. Abb. 1). Einzelne Fälle von Ulnarisneuritis nach Typhus sind von FRANK und LAIGNEL-LAVASTINE und von GOUGEROT beschrieben. SINGER stellt 1911 25 Fälle von Ulnarisneuritis nach Typhus aus der Literatur zusammen. STERTZ bringt 1917 39 eigene Fälle. Die Peroneuslähmung fand STERTZ meist doppelseitig und symmetrisch auftretend. Ferner sah er 6 isolierte Lähmungen einzelner Schultergürtelmuskeln, 6 kombinierte Plexuslähmungen und 3 doppelseitige Lähmungen im Plexusgebiet. Besonders häufig ist der N. suprascapularis betroffen, dagegen kommen isolierte Lähmungen der Nn. radialis, medianus, cruralis und tibialis nicht vor. Im allgemeinen besteht eine Tendenz zur Erkrankung des proximalen Anteils des peripheren Systems. — Selten ist Recurrenslähmung (Fall von ROY mit Posticuslähmung, 2 Fälle von ROSENBLATT).

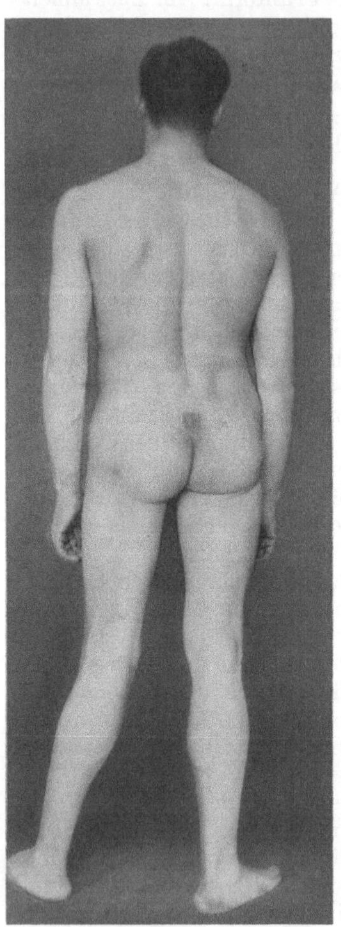

Abb. 1. Neuritische Atrophie nach Typhus abdominalis. (Aus der Nervenheilanstalt Maria-Theresien-Schlössel, Wien XIX. Primarius: Prof. Dr. JOSEF GERSTMANN.)

Die *Entstehung* der Lähmung fällt meist in die akute Krankheitsperiode, nur zuweilen erst in die Zeit der Rekonvalescenz. Die Nerven sind sowohl in ihrem sensiblen als auch in ihrem motorischen Anteil befallen. Schmerzen sind selten. Sehr häufig sah STERTZ Vasomotorenparese. — Die *Prognose* ist günstig.

Polyneuritis nach Typhus ist ebenfalls schon längere Zeit bekannt. REMAK und FLATAU erwähnen eine Beobachtung von BÄUMLER aus dem Jahre 1880, einen Fall von Mononeuritis multiplex betreffend. Es kommen schwere symmetrische Polyneuritiden vor. In den leichteren Fällen sind fast ausschließlich die beiden Peronei beteiligt. Die Lokalisation in den unteren Extremitäten wiegt vor (s. a. AFFICHARD). Die Sensibilitätsstörung tritt sehr zurück, nur die tiefe Sensibilität ist manchmal grob gestört (STERTZ). Auch ataktische Polyneuritis kommt vor, doch sind die oberen Extremitäten, wie STERTZ angibt, an der Ataxie selten beteiligt. In einem Fall unserer Beobachtung war es allerdings gerade umgekehrt.

Pathogenetisch wird von den meisten Autoren (s. VINCENT) Toxinwirkung angenommen. Und für einen Teil der Fälle ist auch zweifellos die Toxinwirkung als die einzig mögliche Ursache anzusehen, insbesondere für die Polyneuritiden und die Lähmungen im Bereiche der Schultergürtelmuskeln. Anders verhält es sich mit den Ulnaris- und Peroneusneuritiden, deren toxische oder nur toxische Genese von mancher Seite bestritten wird. LLOYD nimmt Kompression des Nerven infolge ungünstiger Lagerung des benommenen Kranken an. Ähnlich äußert sich LASAREW, doch erkennt dieser die schweren Fälle mit Atrophien und EaR. als Neuritiden an. Nach SINGER spricht für die Annahme einer Drucklähmung das Vorwiegen der subjektiven Sensibilitätsstörungen (das von STERTZ bestritten wird) bei geringen objektiven Erscheinungen, gegen dieselbe die sehr lange Dauer. — Wir möchten die Ulnaris- und Peroneusneuritiden als toxikotraumatische Lähmungen analog den Narkoselähmungen auffassen und mit SINGER die hochgradige Abmagerung der Typhuskranken als bedeutsames Hilfsmoment hervorheben. Die Tatsache, daß Beteiligung des N. ulnaris bei den Polyneuritiden nach Typhus selten ist, spricht gegen eine besondere Affinität des Typhustoxins zum N. ulnaris. Deshalb scheint das mechanische Moment zur Erklärung der Neuritis ulnaris unentbehrlich. — Eine direkte bacilläre Erkrankung der Nervenstämme kommt wohl kaum in Frage, obwohl AUSSET den Typhusbacillus in den Nervenscheiden selbst gefunden haben will.

Von Interesse sind Beobachtungen von *kombiniert zentral-peripherer Erkrankung* nach Typhus, wie sie von STERTZ und auch von uns beobachtet wurde. Es handelt sich um Fälle von Myelitis mit peripherer Neuritis, cerebraler Hemiplegie mit Neuritis u. dgl. Diese Kombinationen scheinen trotz ihrer relativen Seltenheit für Typhus insofern charakteristisch zu sein, als sie bei keiner anderen Ätiologie bisher beobachtet wurden.

Neuritis nach Paratyphus A. Neuritiden bei Paratyphus A sind selten. VERAGUTH erwähnt Fälle von Augenmuskellähmung, AUBRIOT einen Fall von Recurrenslähmung. In einem Fall von COHEN, der einen Säugling betraf, waren Deltoideus, Triceps und die Flexoren des Vorderarmes betroffen. Wir sahen 2 Fälle von Ulnarisneuritis bei durchaus typhusähnlich verlaufenden Fällen, auch hier dürfte also die toxikotraumatische Deutung zutreffen.

Neuritis und Polyneuritis nach Typhus exanthematicus. Ross und BURY (zit. nach REMAK und FLATAU) fanden bei Fleckfieber atrophische Lähmungen mit Sensibilitätsstörung, oft eingeleitet durch Schmerzen und Parästhesien. In einem Fall MURCHISONS waren der M. deltoideus und die Muskulatur des Unterschenkels betroffen. BERNHARDT und OPPENHEIM sahen Radialislähmung, RACKHMANINOFF Polyneuritis im Verlauf des Fleckfiebers auftreten. *Wir* sahen eine leichte Neuritis des Plexus brachialis mit besonderer Beteiligung des N. ulnaris.

Neuritis und Polyneuritis nach Dysenterie. Fälle von peripherer Nervenerkrankung nach Dysenterie waren vor dem Kriege kaum bekannt. Wir fanden nur einen Fall von NEIDING aus dem Jahre 1912. 1915 beschreibt SCHLESINGER als erster eine für Dysenterie charakteristische, vorwiegend sensible Form der Polyneuritis, die meist die unteren Extremitäten betrifft. ROTHMANN sah Ulnarisneuritis, LAIGNEL-LAVASTINE und GOUGEROT Neuritis axillaris, HENNEBERG schwere Polyneuritis nach Ruhr. Aus der letzten Zeit stammt eine Beobachtung von MENZEL. In einem Fall von MENDEL war die Lokalisation dieselbe wie nach Diphtherie. SETT beschreibt einen Fall von ataktischer Polyneuritis. *Wir* sahen eine beiderseitige, jedoch nur auf einer Seite mit Lähmungserscheinungen einhergehende Ischiadicusneuritis, die wohl als abortive Polyneuritis zu deuten war.

Über die *Pathogenese* sagt SCHLESINGER, daß es sich wahrscheinlich um toxische Entstehung handle, da die Neuritis in der Regel zu einer Zeit auftrete, zu welcher in den Faeces Dysenteriebacillen nicht mehr nachweisbar seien. MÜLLER-DEHAM vermutet, daß die dysenterische Neuritis nicht spezifischer Natur sei. Vielmehr führe wahrscheinlich die Geschwürsbildung im Darm als solche zur Neuritis, etwa analog den tuberkulösen Geschwüren.

Neuritis nach Cholera. VERAGUTH führt einen Fall von Vagusneuritis nach Cholera asiatica an.

Unspezifische Gastroenteritis. ROSENBLATT sah Recurrenslähmung nach Icterus infectiosus. LIEBERS einen Fall von Polyneuritis nach Pseudodysenterie. FARNELL und HARRINGTON beschreiben eine Epidemie mit Enteritis und darauf folgender Polyneuritis, die durch starke Schmerzen gekennzeichnet war. Wir verweisen auf das oben über idiopathische Polyneuritiden mit vorausgehenden Magendarmstörungen Gesagte.

Neuritis und Polyneuritis nach Sepsis. Die Literatur kennt vereinzelte Fälle von Polyneuritis und Neuritis, die im Anschluß an eine von Hautwunden ausgehende Septicämie aufgetreten sind. Nach REMAK und FLATAU, die sich auf Fälle von BARRS, WHITE, BURY und GERHARDT beziehen, setzen die neuritischen Symptome erst einige Wochen oder Monate nach dem Beginn des Eiterungsprozesses ein und nicht immer an dem primär erkrankten Glied. Auch nach Eiterungen der Pleura und der Lunge (MARTINS, FIESSINGER), eitriger Bronchitis (MINKOWSKI), eitrigem Blasenkatarrh (DANA) sind Fälle beobachtet. Nach WERTHEIM SALOMONSON ist meistens der Peroneus betroffen — dies war auch in einem von uns beobachteten Fall septischer Neuritis nach Schußverletzung so —, vereinzelt die kleinen Handmuskeln. — F. H. LEWY berichtet über 20 Beobachtungen von akut auftretender Brachialneuralgie mit Symptomen der Allgemeininfektion. Die Nervenstämme sind druckempfindlich und geschwollen, die Haut heiß, gerötet, geschwollen, oft stark schwitzend, überempfindlich. Es bestehen Parästhesien, Schwäche und Atrophie der kleinen Handmuskeln, erhöhte elektrische Erregbarkeit, subikterische Verfärbung. Leber und Milz sind tastbar. Im Anschluß daran treten schwere Organerkrankungen auf, Nierenentzündung, Appendicitis. Das Blut zeigt Monocytose von 8—30%. In 50% der Fälle ließen sich Streptokokken aus dem Blut züchten. — Es handelt sich um eine Mischung von Erscheinungen der Neuritis, Myositis und Neuralgie.

NUSSEN beschreibt einen Fall von septischer Polyneuritis mit KORSAKOFFscher Psychose. — DRAGANESCO, FAÇON, JORDANESCO und VASILESCO beobachteten Polyneuritis mit Dissociatio cyto-albuminurica im Liquor nach perianalem Absceß.

Hierher gehören ferner Fälle von Neuritis bei *Puerperalfieber*. VERAGUTH erwähnt Fälle von Axillaris- und Serratuslähmung. Besonders häufig sollen Medianus-Ulnarisneuritiden vorkommen (HÖSSLIN).

Bei *Erysipel* wurden Fälle von Facialislähmung (GARNIER, SOPTER, PICHLER, zit. nach VERAGUTH) und Recurrenslähmung (ROSENBLATT) beobachtet. Bemerkenswert ist ein Fall OPPENHEIMS von ataktischer Polyneuritis mit Gaumen- und Stimmbandlähmung bei Erysipelas faucium. Man darf also aus dieser Form der Polyneuritis nicht ohne weiteres auf vorausgegangene Diphtherie schließen.

Nach *Angina* wurden Fälle von Facialislähmung (GOWERS, OPPENHEIM), Hypoglossuslähmung (VERAGUTH), Serratuslähmung (GUILLAIN, zit. nach VERAGUTH) und Gaumensegellähmung (FABRONI) beobachtet (s. auch WILDER).

Zu den septischen Fällen sind wohl auch die Beobachtungen von Neuritis nach *Appendicitis* zu zählen: Ulnarisneuritis (MARCON, zit. nach VERAGUTH), Cruralisneuritis (RAYMOND und GUILLAIN, SOLIRÈNE, COURTELLEMENT, APELT).

Neuritis nach Polyarthritis rheumatica. Das Vorkommen von Neuritis bei akutem Gelenkrheumatismus wird von WERTHEIM SALOMONSON bezweifelt. Immerhin gibt es Beobachtungen von Phrenicusneuritis (OHM), Meralgia paraesthetica (VERAGUTH), Facialislähmung (REINHOLD) und Plexusneuritis (DONATH).

Neuritis und Polyneuritis nach Influenza. Neuritis und Polyneuritis nach Grippe ist verhältnismäßig häufig. WERTHEIM SALOMONSON erwähnt Fälle von SCHMIDT, KRAKAUER, RÉTHI, LÄHR, CURSCHMANN, MARCUS, PICHLER, einen Fall von Hirnnervenlähmung von BETTIN, VERAGUTH sah je einen Fall von Serratus- und von Vaguslähmung, RICHTER einen Fall mit Trigeminus- und Vagusneuritis, C. WEISS Fälle von ERBscher Lähmung und Radialislähmung, GERGELY Ophthalmoplegia interna, Trigeminusneuralgien, Vestibularis- und Cochlearisneuralgien, Vagusneuritis. Meist handelt es sich um motorische Läsionen und Parästhesien. Objektive Sensibilitätsstörungen kommen nicht vor. Nach SETT ist Polyneuritis viel seltener als Neuritis. Er zitiert Fälle von OPPENHEIM, REMAK, EISENLOHR, PUTNAM, DIEMER, BONNOT, LEYDEN. O. KLEIN gibt an, daß die postgrippöse Polyneuritis immer als Nachkrankheit, etwa 3 Wochen nach der Entfieberung auftritt. Gelegentlich erinnert sie an LANDRYsche Paralyse. Sie beginnt immer in den Beinen. Auffallend sind starke vasomotorische Erscheinungen: Hyperidrosis, Hautrötung, erhöhter Turgor der Haut, Ödem an Knöcheln und Fußrücken, glossy skin. Bei Beginn der Nachkrankheit machen sich oft gastrointestinale Störungen bemerkbar. FRANK sah einige Fälle von Polyneuritis nach Grippe im frühen Kindesalter, die immer erst einige Tage nach Abklingen des Fiebers auftraten. Einen Fall von Polyneuritis beschreiben DALLA TORRE und CHINAGLIA, einen anderen, in welchem nur die Beine betroffen waren, FRIBOURG-BLANC und KYRIACO. LAZAREW sah rein sensible Polyneuritis. — Gerade bei der Grippe ist die Mannigfaltigkeit der Erscheinungen und sind auch die sehr verschiedenen Angaben über die Häufigkeit des Auftretens peripherer Nervenerkrankungen aus der großen Verschiedenheit der einzelnen Epidemien verständlich. So fand C. WEISS, daß gerade die 1927 im Ruhrgebiet auftretende Epidemie eine besondere Affinität zu den peripheren Nerven hatte.

Polyneuritis nach Schweißfriesel. CROUZON, JUSTIN-BESANCON und DE SÈZE beschreiben einen Fall von Polyneuritis nach Schweißfriesel, LAZAREW sensible Neuritis multiplex mit Meralgie, Parästhesien und Hypästhesien an den Füßen sowie Recurrenslähmung.

Neuritis und Polyneuritis nach Pneumonie. Neuritis nach Pneumonie ist selten. REMAK und FLATAU erwähnen Fälle von KRAFFT-EBING und LESZYNSKI (Plexusneuritis), OPPENHEIM, LEECH und CHARCOT. Weitere Beobachtungen stammen von BIERMANN (Plexusneuritis und Neuritis multiplex), BODEN (Plexusneuritis), VERAGUTH (Vagus), CAMAUER und SACON (Serratus). In einem *eigenen* Fall sahen wir Polyneuritis beider unteren Extremitäten.

Polyneuritis nach WOLHYNIschem Fieber. Diese im Kriege beobachtete Infektionskrankheit hatte in einem Fall von SINGER eine Mononeuritis multiplex, in einem Fall unserer Beobachtung symmetrische Polyneuritis im Gefolge.

Polyneuritis nach WEILLscher Krankheit (Fünf-Tage-Fieber). ALEXANDER beschreibt einen Fall von Wurzelpolyneuritis nach WEILLscher Krankheit.

Neuritis nach Erythema multiforme. Ein Fall von Facialislähmung, beobachtet von OPPENHEIM.

Neuritis nach Scarlatina. Bei Scharlach sind vorwiegend Neuritiden der *Hirnnerven* beobachtet (je ein Fall von Vagus- und Hypoglossuslähmung von VERAGUTH, Trigeminus- und Vaguslähmung beobachtet von COLÒ).

Neuritis nach Morbilli. Veraguth erwähnt Vagusneuritis nach Masern. Darleque und Baixe sahen einen Fall von Polyneuritis mit bulbären Erscheinungen. Corda beobachtete Augenmuskellähmungen, Peroneusneuritis, polyneuritische Erscheinungen. In 21 von 195 Masernfällen, also in 10,8%, traten in seinem Material Gaumensegellähmungen auf, von leichter Deviation der Uvula bis zu schwerer Schluckstörung mit Beteiligung der Pharynx- und Kehlkopfmuskulatur.

Polyneuritis nach Parotitis epidemica. Bei den seltenen Fällen von Polyneuritis nach Mumps handelt es sich um besonders schwere Erkrankungen. Sulzer sah einen Fall mit Landry-artigem Verlauf und letalem Ausgang, Collens und Rabinowitz einen Fall von schwerer Polyneuritis mit Facialisdiplegie, Schluckbeschwerden und meningitischen Erscheinungen.

Neuritis nach Pertussis. Clauss zitiert 7 Fälle aus der Literatur und fügt einen eigenen hinzu.

Variola, Varicellen, Rubeola, Meningitis cerebrospinalis. Wertheim Salomonson erwähnt vereinzelte Beobachtungen von peripher-neuritischer Erkrankung bei diesen Infektionskrankheiten.

Neuritis und Polyneuritis nach Encephalitis epidemica. Daß es auch eine periphere Lokalisation der Encephalitis epidemica gibt, ist schon seit längerer Zeit bekannt (Lilienstern, Alajouanine und Mauric u. a.). Laignel-Lavastine und Bonnard beschrieben einen Fall von Brachialis-Neuritis und anschließender Abducenslähmung mit Nystagmus. Von Thomas und Rendu, die einen gleichen Fall beobachteten, wird die Zugehörigkeit dieser Fälle zur Encephalitis epidemica allerdings bestritten. Roch und Bickel sahen 5 Fälle, epidemisch aneinandergereiht, mit leichten meningitischen Erscheinungen, Schwäche, allgemeiner Lymphocytose und Hyperalbuminose im Liquor. Stertz spricht von einer neuralgischen Varietät der epidemischen Encephalitis. Stern beschreibt einen Fall mit Atrophie der Schultermuskeln, vor allem des Serratus. Hier kommt freilich spinale Lokalisation sehr in Betracht. Scharnke und Moog sahen in ihrem Material meist die oberen Extremitäten betroffen, bald einseitig, bald doppelseitig, oft mehrere Nerven, auch der ganze Plexus betroffen.

Eine ausführliche Beschreibung stammt von Bériel und Dévic, die Beteiligung der Wurzeln und der peripheren Nervenstämme auch anatomisch nachweisen konnten. In einem Fall bestand neben den Erscheinungen der Encephalitis allgemeine Muskelschwäche mit Aufhebung aller tiefen Reflexe. Der Beginn ist gewöhnlich allmählich, manchmal jedoch plötzlich. Beteiligung der Hirnnerven ist häufig. Infolge der vorwiegend proximalen Lokalisation erinnern die Fälle ein wenig an Myopathien. Die spontanen Schmerzen sind selten stark. Es bestehen keine Anästhesien, dagegen Hyperästhesien und Parästhesien. Die Sphincteren sind oft beteiligt. Im Liquor findet man starke Eiweißvermehrung bei geringer Zellvermehrung. Der Verlauf ist im allgemeinen günstig, von einzelnen Landry-artigen Fällen abgesehen. Vermutlich handelt es sich um eine Erkrankung des ganzen motorischen Neurons, einschließlich der spinalen Zentren, worauf die Beteiligung der Sphincteren hinweist, vielleicht auch einschließlich der Muskeln. — Die Autoren beziehen sich auf weitere Beobachtungen anderer Lyoner Autoren, die ähnliches gesehen haben.

Im Rahmen einer grippeartigen Erkrankung beobachteten Stiefler und Troyer Fälle von cervico-dorsaler Radiculitis, die sie als Unterform der Encephalomyelitis disseminata deuten. Sie haben mit epidemischer Encephalitis nichts zu tun.

Erythrödem-Polyneuritis. Der infektiöse Charakter dieser seltenen, vorwiegend bei kleinen Kindern beobachteten Erkrankung ist zweifelhaft. Sie ist unter verschiedenen Namen beschrieben: Akrodynie, Pellagra-Akrodynie,

Erythrödem, Dermato-Polyneuritis, epidemisches Erythem. FOERSTER und HARRY nehmen Infektion an. Das Leiden beginnt mit Reizbarkeit, Schwellung und Rötung der Hände und Füße, Parästhesien, Sensibilitätsstörungen und Hautveränderungen am ganzen Körper. Dazu kommen Muskelatonie, Hyperidrosis, Lichtscheu, Schlaflosigkeit, gastrointestinale und respiratorische Störungen. Die Krankheit entwickelt sich allmählich, verläuft protrahiert und neigt zu Rezidiven. — BYFIELD, der 17 Fälle dieser Art beschreibt, nimmt nicht Infektion, sondern Nährschaden an, also eine Art Avitaminose. Auf Besserung der Ernährung erfolgte in seinen Fällen prompte Besserung des Leidens.

Polyneuritis bei Periarteriitis nodosa. Diese eigenartige, 1866 von KUSSMAUL und MAIER zum ersten Mal beschriebene Erkrankung findet wohl auch am besten unter den Infektionskrankheiten ihren Platz, wenn auch über ihre Ätiologie noch gar nichts bekannt ist. Sie ist gekennzeichnet durch das Syndrom: schwere Magen-Darm-Erscheinungen, Nephritis, „chlorotischer Marasmus" (KUSSMAUL) und Polyneuritis, wohl auch Polymyositis. Eingehende Beschreibungen liegen von SCHREIBER (1904), aus jüngerer Zeit von GRUBER (1926) vor. Die Magen-Darm-Erscheinungen beruhen auf Darmnekrosen infolge von Gefäßembolien und führen sehr oft zum Tode. Auch die Nephritis ist embolischer Natur. So ist anzunehmen, daß auch bei der Erkrankung der peripheren Nerven die Erkrankung der Vasa nervorum das Primäre ist und nicht, wie FERRARI meint, umgekehrt eine Erkrankung der nervösen Zentren des Gefäßsystems der Gefäßerkrankung zugrunde liegt. Ätiologisch nimmt man eine Infektion an, vielleicht von den Tonsillen aus (BLUM). Ob ein spezifischer Erreger anzunehmen ist, erscheint zweifelhaft. Das Blutbild zeigt Leukocytose mit Verschiebung nach links, häufig Eosinophilie (BANSI). Auch Milzschwellung und parenchymatöse Degeneration der inneren Organe (BALÓ) weisen auf infektiöse Genese hin. Eine Beziehung zur Lues besteht nicht. FISHBERG nimmt an, daß es keinen spezifischen Erreger gibt. BLUM vermutet individuelle Prädisposition des Gefäßsystems.

Die Polyneuritis ist nicht in allen Fällen gleich stark ausgeprägt, kann aber das typische Bild der symmetrischen Polyneuritis mit vorwiegend peripherer Lokalisation aufweisen. Anatomisch findet man typische Erkrankung der peri- und endoneuralen Gefäße und Abbau der Markscheiden (PETTE). Nach BALÓ tritt Polyneuritis nur in Fällen mit Pankreasinfarkten auf, so daß die Annahme einer endotoxischen Genese naheliegt.

Neuritis und Polyneuritis bei Syphilis. Die Beteiligung der peripheren Nerven an der luetischen Erkrankung ist am häufigsten im Frühstadium und im Sekundärstadium, nur im 1. Jahr nach der Infektion zu beobachten (PETRÉN). Sie ist gewiß syphilotoxischer Natur (OPPENHEIM). In späteren Stadien auftretende Neuritiden und Polyneuritiden (MÉNARD will sie auch im Tertiärstadium gesehen haben, s. auch NONNE), sind nach WERTHEIM SALOMONSON als dyskrasische Erkrankungen aufzufassen und mit den peripheren Nervenerkrankungen bei Diabetes, Tuberkulose usw. auf eine Stufe zu stellen. Man findet Mononeuritiden der verschiedensten Lokalisation: Abducens (VERAGUTH), Facialislähmung, diese besonders im Frühstadium, sogar noch vor dem Exanthem, und gar nicht selten beiderseitig (HASSIN und READ); ferner Hypoglossus (LEWIN), Radialis (HUET, MASSARY u. a.), Recurrens (REBALLU), Meralgia paraesthetica, Ischiadicus (VERAGUTH). Hie und da sind die Nn. ulnaris, Axillaris, Saphenus, Cruralis oder der Plexus brachialis ergriffen (WERTHEIM SALOMONSON). ROSENHAGEN sah Radiculitis als Komplikation bei luetischer Spinalmeningitis.

Wesentlich seltener ist luetische *Polyneuritis*. Hier überwiegen die ataktischen Formen (STEINERT, OPPENHEIM). DEMANCHE und MÉNARD zählen 1911

20 sichere Fälle. Bemerkenswert ist die häufige Beteiligung der *Hirnnerven*, besonders des Facialis. VERAGUTH fand die oberen Extremitäten meist stärker befallen als die unteren. Bemerkenswert ist ein Fall von KERL mit nur rechtsseitigen Erscheinungen (rechte obere und untere Extremität und rechter Facialis). Der Liquor zeigt gar keine oder nur mittelmäßige Veränderungen, vor allem negative Goldsolreaktion (MATTAUSCHEK), was zur Unterscheidung von der Neurorezidive wichtig ist.

Die *Neurorezidive* darf wohl nicht als periphere Neuritis aufgefaßt werden. In diesem Zusammenhang sei nur kurz auf sie hingewiesen. Sie befällt meistens die Hirnnerven. In BENARIOS Material von 194 Fällen waren 37mal die Augenmuskeln, 6mal der Trigeminus, 36mal der Facialis betroffen.

Mononeuritiden bei *Tabes dorsalis* sind lange bekannt (Fälle von PITRES und VAILLARD, MARIE, DÉJÉRINE, MÜNZER, zit. nach VERAGUTH). Am häufigsten sind *Abducens* und *Oculomotorius* betroffen. Die besondere Disposition der Tabiker zur Akquisition von Drucklähmungen wurde schon oben erwähnt.

Neuritis und Polyneuritis bei Gonorrhöe. Gonorrhoische Mono- und Polyneuritiden sind mehrfach beschrieben. REMAK und FLATTAU zählen 1900 5 Fälle auf, WERTHEIM SALOMONSON weitere fünf. Einzeln betroffen sind etwa Facialis, Vagus, Musculocutaneus, Axillaris, Ischiadicus, Plexus brachialis (TYPOGRAF, KUNOS), die Intercostalnerven (KUNOS). Die Polyneuritis tritt nach VERAGUTH entweder ganz früh auf (nach GLYSER am 9. Tag) oder noch sehr spät (2. bis 7. Monat). Vorwiegend sind die unteren Extremitäten betroffen — auch in einem Fall unserer Beobachtung —, doch beschreibt KUNOS 2 Fälle, wo nur die oberen Extremitäten befallen waren. Hirnnervenbeteiligung kommt vor (in unserem Fall beiderseitige Facialislähmung). In einem Fall von WEISSENBACH, FRANÇON, PERLÈS und BRISSET erkrankte der Peroneus im Anschluß an eine gonorrhoische Gonitis.

Neuritis und Polyneuritis bei Malaria. Nach Malaria sind Mononeuritiden verhältnismäßig häufig, Polyneuritiden selten beschrieben (letztere bei RAYMOND, LUZZATO, COMBEMALE, GOWERS, CHAUFFARD, HUBER und CLEMENT, PAISSEAU, SCHAEFFER und ALCHEK). Mononeuritis findet man am häufigsten bei der Sommer-Herbstform der Malaria (FIORENTINI). Sie tritt meist gleich nach den ersten Fieberanfällen auf, zuweilen auch schon vor dem Fieber, manchmal aber auch erst viel später (PAPASTRATIGAKIS). Die Chininbehandlung vermag ihr Auftreten nicht zu verhindern und hat keinen Einfluß auf ihre Heilung. Befallen sind vielfach die Hirnnerven (URECHIA), Vagus (VERAGUTH), vor allem aber die mehr proximal gelegenen Extremitätennerven, ähnlich wie bei Typhus (FORSTER, SAENGER und KROEBER): Plexus brachialis, Glutaeus inferior (JANUSCH), Serratus (SAENGER), Musculocutaneus (FORSTER), aber auch Ischiadicus, Ulnaris, Peroneus (MANGIACAPRA), letzterer nach FIORENTINI am häufigsten. Nicht selten treten die Neuritiden beiderseitig auf (FIORENTINI).

Neuritis bei Lepra. Die Lepraneuritis ist die einzige, bei der der Erreger (ARMAUER HANSENscher Bacillus) regelmäßig in den Nervenscheiden gefunden wird. Sie findet sich, wenn auch in verschiedenem Maß, bei fast allen Leprafällen, steht bei der makulo-anästhetischen Form im Vordergrund des Krankheitsbildes. Anatomisch handelt es sich um eine Neuritis interstitialis chronica mit infiltrativen Erscheinungen von seiten der Gefäße und Nervenscheiden (PJATNITZKY). Die Nervenstämme sind perlschnur- oder spindelförmig verdickt. Was die Lokalisation anbelangt, so besteht der Reihe nach Prädilektion für Ulnaris, Peroneus, Auricularis magnus (KIRK). Schon in den Frühstadien können Trigeminus und Facialis ergriffen sein (MONRAD-KROHN). An den Extremitäten sind die distalen Teile am meisten betroffen (Ulnaris, Medianus, Peroneus). Nach ESPOSEL schreitet die Erkrankung nach peripherem Beginn zentralwärts vor, ergreift den Plexus und schließlich die Nervenwurzeln. Der Liquor zeigt schwache Eiweißvermehrung.

Neuritis bei multipler Sklerose. Beteiligung der peripheren Nerven an der multiplen Sklerose ist vielleicht häufiger, als man gemeinhin annimmt. Von MINEA wird sie anatomisch nachgewiesen. Klinisch sind es die Fälle mit starken Schmerzen im Krankheitsbild und jene mit fehlenden Sehnenreflexen, welche den Verdacht auf Miterkrankung des peripheren Nervensystems erwecken.

Neuritis und Polyneuritis bei Tuberkulose. Die Fälle von Kontiguitätsneuritis bei tuberkulösen Prozessen — Wurzelneuritis bei Caries, Hirnnervenerkrankung bei basaler Meningitis, Plexusneuritis bei Lymphdrüsentuberkulose — gehören streng genommen nicht hierher. Neuritiden auf tuberkulöser Basis im engeren Sinne wurden von PITRES und VAILLARD anatomisch nachgewiesen. Sie treten bei fast allen langsam verlaufenden, durch starke Abmagerung gekennzeichneten Fällen von Phthise auf, ohne klinische Erscheinungen zu machen. Bei den mehrfachen Beobachtungen von *Polyneuritis* auf tuberkulöser Basis ist vielfach Alkoholismus als Mit- oder Hauptursache vorhanden (WERTHEIM SALOMONSON). Dies war in dem von CROUZON und CHAVANY klinisch und anatomisch beschriebenen Falle auszuschließen. Der Fall bot Paresen anfangs bloß der unteren, dann auch der oberen Extremitäten, Schmerzen, keine objektiven Sensibilitätsstörungen. Anatomisch fand sich Degeneration der Markscheiden, von Nerv zu Nerv sehr wechselnd, Auftreten von Abraumzellen. Es bleibt schließlich nur mehr die SCHWANNsche Scheide übrig. Entzündliche Infiltrate wurden nicht gefunden.

2. Toxische Neuritiden und Polyneuritiden.

a) Anorganische Gifte.

Die Bleilähmung. Die Bleilähmung tritt vor allem als gewerbliche Vergiftung auf. Die Produktionsgebiete, in welchen Blei in Verwendung ist, und die daher Anlaß zur Bleivergiftung geben können, sind sehr mannigfaltig. VERAGUTH führt an: Akkumulatoren, Telefon, Kabel, Siphonknöpfe, Flaschenverschlüsse, Zeichenutensilien, künstliche Blumen, Glasperlen, Wachsperlen, Kitte, Sikkative, Lacke, Gummischuhe, Löterei, Posamenterien, Spitzenindustrie, Filz- und Hutindustrie, Farbenindustrie. Dazu kommen noch Arbeiter in Bleibergwerken und Schriftsetzer. Im täglichen Leben ergibt sich die Möglichkeit der Bleivergiftung durch Trinkwasser aus bleihaltigen Leitungsröhren, bleihaltige Trinkgefäße, Bleiglasuren bei Töpferwaren (WENGLER), bleihaltige Kinderspielzeuge (Mundstücke von Kindertrompeten), Einatmung der Luft bei Bleiheimarbeitern, bleihaltigen Schnupftabak, bleihaltige Salben, bleihaltiges Eßbesteck (PAGNIEZ und LEROND), bleihaltigen Obstwein (STIEFLER). — Nach dem Kriege wurde von verschiedenen Seiten über Bleivergiftung nach *Steckschüssen* berichtet. Eine genaue Überprüfung des Materials durch HABS ergab nur 8 einwandfreie Fälle dieser Art, im Verhältnis zu der ungeheuren Zahl von Steckschüssen gewiss eine sehr bescheidene Zahl. In einem derartigen Fall von HAAGEN traten die ersten Symptome erst 22 Jahre nach der Verletzung auf. Nach NEUMANN kann die Latenzzeit sogar bis zu 45 Jahren betragen (s. auch TALTAVULL). Voraussetzungen für die Steckschußvergiftung sind nach LONDRES die leichte Dissoziierbarkeit und Absorbierbarkeit des Projektils, abhängig von der Art der Legierung, ferner seine Lokalisation, schließlich individuelle Überempfindlichkeit oder die Lösung begünstigende humorale Verhältnisse.

Die Frage der gewerblichen Bleivergiftung war mit Rücksicht auf ihre praktische Wichtigkeit Gegenstand eingehender Untersuchungen. ADLER-HERZMARK und SELINGER fanden unter 255 in Druckereien, Akkumulatorenfabriken und

Bleihütten beschäftigten Arbeitern ein Drittel mit einseitiger Streckerschwäche. Vajnstein dagegen unter 1209 Bleiarbeitern nur 32 mit Neuritis und Polyneuritis. Die große Differenz ist wohl auf Unterschiede in der Untersuchungstechnik zurückzuführen ebenso wie der Gegensatz zwischen Telekys Befunden, der auf die pathognomonische Bedeutung und die große Verbreitung der Streckerschwäche bei Bleiarbeitern hinweist, und den russischen Autoren, insbesondere Vigdortschik und Kojransky, die dies bestreiten und die Streckerschwäche als Frühsymptom nicht anerkennen wollen.

Die neurologische *Symptomatologie* der Bleineuritis ist durch 2 Momente gekennzeichnet: erstens dadurch, daß sie in der Regel *rein motorische* Erscheinungen macht, und zweitens durch ihre vorwiegende Lokalisation in den oberen Extremitäten, vor allem in den Streckern des Handgelenkes und der Finger. Die häufigste Form ist der sog. Remaksche Unterarmtypus. Bei diesem sind vor allem der M. extensor digit. communis, M. extensor carpi radialis und extensor pollicis longus betroffen. Triceps und Supinator longus sind regelmäßig frei, die ulnaren Handstrecker meistens. Der M. abductor pollicis longus bleibt gewöhnlich länger verschont als die anderen Muskeln (Wertheim Salomonson). Diese Lokalisation wird gewöhnlich im Sinne der Edingerschen Aufbrauchtheorie dahin gedeutet, daß es sich um die Muskeln handelt, welche bei der Arbeit am meisten in Anspruch genommen werden. Ob jedoch diese Erklärung an sich schon hinreicht, ist fraglich. Sie würde schließlich für die meisten gewerblichen Neuritiden zutreffen, ohne daß bei anderen Vergiftungen gerade die Streckmuskeln des Unterarms betroffen sind, und überdies sind ja die Beuger ganz ebenso stark in Anspruch genommen wie die Strecker. Was dafür spricht, ist die Tatsache, daß die Bleilähmung bei Kindern diese typische Lokalisation vermissen läßt. Aber unseres Erachtens wird eine ihrer Art nach unbekannte Prädilektion des Giftes für die distalen Radialiszweige zur Erklärung herangezogen werden müssen.

Ein *zweiter,* minder häufiger Typus der Bleilähmung besteht in der Lähmung der von den Nn. medianus und ulnaris innervierten *kleinen Handmuskeln.* Diese beiden Formen der Bleilähmung an den oberen Extremitäten können natürlich auch kombiniert auftreten. In der Regel findet man sie beiderseitig, wenn auch der Intensität nach nicht symmetrisch. — Von anderen Nerven ist verhältnismäßig häufig noch der Axillaris betroffen. In atypischen Fällen findet man auch andere Lokalisationen, etwa Neuritis des N. phrenicus. Wenn ausnahmsweise die unteren Extremitäten befallen sind, so erstreckt sich die Lähmung vorzugsweise auf den N. peroneus. Bei Kindern ist gewöhnlich der M. tibialis anterior und der M. extensor digit. communis betroffen, daneben bestehen Schmerzen und Hyperalgesie am Ober- und Unterschenkel.

Die generalisierte Form der Bleilähmung, von Déjérine-Klumpke beschrieben, pflegt nach Oppenheim unter Fieber aufzutreten. Sie schließt sich gewöhnlich an eine Encephalopathia saturnina an. So findet man als Frühsymptome fibrilläre Zuckungen, Ataxie, Nystagmus, gesteigerte Reflexe. Die Eigenart der Bleilähmung macht sich bei den polyneuritischen Erkrankungen in der Regel insofern bemerkbar, als die oberen Extremitäten meist stärker betroffen sind als die unteren, und als sich auch hier die Prädilektion für die Strecker des Unterarms zeigt. Wir konnten dies in einem unserer Fälle bestätigt finden, der übrigens auch dadurch von Interesse ist, daß bei ihm erst im Verlauf der polyneuritischen Erkrankung Zeichen der cerebralen Erkrankung in Form von epileptischen Anfällen auftraten. Dagegen zeigte ein anderer Fall von Polyneuritis, bei dem sich bei der Harnuntersuchung Blei herausstellte, neurologisch durchaus das Bild einer schweren symmetrischen Polyneuritis mit vorzugsweisem Befallensein der unteren Extremitäten und ausgesprochenen

Sensibilitätsstörungen. Der Fall war auch wegen seines protrahierten Verlaufes bemerkenswert — er zeigte noch im dritten Monat der Erkrankung Erscheinungen der Progredienz. *Dieser außerordentlich schleppende Verlauf dürfte für chronische Vergiftungen* — Blei, Arsen — *mit Neigung zur Kumulation charakteristisch sein.* Er ist gut mit dem Umstand zu vereinen, daß diese Gifte auch dann, wenn ihre Zufuhr längst unterbrochen ist, oder wenn es sich — wie etwa bei vielen Arsenvergiftungen — um einmalige akute Intoxikation handelt, noch viele Monate lang in den Körperausscheidungen nachweisbar sind. Der äußerst protrahierten Elimination des Giftes entspricht der protrahierte Verlauf.

Auch bei der generalisierten Form pflegen Sensibilitätsstörungen zu fehlen. Ausnahmen kommen natürlich vor (OPPENHEIM, DÉJÉRINE-KLUMPKE, BURY, KULKOW). Nicht selten findet man nach VAJNSTEIN den HORNERschen Symptomenkomplex. Im Liquor besteht manchmal Lymphocytose (KULKOW: 5 unter 16 Fällen). Die Hirnnerven sind nur sehr selten beteiligt.

Die *Diagnose* der Bleilähmung stützt sich, von der Anamnese und dem neurologischen Bild abgesehen, auf die Erscheinungen der allgemeinen Bleivergiftung: Bleikoliken bei eingezogenem Abdomen, hartnäckige Obstipation, Druckempfindlichkeit des Bauches. Der Kranke liegt mit Vorliebe auf dem Bauch. Die Zähne zeigen den charakteristischen Bleisaum, der übrigens bei Kindern zu fehlen pflegt (VERAGUTH). Dazu kommen Blutdrucksteigerung, wohl im Zusammenhang mit der häufig als Komplikation hinzutretenden Nephritis, Schwinden der Rhodanate im Speichel, basophile Körnelung der Erythrocyten. Für die praktisch wichtige Frühdiagnose hebt VASILJEV die Seitendifferenz des Fingertremors nach Frequenz und Amplitude als bedeutsam hervor.

Was die *Therapie* anbelangt, so steht natürlich die Eruierung und Ausschaltung der Giftquelle an erster Stelle. F. H. LEWY und ST. WEISZ versuchten den Zeitpunkt, in welchem der Bleiarbeiter als gefährdet zu betrachten und aus dem Betrieb zu entfernen ist, durch Untersuchungen der Chronaxie zu bestimmen. Der Zeitpunkt ist nach ihren Untersuchungen dann gekommen, wenn die chronaximetrische Übererregbarkeit in Untererregbarkeit umschlägt. — Die sonstige Therapie fällt mit der allgemeinen Therapie der Neuritis und Polyneuritis zusammen.

Polyneuritis arsenicosa. Die Arsenpolyneuritis, zum ersten Mal 1875 von LEYDEN beschrieben, gehört zu den häufigsten und praktisch wichtigsten Formen der toxischen Polyneuritis. Die Gelegenheit zur Arsenvergiftung ist mannigfach gegeben. Sowohl akute als auch chronische Vergiftung kommt vor. Mit Hinblick auf die enorm verzögerte Ausscheidung muß auch bei akuten Vergiftungen von einer chronischen Einwirkung gesprochen werden. Von kriminellen und Suicid-Vergiftungen abgesehen, gibt es mannigfache gewerbliche Intoxikationsmöglichkeiten. VERAGUTH führt Maler, Elektrolysearbeiter, Arbeiter bei der Fabrikation von Ballongasen, von Feuerwerkskörpern, Pelzen, Email, farbigen Glaswaren (ZANGGER) an. WERTHEIM SALOMONSON fügt die Kunstblumen- und die Kosmetikindustrie hinzu. Auch durch den Staub von ausgestopften Tieren, die mit Arsen präpariert sind, können Vergiftungen entstehen. Arsenbeimengung zu Nahrungs- und Genußmitteln kommt gelegentlich vor: eine Massenvergiftung mit Arsen kam 1900 in Manchester durch arsenhaltiges Bier zustande (WERTHEIM SALOMONSON). Mit arsenhaltigen Farbstoffen (Schweinfurter Grün) gefärbte Stoffe, etwa Tapeten, können, wenn sie der Feuchtigkeit ausgesetzt sind, durch Inhalation zur Vergiftung führen, wahrscheinlich durch Bildung von AsH_3.

Recht häufig sind *medikamentöse* Vergiftungen mit Arsen. Eine individuell gesteigerte Empfindlichkeit kann dazu führen, daß selbst die harmlose Solutio Fowleri zur Intoxikation und, wenn die Ursache nicht sogleich erkannt und die weitere Zufuhr des Giftes eingestellt wird, zur Polyneuritis führt (IBRAHIM). SCHARFETTER beschreibt zwei Fälle von Arsenvergiftung mit Acidum arsenicosum. Die Tagesmenge betrug in dem einen Fall 0,012, im zweiten 0,024 (Maximaldosis 0,015). Eine schwere, jahrelang anhaltende Polyneuritis nach einer Injektionskur mit Natrium cacodylicum sahen wir selbst. Bei diesen medikamentösen Vergiftungen spielt gewiß der von vielen Ärzten noch heute gepflegte Aberglaube eine Rolle, daß man Arsenkuren auch dann, wenn schon Vergiftungserscheinungen aufgetreten sind, nicht plötzlich abbrechen dürfe. Diese Annahme ist durch nichts erwiesen. Es gibt keine Abstinenzerscheinungen nach Arsengebrauch (SCHARFETTER), und es ist zweifellos das Richtige, beim ersten Auftreten von Magen-Darmsymptomen, die die Arsenvergiftung einzuleiten pflegen, die Kur zu sistieren. — Auch Salvarsan- und Atoxylvergiftungen sowie Polyneuritiden nach dem französischen Treparsol (MILIAU) sind bekannt. SPILLMANN sah zwei Fälle von Facialislähmung nach Salvarsan. PELINIER fand unter 126 Fällen 25 mit Beteiligung des Facialis. Ein Fall von HASSIN und READ zeigte doppelseitige Facialislähmung. Nach OLIVET tritt die neurotrope Wirkung des Neosalvarsans nur bei bestehender Leberschädigung ein, setzt also hepatogene Nervenschädigung voraus.

Erwähnt sei noch die Sitte des Arsenessens in Steiermark, eine Art Verjüngungsmittel, das nicht selten zu Arsenvergiftungen geführt hat.

Die *Erscheinungen* der Arsenpolyneuritis sind die einer schweren, symmetrischen amyotrophischen Polyneuritis. Nach den initialen Magen-Darmerscheinungen, zu denen sich häufig auch Schnupfen und Conjunctivitis gesellen, treten Parästhesien und Schmerzen, vor allem in den unteren Extremitäten, auf. Die danach subakut sich entwickelnde Lähmung ergreift zuerst und am stärksten die unteren Extremitäten mit vorwiegend distaler Lokalisation und Prädilektion für die Strecker. Doch sind die Beuger nicht so häufig verschont wie bei der Alkoholpolyneuritis. Die besondere Schmerzhaftigkeit der Arsenpolyneuritis wird immer wieder hervorgehoben (REMAK und FLATAU, CASSIRER u. a.). Gelegentlich sieht man Beteiligung der Hirnnerven: des Trigeminus und Facialis in einem Fall unserer Beobachtung, des Vagus und Hypoglossus in einem Fall von VERAGUTH. Man sieht ausgedehnte Sensibilitätsstörungen, Hyperalgesien. Manchmal tritt auch Ataxie auf (CASSIRER). Motorische Reizerscheinungen in Form von Crampi, tetanusartigen Krämpfen, reflektorischen Kontrakturen kommen vor (TAYLOR, GOLDFLAM, BROUARDEL und PONCHET, MÖBIUS, SCHARFETTER). Stärker als bei anderen Formen der Polyneuritis sind hier *trophische Störungen* der epidermalen Organe ausgeprägt. Man sieht Hyperkeratose, Glanzhaut, Pemphigus, Herpes, Haarausfall (VERAGUTH), Ulcerationen an Zahnfleisch und Gaumen. Starke vasomotorische Störungen kommen vor, Pseudo-Erythromelalgie, Ödeme (CASSIRER, OPPENHEIM, *eigene* Beobachtung). Die für Arsenvergiftung charakteristische Pigmentierung ist nicht als Symptom der Polyneuritis zu betrachten, sondern dieser koordiniert. Sie beginnt nach REYNOLDS mit einem leicht juckenden Erythem, das sich über Nacken, Hals, Gesicht und Hände ausbreitet, zuweilen auch auf die Brust übergeht. Nach einigen Tagen geht es dann in die Braunfärbung über. Die Pigmentierung, besonders ausgesprochen in der Supraclaviculargegend, an der Brust — die Schleimhaut der Wangen und Lippen ist manchmal frei — erinnert an Addison. — Trophische Störungen der *Nägel* sind für Arsenpolyneuritis charakteristisch. Man sieht weiße Querstreifen an den Nägeln, die durch Imprägnation mit Arsensäure hervorgerufen sein sollen (MEESS, RAUDKEPP und WIBURG).

Manchmal sieht man neben den polyneuritischen Erscheinungen solche von seiten des *Zentralnervensystems:* ein KORSAKOFF-ähnliches Bild, selten epileptiforme Attacken und Amaurose. Wir fanden in einem Fall positiven Babinski. Kopfschmerzen bestehen regelmäßig.

Der *Nachweis* der *Arsenätiologie* gelingt, vom klinischen Bild abgesehen, durch die chemische Untersuchung des Harns und der Haare. Es ist bemerkenswert, daß minimale Spuren von Arsen noch jahrelang nach der Vergiftung nachzuweisen sind. Diese so außerordentlich protrahierte Ausscheidung macht die kumulative Wirkung des Giftes erst recht verständlich.

Der *Verlauf* der Arsenpolyneuritis ist außerordentlich schleppend. Noch Jahre nach dem Beginn der Erkrankung können beträchtliche Ausfallserscheinungen vorhanden sein. Manchmal kommt es bloß zur Heilung mit Defekt. Als Residuum der irreparablen Arsenpolyneuritis sieht man dann bisweilen schwere Kontrakturen, besonders Extensionskontraktur des Beins mit Plantarbeugung des Fußes und der Zehen.

Sonstige Metallvergiftungen. Die Klinik der Vergiftungen mit anorganischen Substanzen beschränkt sich, von Blei und Arsen abgesehen, auf vereinzelte Beobachtungen. Am häufigsten scheinen noch Polyneuritiden nach *Quecksilber*vergiftung zu sein. Da es sich hier meistens um medikamentöse Schädigungen bei der Behandlung von Luetikern handelt, sind etwa auftretende neuritische Erscheinungen kaum mit Sicherheit auf das Quecksilber zu beziehen (s. VERAGUTH). Als überzeugend hinsichtlich des merkuriellen Ursprungs betrachtet WERTHEIM SALOMONSON die Fälle von LEYDEN, FORESTIER und CROCQ. KOJRANSKY und BENEDIKTOVA fanden Streckerschwäche bei Quecksilberarbeitern fast so häufig wie bei Bleiarbeitern. OPPENHEIM beschreibt eine *ataktische* Form der merkuriellen Polyneuritis.

Mehrfach wurde Polyneuritis nach Thalliumvergiftung beschrieben, zuerst von GREVING und GAGEL, dann von SHORT. Thallium ist in der Tortilla (mexikanisches Gerstenbrot) enthalten, dem es zwecks Rattenvertilgung beigemischt wurde (GINSBURG und NIXON), ferner in Enthaarungsmitteln, kennzeichnend ist der für Thalliumvergiftung pathognomonische Haarausfall. An die polyneuritischen Symptome schließen sich schwere zentral-nervöse Erscheinungen an, die oft zum Exitus führen.

Weiter sind anzuführen: Vergiftungen mit *Kupfer* (einige Fälle von Radialis- und Ulnarislähmung, 2 Fälle von Polyneuritis (SUCKLING), darunter eine ataktische Form (zit. nach WERTHEIM SALOMONSON); *Phosphor:* Vagusneuritis (VERAGUTH); einen Fall von HENSCHEN betrachtet WERTHEIM SALOMONSON als fraglich; *Silber:* ein Fall von GOWERS; *Gold:* 3 Fälle von motorischer Polyneuritis nach Gebrauch von Sanocrysin, das in der Tuberkulosebehandlung eine Rolle spielt (BEYERHOLM); rein sensible Polyneuritis nach Chrysalbin (JACOB, ALAJOUANINE, MAURIE und FAUVERT, TZANCK, PAUTRAT und KLOTZ); schließlich *Bismuth:* ein Fall von Polyneuritis (CRITCHLEY).

b) Organische Gifte.

Alkoholpolyneuritis. Die Alkohollähmung wurde zuerst 1822 von James JACKSON beschrieben. 1864 wurde von DUMESNIL ihre periphere Lokalisation erkannt. Sie gehört zu den häufigsten Begleiterscheinungen des chronischen Alkoholismus. Außer der chronischen Alkoholvergiftung durch den Genuß alkoholischer Getränke, wobei besonders hochkonzentrierte Alkoholgetränke — auch Absinth — eine Rolle spielen, gibt es auch gewerbliche Vergiftungen. Methylalkohol wird bei der Darstellung von Lacklösungen und Politurmitteln, bei der Lösung von Ausgangsprodukten der Antipyrindarstellung verwendet, Äthylalkohol bei der Fabrikation des rauchlosen Pulvers, des Knallquecksilbers, vor allem bei der Darstellung von Riechstoffen und Essenzen (ZANGGER, zit. nach VERAGUTH). Nach REMAK werden 3% der Alkoholiker von Neuritis befallen. Wenn nun einerseits die ätiologische Bedeutung der chronischen Alkoholvergiftung für die periphere Nervenerkrankung ganz zweifellos ist, so ist andererseits nicht zu verkennen, daß gerade hier eine Mehrheit von ursächlichen Momenten sehr oft eine Rolle spielt. Zunächst weist schon die Tatsache, daß doch die überwiegende Mehrzahl der chronischen Alkoholiker niemals an Polyneuritis erkrankt, darauf hin, daß ein dispositionelles Moment mitwirken muß. Das gilt von den peripheren Nervenerkrankungen auf alkoholischer Basis ganz ebenso wie von den zentralen — Delirium alcoholicum, Hallucinose, Alkoholparanoia —, für deren Zustandekommen ja auch der Alkohol zwar notwendige, aber nicht hinreichende Bedingung ist. Außerdem aber spielen gerade bei den peripheren Nervenerkrankungen der Trinker Kombinationen mit anderen exogenen Schädlichkeiten eine bedeutende Rolle. Wie schon oben erwähnt, sind Druck- und Schlaflähmungen bei Trinkern wesentlich häufiger als bei anderen Menschen. Man darf annehmen, daß die peripheren Nerven durch den chronischen Alkoholabusus in ihrer Trophik geschädigt sind, so daß sie mechanischen Einwirkungen, die für einen normalen Nerven noch indifferent wären, unterliegen (EDINGER). Die durch den Alkohol hervorgerufene Dyskrasie wäre also die dispositionelle Basis, auf Grund deren die mechanische Schädlichkeit zur Wirksamkeit gelangt.

Eine andere Ursachenkombination, die in der Pathologie der peripheren Nerven verhältnismäßig häufig anzutreffen ist, ist die zwischen Alkohol und Lues. In manchen Fällen kommt noch ein drittes Moment hinzu, etwa Bleischädigung, Erkältung oder akute Infektion. Schließlich ist auch die Kombination Alkoholismus-Diabetes in der Ursachenlehre der peripheren Nervenaffektionen nicht ganz selten.

Demgemäß kann man zwei Gruppen von alkoholischen Erkrankungen des peripheren Systems unterscheiden. Bei der einen stellt der Alkohol nur das dispositionelle Moment bei, und Lokalisation und sonstige Symptomatologie der Erkrankung sind durch das hinzutretende akzidentelle Moment determiniert. Das gilt etwa für die Schlaflähmung auf alkoholischer Basis, die den mechanisch geschädigten Nerven, für die Bleilähmung der Alkoholiker, die die Streckmuskeln des Unterarms befällt. In der zweiten Gruppe von alkoholischen Erkrankungen wird jedoch die spezifische Ätiologie schon aus dem klinischen Bilde zu entnehmen sein. Hier handelt es sich um die Polyneuritis alcoholica im engeren Sinne.

Die alkoholische Polyneuritis setzt zuweilen akut, gewöhnlich aber subakut oder auch ganz langsam ein. Ein längeres Initialstadium, gewöhnlich mit Magen-Darmerscheinungen, kann ihr vorausgehen. Das progressive Stadium schwankt zwischen einigen Wochen und Monaten. Im Initialstadium pflegt die charakteristische Druckempfindlichkeit der Wadenmuskulatur schon lange vor dem Auftreten schwerer Symptome das Nahen der Polyneuritis anzukündigen. Dauert die Schädlichkeit fort, so setzt dann die generalisierte Polyneuritis oft innerhalb weniger Tage mit schweren Erscheinungen ein. Ganz akuten Beginn sieht man zuweilen im Anschluß an Delirium oder KORSAKOFFsche Psychose.

Im ausgebildeten Krankheitsbild kann man eine hyperästhetische und sensible, eine paralytische und eine ataktische Form unterscheiden. Rein motorische Polyneuritis sieht man bei Lebercirrhose (KLIPPEL, LHERMITTE). Sie befällt vorwiegend die unteren Extremitäten, viel weniger die oberen. Beteiligung der Hirnnerven ist nicht selten, insbesondere des Facialis, gelegentlich des Trigeminus, des Acusticus (STRÜMPELL, HICQUET und CAMBRELIN), des Vagus und Hypoglossus (VERAGUTH). Etwa auftretende Augenmuskellähmungen dürften meist nucleären Ursprungs sein (Polioencephalitis superior).

Löffler beschreibt einseitige Stimmbandlähmung. An den unteren Extremitäten sind besonders elektiv die Strecker des Unterschenkels betroffen, die Beuger meist verschont (Oppenheim). In einem Fall Nonnes bestand Obturatoriuslähmung, in einem anderen Phrenicusparese (s. auch Löffler). Veraguth erwähnt Meralgia paraesthetica. An den oberen Extremitäten befällt die Lähmung einzelne Zweige des Radialis, wobei Supinator longus und Abductor pollicis verschont bleiben können. Recht oft wird Pupillendifferenz gefunden, vereinzelt auch reflektorische Pupillenstarre in Fällen, wo Lues in keiner Weise nachweisbar ist. Sie ist wohl ebenfalls auf eine konkomitierende Polioencephalitis superior zu beziehen. — Sehr häufig sind Wadenkrämpfe.

Neben diesem Bild motorischer Ausfallserscheinungen spielen auch bei diesem Typus *sensible Reizerscheinungen* immer eine große Rolle (s. auch Fleck). Dazu kommen vasomotorische und trophische Symptome — Hyperidrosis, Anidrosis, Ödem, Glanzhaut, Cyanose, Gelenkschwellungen.

Sehr häufig entwickelt sich die *ataktische* Polyneuritis auf alkoholischer Basis. Der Alkohol scheint sogar die häufigste Ursache dieser Form der Polyneuritis zu bilden (Wertheim Salomonson).

Unter den *cerebralen* Erscheinungen, die in Begleitung der Polyneuritis auftreten, steht die Korsakoffsche Psychose an erster Stelle. Ihre Symptomatologie wurde oben schon geschildert. Daß der Alkoholismus bei weitem die häufigste Ursache dieser Psychose ist, ist bekannt. — Daneben gibt es cerebrale Herderscheinungen, wie Jackson-Anfälle (Knapp und Küttner).

Die *Prognose* der alkoholischen Polyneuritis ist an sich günstig, vorausgesetzt, daß die Schädlichkeit nicht fortwirkt. Die Gefahr der Pneumonie besteht hier ebenso wie bei anderen alkoholischen Erkrankungen. Davon abgesehen, pflegen die Erscheinungen nach monatelanger Dauer — bis zu 2 Jahren — abzuklingen.

Hinsichtlich der *Therapie* ist auf die allgemeinen Erörterungen zu verweisen. Vielfach wird gerade hier auf die Bedeutung des *Strychnins* hingewiesen.

Sonstige neuritische Erkrankungen nach Vergiftung mit Narkotizis der Alkoholgruppe. Vereinzelt wurden Lähmungen insbesondere des Vagus nach Vergiftung mit Äther, Atropin, Morphin beobachtet (s. Veraguth). Oppenheim berichtet über einen Fall von schwerer Polyneuritis bei einem Psychopathen, der durch einige Tage Morphin in großen Mengen nahm, und bezieht sich auf bis dahin bekannte 2 Fälle ähnlicher Art. Wertheim Salomonson erwähnt Fälle von Neuritis nach Sulfonal- und Trionalvergiftung, Raymond und Cottenot einen Fall von Neuritis nach Chloroformvergiftung, bei dem es sich wahrscheinlich um Drucklähmung handelte. Überhaupt dürfte ein Teil der hierhergehörigen Kasuistik unter die oben dargestellten toxikotraumatischen Neuritiden einzuordnen sein.

Polyneuritis und Neuritis nach Kohlenoxydvergiftung. Periphere Nervenerkrankungen nach Vergiftung mit Kohlenoxyd wurden zum erstenmal 1843 von Bourdon, später 1865 von Leudet beschrieben. Sie sind nicht sehr häufig: Günther berechnet sie auf höchstens 1% der Fälle von Vergiftung. Auch hier spielt wie bei anderen narkotischen Giften die Kombination mit mechanischen Ursachen eine wichtige Rolle. Sehr oft sind Nervenstämme ergriffen, die während der tiefen Bewußtlosigkeit dem Druck ausgesetzt waren. Daß es sich aber dabei nicht um reine Drucklähmungen handelt, geht einerseits daraus hervor, daß sehr oft neben den mechanisch geschädigten Nervenstämmen noch andere ergriffen sind (Fälle von multipler Neuritis beschrieben von Long und Wicki, Wilson, Winkelmann), bei denen Druck keine Rolle spielen konnte, andererseits daraus, daß die Lähmung sehr oft, wie übrigens bei den Narkoselähmungen auch, sich erst in den nächsten Tagen nach der akuten

Vergiftung progredient entwickelt (s. z. B. MENDEL). *Anatomisch* findet man an den Nerven circumscripte perineuritische und sekundär neuritische Prozesse sowie perineuritische hämorrhagische Infiltrationen (LEUDET, ALBERTI, ROKITANSKY). Diese Befunde wurden in neuerer Zeit von CLAUDE überprüft und, wie es scheint, mit Recht dahin gedeutet, daß die primäre Wirkung des Giftes in einer Schädigung der Gefäßwände mit konsekutivem Bluterguß besteht (s. auch BROUARDEL und LANDOUZY). Die sich daraus ergebende Ischämie des Nerven und seine Schädigung durch das Extravasat, das sich zuweilen wie in Fällen von MANKOWSKY palpatorisch nachweisen läßt, macht den Nervenstamm für mechanische Schädigung empfindlicher, kann aber auch für sich allein schon zu den Erscheinungen der Neuritis führen. Der Umstand, daß die neuritischen Erscheinungen zuweilen auch erst nach Wochen und Monaten auftreten, spricht nicht unbedingt gegen die CLAUDEsche Theorie, wohl aber gegen die Annahme von LEVIN, daß Asphyxie des Gewebes infolge der Desoxydation der Erythrocyten, Vasomotorenparese mit konsekutiver Stase und Thrombose die Ursache der neuritischen Erkrankung seien. Denn diese Erscheinungen sind gewiß schon kurze Zeit nach der Vergiftung abgelaufen, während eine Schädigung der Gefäßwände im Sinne CLAUDES auch noch später zu Hämorrhagien führen kann.

Was die *Topographie* anbelangt, so handelt es sich in der Regel um Erkrankung einzelner Nerven, Mononeuritis oder Mononeuritis multiplex. Mehrfach sind auch Hirnnerven betroffen: Trigeminus und Abducens (MANKOWSKY). Vagus und Hypoglossus (RIVA, zit. nach VERAGUTH). Fälle von Polyneuritis sind von ROSS und GLYNN beschrieben. Sehr oft gehen die Neuritiden mit Herpes einher (MANKOWSKY), oft auch mit Ödemen (GÜNTHER).

Die *Prognose* der Fälle ist im allgemeinen günstig, der Verlauf allerdings meist recht protrahiert.

Polyneuritis nach Nicotinvergiftung. Das Nicotin kann sowohl bei akuter als auch bei chronischer Vergiftung zur Polyneuritis führen (KNAPP). Nach FRANKL-HOCHWART, der einiges Material darüber sammelte, handelt es sich meist um rein sensible Polyneuritis. Doch kommen auch motorische Formen vor. Heilung erfolgt in der Regel auf Nicotinabstinenz.

Benzin, Benzol, Nitrobenzol, Dinitrobenzol. VERAGUTH sah 2 Fälle von Polyneuritis bei Chauffeuren, die er auf chronische Benzinvergiftung zurückführt, LANDÉ und KALINOWSKY Benzolneuritis des Medianus. Fälle von Neuritis nach Vergiftung mit Nitrobenzol und Dinitrobenzol erwähnt WERTHEIM SALOMONSON. KOLIK sah bei Arbeitern der Nitrobenzolindustrie Sensibilitätsstörungen mit Areflexie.

Schwefelkohlenstoff. Schwefelkohlenstoff wird als Extraktionsmittel für Fette und verschiedene Samen, in der Kautschukindustrie, bei der Herstellung von Kitten, Pasten, Klebemitteln, im Weinbau und in der Landwirtschaft zur Vertilgung von Ungeziefer verwendet (VERAGUTH). Die bei Vergiftung mit Schwefelkohlenstoff auftretenden Neuritiden sind immer durch zentrale Erscheinungen kompliziert. Die Lokalisation ist sehr wechselnd. Polyneuritische Erkrankungen, auch solche von ataktischem Typus, kommen ebenfalls vor (WERTHEIM SALOMONSON, s. auch LECHELLE, GIROT und THÉVENARD.) — KULKOW sah Erkrankungen bei gemischter Schwefelkohlenstoff- und Schwefelwasserstoffvergiftung.

Triorthokresylphosphat. Polyneuritiden durch Phosphorkreosotverbindungen — Triphenylphosphat, Triorthokresolphosphit — wurden schon in früherer Zeit als Folgeerscheinungen der Verabreichung von Kreosotpräparaten bei Lungentuberkulose beschrieben (LÖWENFELD, CHAUMIER, HUET, PAL, WERTHEIM SALOMONSON, SANZ u. a.). JAKSCH-WARTENHORST weist auf die in Vergessenheit geratenen Vergiftungen mit Phophotal und Phosphot hin (s. auch ROGER). CARILLO nimmt in solchen Fällen eine Phenolestervergiftung vom Colon aus an. In neuerer Zeit wurde die Aufmerksamkeit auf die neurotrope Wirkung dieses Giftes von zwei verschiedenen Seiten her gelenkt, wobei sich erst nachträglich die pathogenetische Identität dieser untereinander und beider mit den alten Beobachtungen von Phosphorkreosotvergiftung herausstellte: durch die zur Zeit der Prohibition in Nordamerika beobachteten Massenvergiftungen mit *Ingwerschnaps* („Ginger polyneuritis") und durch die in mehreren Ländern Europas ziemlich gleichzeitig auftretenden Vergiftungen mit *Apiol,* einem aus Petersilie hergestellten Abortivum. Beim Jamaika-Ginger handelt es sich um einen spirituösen Ingwerextrakt mit 80—90% Alkohol, der Triorthokresylphosphat als Verunreinigung enthält. Die ersten diesbezüglichen Beobachtungen stammten von BENNETT, HARRIS, MERRITT und MOORE. Dann folgte eine sehr beträchtliche Literatur über dieses Thema, aus der nur einzelne Namen, wie BURLEY, SMITH und LILLIE, SMITH und ELVOVE, hervorgehoben seien. BURLEY schätzt die Anzahl der in den Vereinigten Staaten beobachteten Fälle von Ginger-Polyneuritis auf 15000! Nach Aufhebung der Prohibition kommt diesen Tatsachen wohl nur mehr historische Bedeutung zu. — Die ersten *Apiol*-polyneuritiden wurden in Holland festgestellt. TER BRAAK beschrieb eine Reihe von Fällen. Es handelte sich hier um ein französisches Präparat. Es folgten weitere Beobachtungen aus Holland (BOUWMAN und LOBSTEIN, ESVELD u. a.), Deutschland (REUTER, RECHNITZ, WITTKE, SCHULTZ, JAGDHOLD, MANN, HELLMUTH und GRÜN, GUTTMANN u. a.), Frankreich (ITALLIE, ROGER, NETTER u. a.), Jugoslavien (STANOJEVIĆ und VUJIĆ), Südamerika (CARRILLO). Nahm man ursprünglich an, daß es sich bloß um eine Verunreinigung des französischen Erzeugnisses handle, so zeigten die vielfältigen Beobachtungen aus den verschiedensten Ländern bald, daß die toxische Substanz — Triorthokresylphosphat — einen wesentlichen Bestandteil der Droge bildet. Das Mittel wurde daraufhin in den meisten Ländern verboten. So gehört wohl auch das Krankheitsbild der Apiol-Polyneuritis heute schon der Vergangenheit an, und von Vergiftung mit Triorthokresylphosphat dürfte bald wieder kaum mehr die Rede sein — es sei denn, daß die merkwürdige Substanz neuerlich in veränderter Maske auftauchen sollte.

Symptomatologisch handelt es sich um eine generalisierte Polyneuritis mit vorwiegend motorischen Erscheinungen, die sich in der Regel 14—18 Tage nach den ersten Vergiftungssymptomen, welche in einer Gastroenteritis bestehen, entwickelt. Die Prognose scheint günstig zu sein.

Tetrachloräthan, Trichloräthylen. *Tetrachloräthan,* ein Firnis, der bei der Fabrikation künstlicher Perlen verwendet wird, führte in einigen von LÉRI und BREITEL beobachteten Fällen zu Polyneuritis: Parese der Interossei der Hände und Füße, Sensibilitätsstörungen daselbst, Parese des Gaumensegels, der Augenmuskeln, Verlust der Sehnenreflexe.

Trichloräthylen wird als Fettlösungsmittel gewerblich verwendet. Infolge seiner Zugehörigkeit zu den Narkoticis der Fettreihe besitzt es besondere Affinität zum Nervensystem. STÜBER beobachtete Störungen im Bereiche des sensiblen Trigeminus.

Emetin. BERÉTERVIDE und POZZO sahen einen Fall von Polyneuritis durch Emetin, ein Mittel, das bei der Behandlung der Dysenterie verwendet wird.

Phosgen. Anläßlich der Phosgenmassenvergiftung in Hamburg sah TRÖMNER einen Fall von Polyneuritis.

Cyankali. CARRAU, BERAZA und MOURIGAN sahen in einem Fall von Cyankalivergiftung cerebrale und periphere Erscheinungen kombiniert.

Stovain, Novocain. Bei Lumbalanästhesie sieht man gelegentlich Abducenslähmung auftreten (Veraguth, Satanowsky). Lokalanästhesie vom Damm her kann Schädigung des Plexus lumbosacralis bewirken (Veraguth).

c) Biologische Gifte.

Neuritische und polyneuritische Erscheinungen nach Serum- und Antitoxinbehandlung wurden mehrfach beobachtet. Schon von Zappert und von Leiner wurde eine neuritische Form der Encephalitis postvaccinatoria beschrieben. Auffällig ist, daß sie bei subcutaner und intracutaner Vaccination nicht vorzukommen scheint. Kato beschreibt einen Fall von Recurrenslähmung nach Vaccination. Sonst wurde mehrfach Augenmuskellähmung gesehen (Herrenschwand, zit. nach Veraguth).

Am häufigsten ist Neuritis und Polyneuritis nach *Tetanusschutzimpfung*. Nach Lechelle, Thévenard und Lacau, Léri und Escalier, Mazel und Dechaume u. a. sind die Erscheinungen fast immer an den oberen Extremitäten im Bereiche der 5. und 6. Cervicalwurzel lokalisiert. Es bestehen geringe Sensibilitätsstörungen, aber heftige Schmerzen und Lähmung vom Duchenne-Erbschen Typus. Gewöhnlich setzt zuerst das urtikarielle Serumexanthem ein, dann folgen die Schmerzen, schließlich die Lähmung (Roger, Mattei und Paillas, Lavergne). Die Atrophie betrifft besonders den Deltoideus. Die Besserung der motorischen Erscheinungen erfordert Monate bis zu 2 Jahren. Mazel und Dechaume sammelten 23 Fälle aus der Literatur, Roger, Mattei und Paillas 1931 schon deren 70. Katz sah einen Fall von rein peripherer Neuritis an der Injektionsstelle mit starken Schmerzen, typischem Druckpunkt, geringer Sensibilitätsstörung. Er zitiert Kasuistik von Marchal, Chiari, Gamper. In einem Fall von Vaccarezza war der Trigeminus betroffen, in einem andern von Baudouin und Hervy der Serratus. Crouzon und Delafontaine sahen auch Polyneuritis nach Tetanusschutzimpfung. Verger, Aubertin und Delmas beobachteten Fälle, die an Syringomyelie erinnerten, und halten die periphere Genese für fraglich. Bemerkenswert ist, daß fast alle Beobachtungen aus Frankreich stammen. — Als Erklärung der Prädilektion für die Wurzeln C 5 und C 6 wird die niedrige Chronaxie dieser Wurzeln angeführt (Boudouin und Hervi, zit. nach Wilson und Hadden, Kino).

Auch nach *Diphtherieschutzimpfung* ist Neuritis und Polyneuritis nicht ganz selten (Mazel und Dechaume, Wilson und Hadden, Roger, Mattei und Paillas). Weitere Beobachtungen beziehen sich auf *Scharlachantitoxin* (Gordon, Kino), *Streptokokkenserum* (Kino). Nach *Lyssaschutzimpfung* sah Volterra Polyneuritis auftreten, die in ihrem Verlauf an Landrysche Paralyse erinnerte. Fälle von Facialislähmung nach Lyssaimpfung beobachteten Babes, Pampouillis, Pfeilschmidt, Marinesco (zit. nach Veraguth). Knapp sah Neuritis an der Stelle der Injektion nach *Typhusschutzimpfung* im Kriege (s. auch Hirsch, Jumentié).

Eisner berichtet in einer Selbstbeobachtung über eine Neuritis nach Impfung mit *Heufieberpollenextrakt*. Schließlich ist hier je ein Fall von Polyneuritis nach *Schlangenbiß* (Robertson) und von Plexuslähmung nach Skorpionschutzimpfung (Pacheco und Silva) anzuführen.

Pathogenetisch wird von manchen eine Allergiereaktion, von anderen eine Immunitätssenkung, wieder von anderen Aktivierung eines sekundären Virus angenommen (Knöpfelmacher). Am meisten Wahrscheinlichkeit hat wohl mit Hinblick auf den zeitlichen Zusammenhang mit dem Auftreten des Serumexanthems die Annahme einer Urticaria interna für sich (Pacheco und Silva u. a.).

3. Dyskrasische Neuritis und Polyneuritis.

Neuritis und Polyneuritis diabetica. Neuritische Erkrankungen beim Diabetes mellitus sind schon lange bekannt. In der älteren Literatur findet man Berichte über amyotrophische Neuritiden, meist neuralgiform beginnend, den Cruralis, den Obturatorius betreffend (s. auch W. M. Kraus, Bruns), Meralgia paraesthetica, Ischias (Veraguth), Axillaris (Oppenheim), Facialis (Naunyn, Bernhardt, Hatschek), äußere Augenmuskeln (Dieulafov, Veraguth, Gutmann, Cohn, Schick und Silbermann u. a.). Hirschberg beschreibt Akkommodationslähmung. Die viel seltenere *Polyneuritis* beginnt mit lebhaften neuralgischen Schmerzen in den Beinen. Leyden unterscheidet eine hyperästhetische und eine amyotrophische Form, bei der vorwiegend die unteren Extremitäten, aber auch die oberen Extremitäten und die Hirnnerven befallen sind, und die sehr langsam verläuft (Charcot, Buzzard, Bruns u. a.). Auch *ataktische* Formen kommen vor (Rosenstein, Hösslin).

Aus neuerer Zeit stammt eine Untersuchung von W. M. Kraus. Er fand unter 450 Diabetesfällen fehlenden PSR in 30%, fehlenden ASR in 50% (diese Verhältniszahlen sind so hoch, daß man an der Untersuchungstechnik zweifeln muß), neuralgische Schmerzen in 25%. Echte Polyneuritis fand Kraus sehr selten. In vielen Fällen ist Alkohol mit im Spiele. Fälle mit Reflexstörung, Sensibilitätsstörung, Neuralgie und Ataxie seien auf eine Erkrankung der hinteren Wurzeln zu beziehen. Anatomisch ist, wie Kraus feststellt, das Vorkommen einer *primär* peripherischen Neuritis bei Diabetes nicht nachgewiesen. Es dürfte sich entweder um Erkrankungen der Vorderhornzellen und motorischen Wurzeln oder um Erkrankung der sensiblen Wurzeln und ihrer Fortsetzung im Rückenmark handeln. Dementsprechend gibt es rein sensible und rein motorische Fälle. Ob eine ataktische Form vorkommt, hält Kraus für zweifelhaft.

Die Häufigkeit der Ischias, insbesondere der beiderseitigen Ischias, beim Diabetes wird nach Holmdahl weit überschätzt, Unter 195 Fällen von Diabetes war kein einziger mit Ischias (s. auch Petrén), unter 12 Fällen von beiderseitiger Ischias keiner mit Diabetes. — Das letztere können wir bestätigen. Wir fanden auch das angeblich so häufige Zusammentreffen von beiderseitiger Ischias mit Diabetes nur ganz vereinzelt.

Über die *Pathogenese* der diabetischen Neuritis wissen wir wenig. Man denkt an Acetonvergiftung, doch bestehen keine positiven Anhaltspunkte dafür. Wichtig ist, daß bei Zuckerfreiheit durchaus nicht immer Besserung der Neuritis eintritt (Nölting, Sepich und Raffo, Smith). Die Intensität der Nervenerkrankung läuft dem Zuckergehalt des Harns nicht parallel (Biro).

Neuritis bei Arthritis urica. Neuralgiforme Neuritiden bei uratischer Diathese sind vor allem von englischen Autoren beschrieben (Gowers, Duckworth, Ross, Buzard u. a.). Betroffen sind vor allem Ischiadicus, Plexus, Ulnaris (Gowers), Thenar (Wertheim Salomonson). Als auffallend hebt Wertheim Salomonson das Auftreten einer atrophischen, dünnen, stark glänzenden Haut ohne Abschilferung und mit verminderter Schweißsekretion hervor. Eine Beobachtung von Mackh wird von diesem als chronische Polyneuritis uratica gedeutet.

Polyneuritis bei Gravidität und Puerperium. Fälle von Schwangerschaftspolyneuritis wurden zuerst durch Desnos, Joffroy und Pinard 1888 beschrieben. Hösslin konnte bis 1905 500 Fälle sammeln. Es handelt sich zum Teil um lokalisierte Formen, die hauptsächlich den Medianus und Ulnaris, gelegentlich auch die Nn. suprascapularis und axillaris (s. auch Hösslin), Peroneus, Facialis (Möbius) betrafen. Häufiger ist generalisierte *Polyneuritis,* die dann vielfach den *ataktischen* Typus aufweist (Sett u. a.). Mehrfach wird über auffällige Bradykardie berichtet (Vagus). Auch Korsakoffsche Psychose kommt hier vor (ROUILLIER, SEMON, ALEXANDROFF, WEILL-HALLÉ und LAYANI). Bemerkenswert sind Beobachtungen von BAYLE und von PÁKOZDY, in welchen es sich um Schwangerschaftspolyneuritiden handelte, die außerhalb der Gravidität rezidivierten, in einer Beobachtung von UNGLEY sogar bei 3 Mitgliedern einer Familie. Daraus geht die Bedeutung eines dispositionellen Momentes neben dem toxischen hervor.

Für die *Pathogenese* der Schwangerschaftspolyneuritis ist wichtig, daß sie sich sehr oft an besonders schwere *Hyperemesis* anschließt. Die Ansicht der meisten Autoren, wie TURNEY, MÖBIUS, CLIFFORD-ALBUTT, MEYER, KORSAKOFF u. a. geht nun dahin, daß sich im Verlaufe der Schwangerschaft Toxine bilden, die für Erbrechen und Polyneuritis in gleicher Weise verantwortlich sind. Je stärker das Erbrechen, um so stärker und ausgebreiteter ist auch meist die nachfolgende Lähmung. Andere nehmen eine kausale Beziehung zwischen dem Erbrechen und der Polyneuritis an, entweder so, daß die durch die Hyperemesis bewirkte Hinfälligkeit (EULENBERG, REMAK) oder so, daß Ansammlung von Stoffwechselprodukten bei Herabsetzung des Stoffwechsels infolge des Erbrechens (KÖSTER) zur Polyneuritis führe. Aber es gibt Fälle, wo die Polyneuritis gleichzeitig mit dem Erbrechen einsetzt, oder wo das Erbrechen zur Zeit des Eintritts der Polyneuritis längst geschwunden ist (s. auch LIBIN), schließlich Fälle, in welchen das Erbrechen gar nicht aufgetreten ist. In neuerer Zeit wird die Graviditätspolyneuritis vielfach als Mangelkrankheit durch Fehlen des Vitamins B aufgefaßt, also in Beziehung zur Beriberi gebracht (STRAUSS und McDONALD, LUIKART). Freilich wurden mit Zufuhr von Vitamin B keine eindeutigen Resultate erzielt (PLASS und MENGERT).

Im *Puerperium* sieht man subakute lumbale Neuritiden, bei welchen eine gemischte Ätiologie — Schwangerschaftstoxikose und Geburtstrauma — anzunehmen ist (MEYER und HAUCH).

Anhangsweise sei hier eine von LIST beobachtete doppelseitige Medianuslähmung bei *Akromegalie* erwähnt, die nach Annahme des Autors auf Bindegewebsvermehrung im peripheren Nerven zurückzuführen ist.

Beriberi (Kakke). Die Beriberi-Krankheit kommt in den Tropen endemisch, pandemisch und auch sporadisch vor. Die Länder, wo sie einheimisch ist, sind nach MUSGRAVE und CROWELL: Malaiischer Archipel, Indien, Birma, Ceylon, China, Japan, Philippinen, Holländisch-Indien, Korea, Siam, Neuseeland, Australien, Afrika, Südseeinseln, Südamerika. Bemerkenswert ist, daß Rassendisposition und Rassenimmunität eine große Rolle zu spielen scheinen: die dunkelfarbigen Rassen erkranken am häufigsten. Ferner ist ein soziales und wirtschaftliches Moment unverkennbar; Beriberi ist eine Krankheit der armen Leute. Schließlich ist nach vielfachen, einander jedoch teilweise widersprechenden Angaben die Witterung von Bedeutung: nach SHIMAZONE ist Beriberi im Winter selten, während MUSGRAVE und CROWELL angeben, daß sie besonders bei feuchten Wetter auftritt, das ja in den Tropen vielfach mit dem Winter zusammenfällt. — Die *Ätiologie* der Beriberi ist noch nicht geklärt. Der Praktiker des Ostens nimmt Infektion an (SCHNEIDER). Andere denken an gastrointestinale Intoxikation oder Infektion (WRIGHT); Toxine im Reis werden beschuldigt in Analogie zum Ergotismus (SCHNEIDER). Auch als Erschöpfungskrankheit wird sie aufgefaßt. — Im Vordergrund der Vermutungen steht die Annahme einer *Mangelkrankheit.* Tatsächlich stimmen die Symptome der Beriberi mit denen der B-Avitaminose im allgemeinen überein (SHIMAZONE), insbesondere das Symptom des Appetitschwundes, weniger deutlich das der Herzhypertrophie. Die experimentelle Polyneuritis gallinarum soll also mit Beriberi identisch sein. Da das B-Vitamin in der äußeren Hülle des Reiskorns vorkommt und Reis in vielen der in Betracht kommenden Gegenden das Hauptnahrungsmittel darstellt, geht nun die Annahme dahin, daß Beriberi von ausschließlichem Genuß geschälten Reises kommt. Eine experimentelle Arbeit aus letzter Zeit (WOOLLARD) scheint allerdings zu beweisen, daß die B-Avitaminose allein nicht genügt, um die nervösen Ausfallserscheinungen hervorzurufen. — Zu bemerken ist noch, daß die Krankheit vorwiegend bei Kindern und jungen Leuten auftritt (MUSGRAVE und CROWELL).

Das Leiden beginnt gewöhnlich mit allgemeinem Unbehagen, Magendruck, Müdigkeit. Dann entwickeln sich innerhalb von 2—3 Tagen die neuritischen Symptome. Eine Hypästhesie beginnt am Fußrücken und breitet sich von da, meist unter Schonung der Oberschenkelinnenfläche, auf das ganze Bein aus, ebenso von den volaren Fingerspitzen auf den ganzen Arm, vom Nabel auf den Bauch, vom Mund auf das ganze Gesicht. Als Frühsymptom tritt Druckempfindlichkeit der Waden- und Fußmuskeln, des Quadriceps, des Rectus abdominis und des Abductor pollicis auf. Die Lähmung entwickelt sich am stärksten an den unteren Extremitäten. Beteiligung der Hirnnerven kommt vor und ist insbesondere wegen der nicht seltenen Vagusneuritis von großer Bedeutung. SCHENKE und BALZ unterscheiden einen gewöhnlichen Typus, der in der geschilderten Weise einsetzt und bei voll entwickelter Lähmung einige Wochen andauert, worauf dann allmähliche Besserung in monatelanger Rekonvaleszenz folgt; einen perniziösen Typus mit plötzlichem Beginn, rapider Entwicklung innerhalb eines Tages und Tod an Herzschwäche nach 2—5 Tagen, schließlich einen abortiven Typus mit leichten, sich lange hinziehenden Erscheinungen. Bei den schweren Fällen bleiben oft residuäre Lähmungen und Atrophien dauernd bestehen. — Charakteristisch für Beriberi ist ferner ausgebreitetes Hautödem, das wahrscheinlich auf Veränderungen der Gefäßwand zurückzuführen ist. Das Herz ist dilatiert, parenchymatös degeneriert, von kleinen myokarditischen Herden durchsetzt. Auch die übrigen inneren Organe findet man bei der Autopsie im Zustande der parenchymatösen Degeneration. — SCHNEIDER erwähnt Fälle von postoperativer Beriberi, bei denen möglicherweise die bis dahin latente Erkrankung durch die Chloroformschädigung manifest wird.

Inanition, Anämie. SCHLESINGER beschreibt Fälle von Polyneuritis bei *Hungerödem,* die mit Parästhesien an Händen und Füßen und entsprechenden Hypästhesien einhergingen. Daneben kamen auch amyotrophische Formen vor.

Bei *Anämie* sind Augenmuskellähmungen beschrieben (NEUBURGER, zit. nach VERAGUTH), bei *Chlorose* Abducenslähmung durch Thrombose des Sinus cavernosus (MELLER, RUTTIN). BOGAERT beschreibt einen Fall von anämischer Polyneuritis mit leichter Verwirrtheit, der auch anatomisch belegt wurde.

Carcinom. Es sind Fälle von kachektischer Polyneuritis bei Carcinom des Magens, des Duodenums, des Uterus und der Leber beschrieben (WERTHEIM, SALOMONSON, PRYCE).

Senium, Arteriosklerose und andere Gefäßerkrankungen. Senile oder arteriosklerotische Polyneuritis, zuerst von LEYDEN und von JOFFROY beschrieben, fällt durch ihren sehr langsamen Verlauf auf. Man unterscheidet zwei Formen: eine, die OPPENHEIMsche, die durch langsam progrediente Lähmung der distalen Abschnitte ohne Sensibilitätsstörungen charakterisiert ist, und eine — von STEIN beschriebene — sensible Form, die mit starken Parästhesien beginnt, später starke Hyperalgesien und intensive Schmerzen aufweist. Selten findet man leichte *Ataxie.*

Die Polyneuritis bei *Periarteriitis nodosa,* die wir unter den infektiösen Polyneuritiden eingereiht haben, wäre wohl auch hier anzuführen, insofern als die Nervenerkrankung vermutlich als Folgeerscheinung der Gefäßveränderungen aufzufassen ist.

Marcus faßt eine Reihe von Beobachtungen unter dem Namen „*Polyneuritis perivasculitica*" zusammen, die anatomisch durch Verdickung und Infiltration des interfasciculären Gewebes, vor allem perivasculär, gekennzeichnet sind. Meist sind kleinere Gefäße betroffen, ihr Lumen ist verengt und thrombosiert. In einem Fall fanden sich knotenförmige Herde, die somit eine Art Übergang zur Periarteriitis nodosa darstellten.

Als vereinzelte Beobachtung ist hier noch der Fall von Alajouanine, Thurel und Mauric anzuführen: Lähmung der unteren Extremitäten im Verlaufe einer Purpura haemorrhagica, bedingt durch Blutungen in die Nervenstämme.

Leukämie. Trömner und Wohlwill beschreiben Fälle von leukämischer Infiltation der Nervenwurzeln, besonders oft des Facialis (s. auch Garvey und Lawrence, ein Fall mit doppelseitiger Facialislähmung), und beziehen sich auf ältere Kasuistik von Avinier, May, Alt, Eisenlohr. Multiple Hirnnervenlähmungen kommen vor. De Lisi nimmt Kompression der Nerven durch leukämische Infiltrate an.

Lebererkrankungen. Bei Icterus und Lebercirrhose sind Fälle von Polyneuritis durch Gerhardt, Kleppel-Lhermitte, Porot-Froment, Larrier und Roux, Kausch beschrieben (zit. nach F. H. Lewy). Wertheim Salomonson erwähnt einen Fall von Neuritis bei Lebererkrankung von Goldenberg.

Chronische Nephritis. Veraguth erwähnt einen Fall von Ischiadicusneuritis, May einen von Facialislähmung bei chronischer Nephritis.

Die „*interstitielle hypertrophische Neuritis*" von Déjérine und Sottas kann in diesem Zusammenhang nicht behandelt werden. Sie ist wesensverschieden von allen neuritischen Erkrankungen, mit denen sie bloß den Namen gemeinsam hat, und ist in das Kapitel „Heredo-familiäre organische Nervenkrankheiten", und innerhalb desselben je nach ihrer pathogenetischen Deutung, entweder unter die „Erkrankungen mit blastomatösem Einschlag" oder neben der „neuralen Muskelatrophie" einzureihen.

Neuritiden als symptomatologische Krankheitseinheiten.

Die streng ätiologische Einteilung, die wir bisher durchgeführt haben, erweist sich für eine Reihe von nosologischen Einheiten, welche in der neurologischen Praxis eine bedeutende Rolle spielen, als unzulänglich. Diese durch Tradition und praktische Erfordernisse zusammengehaltenen Krankheitsbilder erfordern daher, obwohl sie im ätiologischen Schema implizite mit enthalten sind, eine gesonderte eingehende Besprechung.

1. Die rheumatische Facialislähmung.

Die akute Facialisneuritis wird im ärztlichen Sprachgebrauch als rheumatisch bezeichnet, weil hier der ätiologische Hilfsfaktor der Erkältung anscheinend eine besonders prominente Rolle spielt. Die Facialislähmung tritt sehr häufig im Anschluß an eine brüske lokale Abkühlung, etwa kalten Luftzug während einer Eisenbahnfahrt am offenen Fenster, auf. Und wenn die unmittelbare Erkältung auch nicht in der Mehrzahl der Fälle nachzuweisen ist, so muß doch in Betracht gezogen werden, daß man derartige Situationen oft nicht beachtet oder nicht bemerkt. Ihre praktische Bedeutung wird dadurch nicht geringer, daß man, wie heute ziemlich allgemein, annimmt, daß die Erkältung nur im Sinne einer Mobilisierung infektiöser Einflüsse wirkt (Edinger). — Sieht man vom Erkältungsfaktor ab, so bleibt die Ätiologie der Facialislähmung in der überwiegenden Mehrzahl der Fälle unklar. So konnte A. Fuchs unter 600 Fällen nur 93 mit sicherer Ätiologie feststellen.

Bemerkenswert ist, daß Frauen häufiger als Männer zu erkranken pflegen (Veraguth u. a.). Die größte Zahl der Erkrankungen fällt in das 5. Lebensjahrzehnt.

Unter den vielfachen ätiologischen und pathogenetischen Theorien ist vor allem jene anzuführen, die als eigentlichen Sitz der Erkrankung die Verlaufsstrecke des Nerven im *Canalis facialis* betrachtet. Hier kann schon eine leichte Schwellung des Periosts, Lymphstauung, venöse Stase, Periostitis (JENDRASSIK) zur Kompression des Nerven und dadurch zu ischämischer Schädigung führen (s. auch KETLY, MOSKOWITZ). Derartige Schwellungen können naturgemäß am ehesten bei Erkrankungen des Ohres auftreten. Nach SARGNON und BERTEIN ist die Facialislähmung bei der einfach katarrhalischen Otitis häufiger als bei der eitrigen. Es kann sich um eine Infektion des Ganglion geniculi oder um vasomotorische Störungen handeln. ESCAT führt den größten Teil der Facialislähmungen auf atypische Otitiden zurück, auf Cellulitis serofibrinosa, Antritis serofibrinosa, mit Periostitis des Canalis Facialis. In solchen otitisch bedingten Fällen ist Beteiligung des Vestibularis nicht selten (DOS SANTOS, BARRAUD). — A. FUCHS nimmt als Ursache der Facialislähmung eine Lymphadenitis und Lymphangitis der den Nerven im Canalis facialis begleitenden Lymphgefäße, der Lymphwege hinter dem Ohr und der Lymphoglandulae retroauriculares an, HERZOG eine infektiöse Parotitis (s. auch NINI).

Für den infektiösen Charakter gewisser Facialislähmungen sprechen Beobachtungen von *epidemischem* Auftreten derselben. Sie würden nach HERZOG auf die Parotitis zu beziehen sein. Doch wird vielfach der periphere Charakter dieser epidemischen Formen bestritten. Man denkt an abortive Fälle von Poliomyelitis, Herpes zoster oder Encephalitis epidemica (RADOVICI, HERZOG).

Zu diesen exogenen Momenten kommt ein Anlagefaktor, an dessen Existenz heute kaum mehr gezweifelt werden kann. Dafür spricht einerseits die Neigung der Facialisneuritis zur Rezidive: SOSSINKA (zit. nach VERAGUTH) fand 3% Rezidive, FUCHS unter 593 Fällen 8 gleichseitige und 20 kontralaterale Rezidive, BERNHARDT 7%, PETERS 6% (zit. nach VERAGUTH). Ferner gibt es Beobachtungen von *familiärem* Auftreten der Facialislähmung. AUERBACH berichtet über 3 Fälle in einer Familie. Überblickt man das Tatsachenmaterial, so hat man den Eindruck, daß bei der Facialislähmung ein lokaler und ein allgemeiner Anlagefaktor miteinander interferieren. Die lokale Disposition kann sehr wohl in einer abnormen Enge des Canalis Fallopii bestehen (SARBÓ, WASSERMANN), als Folge einer Entwicklungshemmung des Felsenbeins, die in einem Fall von MARFAN und DELILLE nachgewiesen wurde. Sie dürfte nach VERAGUTH die Grundlage der gelegentlich vorkommenden familiären Disposition zur Facialislähmung sein. Daneben aber muß für die Facialislähmung derselbe Anlagefaktor wie für andere Erkrankungen der peripheren Nerven angenommen werden, der es bewirkt, daß ein Individuum wiederholt in seinem Leben an Neuritiden der verschiedensten Lokalisation erkranken kann. Die von OPPENHEIM angenommene neuropathische Disposition ist gewiß ein viel zu vager Begriff, als daß er verwendbar wäre. Eher könnte man an eine angeborene Minderwertigkeit des peripheren Systems denken, die dieses für sonst harmlose Schädlichkeiten, Infektionen u. dgl. besonders empfänglich macht. Diese vorausgesetzt, ist es wohl verständlich, daß irgendein Infekt, mag er aus den Tonsillen (GOWERS, OPPENHEIM, TATERKA), aus den Nebenhöhlen (WELTON), den Zähnen, der Gallenblase, dem Darm oder dem Urogenitaltrakt stammen, gerade im peripheren Nervensystem und, wenn eine lokale Disposition den Weg weist, im N. facialis eine Erkrankung setzt. Die Vielfalt der möglichen Bedingungen würde es verständlich machen, wenn durchaus nicht alle sog. rheumatischen Facialislähmungen die gleiche Ätiologie hätten, sondern wenn von Fall zu Fall verschiedene von den in Betracht kommenden Ursachenkombinationen in die Erscheinung treten würden. Dies scheint uns auch auf dem heutigen Stande unseres Wissens die wahrscheinlichste Annahme zu sein.

Fälle von *angeborener* Facialislähmung, die dann meist doppelseitig ist — Fuchs sah sie unter 600 Fällen 12mal — sind wohl als Kernlähmungen zu betrachten und nicht hierher gehörig.

Die beim *Erwachsenen* auftretenden Fälle von *doppelseitiger* Facialislähmung sind jedenfalls auch ätiologisch gesondert zu beurteilen (Ruttin und Beck, Fremel). Unter ihren Ursachen wird vor allem die Lues angeführt, ferner Tuberkulose, Alveolarpyorrhöe (Bercher und Houpert), Tonsillitis. Patrick fand 1916 29 Fälle in der Literatur, fügte drei eigene hinzu. Gordon Holmes beschrieb 1917 12 epidemisch auftretende Fälle, Bradford im gleichen Jahre 30, Yudelson 1 Fall.

Auf luetische Basis schließt Caussé auch bei Fällen mit Vestibularisbeteiligung, insbesondere bei nachweisbarer Dissoziation zwischen kalorischer und Drehreaktion.

Die Facialislähmung setzt in der Regel akut ein, wobei sehr häufig heftige Schmerzen im Bereiche des Ohres oder Kopfschmerzen die Einleitung bilden. Allmählicher Beginn, der hie und da beobachtet wurde, läßt darauf schließen, daß es sich um eine ganz anders geartete Erkrankung handelt als bei den gewöhnlichen Facialislähmungen. In einem unserer Fälle bildete die allmählich einsetzende Facialislähmung die Teilerscheinung einer Mononeuritis multiplex, die durch eine zugleich bestehende Ischiadicusneuritis erkennbar war.

Die initialen Schmerzen werden von Hunt darauf zurückgeführt, daß der Nerv vom Ganglion geniculi sensible dem Trigeminus angehörende Fasern erhält („Hunt-Neuralgie“). Fuchs führt die Schmerzen auf die von ihm als ursächlich angenommene Lymphadenitis und Lymphangitis zurück. — Testur und Weber beschreiben eine besondere Form der schmerzhaften Facialislähmung, bei der sie eine Mitbeteiligung des Trigeminus annehmen.

Nach Wertheim Salomonson sieht man in etwa 5% der Fälle vor dem Einsetzen der Lähmung Zuckungen in den Gesichtsmuskeln, leichte, ruckweise Bewegung des Augenlids, des Mundwinkels, ein Gefühl straffer Spannung in den Wangen und in den Lippen. Diese Reizerscheinungen dauern einige Stunden, höchstens einen Tag.

Die sodann einsetzende Lähmung der Gesichtshälfte zeigt die Kennzeichen der Unterbrechung des peripheren Neurons, also mit Beteiligung des Stirnastes. Die Stirn kann nicht in Falten gezogen und nicht gerunzelt werden, der Augenschluß ist unmöglich. Beim Versuch, das Auge zu schließen, geht der Bulbus nach oben (Bellsches Phänomen). Bewegungen der Nase, des Mundes erfolgen nur auf der gesunden Seite, Lippenspitzen, Pfeifen ist unmöglich. Beim Aufblasen der Backen macht sich die Hypotonie der gelähmten Seite bemerkbar. — Bei leichteren Fällen ist die eine oder die andere Bewegung teilweise oder ganz erhalten. Es kann auch ein Ast vollständig ausgespart sein.

Die *Hautsensibilität* ist in der Regel *intakt.* Doch kommt Hypästhesie im Trigeminusgebiet als Begleiterscheinung der Facialislähmung häufiger vor, als allgemein angenommen wird (s. auch Frankl-Hochwart). Recht häufig findet man halbseitige Geschmacksstörung der Zunge als Symptom der Beteiligung der Chorda tympani. Die Tränen- und Speicheldrüsen zeigen in manchen Fällen Hyper-, in anderen Hyposekretion. Meist verhalten sie sich normal (Goldzieher, Köster, Jendrassik, Negro, Meige, Straus, Grünstein u. a.). Dasselbe gilt von der Schweißsekretion (Veraguth). Als Folge des Lagophthalmus kann Conjunctivitis auftreten (Veraguth). Hunt sah Herpes oticus bei Facialislähmung.

Die *elektrische Erregbarkeit* zeigt zunächst keine auffälligen Veränderungen. Erst nach etwa 10—14 Tagen, manchmal aber auch erst nach 3 Wochen, tritt Entartungsreaktion auf. Da auch in leichten Fällen anfangs komplette Lähmung besteht, läßt sich die Schwere der Schädigung erst auf Grund der elektrischen Untersuchung nach 2—3 Wochen abschätzen. Die bekannte Erbsche Regel besagt, daß eine Facialislähmung mit kompletter EaR. mindestens 6 Monate zur Restitution braucht. Die Prognose ist da zweifelhaft, weil die Restitution auch ganz ausbleiben kann. Besteht nur partielle EaR. oder bloß quantitative Herabsetzung der Erregbarkeit, so ist mit einer Heilungsdauer von etwa 2 Monaten zu rechnen. Diese Angaben mögen im großen Durchschnitt zutreffen, sind aber für den einzelnen Fall nur mit Vorsicht zu verwerten. Es kommt natürlich vor, daß eine Facialislähmung mit kompletter EaR. sich lange vor Ablauf von 6 Monaten restituiert, und daß eine andere mit partieller EaR. längere Zeit beansprucht (s. auch Delherm und Beau).

Marque macht auf das Symptom der galvanisch-faradischen Dissoziation aufmerksam: herabgesetzte faradische bei gesteigerter galvanischer Erregbarkeit. Nach seinen Erfahrungen pflegen solche Fälle zur Kontraktur zu führen.

Im weiteren Verlauf kann die elektrische Erregbarkeit in einem Teil des Gebietes, eventuell auch durchwegs, ganz erlöschen. Wir glauben nicht, daß dadurch die Prognose noch ungünstiger würde.

Die Restitution erfolgt ganz ebenso wie sonst bei Läsionen peripherer Nerven. Ein Prompterwerden der galvanischen Zuckung bei direkter Reizung des Muskels kann das erste Anzeichen der Besserung sein. Dann — eventuell auch ohne vorhergehende Besserung des elektrischen Verhaltens — beginnt die motorische Besserung, und diese kann schon sehr weit gediehen, sogar bis zur Norm fortgeschritten sein, während noch deutliche Anzeichen mangelhafter elektrischer Erregbarkeit vorhanden sind. In anderen Fällen jedoch sieht man auch das umgekehrte Verhalten: deutliche Besserung der elektrischen Erregbarkeit bei unverändert fortbestehender Lähmung.

Dieser Fall wird vor allem dort eintreten, wo sich als höchst ungünstige Komplikation eine *Kontraktur* im Bereiche der gelähmten Muskulatur bemerkbar macht. Die Verkürzung der peripher gelähmten Muskeln ist eine Erscheinung, die bei Läsionen anderer Nervengebiete nicht beobachtet wird. Wie es kommt, daß dieses Symptom gerade nur bei Facialislähmung vorkommt, entzieht sich durchaus unserer Kenntnis. Pathogenetisch dürfte es sich um eine besondere Form der Muskelveränderung als Folgeerscheinung der Atrophie handeln. Bernhardt und Erb führten die Kontraktur auf einen Degenerationsprozeß im Muskel zurück. Lipschitz nahm Schrumpfung des Bindegewebes an. Ziehen wies darauf hin, daß die unfixiert beweglichen Befestigungsstellen der Gesichtsmuskulatur die Annäherung der Muskelenden ermögliche, im Gegensatz zu den Muskeln anderer Regionen. Grünstein nimmt reflektorische Entstehung an, wobei der Reiz von den sensiblen Facialisfasern ausgehe (s. auch Schattenstein, Sobol). Aber eine Beobachtung von Leschtschenko zeigt, daß die Kontraktur auch bei Erkrankung des Nerven gleich nach seinem Austritt aus dem Schläfenbein auftreten kann, wo der Nerv noch gar keine sensiblen Fasern mit sich führt. Außerdem müßte bei der Annahme einer reflektorischen Entstehung die Kontraktur von Anbeginn vorhanden, am Anfang vielleicht sogar am stärksten sein. Luisa Lewy vermutet eine Schädigung der tonusvermittelnden Fasern. Dafür scheinen auch Beobachtungen von Kartshikianz, mechanische Übererregbarkeit der Muskulatur bei Kontraktur betreffend, zu sprechen.

Klinisch macht sich die Kontraktur in der Weise bemerkbar, daß sich das äußere Bild der Lähmung teilweise umkehrt: während beim Zähnezeigen bis dahin der Mundwinkel der gelähmten Seite zurückblieb, erscheint nunmehr schon in der Ruhe dieser Mundwinkel beträchtlich nach der Seite der Lähmung verzogen, so daß man sich, wenn die Kontraktur bedeutend ist, bei flüchtiger Inspektion über die Seite der Lähmung täuschen kann. Ebenso wird die

Lidspalte, die bis dahin auf der gelähmten Seite weiter war, nunmehr enger sein als auf der gesunden Seite, und auch dies kann zur Täuschung über die Seite der Lähmung Anlaß geben.

Die Kontraktur ist, wie erwähnt, eine recht ungünstige Komplikation. Sie bleibt sehr oft auch dann bestehen, wenn sich der Nerv bereits restituiert hat, und bildet eine dauernde Beeinträchtigung der Motilität und vor allem einen schweren kosmetischen Defekt, der jeder Behandlung trotzt. Sie tritt manchmal schon verhältnismäßig frühzeitig, schon nach 2 oder 3 Monaten auf, ist aber, wenn sich der Nerv restituiert, oft doch noch zum Schwinden zu bringen.

Harmloser als die Kontrakturen sind die während der Restitution nicht selten auftretenden *Mitbewegungen:* Augenschluß beim Heben des Mundwinkels, Wackeln des Ohres bei Retraktion des Mundwinkels, Kontraktion des M. frontalis bei Augenschluß (Lamy). Diese Mitbewegungen werden durch die Annahme erklärt, daß die auswachsenden Fasern teilweise eine falsche Richtung einschlagen. Rendu beschreibt 4 Typen von Mitbewegungen: 1. Lid-Lippen-Typus, 2. Lid-Stirn-Typus, 3. Lid-Platysma-Typus, 4. Typus Rendu (Augenschluß-Heben der Ohrmuschel). — Lipschitz weist auf den weitgehenden Parallelismus zwischen Mitbewegungen und Kontrakturen hin. Tatsächlich scheint uns eine nahe Beziehung zwischen beiden insofern zu bestehen, als in den Muskeln, welche Sitz der Kontraktur sind, sehr oft auch die Mitbewegungen auftreten.

Im allgemeinen geht die durch die Facialislähmung bedingte Schädigung nur in einem Punkt über das Kosmetische hinaus: die *Behinderung* des *Augenschlusses* kann, wenn nicht rechtzeitig Vorsorge getroffen wird, das Auge gefährden. Die Erkrankung der Hornhaut, welche als Folge des mangelnden Lidschlages und des auch im Schlaf halbgeöffneten Auges auftritt, ist unter dem Namen der Keratitis e lagophthalmo bekannt. Sie kann zu dauernden Hornhauttrübungen und schwerer Beeinträchtigung des Sehvermögens führen. Allerdings ist es leicht, der Gefahr, die man kennt, vorzubeugen.

Die *Diagnose* einer peripheren Facialislähmung bietet keine Schwierigkeiten. Beteiligung des Stirnastes schließt im allgemeinen eine supranucleäre Lähmung aus, wobei allerdings zu berücksichtigen ist, daß manchmal auch supranucleäre Lähmungen den Stirnast befallen, und daß andererseits eine periphere Lähmung auch einmal den Stirnast freilassen kann. Aber das plötzliche Auftreten der Lähmung unter Schmerzen im Ohr, das Fehlen der Sensibilitätsstörung, schließlich nach einigen Wochen das Auftreten der elektrischen EaR. lassen keinen Zweifel über die periphere Natur des Leidens. Eine etwaige Kernlähmung läßt sich allerdings nicht immer mit solcher Sicherheit ausschließen. Mitbeteiligung anderer Hirnnerven, des Abducens, Acusticus, Trigeminus, wird auf bulbäre Erkrankung schließen lassen. In einem Fall von Facialislähmung mit Beteiligung des Vestibularis — die bei peripherer Lokalisation wohl möglich wäre — bewies das Auftreten einer Reflexsteigerung an der kontralateralen unteren Extremität, daß es sich um einen pontinen Herd mit gekreuzter Lähmung handeln müsse.

Daß die Gesichtslähmung *psychogen* vorgetäuscht werden kann, bedarf keiner Erwähnung. Grünberg erwähnt einen Fall von funktioneller Facialislähmung nach Aufmeißelung des Felsenbeins. Auch wir sahen einen ähnlichen Fall. Ernste diagnostische Schwierigkeiten können daraus wohl nicht entstehen.

Verlauf und *Prognose* der rheumatischen Facialislähmung hängen von der Schwere des Falles ab. Die prognostische Regel Erbs, die sich auf die elektrische Reaktion stützt, und ihre eingeschränkte Gültigkeit wurde schon oben erwähnt. Ein nicht unbeträchtlicher Prozentsatz von Facialislähmungen bleibt ungeheilt, sehr oft mit schwerer Kontraktur, die zu dauernder Entstellung führt. Immerhin hat die Kontraktur den Vorteil, daß der Lagophthalmus so weit gemildert ist, als zum Schutze des Auges notwendig erscheint. In anderen

Fällen bleiben gewisse Reste der Lähmung noch jahrelang, selbst dauernd bestehen. Die Mehrzahl der Fälle allerdings heilt ohne Defekt.

Die *Behandlung* der Facialislähmung fällt grundsätzlich mit der Behandlung neuritischer Erkrankungen im allgemeinen zusammen. In der ersten Zeit, etwa bis zu 10 Tagen nach dem Einsetzen der Lähmung, beschränkt sich die Therapie auf die Darreichung antirheumatischer Mittel — insbesondere Salicylpräparate — und Wärme in Form von Thermophor, Heizkissen oder Kataplasmen. A. FUCHS empfiehlt hyperämisierende Mittel wie Alkoholeinreibung, Kantharidenpflaster, Saugglocke, Blutegel, Leinsamenumschläge. Dann kann die Elektrotherapie beginnen, die sich an die allgemeinen Grundsätze hält: bei erhaltener faradischer Erregbarkeit Faradisation vom Nerven und von den Muskeln aus, bei kompletter EaR. Galvanisation der gelähmten Muskeln mit der Knopfelektrode, derart daß jeder Muskel etwa 10mal zur Kontraktion gebracht wird. Überwiegt die Anodenschließungszuckung, dann soll mit der Anode gereizt werden. Diese Behandlung soll täglich durch etwa 10 Minuten erfolgen. Sobald sich die ersten Anzeichen faradischer Erregbarkeit zeigen, soll der faradische Strom in Aktion treten. Doch ist es richtig, mit der elektrischen Behandlung sofort auszusetzen, wenn nur geringe Symptome einer Kontraktur bemerkbar werden. In diesem Falle bleibt als einziges Behandlungsmittel die Massage, die auch vorher schon neben der Elektrotherapie am Platze ist. Die Massage kann durch den Arzt, aber auch, als Massage von innen, durch den Patienten selbst erfolgen: der Patient erhält den Auftrag, eine etwa kirschengroße Glaskugel in den Mund zu nehmen und sie auf der gelähmten Seite spielend hin- und herzubewegen (FUCHS).

In jüngster Zeit wird *Röntgentherapie* empfohlen (MASCHERPA).

Besondere Behandlung erfordert der *Lagophthalmus*. Das Auge soll durch Anlegung eines Uhrglases, das mit Heftpflasterstreifen befestigt wird, oder durch eine Binde gesichert werden. Dadurch wird der Keratitis wirksam vorgebeugt. Nach A. FUCHS kann man auch die Lidspalte durch einen am äußeren Rand derselben befestigten Heftpflasterstreifen verkleinern.

Bei dauerndem Lagophthalmus wurde von verschiedenen Autoren (PATEL, SANTY, NOWIKOFF, BOTREAU-ROUSSEL, HEIJMANOVIC, JIANU und BUZOIANU) durch Entfernung des obersten Halsganglions oder durch periarterielle Sympathektomie der Art carotis externa (nach einem Vorschlag von LERICHE) ein künstlicher HORNERscher Symptomenkomplex hergestellt. Der Erfolg ist gut. In Fällen von BOTREAU-ROUSSEL soll sogar unbegreiflicherweise dadurch die Beweglichkeit der Facialismuskulatur zurückgekehrt sein.

Besteht ein nachweisbarer Zusammenhang der Lähmung mit einer Ohraffektion, dann ist otologische, eventuell chirurgische Behandlung (Mastoidoperation) angezeigt (ESCAT). Auch Eröffnung des Canalis facialis und Freilegung des Nerven wird empfohlen (ESCAT).

Irreparable Facialislähmungen kommen für eine *chirurgische Nachbehandlung* in Betracht. Man soll damit unbedingt 2 Jahre nach dem Einsetzen der Lähmung warten. In diesem Zeitraum ist eine spontane Restitution noch nicht ausgeschlossen. Dann kann eine *Pfropfmethode* angewandt werden, die in vielen Fällen guten Erfolg hat. Als Kraftspender kommen Accessorius und Hypoglossus in Betracht. Im ersteren Falle erweisen sich die Mitbewegungen zwischen Schulter und Gesicht, die die Folge der gelungenen Pfropfung sind, anfangs als störend, können jedoch durch Übung überwunden werden. Der Nachteil der Hypoglossus-Anastomose besteht in dem Auftreten von Schluckbeschwerden und halbseitiger Zungenatrophie. So werden vielfach *Muskelplastiken* vorgezogen, entweder im Sinne der LEXER-ROSENTHALschen Methode, die Muskeln der gleichen Seite — etwa den M. temporalis — verpflanzt, oder in der Art des Muskelanschlusses nach GERSUNY, der die nahe der Mittellinie gelegenen Muskeln des gelähmten Gebietes anfrischt und mit den gesunden Muskeln der Gegenseite in Verbindung setzt. HALLE verbindet das Verfahren von LEXER-ROSENTHAL mit einer kosmetischen Gesichtsoperation nach JOSEPH.

KOCHER empfiehlt subkutane Vernähung tieferliegender Wangenteile an höherliegende Periostpartien des Jochbeins. EDEN verwendet einen Teil des M. temporalis zur Besserung des Lagophthalmus, den Masseter zur Behandlung der Bewegungsstörung des Mundwinkels (s. auch BRUNNER). BUSCH hebt den Mundwinkel durch einen am Jochbogen fixierten Aluminiumbronzedraht. SEIFFERT empfiehlt Raffung der gelähmten Seite durch an der Temporalfascie fixierte paraffinierte Fäden.

2. Rheumatische Augenmuskellähmung.

Wesentlich seltener als die Fascialislähmung findet man Augenmuskellähmungen auf rheumatischer Basis. Ätiologisch gilt von ihnen das gleiche wie von der Facialislähmung, nur daß hier eine lokale Prädisposition nicht in Betracht kommt. Ein allgemein dispositionelles Moment aber dürfte hier, wo Rezidive fast noch häufiger sind als bei der Gesichtslähmung, eine ebenso große Rolle spielen.

Betroffen ist meist entweder der Abducens oder der Oculomotorius, nur selten der Trochlearis. Die Oculomotoriuslähmung findet man sowohl in Form der Ophthalmoplegia totalis als auch in der der Ophthalmoplegia externa. Hinsichtlich des Symptomenbildes kann auf das betreffende Kapitel des Handbuches verwiesen werden. Die Diagnose ergibt sich aus den typischen Doppelbildern und dem Strabismus. Differentialdiagnostisch sind vor allem zentrale Erkrankungen auszuschließen. Es ist bekannt, daß die basale Lues, die Tabes und vor allem multiple Sklerose sehr oft mit Augenmuskellähmungen einhergehen. Insbesondere ist auf die Möglichkeit einer multiplen Sklerose hinzuweisen, zumal da Augenmuskellähmungen vorübergehender Natur zu den Frühsymptomen dieser Erkrankung gehören. Angeblich rheumatische Augenmuskellähmungen können sich Jahrzehnte später als Prodrome der multiplen Sklerose erweisen. So ergibt sich die Forderung nach sorgfältigster neurologischer Untersuchung in jedem Falle von Augenmuskellähmung. Eine Differenz der Bauchdeckenreflexe, ein wenn auch nur angedeuteter Babinski können zugunsten der multiplen Sklerose entscheiden. Doch kann man sie auch dann nicht mit Sicherheit ausschließen, wenn jedes andere neurologische Symptom fehlt. Ganz kurzdauernde Augenmuskelparesen, die etwa schon nach wenigen Tagen abklingen, sind in dieser Hinsicht suspekt.

Minder schwierig ist die Unterscheidung von den luetischen Erkrankungen, die durch den Liquorbefund einen sicheren Anhaltspunkt bieten, und von Hirntumoren, die ja wohl dann, wenn eine Augenmuskellähmung auftritt, auch schon andere Symptome zu machen pflegen. Außerdem treten Augenmuskelparesen bei Hirntumoren selten schlagartig ein, wie es bei der rheumatischen Lähmung der Fall ist, sondern meist allmählich.

Gegenüber der Migraine ophthalmoplégique ist die rheumatische Augenmuskellähmung ebenfalls leicht abzugrenzen. Die hemikranischen Erscheinungen fehlen bei der Migräne in keinem Falle, und das anfallsweise Auftreten und Wiederverschwinden der Parese läßt keinen Zweifel zu.

Zur Prognose und Therapie ist nichts zu sagen, was nicht schon von Neuritiden im allgemeinen gesagt wurde.

3. Neuritis des Plexus brachialis.

Die Plexusneuritis darf wohl als Erkrankung sui generis aufgefaßt werden, wenn auch ihre Symptomatologie naturgemäß nicht einheitlich ist. Ein strenge Trennung gegenüber der rein neuralgischen Erkrankung ist hier sowohl wie in anderen Nervengebieten nicht durchführbar.

Ätiologisch ist vor allem Infektion, oft unter Konkurrenz eines refrigeratorischen Moments, in Betracht zu ziehen. Als Infektionsquellen kommen Angina, Perityphlitis (Zülzer), Pneumonie (Westphal), dentale Foci (Simon) in Betracht. Der Plexus ist gelegentlich der Sitz einer ascendierenden Neuritis (Déjérine). Plexusneuritis bei Spitzentuberkulose erwähnen Léri und Molin

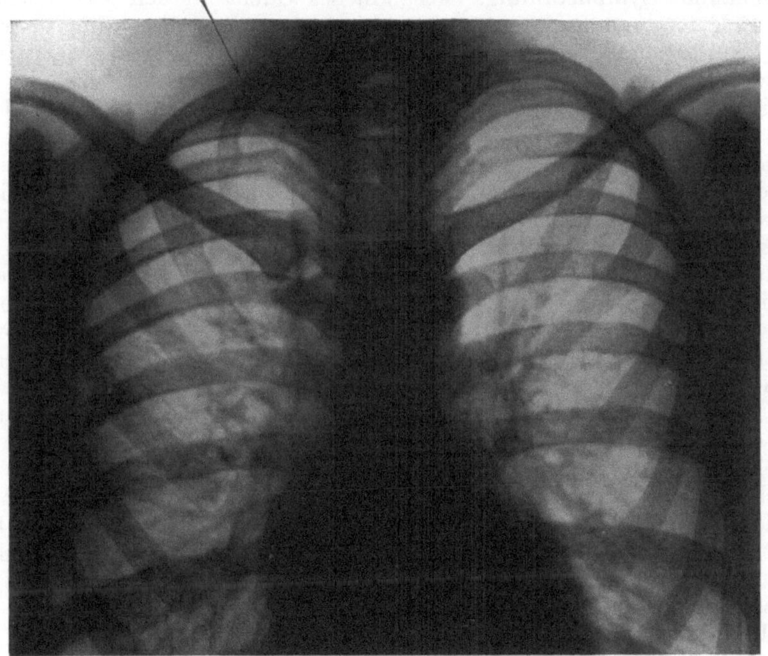

Abb. 2. Halsrippe rechts. (Aus der Nervenheilanstalt Maria-Theresien-Schlössel, Wien XIX. Direktor: Prof. Josef Gerstmann.)

de Tryssien, bei Arthritis des Schultergelenks Veraguth. Von der Plexusläsion durch *Narkose* wurde schon oben gesprochen. Auch rein traumatisch, durch brüske Hebung des Arms, sah Veraguth Plexusneuritis entstehen.

Eine ätiologische Gruppe für sich bilden jene Plexuserkrankungen, die auf das Bestehen einer *Halsrippe* zurückzuführen sind. Anatomisch unterscheidet man Halsrippen, die ganz knöchern sind und mit der normalen ersten Rippe oder dem Sternum artikulieren, und inkomplette Halsrippen, bei denen der zugehörige Rippenteil kurz und nach vorn durch ein fibröses (in einem Fall Riches' durch ein muskuläres) Band verlängert ist (s. Abb. 2). Daß durch das Bestehen einer Halsrippe hier ein Punctum minoris resistentiae und die Möglichkeit einer Plexusläsion geschaffen ist, unterliegt keinem Zweifel. Trotzdem ist die Pathogenese derselben durchaus nicht ganz geklärt. Tatsache ist, daß die Halsrippe, obwohl sie eine angeborene Anomalie ist, immer erst im späteren Lebensalter zu Störungen führt. Sehr oft treten diese Störungen nur auf einer Seite auf, obwohl die Halsrippe beiderseits nachweisbar ist. Schließlich gibt es auch Fälle von Plexusläsion durch eine normale erste Rippe (Puusepp

u. a.), hervorgerufen durch Verengerung des von den Mm. scaleni und der ersten Rippe gebildeten Dreiecks. Bemerkenswert ist ferner, daß die Plexusneuritis durch Halsrippe bei Frauen, insbesondere in der Menopause, wesentlich häufiger ist als bei Männern (BRAMWELL). WINSGATE TODD erklärt dies durch den abfallenden Schultergürtel der Frauen. — Es ist anzunehmen, daß die Halsrippe erst dann zu nervösen Störungen führt, wenn traumatische oder infektiös-entzündliche Veränderungen hinzukommen. So können brüske Bewegungen, einmalige oder dauernde Überanstrengung, chronische Arthritis den Anstoß zum Auftreten der ersten Beschwerden geben, indem der an sich beengte Raum durch eine akut hinzutretende Schwellung der Weichteile noch mehr reduziert wird. Ischämie, Lymphstauung, entzündliches Ödem an den Plexussträngen sind die Folgen, die nun ihrerseits noch mehr zur Raumbeengung beitragen. Damit ist ein Circulus vitiosus ausgelöst, der nun die Progredienz der Erscheinungen verständlich macht.

Die *Symptome* der Plexusneuritis durch Halsrippe können sehr verschiedene Intensität aufweisen. In leichten Fällen bestehen nur Schmerzen unter der Clavicula, die besonders bei tiefer Inspiration auftreten, wahrscheinlich bedingt durch den Druck des fibrösen Bandes, das manchmal die Halsrippe mit der Clavicula verbindet. Dazu kommen Schmerzen und Parästhesien an der Innenseite des Vorderarms und am 5. und 4. Finger, die sich oft beim Heben eines schweren Gewichtes oder beim Tragen eines schweren Kleides verstärken, die aber gewöhnlich verschwinden, wenn der Patient den Ellenbogen aufstützt oder den Arm über den Kopf erhebt. In etwas schwereren Fällen kommen objektive Sensibilitätsstörungen in der Ulnarregion und an der Innenfläche des Vorderarms dazu, in noch schwereren Paresen und Atrophien, immer dem Bereiche des 8. Hals- und 1. Brustsegments entsprechend. GAZZOTTI beschreibt Phrenicusstörung durch Halsrippe. Sehr charakteristisch für Halsrippenätiologie ist das Auftreten vasomotorischer Störungen, die auch ohne nervöse Ausfalls- oder Reizerscheinungen vorhanden sein können. Der Radialpuls ist oft auf der Seite der Läsion deutlich schwächer als auf der anderen. Die Hand fühlt sich kälter an, zeigt gegenüber der Gegenseite leicht cyanotische Verfärbung. Als wichtiges Symptom wird schließlich Druckempfindlichkeit des 7. Halswirbelquerfortsatzes mit Ausstrahlung des Schmerzes bis in die Hand angegeben.

Die Diagnose hat bei jeder Plexuserkrankung, sei es mit, sei es ohne Halsrippe, einerseits die Abgrenzung gegenüber nichtnervösen Erkrankungen des Bewegungsapparates, andererseits gegenüber Erkrankungen des Zentralnervensystems zu berücksichtigen. Was das erstere anbelangt, so kommt vor allem die Omarthritis in Betracht. Schmerzen in der Schulter und im Oberarm sind viel öfter durch eine Erkrankung des Schultergelenks als durch eine Plexusneuritis bedingt. Zeigt sich eingeschränkte Beweglichkeit im Schultergelenk oder deutliche Schmerzsteigerung bei Bewegungen des Gelenks, so spricht dies für Gelenkserkrankung. Andererseits kann man zuweilen einen Dehnungsschmerz des Plexus, analog dem LASÈGUEschen Symptom bei Ischias, durch Neigung des Kopfes nach der gesunden Seite hervorrufen (REMAK). Ähnlich ist das von BIKELES angegebene Symptom: Schmerz bei Streckung des Ellbogengelenks am elevierten Oberarm. — Hinsichtlich der Abgrenzung gegenüber *zentralen* Erkrankungen kommt vor allem die Unterscheidung von der *Syringomyelie* in Betracht. Gerade bei Plexusläsionen durch Halsrippe darf diese Möglichkeit nicht außer acht gelassen werden. Der Nachweis einer Halsrippe schließt die Möglichkeit einer Syringomyelie nicht aus, vielmehr sind gerade bei dieser unter anderen Anomalien der Wirbelsäule auch überzählige Rippen beschrieben worden. Da es sich bei der Halsrippenläsion um eine Wurzelneuritis handelt, folgt auch die Sensibilitätsstörung dem segmentalen Typus wie bei der Syringomyelie, und auch vasomotorische Störungen werden da wie dort gefunden. Entscheidend ist für die Halsrippe die Beeinflussung der Schmerzen durch die Bewegung des Armes, eine etwaige Differenz der Radialpulse, für Syringomyelie deutliche Dissoziation der Sensibilitätsstörung und Pyramidenzeichen an den unteren Extremitäten, insbesondere Babinski.

Hinsichtlich der *Therapie* der Neuritis brachialis sei auf das im allgemeinen Teil Gesagte verwiesen. Bei Halsrippe ist der Arm in leichten Fällen für einige Wochen in einer Schlinge ruhig zu stellen und die lokale Behandlung der etwa vorhandenen arthritischen Veränderungen im Bereiche des Schultergürtels einzuleiten. Bei schwereren Erscheinungen ist die *operative Entfernung* der überzähligen Rippe angezeigt, bei Kompression durch die normale 1. Rippe und die Mm. scaleni Durchtrennung des M. scalenus anterior (PUUSEPP).

4. Neuritis ischiadica (Ischias, Malum Cotunni).

Die Ischias, eines der häufigsten und praktisch wichtigsten Leiden im Bereiche des peripheren Nervensystems, wurde zuerst von COTUGNO, später von VALLEIX beschrieben. Sie zu den Neuralgien zu zählen, ist heute nicht mehr berechtigt. Die Pathologie der Ischias läßt keinen Zweifel zu, daß wir es hier mit einer neuritischen Erkrankung im engeren Sinne, besser gesagt mit verschiedenen Formen neuritischer Erkrankung zu tun haben (s. auch STRÜMPELL, MORITZ u. a.). Dabei ist es durchaus nicht wesentlich, daß sich das Symptomenbild in der überwiegenden Mehrzahl der Fälle auf sensible Reizerscheinungen zu beschränken scheint. Dies ist meist nur dann der Fall, wenn eine sorgfältige, darauf gerichtete Untersuchung unterlassen wird, die in so gut wie allen Fällen, wo man überhaupt berechtigt ist, von einer echten Ischias zu sprechen, neben den sensiblen Reizerscheinungen noch andere, spezifisch neuritische Symptome zutage fördert. Sieht man von der großen Gruppe der Myalgien ab, die eine Ischias vortäuschen, ohne es zu sein (s. W. ALEXANDER), und von Erkrankungen des Hüftgelenks, die sehr oft mit der Ischias verwechselt werden, so bleiben kaum mehr Fälle übrig, die den Namen einer reinen Neuralgie verdienen. Dabei ist auch zu berücksichtigen, daß der typisch neuralgische, anfallsweise Schmerz bei der Ischias so gut wie gar nicht vorkommt. Zuweilen wird er, wie W. ALEXANDER erwähnt, dadurch vorgetäuscht, daß bei der Ischias Muskelkontraktionen schmerzauslösend wirken können.

Zum Verständnis der Klinik der Ischias sei eine kleine anatomische Bemerkung vorausgeschickt: Der N. ischiadicus setzt sich aus Fasern vom 5. Lenden- bis zum 2. Sacralsegment zusammen, außerdem erhält er noch Fasern von L4 und S3. Nach GIERLICH ist in 80% der Fälle nur L5 und S1 betroffen.

Die Ischias soll bei Männern häufiger vorkommen als bei Frauen (nach WERTHEIM SALOMONSON 78,6% Männer), links häufiger als rechts und am häufigsten zwischen dem 30. und 50. Lebensjahr. Bei der Ätiologie ist das rheumatisch-dispositionelle Moment ziemlich unverkennbar. Da die Ischias vielfach von Gelenkserkrankungen unmittelbar abhängig ist, werden alle Momente, die zu Erkrankungen der Gelenke führen können, auch für ihre Pathogenese eine Rolle spielen. Dazu kommen infektiöse Faktoren: Angina, Oralsepsis (PÄSSLER u. a.), Lues, Abdominaltyphus, Puerperium, Influenza, Gonorrhöe, seltener Pneumonie, Scarlatina, Malaria, Flecktyphus spielen eine Rolle; an toxischen Faktoren Alkohol, Kohlenoxyd, Blei, Arsen, Wismut (SAINZ DE AJA); an dyskrasischen Gicht (HILLER u. a.), Fettsucht, Diabetes, perniziöse Anämie (WERTHEIM SALOMONSON). Die Fettsucht ist noch in einem anderen Sinne wichtig: unter den Ischiatikern findet man eine überwiegend große Anzahl von fettleibigen Menschen. Da beim Zustandekommen der Ischias vielfach das Belastungsmoment wesentlich ist, ist es leicht ersichtlich, daß Fettleibigkeit, insofern als sie die Belastung der unteren Wirbelsäule wesentlich erhöht, zur Ischias disponieren kann. Andererseits bestehen konstitutionell nahe Beziehungen zwischen dem Habitus des Pyknikers, dem rheumatisch-arthritischen Habitus und dem konstitutionellen Typus des Diabetikers. In diesem Formenkreis hat auch die Ischias ihren Platz.

Einigermaßen gesondert von den gewöhnlichen Fällen von Ischias sind die durch *Venektasien,* Varixbildung etwa infolge von chronischer Obstipation oder den Druck des schwangeren Uterus bedingten Fälle von Ischias zu betrachten (EDINGER, QUENU, OPPENHEIM, BARDENHEUER, REINHARDT u. a.). Es handelt sich um chronische fibröse Periphlebitis am Nerven, die zu interstitieller Neuritis führt. EDINGER stellt diese Fälle als Phlebalgia ischiadica der Ischias differentialdiagnostisch gegenüber.

Ein weiteres dispositionelles Moment stellen *angeborene Anomalien* am untersten Abschnitt der *Wirbelsäule* dar. Hierher gehört insbesondere die *Sakralisation des 5. Lendenwirbels.* Diese angeborene Anomalie schafft, ähnlich der Halsrippe im Bereiche der untersten Cervicalsegmente, einen Locus minoris resistentiae, an welchem sodann Schädlichkeiten anderer Art angreifen können. Sie allein kann allerdings nicht zur Ischias führen, sie ist weder eine notwendige noch eine hinreichende Bedingung des Leidens. Dasselbe gilt von den Anomalien der Zwischenwirbelgelenke, die PUTTI hervorhebt: die Gelenkflächen an der unteren Lendenwirbelsäule stehen normalerweise sagittal, können aber auch, etwa einseitig, frontal stehen, wie es beim 5. Lendenwirbel die Regel ist. Dadurch ergibt sich eine Veränderung in der Konfiguration des Zwischenwirbelloches, die beim Hinzutreten anderer Schädlichkeiten zur Ischias führen kann. Auch *Spina bifida occulta* kann als konstitutionelle Basis eine Rolle spielen (GUDZENT). Nach PERITZ findet man in solchen Fällen auch noch andere Symptome der Myelodysplasie. WESKOTT fand unter 260 Fällen von Ischias 6 mit Spina bifida occulta, *ohne* sonstige Symptome der Myelodysplasie. Einen etwaigen Zusammenhang mit Ischias möchte er durch die mit der Spina bifida auftretenden Strangbildungen (CRAMER) erklären. Hierher gehören ferner: Lumbalisation des obersten Sacralwirbels, Spondylolisthesis, Verknöcherung und Spornbildung im Gebiete der Ligamenta ileolumbale und lumbosacrale (STEHLOW und ASSETINSKY).

Auf dispositionellen Grundlagen dieser Art kann nun die Ischias durch verschiedenartige accidentelle Momente ausgelöst werden. Unter diesen spielt zweifellos auch das *Trauma* eine nicht unwesentliche Rolle. In sehr vielen Fällen setzt die Ischias schlagartig im Anschluß an eine starke Anstrengung, Heben einer schweren Last, forciertes Bücken oder dgl. ein. Insofern als es sich dabei um sozusagen „normale“ Bewegungen und Kraftleistungen handelt, die ansonsten von dem Individuum anstandslos vertragen wurden, wird man dem Trauma gewiß nur die Rolle eines letzten auslösenden Faktors bei einer latent bereits vorhandenen Erkrankung zuweisen können. Aber es gibt schon zahlreiche Fälle, wo die Bedeutung des Traumas darüber hinausgeht. HANDSCHIN berichtet über Fälle von Ischias im Gefolge von Schnitt-, Hieb- und Stichwunden der Gesäß- und Oberschenkelgegend, Frakturen des Oberschenkels, des Beckens und der Lendenwirbelsäule (direkte Kompression oder Druck durch Callus), KÜMMELLsche Krankheit, Kontusion der Gesäßgegend, Fall auf Hüften- und Gesäßgegend, langes Sitzen auf harter Unterlage, berufsmäßige Überanstrengung der Beine (OPPENHEIM), langes Verweilen in hockender Stellung bei Straßenpflasterern, Feldarbeitern und Bergleuten, Heben einer schweren Last, besonders wenn dies mit einer plötzlichen und unvorhergesehenen Bewegung oder mit einer ruckartigen Bewegung bei drohendem Zubodenfallen verbunden ist. Zerrung ist nur dann als Ursache der Ischias zu betrachten, wenn es sich um eine außergewöhnliche Bewegung handelt. Bei Quetschung ist ein Hämatom, das auf den Nerven drückt, verantwortlich zu machen.

Das Moment der *Erkältung* ist gewiss bei der Ischias ganz ebenso zu berücksichtigen wie bei allen rheumatoiden Erkrankungen, und es ist da wie dort in seiner Bedeutung gleich schwierig abzuschätzen. Zweifellos spielt sowohl akute, als auch chronische Einwirkung feuchter Kälte eine wichtige Rolle, letztere insbesondere bei bestimmten Berufsgruppen, vor allem dann, wenn sie mit dem mechanischen Faktor der hockenden oder gebückten Stellung zusammentreffen, z. B. bei Bergarbeitern (TOPROWER).

Auf Grund dieser vielfältigen ätiologischen Faktoren läßt sich nun zunächst eine pathogenetische Einteilung durchführen in *Neuritis ischiadica im engeren Sinne,* die durch toxische oder toxisch-infektiöse Schädigung des Nerven entsteht und mit Neuritiden anderer Art gleichzuhalten ist, und in *Neuritis durch Kontiguitätsschädigung*. Die heutige Betrachtungsweise neigt, unseres Erachtens mit Recht, dahin, die überwiegende Zahl der Fälle dieser zweiten Gruppe zuzuweisen. Die *Einteilung nach dem Sitz der Erkrankung* läßt sich zu dieser pathogenetischen Einteilung in Beziehung setzen. Man unterscheidet *Wurzelneuritiden, Plexusneuritiden,* Neuritiden des *Ischiadicusstammes* und solche des *Tibialis* und *Peroneus*. Infektiös-toxische Erkrankungen können auf der ganzen Strecke von den motorischen Ganglienzellen bis zur Peripherie ihren Angriffspunkt finden. Dagegen kann es sich bei den Kontiguitätsneuritiden fast nur um Wurzel- und Plexuserkrankungen handeln. Diese stellen denn auch wahrscheinlich das Hauptkontingent zur Kasuistik der Ischias. Die *Wurzelischias,* zuerst von DÉJÉRINE beschrieben, ist in der überwiegenden Mehrzahl der Fälle durch Erkrankungen der Wirbelgelenke oder der Meningen bedingt, bei welch letzteren zweifellos *Lues* eine gewisse Rolle spielt. Jenseits der Vereinigung der sensiblen mit der motorischen Wurzel ist der Sitz der von SICARD so genannten *Funiculitis*. Auch sie geht wahrscheinlich zum überwiegenden Teil auf Erkrankungen der umgebenden Weichteile und Gelenke zurück — SICARDs „Neurodocitis" —, die entweder durch Druck oder durch Übergreifen eines Entzündungsprozesses auf den Nerven, gewöhnlich aber vermutlich durch beides zu dem Bilde der typischen Ischias führen. Hier spielt vor allem auch die *Synchondrosis sacroiliaca* eine wichtige Rolle. BARRÉ und LEMANSOIS-DUPREY beschreiben ein eigenes Syndrom der *Ischias sacroiliaca,* das auf rheumatische, tuberkulöse oder toxische Erkrankung dieses Gelenks zurückzuführen ist (nach unseren Erfahrungen spielt die Arthritis deformans eine sehr wesentliche Rolle). Kennzeichnend für diese Fälle sei der heftige Schmerz im Bereiche dieses Gelenks bei brüskem Niedersetzen (LARREY), Schmerz beim Druck auf beide Darmbeinkämme (VOLKMANN), beim Druck auf Kopf und Schultern. Der Patient setzt sich nur auf die gesunde Seite. Die Schmerzen gehen oft über das Bereich des Ischiadicus hinaus, ergreifen auch das Gebiet der Nn. glutaeus superior, obturatorius, cutan. fem. ext., genitocruralis. — Auch STEBLOW und OSSETINSKY betonen neben der Bedeutung der verschiedenen Formen der Spondylarthritis auch die der Synchondritis sacroiliaca. Nach PUTTI schloß sich unter 345 Fällen von Lumboarthritis 231mal eine Ischias an. Am häufigsten sind die Gelenke zwischen 4. und 5. Lendenwirbel und 5. Lendenwirbel und 1. Sacralwirbel befallen.

Eine besondere Form der Ischias, die vielleicht häufiger ist, als allgemein angenommen wird, verdient eigentlich nicht den Namen einer Neuritis. Es ist die *vasculäre Form der Ischias*. Sie dürfte ischiasähnlichen Erkrankungen bei Arteriosklerotikern oft zugrunde liegen. Pathogenetisch handelt es sich zweifellos um ein *intermittierendes Hinken* der den N. ischiadicus versorgenden Arterien. Dieser Tatbestand ist daraus ersichtlich, daß sich vielfach die typischen

Erscheinungen der Dysbasia angiospastica in kaum zu analysierender Weise mit den Symptomen der Ischias vermischen. Man findet fehlenden Achillessehnenreflex, Druckempfindlichkeit der Wadenmuskulatur und des Nerven im höheren Verlauf, Lasègue, dabei aber fehlende Fußpulse und Kälte der betreffenden Extremität. Die typischen Ischiasbeschwerden treten in diesen Fällen ganz nach der Art der Dysbasie auf, also erst nach längerem Gehen, und schwinden wieder in der Ruhe. Es handelt sich offenbar um ischämische Störungen im Nervenstamm.

Mehrfache Versuche, den Begriff der Ischias durch geeignete pathogenetische Theorien auszuschalten, dürfen nicht unerwähnt bleiben. Hier ist zunächst der Theorie Lindstedts zu gedenken. Lindstedt versucht, den Begriff der Ischias in einem unscharf begrenzten myalgisch-myositisch-rheumatischen Symptomenkomplex aufzulösen, zu dem er auch die Lumbago rechnet. Die eigentliche Grundkrankheit kann nach seiner Anschauung sehr verschiedener Natur sein: Neubildungen, Spondylitis deformans, Wirbelfraktur, Salpingitis, Hüftgelenksaffektionen, Varicen, Polyarthritis, Femurfraktur, Plattfuß, Kniegelenksaffektionen, Fußmißbildungen, Genu valgum und varum, Genu recurvatum, Deformitäten der Wirbelsäule, konstitutionelle statische Schwäche, traumatische Fußschäden, Poliomyelitis, septische Affektionen. Unter 100 Fällen von Ischias fand Lindstedt nur 9, bei denen keinerlei derartige Affektion nachweisbar war. Diese Erkrankungen erzeugen nach Lindstedt durch Irradiation oder reflektorisch die Ischiasneuralgie oder Lumbago, also auf dem Wege über das Zentralnervensystem. Der *Lasègue* ist nach Lindstedt gar nicht durch Dehnung des Nerven, sondern der Muskeln hervorgerufen. Da sich freilich Lindstedt nicht der Einsicht verschließen kann, daß die von ihm angeführten Affektionen in ihrer Gesamtheit um ein Vielfaches häufiger sind als die Ischias, so daß also nur ein Bruchteil von ihnen wirklich zu Ischias führen kann, muß er schließlich ein prädisponierendes Moment, eine „neuralgische Veränderung", als wesentlichen ätiologischen Faktor heranziehen, die seiner Anschauung nach durch früher durchgemachte Gelenkveränderungen oder dgl. entstehen kann. — Die Befunde Lindstedts wurden teilweise bestätigt. Klein fand in 68 unter 105, Fritz in 63 unter 155 Fällen von Ischias Veränderungen im Sinne Lindstedts. Auch Spitzy nimmt an, daß die wenigsten Fälle von Ischias in einer Veränderung des N. ischiadicus ihren Grund haben. Vielmehr seien sie durch den Gebrauch der nicht gehörig dem aufrechten Stand angepaßten Trag- und Bewegungsorgane hervorgerufen. Entweder erzeugen die in dieser Gegend vorhandenen Baufehler als solche Schmerzen (Insuffizienzerscheinungen), oder es entwickeln sich infolge des Mißverhältnisses arthritische Veränderungen, die zu Schmerzen Anlaß geben. Die Skoliose tritt bei allen schmerzhaften Prozessen dieser Gegend auf. Sacralisation des 5. Lendenwirbels, Spina bifida, Spondylolisthesis spielen eine Rolle. Eine starke Lordosierung der Lendenwirbelsäule (durch Veränderung des Schenkelhalswinkels) kann zu Schmerzen führen, ebenso die Lockerung der Syndesmose zwischen Kreuzbein und Darmbein und sonstige Erkrankungen im Sacroiliacalgelenk. — Helweg identifiziert die Ischias kurzerhand mit Myalgie und Myositis.

Lapinsky fand sehr oft als Grundlage einer Ischias Erkrankungen des kleinen Beckens, insbesondere Prostatitis, Adnexerkrankungen. Es handle sich um einen „konsensuellen oder sympathischen Mechanismus", eine intraspinale funktionelle Störung. Die Sensibilitätsstörungen, die nach Lapinsky immer radikulären Typus aufweisen und häufig dissoziiert seien, erklärt Lapinsky durch reflektorische Hemmung, ebenso die Reflexstörungen, Atrophie und Parese.

Zur Theorie Lindstedts ist zu sagen, daß ein großer Teil der Fälle, die er meint, bei neurologischer Untersuchung eben nicht als Ischias, sondern als Myalgie, Lumbago oder dgl. zu bezeichnen wäre. Daß alle diese Affektionen, ebenso die von Spitzy angeführten, ischiasähnliche Schmerzen verursachen können, ist für die Differentialdiagnose, aber nicht für die Pathogenese der Ischias wichtig. Es gibt eben zweifellos neben diesen durch Irradiation entstandenen Myalgien auch noch eine echte Ischias oder, was in unseren Augen dasselbe ist, eine Neuritis ischiadica. Auf diese sind die zweifellos neurologischen Symptome zu beziehen, die man bei der Ischias findet. Ob sie im Sinne Lapinskys auch durch zentrale Hemmung entstehen können, muß man wohl in Anbetracht des Umstandes, daß ähnliche Mechanismen sonst in der Neurologie nicht bekannt sind, bezweifeln.

In der *Symptomatologie* der Ischias steht der *Schmerz* an erster Stelle. Dieser Schmerz hat in der Regel bohrenden oder ziehenden Charakter, wird in die Tiefe lokalisiert und kann sich zu unerträglicher Intensität steigern. Im akuten Stadium ist er konstant, besteht auch bei Bettruhe, exacerbiert jedoch ganz beträchtlich bei jeder Haltung und jeder Bewegung, die als Reiz auf den erkrankten Nervenstamm wirkt. In chronischen und subakuten Fällen gelingt es dem Patienten gewöhnlich, eine Körperhaltung zu finden, in welcher er schmerzfrei ist: Hüft- und Kniegelenk in leichter Beugestellung, das Hüftgelenk leicht nach außen gedreht. Es ist leicht ersichtlich, daß diese Stellung der größtmöglichen Entspannung des N. ischiadicus entspricht. Sie wird ängstlich festgehalten, da jede aktive oder passive Bewegung schmerzauslösend wirkt. Im akuten Ischiasanfall ist es dem Patienten ganz unmöglich, das Bett zu verlassen. Bei chronisch-persistierenden Schmerzen mag die Gehfähigkeit erhalten sein; doch sieht man dann starke Exacerbation der Schmerzen bei jeder Bewegung, die eine Dehnung des Nervenstammes mit sich bringt, also etwa bei Rumpfbeugung mit gestrecktem Knie.

Für die *Lokalisation* der Schmerzen kommt das Gebiet der Nn. clunium inferiores, cutaneus femoris post., tibialis und peroneus in Betracht. Oft sieht man Ausstrahlung der Schmerzen auf die Gegenseite, ins Perineum, Scrotum, Penis, selbst in die obere Extremität (ROCH und DENZIER). Doch darf gerade mit Rücksicht darauf, daß der Schmerz in die Tiefe lokalisiert wird, nicht außer acht gelassen werden, daß ein gut Teil der Schmerzen wahrscheinlich gar nicht der Projektion in das zugehörige Hautgebiet entspricht, sondern daß es sich, etwa bei den Schmerzen im Gesäß und an der Beugeseite des Oberschenkels, vielfach um perineuritische Reizerscheinungen am Nerven selbst handeln dürfte. Vermöge der damit verbundenen Reizung der Nervi nervorum schmerzt der erkrankte Ischiadicus ganz ebenso wie ein anderes entzündlich erkranktes Organ. Dieser perineuritische Schmerz ist es vor allem, der bei Dehnung des Nerven exacerbiert. Der in das Versorgungsgebiet projizierte Schmerz hat nicht selten parästhetischen Charakter, kann auch ganz durch Parästhesien ersetzt sein.

Sensible Ausfallserscheinungen leichteren und schwereren Grades sind bei der Ischias nicht selten. Man findet Hypästhesie bis Anästhesie für alle Qualitäten, zuweilen auch dissoziierte Empfindungslähmung, nach SICARD zuweilen mit Steigerung der Berührungsempfindung. Hyperalgesie ist natürlich häufig.

Motorische Ausfallserscheinungen findet man nur in einer verhältnismäßig kleinen Gruppe von Fällen, die man im Gegensatz zu der gewöhnlichen Ischias als Neuritis ischiadica im engeren Sinne zu bezeichnen pflegt. Diese Fälle zeigen alle Symptome der Ischiadicusläsion. Auch das stärkere Befallensein des Peroneusanteils läßt sich hier feststellen. Die große Häufigkeit der rein sensiblen Ischiadicusneuritis ist durch die größere Vulnerabilität der sensiblen Fasern zu erklären. Je nach dem Grade der Erkrankung werden bloß Schmerzen, außer diesen noch sensible Ausfallserscheinungen oder schließlich auch motorische Defekte zum Krankheitsbild gehören. Sind einmal Lähmungen vorhanden, so pflegen sie ebenso hartnäckig wie bei der traumatischen Ischiadicusläsion zu persistieren, auch zu einer Zeit, wo die Schmerzen schon abgeklungen oder wesentlich gemildert sind.

Allerdings dürften bei darauf gerichteter Untersuchung motorische Ausfallserscheinungen öfter gefunden werden, als es den Anschein hat, z. B. in den kleinen Fußmuskeln. Nur daß sie dem Patienten, der schon wegen der Schmerzen jede Bewegung vermeidet, nicht zum Bewußtsein kommen.

Als *Folge* des Bewegungsschmerzes werden Lendenwirbelsäule, Hüft- und Kniegelenk teils reflektorisch, teils bewußt ruhiggestellt. Im Zusammenhang damit steht die Entwicklung einer *Skoliose* der Lendenwirbelsäule, wie man sie nicht selten schon nach einigen Monaten, sehr oft aber nach jahrelanger Krankheitsdauer auftreten sieht. Die Regel stellt eine nach der Seite der Erkrankung konvexe (homologe) Skoliose dar. Sie bewirkt gleichzeitig eine Entlastung des erkrankten Beines und eine Erweiterung der Zwischenwirbellöcher, wodurch ein etwa vorhandener Druck auf die Wurzeln verringert wird. Doch findet man sehr oft auch die entgegengesetzte Form der Skoliose mit der

Konvexität nach der gesunden Seite (s. Abb. 3). Diese Form ist wohl am ehesten als das Ergebnis einer Défense musculaire der Lendenmuskeln zu erklären. Die einseitige Kontraktion des Quadratus lumborum, dazu bestimmt, die erkrankte Partie nach außen zu schützen, bewirkt ursprünglich eine rein muskuläre Verkrümmung, die aber im Laufe der Zeit auch zur Versteifung führen kann. Schließlich gibt es Fälle mit alternierender Skoliose, bei denen offenbar unter verschiedenen, zeitlich schwankenden Bedingungen bald diese, bald jene Momente überwiegen.

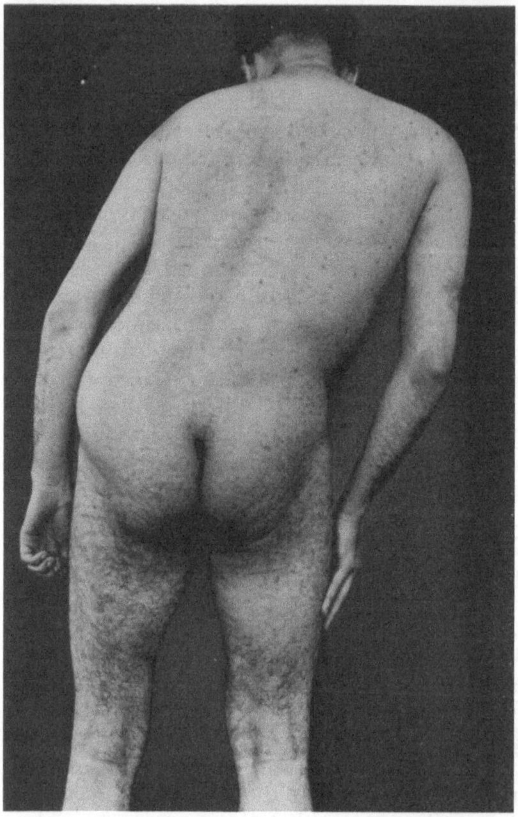

Abb. 3. Sinistrokonvexe Skoliose bei rechtsseitiger Ischias. (Aus der Nervenheilanstalt Maria-Theresien-Schlössel, Wien XIX. Direktor: Prof. Josef Gerstmann.)

Nach Deutsch bringt die homologe Skoliose (Konvexität nach der kranken Seite) die oberen Wurzeln zur Erschlaffung, allerdings bewirkt sie gleichzeitig kompensatorische Beckensenkung nach der gesunden Seite, also Dehnung der Sacralwurzeln. Heterologe Skoliose dagegen spannt die obersten Wurzeln leicht an, so daß ihr Auftreten eigentlich unverständlich wäre. Sie dient wahrscheinlich der Erweiterung der zwei letzten Zwischenwirbellöcher, um die dort austretenden Wurzeln vor Druck zu schützen (Nicoladoni, Erben). Vielleicht erfolgt sie auch bloß kompensatorisch nach Beckensenkung auf der kranken Seite. Bei Beckensenkung kann der Ischiatiker mit adduziertem Bein gehen. — Nach französischen Autoren (Boudet, André-Thomas) findet man bei frischen Fällen homologe, bei alten Fällen heterologe Skoliose. Sicard fand die Skoliose bei hochsitzender Ischias gekreuzt, bei mittlerer homolog.

Zu den Erscheinungen von seiten der Muskeln gehört schließlich noch eine mehr oder weniger ausgesprochene *Hypotonie*. Man sieht sie am deutlichsten im Bereiche der Glutaei, wo sie sich durch das Tieferstehen der Gesäßfalte auf der erkrankten Seite manifestiert. Die Hypotonie des Gastrocnemius kommt in der Haltung des Fußes beim Knieen zum Ausdruck (Barré).

Unter den *Reflexen* ist es vor allem der Achillessehnenreflex, dessen Herabsetzung oder Aufhebung für schwere Fälle von Ischias pathognomonisch ist. Dort, wo andere, zweifellose Ausfallserscheinungen nachweisbar sind, ist der ASR fast nie normal. Andererseits bildet diese Reflexanomalie sehr oft die einzige sichere Ausfallserscheinung, die die Diagnose einer Ischias ermöglicht. — Der Patellarsehnenreflex ist manchmal infolge von Hypotonie der Kniebeuger gesteigert (Grasset). Der Fußsohlenstreichreflex kann bei Wurzelischias fehlen (Gonola und Sicard). Der Glutäalreflex soll auf der kranken Seite erhöht sein (Lhermitte, Rosé), ebenso der Cremasterreflex (Gibson). Rosella fand den Cremasterreflex von der Fußsohle auslösbar. Nach Liebesny löst Streckung des Kniegelenks bei adduziertem Bein homolateralen oder kontralateralen Cremasterreflex aus. Gelegentlich wurde „peripherer Babinski" bei Ischias beobachtet (Lortat, Jacob, Veraguth). Er kommt dann zustande, wenn der M. extensor hallucis weniger stark ergriffen ist als die Flexoren.

Vasomotorisch-trophische Störungen sind bei der Ischias häufig. Die erkrankte Extremität fühlt sich meist kühler an als die Gegenseite (Erben), ist blaß und leicht cyanotisch. Diese Erscheinungen könnten einfach die Folge der Ruhigstellung sein. Gelegentlich sieht man auch erythromelalgie-ähnliche Erscheinungen. Störung der Schweißsekretion kommt sowohl im Sinne der Hyper- als auch im Sinne der Anidrosis vor. Hypertrichosis, etwa im Gebiete des N. cutan. surae lat., Hypotrichosis, trophische Störungen der Nägel werden gelegentlich beobachtet. Die manchmal beträchtliche Muskelatrophie muß nicht immer degenerativer Natur sein. Es kann sich auch um einfache Inaktivitätsatrophie handeln. Jedenfalls sind Umfangsdifferenzen der Oberschenkel von 4 und 6 cm nichts Seltenes. Die Muskeln fühlen sich im ersten, akuten Stadium ödematös, teigig an. Später wiegt bei der Palpation die Hypotonie vor. Als bemerkenswertes Ischiaszeichen wird das Verstreichen der Retromalleolargruben beschrieben, das wohl darauf zurückzuführen ist, daß die erschlaffte Achillessehne minder stark hervorspringt (Rimbaud). Oppenheim beschreibt Verdünnung der Achillessehne.

Die *elektrische Untersuchung* der Muskulatur am Ober- und Unterschenkel ergibt sehr oft quantitative Herabsetzung, besonders in älteren Fällen, dagegen nur in schweren Fällen mit ausgesprochenen Lähmungserscheinungen Entartungsreaktion. Viel häufiger sind die von Léri und *uns* beschriebenen „kleinen elektrischen Zeichen der Ischias" an den Fußsohlen, auch in Fällen ohne Parese und mit normalem Achillessehnenreflex: faradische Reizung der Fußsohle erzeugt bei Ischias gewöhnlich eine Extension der großen Zehe und oft auch der übrigen Zehen, im Gegensatz zu der bei Gesunden auftretenden Flexion.

Erhöhung der mechanischen Muskelerregbarkeit wird von französischen Autoren erwähnt, fibrilläre Zuckungen von Sicard. Stenström sah Wadenkrämpfe als Folgeerscheinung der Ischias.

Die praktisch und diagnostisch vielleicht wichtigste Gruppe von Ischiassymptomen gruppiert sich um die Tatsache der *Druck-* und *Dehnungsempfindlichkeit* des erkrankten Nervenstammes. Was zunächst die Druckpunkte anbelangt, so sind sie diagnostisch nur dann zu verwerten, wenn sie wirklich streng lokalisiert sind und ohne Suggestion untersucht werden. Man sollte sich immer durch Kontrolluntersuchung — Druck an nicht charakteristischen Nachbarpunkten — mehrfach davon überzeugen, ob die Druckempfindlichkeit wirklich streng lokalisiert ist. Unter dieser Voraussetzung behalten die Druckpunkte ihren semiologischen Wert. Wichtig sind vor allem vier: am M. glutaeus entsprechend der Austrittsstelle des Nerven, in der Mitte der Beugeseite des Oberschenkels, in der Fossa poplitea und am Fibulaköpfchen. Dazu kommt bei Wurzelischias ein Druckpunkt neben dem Dornfortsatz des 5. Lendenwirbels (Gara I, s. auch Silbermann) und am Abdomen, 1 Querfinger unter und 2 Querfinger lateral vom Nabel (Gara II). Schließlich ist Sicards medioplantarer Druckpunkt, Druckempfindlichkeit des Gastrocnemius und die Druckempfindlichkeit der Achillessehne (Rimbaud und Ravault, Boudet, Grünsfeld und Wassermann) zu erwähnen — wozu allerdings zu bemerken ist, daß die Achillessehne gegen kräftigen Druck auch normal recht empfindlich ist.

Als Kardinalsymptom des Dehnungsschmerzes gilt seit jeher das Lasèguesche Zeichen: Hüftbeugung bei gestrecktem Knie ruft schon bei verhältnismäßig geringer Exkursion lebhaften Schmerz im Oberschenkel, im Gesäß, bis hinauf zum Kreuzbein hervor. Das Zeichen ist nur dann zu verwerten, wenn Hüftbewegung bei *gebeugtem* Knie *nicht* schmerzhaft ist. W. Alexander hebt erst das gestreckte Bein und beugt dann im Kniegelenk: dann muß der Schmerz verschwinden. Ganz analog kann man den *Lasègue* im Stehen durch Rumpfbeugung bei gestreckten Knien, im Sitzen durch Aufsitzenlassen bei niedergehaltenem Knie prüfen. Beim echten Lasègue kann man, wenn man bei der Hüftbeugung gerade bis zum leichten Spannungsgefühl gekommen ist, durch Dorsalflexion des Fußes lebhaften Schmerz auslösen (Bragard). Beim Liegen mit gestreckten Beinen löst Dorsalflexion des Fußes Schmerzen in der Retromalleolargrube, in der Wade, bis in die Kniekehle aus („Lasègue du pied", Roch und Denzier). Der Schmerz bei Lasègueprüfung wird intensiver, wenn die Bewegung mit Adduktion und Innenrotation, geringer, wenn sie mit Abduktion und Außenrotation verbunden ist (Bonnet).

Deutsch gelang es, an der Leiche nachzuweisen, daß die Wurzeln bei Adduktion gezerrt, bei Abduktion erschlafft werden. Dasselbe gilt von der Rotation nach innen und nach außen. Alle diese Bewegungen wirken auf die unteren Sacralwurzeln am stärksten.

Die Anzahl der *Variationen* des Lasègueschen Symptoms ist recht beträchtlich. Sie seien hier angeführt:

Fajerstein: Schmerz im kranken Bein, wenn im Stehen das gesunde Bein nach vorne geschwungen wird. Nach Deutsch dadurch zu erklären, daß dadurch eine Innenrotation im Hüftgelenk der kranken Seite erfolgt.

Gekreuzter *Lasègue*: Prüfung auf der gesunden Seite erzeugt Schmerz auf der kranken (Montard-Martin und Parturier).

Goldflam: Dorsalflexion des Fußes in horizontaler Rückenlage, dann Aufsetzen.

Sicards Fersenzeichen: Die Ferse der kranken Seite ist bei Rückenlage etwas höher als die der gesunden.

Ehret: Beim Aufstehen vom Stuhl rückt der Patient erst nach vorn und steht dann ohne vorherige Vorwärtsbeugung auf.

Kernig, Bechterew: Der liegende Patient kann sich nicht aufrichten, ohne zugleich das Knie auf der kranken Seite zu beugen. Veranlaßt man ihn, dieses Knie zu strecken, so beugt er das gesunde.

Lindner, Brudzinski, Léri: Schmerz bei Beugung des Kopfes gegen die Brust bei gestreckten Beinen. Auch bei Beugung nach hinten und nach der gesunden Seite (Silbermann). Dieses Symptom, das auf die Liquordrucksteigerung zurückzuführen sein soll, gilt nach Kunitzyn als Symptom für Radiculitis. Es ist auch bei anderen Radiculitiden zu finden.

Minor: Beim Aufstehen aus liegender Stellung beugt der Patient das belastete gesunde Bein und benützt das kranke nur zum Abstoßen, belastet also ausschließlich das gesunde Bein. Ein Lumbagokranker schont nur die Rückenmuskeln und klettert daher an den Beinen hoch (wie bei Muskeldystrophie).

Turyn: Dorsalflexion der großen Zehe bewirkt Schmerz in der Glutäalgegend, ebenso Plantarflexion (durch Wirkung auf den Peroneus).

Léri: Bei Rumpfbeugung mit gestreckten Beinen beugt sich das Knie der kranken Seite. Rumpfbeugung nach der gesunden Seite, besonders bei gleichzeitiger Vorwärts- oder Rückwärtsbeugung, ist schmerzhaft (Silbermann).

Die große Anzahl der Modifikationen kann schon als Hinweis darauf dienen, daß das Dehnungszeichen des Ischiadicus nur bei sehr sorgfältiger Untersuchung als pathognomonisch betrachtet werden kann. Es gibt Affektionen, die einen „Pseudo-*Lasègue*" hervorrufen können: Schrumpfung der Kniebeuger, Muskelhärten (Myogelosen) nach Lange und Schade, Deformitäten der unteren Extremität, wie etwa genu recurvatum, Arthritis deformans des Knie- und Hüftgelenks u. a. m. Immerhin wird sich bei genauer Prüfung eine Verwechslung immer vermeiden lassen.

Über die bei Ischias erhobenen *Liquorbefunde* wurde schon oben in anderem Zusammenhang gesprochen (QUECKENSTEDT). SICARD und ROGER fanden bei hochsitzenden Fällen leichte Hyperalbuminose und sehr leichte Lymphocytose, bei Funiculitis Eiweiß- ohne Zellvermehrung. Auch KUNITZIN fand nur bei Wurzelerkrankungen geringe Lymphocytose und Albuminose bei Globulinvermehrung. LÉRI und SCHAEFFER fanden unter 24 Fällen 13mal Lymphocytose mit 4—8—10 Zellen. Nach PETRÉN und OTTERSTRÖM besteht bei gewöhnlicher Ischias zuweilen Drucksteigerung und Eiweißvermehrung im Liquor. In Fällen mit Zellvermehrung sei Lues anzunehmen. WILDER nimmt als Grundlage der Wurzelischias in vielen Fällen eine Arachnitis serosa circumscripta an, der ein charakteristisches Liquorsyndrom entspricht: der Druck ist normal oder erhöht, fällt jedoch rasch ab. Die Drucksteigerung bei Kompression am Halse oder bei Bauchpresse ist sehr gering oder fehlend, ist sie eingetreten, so kehrt der Druck nach Aussetzen der Kompression nie zur Norm zurück. Der Eiweißwert ist normal, Zellzahl normal oder leicht erhöht. Punktiert man vorher an einer tieferen Stelle, etwa L 4—S 1, dann kann man ein Kompressionssyndrom mit positivem Queckenstedt finden. Auf das Bestehen einer solchen Liquorcyste ist nach WILDER auch die von LÖW beobachtete Besserung nach Lumbalpunktion zurückzuführen.

Daß die *Diagnose* einer Ischias im allgemeinen zu häufig gestellt wird, ist eine Einsicht, die sich heute schon vielfach durchgesetzt und dadurch etwas von ihrer Richtigkeit verloren hat. Immerhin sieht man auch heute noch eine Unzahl von Fällen, bei denen von irgendeiner primären oder sekundären Erkrankung des N. ischiadicus gewiß keine Rede sein kann, unter dem Namen „Ischias" laufen. Hierher gehört vor allem die große Gruppe der *myalgischen* und *myositischen* Erkrankungen, die bei Lokalisation in der unteren Extremität Ischias vortäuschen können. Rheumatisch oder myalgisch erkrankte Muskeln, insbesondere der M. ileopsoas (PLATE, ENGELEN) können sowohl spontan als auch beim LASÈGUEschen Versuch Schmerzen machen, die denen der Ischias ähnlich sind, sowie eine Skoliose bewirken. Auch VALLEIXsche Druckpunkte können sie vortäuschen. Es wird sich bei der Untersuchung vor allem darum handeln, den LASÈGUEschen Versuch sowohl als auch die Untersuchung der Druckpunkte mit aller Exaktheit vorzunehmen. Wenn trotzdem nicht jeder derartige Fall diagnostisch rasch geklärt werden kann, so sollte das kein Anlaß sein, die strenge Scheidung zwischen Ischias und Myalgie überhaupt aufzugeben. Unseres Erachtens kann man sich die Diagnose nicht dadurch leicht machen, daß man sie für überflüssig erklärt. Das Bestehen zweifelhafter Fälle vermag gegen die Tatsache, daß es zahlreiche Fälle von echter Neuritis ischiadica gibt, nichts zu beweisen.

Die Unterscheidung von Erkrankungen des *Hüftgelenks* wird bei exakter *Lasègue*-Prüfung keinerlei Schwierigkeiten bereiten. Ebenso ergibt sich die Abgrenzung gegenüber Erkrankungen des Zentralnervensystems — *Tabes, Lues spinalis* — von selbst. — Wichtig ist die Beziehung zwischen Ischias und *Plattfuß*. Daß ein Plattfuß ischiasähnliche Beschwerden machen kann, ist zweifellos, ebenso aber, wie in neuerer Zeit von Orthopäden betont wurde, daß eine Ischias durch Schwächung des Fußgewölbes zur Ausbildung eines Plattfußes führen kann. Es wird sich also in vielen Fällen nicht ohne weiteres entscheiden lassen, was das Primäre ist. In der Praxis wird natürlich in allen Fällen eine orthopädische Behandlung dort, wo sie notwendig ist, einzuleiten sein, und inwiefern ein direkter Zusammenhang zwischen der statischen Anomalie und der Ischias bestanden hat, wird sich oft erst ex iuvantibus herausstellen.

Ansonsten wird sich die diagnostische Aufgabe bei der Ischias vor allem auch darauf erstrecken, bei zweifellos vorhandener Erkrankung des Nerves festzustellen, ob es sich um eine *genuine* oder *symptomatische* Ischias handelt. Die Grenzen sind fließend. Nimmt man mit den französischen Autoren an, daß die Mehrzahl der Fälle von Ischias durch Kontiguitätserkrankung zustande komme — und wir haben mehr und mehr Ursache, diese Auffassung für die richtige zu halten —, so würde sich der Begriff der genuinen Ischias auf die bescheidene Anzahl von infektiösen und toxischen Neuritiden des N. ischiadicus beschränken. Aber darum bleibt die diagnostische Frage, ob sich hinter der Ischias nicht irgendein Grundleiden anderer Art verbirgt, doch bestehen. Außer den spondylitischen und spondylarthritischen Prozessen, an die man zuerst zu denken geneigt ist, kommen noch gummöse und periostale Lues der Wirbel- und Beckenknochen, Caries, Psoasabscesse, meningitische Veränderungen, Rückenmarks-, inbesondere Caudatumoren, Tumoren des Kreuzbeins (KLIENEBERGER), Erkrankungen der Beckenorgane (Myom, Prostata-, Adnextumoren, Appendicitis usw.) in Betracht. Auch die Eruierung eines etwaigen allgemeinen Grundleidens wie *Diabetes, uratische Diathese,* darf nicht außer acht gelassen werden. Hier sei nur an die wohlbekannte und noch immer gültige Regel erinnert, daß beiderseitige Ischias immer den Anlaß bieten muß, nach einem besonderen Grundleiden zu suchen. Daß sie bei Diabetes besonders häufig sei, wird in letzter Zeit bestritten. Um so sorgfältiger muß in solchen Fällen die Möglichkeit eines spinalen Leidens — Tumor des Conus oder der Cauda — ausgeschlossen werden, bevor man sich zu der Annahme einer beiderseitigen Ischias, die keine anderen als die üblichen Ursachen hat, entschließt. Sie kommt allerdings vor. HOHNDAL fand unter 230 Fällen 12 doppelseitige, von denen 8 sicher nicht symptomatischer Natur waren (s. auch OPPENHEIM, LEWANDOWSKY, BORCHARDT). Wichtig ist vor allem, daß Erkrankungen der *Wirbelsäule* nicht übersehen werden. Ausgesprochene Rigidität der Lendenwirbelsäule, Druck- und Klopfempfindlichkeit der Wirbel werden immer den Anlaß zur Röntgenuntersuchung geben, deren negativer Ausfall allerdings noch nicht beweisend ist.

Die diagnostische Trennung der verschiedenen Formen der Ischias, soweit sie durch ihren *Sitz* unterschieden sind, ist nicht immer leicht. Als charakteristisch für die radiculäre Ischias gilt, daß bei ihr der Schmerz durch Niesen, Husten und Pressen erhöht wird (DÉJÉRINE, LEENHARDT u. a.). Dies wird auf die Erhöhung des Liquordrucks zurückgeführt, der auf die Wurzeln unmittelbaren Einfluß hat. Nach SICARD dürfte jedoch auch die Erhöhung des intraabdominellen Druckes eine Rolle spielen, so daß eine Trennung zwischen radiculären und funiculären Formen durch dieses Zeichen nicht möglich ist. LAPINSKY verneint übrigens den diagnostischen Wert des „symptôme d'éternuement" ganz. Wichtig sind die GARAschen Druckpunkte, das BRUDZINSKIsche Zeichen, ferner Sensibilitätsstörungen von radiculärem Typus (LORTAT, JACOB, SABAREANU, TROUSSEAU, HOMOLLE u. a.). Nach LÖW erfolgt bei Wurzelischias Besserung auf Lumbalpunktion. Über die Diagnose der „Ischias sacroiliaca" wurde schon oben gesprochen. Die periphere Lokalisation wird man in allen Fällen, die mit lumbagoartigen Kreuzschmerzen einhergehen, ausschließen können. Schließlich ist das Ergebnis der Lumbalpunktion im obigen Sinne zu verwerten.

Der *Verlauf* der Ischias ist nicht immer gleichartig. Sehr häufig setzt das Leiden akut, sogar perakut ein, etwa „traumatisch" im unmittelbaren Anschluß an eine brüske Bewegung. Aber auch subakuter Beginn mit Schmerzen in der Lendengegend, die den Eindruck einer gewöhnlichen Lumbago erwecken, kommt vor. Allmählich strahlt dann der Schmerz mehr und mehr in den Oberschenkel und schließlich in den Unterschenkel aus und nimmt gleichzeitig an Intensität zu, bis das typische Bild der akuten Ischias vorliegt. Der akute Anfall kann

Tage, Wochen, selbst Monate dauern, allerdings bei längerer Dauer gewöhnlich doch nicht mehr mit der ganzen Intensität der ersten Tage. Er klingt dann allmählich ab, und es folgt ein Stadium der Latenz mit geringen oder gar keinen spontanen Schmerzen, in welchem jedoch die typischen Zeichen der Ischias, LASÈGUE und VALLEIXsche Druckpunkte, bei der Untersuchung nicht zu fehlen pflegen. Mit oder ohne nachweisbaren Anlaß — Anstrengung, Erkältung — kommt dann früher oder später ein neuer Anfall. Doch weisen die späteren Anfälle gewöhnlich nicht mehr die Intensität des ersten auf. Hat sich der Zustand im Laufe von Monaten und Jahren soweit gebessert, daß eigentliche akute Anfälle nicht mehr vorkommen, so pflegt doch ein Zustand der „chronischen" Ischias noch lange, oft lebenslänglich zu persistieren. Er äußert sich in erträglichen Schmerzen bei Anstrengung oder bei brüsken Bewegungen, etwa bei starker Rumpfbeugung. Von Zeit zu Zeit machen sich leichte Exazerbationen bemerkbar, entweder im Anschluß an eine „Erkältung" oder als Vorbote einer Wetteränderung. Gerade unter Ischiatikern findet man hervorragende „Wetterfühler".

Zweifellos kann das Leiden auch ganz und ohne Rezidiv ausheilen. Dies wird einerseits von der Therapie, andererseits aber von der Lebensweise des Patienten abhängen. Der Eindruck, daß wiederholte Kälteeinwirkungen, insbesondere feuchte Kälte, auf den Verlauf der Ischias von Einfluß sind, ist nicht von der Hand zu weisen. Patienten, die durch ihren Beruf gezwungen sind, sich immer wieder refrigeratorischen Einflüssen auszusetzen, werden ihre Ischias oft gar nicht loswerden. Auch das Ausmaß der Inanspruchnahme der unteren Extremität beim Stehen, Gehen und Arbeiten spielt hier eine wesentliche Rolle. Indirekt auf dieses Moment der Belastung und Anstrengung ist es auch zurückzuführen, daß zunehmendes Körpergewicht für den Verlauf der Ischias zweifellos ungünstig ist. Da andererseits durch die immer wieder auftretenden Schmerzen die Beweglichkeit des Patienten sehr beträchtlich leidet, so wird hier ein Circulus vitiosus geschaffen, der schon an sich geeignet ist, die Chronizität des Zustandes verständlich zu machen. Insoweit als die Ischias mit Stoffwechselanomalien wie Diabetes, Gicht, Fettsucht in direktem Zusammenhang steht, wird ihr Verlauf naturgemäß vom Verlauf des Grundleidens abhängen.

Die *Behandlung* der Ischias ist bei akuten und chronischen Zuständen verschieden. Prophylaktisch ist auf die Beseitigung von Infektionsherden, Fernhaltung exo- und endotoxischer Schädlichkeiten, Erkältung und Überanstrengung hinzuweisen. Vorbeugungsmaßnahmen dieser Art werden dort, wo Ischias als Gewerbekrankheit auftritt (Bergleute, v. TOPROMER), praktisch bedeutsam. Beim akuten Anfall steht das ärztliche Handeln durchaus unter dem Gebot, die kaum erträglichen Beschwerden des Patienten so rasch als möglich zu lindern. Hier spielt vor allem *Ruhigstellung* und *Wärme* die Hauptrolle. Die Wärmeapplikation kann je nach den gebotenen Mitteln in beliebiger Form erfolgen: Dampfkasten, heiße Bäder, Rumpflichtbäder (TOBIAS), feuchtwarme Umschläge kommen in Betracht. Die Wärmebehandlung hat bei akuten Anfällen zweifellos sehr beträchtliche Erfolge aufzuweisen. Gleichwohl wird man ohne *Antineuralgica* nicht auskommen. Eine Kombination der Wärme- mit der antineuralgischen Behandlung stellen Schwitzkuren dar, die in 2—3mal täglich verabreichten Salicylaten mit Lindenblütentee bestehen, eventuell verbunden mit dem Glühlichtbad. Bei diesen Schwitzprozeduren ist natürlich auf Herz und Gefäßsystem sorgfältigste Rücksicht zu nehmen. Die Anwendung von *Derivantien* im Sinne einer Ableitung auf die Haut spielt bei der Behandlung des akuten Ischiasanfalls, aber auch im chronischen Stadium eine wichtige Rolle. Sie geschieht in der Form von blutigen oder unblutigen Schröpfköpfen, Blutegeln, Senfölpackungen, Points de feu, Cantharidenpflaster, wobei für die

Applikation nicht in erster Linie die Lokalisation des Schmerzes, sondern die des Grundleidens zu berücksichtigen ist. Hierher gehört auch die rasch berühmt gewordene Schnellheilmethode, die von MUNARI in Florenz und Treviso mit Hilfe einer Paste von unbekannter Zusammensetzung durchgeführt wird. Daß die Methode MUNARIS auch in sonst refraktären Fällen oft überraschenden Erfolg hat, konnte ich bestätigt finden, allerdings auch die Tatsache, daß sie kein Allheilmittel darstellt, und daß manche Fälle, die in Treviso nicht gesund wurden, mit anderen Methoden Heilung fanden.

In diesem Zusammenhang ist auch die 1931 von dem ungarischen Arzt DEZSÖ DEUTSCH angegebene Histamin-Iontophorese anzuführen, die, obwohl in erster Linie als Therapie für Myalgien gedacht, doch auch bei der Ischias Erfolg zu haben scheint. Das Histamin (β-Imidoazoyläthylamin) wird in Form einer mit dem Präparat getränkten Löschpapierfolie (Katexonfolie, Schering-Kahlbaum) als Anode appliziert und bewirkt zunächst lebhafte Rötung, dann lokale Urticaria. Auch die Form von Teilbädern mit Histaminlösung und von Histaminsalbe (Imadyl) wird empfohlen. Erfolge bei Ischias wurden von GAJDOS-TÖRÖK und von TESCHLER berichtet.

Mit den üblichen Antineuralgika sollte man das Auskommen finden. Kombinationen mit Codein sind gewiß zulässig, bei schwer gestörter Nachtruhe kommen auch die üblichen Schlafmittel oder hypnotisch-antineuralgische Kombinationen — Allional, Veramon — in Betracht. Dagegen wird es bei ernstem Willen stets gelingen, das *Morphin* und auch das *Pantopon auszuschalten*. Bei einem Leiden, das so oft chronisch wird wie die Ischias, sind Alkaloide, die zur Gewöhnung führen können, unbedingt kontraindiziert.

Gelegentlich gelingt es, durch intravenöse Injektion von Natrium salicylicum (WEILL-HALLÉ und CHABANIER) einen akuten Anfall zu coupieren. Gegen die Anwendung von Atophan, das insbesondere bei gichtverdächtigen Fällen, aber auch bloß zur Schmerzstillung indiziert schien, sind in neuerer Zeit wegen der Gefahr der Leberschädigung Bedenken aufgetaucht.

Die Regelung der sonstigen Lebensweise, insbesondere des Stuhlgangs, darf bei akuter Ischias nie vernachlässigt werden. Denn mag auch Koprostase nur in wenigen Fällen von Ischias eine wesentliche Rolle spielen, so kann sie doch wahrscheinlich zur Verschlimmerung beitragen. Darauf wie auf die Fernhaltung von Alkohol und scharfen Würzen ist in der Diät Rücksicht zu nehmen.

Erst wenn der akute Anfall im Abklingen ist, kommen weitere therapeutische Eingriffe in Betracht. Zunächst die *parenterale Eiweißtherapie:* Vaccineurin, Yatren-Casein, Caseosan, Bienengift (ROCH u. a.), vor allem aber einfache sterilisierte Milch, die mir eigentlich in den meisten Fällen die besten Dienste geleistet hat, bessere als die fertig bezogenen Eiweißpräparate. Bei der Reizkörperbehandlung ist die individuell außerordentlich verschiedene Toleranz der Patienten zu berücksichtigen. Man muß also mit langsam ansteigenden Dosen arbeiten. Es gibt Patienten, die schon bei 2 ccm Milch intramuskulär eine sehr heftige allgemeine und lokale Reaktion aufweisen, andere, die auf 10 ccm kaum reagieren. Wesentlich scheint mir, daß die Heilwirkung durchaus nicht der Stärke der Reaktion parallel geht. Es gibt Fälle mit starker Reaktion, bei denen keine wesentliche Besserung erzielt wird, und umgekehrt. Hat man also bei torpiden Patienten in rascher Steigerung ohne nennenswerte Reaktion 10 ccm Milch erreicht — mehr pflegt man nicht zu geben —, so soll diese Dosis gleichwohl noch einige Male wiederholt werden. Hierauf mag man die Wirkung abwarten. — H. WEISS empfiehlt in schweren Fällen die *Pyrifer*-Kur.

Als ergänzende Behandlungsmethoden werden regelmäßig *physikalisch-therapeutische Maßnahmen* herangezogen. Hier ist in erster Linie die *Galvani-*

sation zu nennen. Sie erfolgt am besten nach den Angaben KOWARSCHIKS: möglichst große Stromstärken, verlängerte Behandlungsdauer; die Beine in ein Zellenbad getaucht, eine zweite Elektrode auf den Rücken, 10—20 MA, 30 Minuten. Oder die Quergalvanisation nach HIRTZ: zwei Elektroden in der Länge des Beines, eine an der Beuge, die andere an der Streckseite, 70—80 MA, 30—60 Minuten. STIEFLER benützt 4 Elektroden entlang dem Verlauf des Ischiadicus, 10—30 MA, 10—15 Minuten. In welcher Richtung der Strom läuft, ist gleichgültig. Die Anwendung der Diathermie hat bei der Behandlung der Ischias enttäuscht. Die einfache Galvanisation ist ihr überlegen (s. auch STIEFLER). *Iontophorese* wird außer mit dem oben erwähnten Histamin auch mit Chlorcalcium, Salicylaten, Jod gemacht (MATHIEU). — *Quarzlichtbestrahlung* wird mehrfach empfohlen (R. F. WEISS), ferner infrarote Strahlen (MATHIEU). Hochfrequenzströme sind wahrscheinlich nutzlos. Eingreifender und vermutlich der Reizkörpertherapie nahestehend ist die *Röntgenbestrahlung* der Ischias, über die beachtenswerte Erfolge berichtet werden (CURSCHMANN, MATHIEU). KAHLMETER hält die Röntgenbehandlung besonders bei Wurzelischias für indiziert, fand aber chronische Fälle schwer zu beeinflussen. Bestrahlt wird der Rücken vom 12. Brustwirbel abwärts bis zum unteren Kreuzbein. In jüngster Zeit werden, besonders von französischer Seite, Erfolge mit *Kurzwellenbestrahlung* berichtet (KRAINIK, STUHL, SAIDMAN).

Massage kommt bei ganz akuten Fällen nicht in Betracht. Auch bei chronischer Ischias wird sie vor allem dort ihre besten Erfolge haben, wo es sich eigentlich gar nicht um echte Ischias, sondern um eine analog lokalisierte Myalgie handelt. Dagegen können passive Bewegungen mit vorsichtiger Dehnung des Nerven und vorsichtige Heilgymnastik (HÖLZL) gewiß von Vorteil sein. Die CORNELIUSsche Nervenpunktmassage wird von ihren Anhängern sehr gerühmt. Auch wir sahen vereinzelte Erfolge.

Balneotherapeutisch sind Kochsalzthermen, indifferente Thermen (Gastein, Wildbad, Ragaz), Moorbäder, Schlammbäder, heiße Sandbäder, Radiumbäder angezeigt.

Als *chirurgische* Behandlung kommen vor allem die *perineuralen* und *epiduralen Injektionen* in Betracht. Sie sind in Fällen, wo die Reizkörpertherapie versagt, aber auch an Stelle derselben indiziert. Es handelt sich bei der perineuralen Injektion nicht um eine chemische, sondern um eine physikalische Einwirkung. Sie wird daher mit einfacher physiologischer Kochsalzlösung gemacht. LANGE benützt 80—100 ccm Lösung, eventuell mit leichtem Novocainzusatz, und wiederholt die Injektion alle 5—6 Tage. Ihr Erfolg besteht in einer Aufschwemmung und Auflockerung des peri- und endoneuralen Gewebes, und unter der Voraussetzung, daß bei chronischen und subakuten Fällen insbesondere Perineuritis und interstitielle Neuritis als Grundlage anzunehmen ist, stellt die perineurale Injektion gewiß die Methode der Wahl dar, freilich in der angegebenen Form nur bei Fällen mit ausgesprochen peripherer Lokalisation. An die radiculären Erkrankungen kommt man mit epiduralen Novocaininjektionen nach CATHELIN heran, wobei allerdings die anästhesierende Wirkung die Hauptrolle spielt. HEILE empfiehlt *intra*neurale Novocain- und Kochsalzinjektionen, HÖGLER epidurale Antipyrininjektionen, SICARD Lipiodol, bei akuten Fällen epidural, bei chronischen Fällen in Form von Depots an den in Betracht kommenden Stellen: Sacroiliacalgelenk, Sitzhöcker, Trochanter, Querfortsatz des 5. Lendenwirbels. DOGLIOTTI empfiehlt subarachnoideale Injektion von 0,3—0,4 ccm absoluten Alkohols.

Auf den Voraussetzungen intra- und perineuraler Verwachsungen beruht auch die 1913 von LEWIS und TAYLOR angegebene *Neurolyse* des Ischiadicus.

Sie wird insbesondere in Fällen anzuwenden sein, wo Hinweise auf bestehende Verwachsungen zu finden sind, also — nach Taylor — in Fällen, die nur bei Bewegungen Schmerzen haben. Der gleichen Indikation sollte wohl auch die blutige *Nervendehnung* genügen (Vogt 1877), die aber heute ziemlich allgemein verlassen ist. Die unblutige Nervendehnung, die in der forcierten Anwendung eben jener Bewegung besteht, die beim Lasègueschen Versuch Schmerzen verursacht, wird gelegentlich noch verwendet (Fermier). Hierher gehört auch die Behandlung im Ischiasstuhl nach Hülsemann. Die von Stoffel empfohlene Exstirpation der sensiblen Bahnen dürfte wohl ein allzu radikaler Eingriff sein. Heile empfiehlt bei ganz schweren Fällen Resektion der 2. und 3. Sacralwurzel. Bardenheuer reseziert den unteren Abschnitt der Synchondrosis sacroiliaca, befreit die Nervenwurzeln von dem Druck der knöchernen Wand des Sacralkanals und bettet die Stränge in Weichteile. Baracz empfiehlt Freilegung und mäßige Dehnung, Heile Freilegung, Entfernung des Neurilemms, Einbettung in Muskeln und Kochsalzinjektion.

5. Meralgia paraesthetica.

(Neuritis des N. cutaneus femoris lateralis, Bernhardt-Rothsche Krankheit.)

Die Meralgia paraesthetica wurde zum erstenmal 1895 von Bernhardt und Roth, später von Näcke, Freud, Hager, Eskat, Luzenberger, Warda u. a. eingehend beschrieben. Sie ist eine Erkrankung des mittleren Lebensalters, scheint bei Männern häufiger zu sein (Mendel). Ihr neuritischer Charakter ist durch anatomische Befunde belegt: Nawratzki, Warda, Chipault, Israel fanden parenchymatöse und interstitielle Neuritis am Nerven. Hinsichtlich der Pathogenese steht das Leiden der Ischias in mancher Hinsicht nahe. Zweifellos gibt es Fälle, in welchen eine von den Zwischenwirbelgelenken ausgehende Radiculitis gerade die dem N. cutan. femoris lat. zugehörigen Fasern erfaßt. Rosenheck fand in 25 Fällen klinisch und röntgenologisch Anzeichen einer Arthritis der Lendenwirbelsäule, die offenbar durch Schädigung der 2. und 3. Lumbalwurzel das Syndrom der Meralgie hervorgerufen hatte. In einer Reihe von Fällen fand er daneben auch Schmerzen in den Nachbargebieten der Nn. cutan. femoris anterior, genitocruralis und ischiadicus. Rosenhecks Anschauung, daß die Osteoarthritis der Lendenwirbelsäule die alleinige Ursache der Meralgie sei, ist allerdings nicht aufrechtzuerhalten. Neben dieser radiculären Form gibt es auch eine periphere, bei der der Angriffspunkt der Noxe dort zu finden ist, wo der Nerv dicht unter dem Ligamentum *Pouparti* in seiner Scheide durch die Fascia lata tritt. Diese Scheide komprimiert den Nerven im Stehen (Adler), vorausgesetzt daß sonstige, vor allem mechanische Momente hinzukommen. Hier spielen Traumen eine Rolle, Kompression durch Kleidungsstücke oder Leibgürtel, Beckentumoren, Appendicitis, der schwangere Uterus, der Darm, Fettsucht (Hängebauch), funktionelle Überanstrengung des einen Beines bei defekter Funktion des anderen (Veraguth), entzündliche Prozesse im Bereiche einer Inguinalhernie. Ferner besteht zweifellos eine nahe Beziehung zwischen *Plattfuß* und Meralgie (Pal und Glorieux), derart daß in jedem Falle von Meralgie vor allem auch an diese statische Ursache gedacht werden muß. Schließlich spielen hier dieselben allgemeinen Schädlichkeiten eine Rolle, die auch sonst zur Neuritis führen können: Infektionskrankheiten, Lues, Alkoholismus, Gicht, Diabetes, Tabes, Hämatomyelie (Klimke, Mendel). Sittig sah die Meralgie in einigen Fällen nach Appendektomie auftreten, wobei eine Verletzung des Nerven nicht in Betracht kommen konnte. Schließlich scheint hereditäre Veranlagung eine gewisse Rolle zu spielen (s. Mendel). — Wie bei der Ischias, so gibt es auch hier anscheinend eine *angiosklerotische* Form des Leidens

(s. auch GORDON, GOLDSTEIN), die dadurch gekennzeichnet ist, daß die Beschwerden nach dem Typus der Claudicatio intermittens auftreten.

Die *Erscheinungen* der Meralgie sind einfach und charakteristisch: an der Außenseite des Oberschenkels, dem anatomischen Versorgungsgebiet des N. cutan. femoris lat. entsprechend, machen sich unangenehme Parästhesien geltend, sehr oft in Form von Ameisenlaufen, Gefühl von Eingeschlafensein, Pelzigsein od. dgl. Die Parästhesien sind an sich nicht als Schmerzen zu bezeichnen, können aber zeitweise bis zu ausgesprochen schmerzhaften Sensationen exazerbieren, insbesondere bei längerem Stehen und Gehen. — *Objektiv* besteht im Bereiche der spontanen Parästhesien regelmäßig eine Hypästhesie. WARDA fand starke Herabsetzung der Berührungsempfindung, wobei aber tiefer Druck gut lokalisiert wird, Hypalgesie für Nadelstiche, starke Herabsetzung der Temperaturempfindung (s. auch SITTIG, MENDEL). Zuweilen findet man Hyperästhesie. Längere Reizung der Haut bewirkt spontane Schmerzen. Durch Druck auf den Nerven dicht unter der Spina iliaca ant. sup. läßt sich ein durchschießender Schmerz hervorrufen. Nach SITTIG verschiebt sich das Schmerzgebiet im Laufe der Zeit abwärts gegen das Knie. An vegetativen Symptomen wurde Fehlen des pilomotorischen Reflexes (RAPIN), abnorme Glätte der Haut (ROTH), Verdünnung der Haut, Hyperidrosis (HASKOVEC, MENDEL), Haarausfall (MENDEL) beobachtet. Gelegentlich wurde doppelseitiges Auftreten beobachtet (MENDEL). — Manchmal ist der N. cutan. femoris anterior mit oder allein betroffen (LAZAREW, OPPENHEIM, NEISSER-POLLACK, MENDEL u. a.).

Die *Diagnose* bereitet keine Schwierigkeiten. Nur die Frage des Grundleidens ist unter Berücksichtigung der oben angeführten pathogenetischen Möglichkeiten zu klären.

Der *Verlauf* des Leidens kann sich sehr langwierig gestalten. Das Leiden trotzt oft durch Jahre jeder Behandlung, vor allem natürlich dann, wenn ein etwa vorhandenes Grundleiden nicht erkannt wird, und neigt sehr zu Recidiven. Am dankbarsten sind die statisch bedingten Fälle: mit der Anwendung einer Plattfußeinlage wird das Leiden, das bis dahin vielleicht schon Jahre hindurch bestanden hat, rasch behoben. Freilich wird es vielfach auch nach Behebung des Grundleidens einer spezifischen antineuritischen Behandlung bedürfen, die für sich allein ungenügend gewesen wäre, solange das Grundleiden nicht erkannt und nicht behoben war.

Die antineuritische Behandlung der Meralgie ist dieselbe wie bei Neuritiden im allgemeinen, insbesondere wie bei der Ischias. Wärme, Schwitzkuren, parenterale Reizkörpertherapie, lokale Hautreize, physikalische Behandlung sind am Platze. In ganz hartnäckigen Fällen kommt Alkoholinjektion in den Nerven, Neurolyse und schließlich Resektion in Betracht (ISRAEL). Angriffspunkt dieser Eingriffe ist die Stelle, wo der Nerv unter dem Leistenband heraus und in die Fascia lata eintritt.

6. Neuritis N. cruralis.

Die Cruralisneuritis ist zweifellos häufiger, als allgemein angenommen wird. BYRNES stellt 1914 136 Fälle aus der Literatur und aus eigenen Beobachtungen zusammen. Davon sind allerdings 84 puerperale Fälle, die wohl im wesentlichen als traumatisch bedingt aufzufassen sind. Gewiß spielen raumbeengende Prozesse im kleinen Becken, die den Nerven in seiner langen Verlaufsstrecke vom Austritt aus dem Lendenmark bis zu seinem Durchtritt durch das Ligamentum *Pouparti* schädigen können, eine wichtige Rolle. Psoasabscesse, Tumoren, Aneurysmen der Art. femoralis (OPPENHEIM), Appendicitis (RAYMOND und GUILLAIN) werden angeführt. An allgemein disponierenden Momenten Diabetes

(BRUNS, VERAGUTH), Pentosurie (CASSIRER und BAMBERGER), Gicht, Alkoholismus. BABINSKI führt Kompression des Nerven durch ein Bruchband an. Ansonsten kann es sich um ganz analoge Prozesse handeln, wie sie bei etwas tieferer Lokalisation zur Ischias führen. Auch die Cruralisneuritis kann radiculär, funiculär und peripher lokalisiert sein, auch bei ihr spielen spondylarthritische Prozesse der Zwischenwirbelgelenke und des Sacroiliacalgelenks eine Rolle. — In anderen, minder ausgesprochenen Fällen mag es sich um reflektorische Hyperästhesien und Myalgien handeln, die durch Erkrankung der Beckenorgane bedingt sind, wie in den zahlreichen Fällen von LAPINSKY, die bei bestehenden Erkrankungen des kleinen Beckens Druckempfindlichkeit einiger sensibler Äste, zum Teil auch spontane Schmerzen im Bereiche des kleinen Beckens aufwiesen. Doch wird es zweckmäßig sein, diese Fälle, die durchaus den Charakter der „referred pains“ im Sinne HEADs aufweisen, von der Cruralisneuritis im engeren Sinne zu trennen.

Die klinischen *Symptome* ergeben sich aus dem anatomischen Sachverhalt. Die rein sensible Form der Cruralisneuritis ist seltener als die der Neuritis ischiadica. Von BREYMAN wurde sie bei alten Leuten beschrieben. Die Schmerzen sind im Bereiche des N. cutan. femoris anterior und des N. saphenus lokalisiert, also an der Vorderseite des Oberschenkels und an der Innenseite des Unterschenkels. In diesem Bereich sind auch die sehr regelmäßig vorhandenen Sensibilitätsstörungen nachweisbar. Nach E. FREUND wird der Schmerz oft ins Kniegelenk verlegt. Als motorische Ausfallserscheinung findet man die Parese des M. quadriceps femoris, die sich in mehr oder weniger ausgesprochener Schwäche der Kniestreckung äußert. Der teilweise Ausfall der Kniestreckung macht sich vor allem beim Stiegensteigen bemerkbar. Der Patellarsehnenreflex ist in den meisten Fällen sehr wesentlich herabgesetzt oder fehlt ganz. Die elektrische Untersuchung zeigt im M. quadriceps femoris alle Abstufungen von bloß quantitativer Herabsetzung der Erregbarkeit bis zu kompletter EaR. Sehr ausgesprochen und sogar schon bei der Inspektion im Vergleich mit der Gegenseite sichtbar ist meist die Atrophie des Muskels. Nicht selten findet man eine heterologe Skoliose (FREUND). Abkühlung der Haut auf der erkrankten Seite und Atrophie des Unterhautzellgewebes wurde von FREUND beobachtet.

In Analogie zum LASÈGUEschen Phänomen läßt sich durch Kniebeugung in Bauchlage ein Dehnungsschmerz des N. cruralis hervorrufen (ANDRÉ-THOMAS). Dabei wird die Hüfte gehoben („signe de cuisse“). Ähnlich ist das WASSERMANNsche Cruralisstreckphänomen auszulösen.

Der *Verlauf* ist, von dem Zusammenhang mit einem etwaigen Grundleiden — Tumoren und entzündliche Prozesse der Wirbelsäule und des kleinen Beckens — abgesehen, der gleiche wie bei anderen Neuritiden. Nach monatelanger Dauer pflegt vollkommene Heilung einzutreten. Aber ebenso wie bei der Ischias der Achillessehnenreflex kann hier der Patellarsehnenreflex noch Jahre nach der Erkrankung abgeschwächt sein oder auch ganz fehlen.

Auch über die *Therapie* ist hier nichts zu sagen, was nicht schon bei anderen Neuritiden gesagt worden wäre. Wichtig — und die einzige nicht immer ganz leichte Aufgabe der Diagnose — ist vor allem, daß ein etwaiges Grundleiden nicht übersehen wird. Auch hier besteht zuweilen ein Zusammenhang mit statischen Anomalien, ähnlich wie bei der Ischias und bei der Meralgia paraesthetica, deren Behebung dann wohl den wichtigsten Teil der Therapie bildet.

Literatur.

ADLER-HERZMARK u. SELINGER: Untersuchungen über Streckerschwäche bei Bleiarbeitern. Wien. klin. Wschr. **1926 I**, 683. — ALAJOUANINE, MAURIC u. FAUVERT: Deux cas de polynévrites sensitives etc. Bull. Soc. méd. Hôp. Paris, III. s. **50**, 128 (1934). — ALAJOUANINE, THOMAS et GOPCEVITCH: Polynévrite pseudo-myopathique etc. Bull. Soc. méd. Hôp. Paris **53**, 119 (1929). — ALAJOUANINE, THUREL u. MAURIC: Paralysie périphérique des membres inférieures etc. Revue neur. **40 I**, 501 (1933). — ALBRECHT: Über Fortschritte in der Therapie der Neuritis und Polyneuritis. Wien. klin. Wschr. **1929 I**, 213. — ALEXANDER, W.: Polyneuritis ambulatoria. Dtsch. med. Wschr. **1918 I**, 854. — Kritisches zur Neuralgiefrage. Z. Neur. **79**, 46 (1922). — ANFÄNGER: Narkoselähmung des N. axillaris. Zbl. Chir. **1927**, 1112. — ARNSTEIN: Dauernde Schädigung des linken N. phrenicus und recurrens usw. Wien. klin. Wschr. **1926 II**, 1191. — AUBRIOT: Paralysie recurrentielle double postparatyphoidique. Ann. Mal. Oreille **48**, 718 (1929).

BALO: Über eine Häufung von Periarteriitis nodosa-Fällen usw. Virchows Arch. **259**, 773 (1926). — Über die Ursache und den Verlauf der bei Periarteriitis nodosa vorkommenden Polyneuritiden. Z. Neur. **134**, 71 (1931). — BANSI: Zur Klinik der Periarteriitis nodosa. Z. klin. Med. **106**, 439 (1927). — BARRAUD: Paralysie du nerf facial „a frigore". Rev. de Laryng. etc. **47**, 300 (1926). — BARRÉ et LEMANSOIS DUPREY: Sciatique et arthrite sacro-iliaque. Rev. Méd. **37**, 16 (1920). — BAUDOUIN u. HERVY: Paralysie postsérothérapique etc. Revue neur. **38 I**, 306 (1931). — BENNETT: A group of patients suffering from paralysis due to drinking Jamaica ginger. South. med. J. **23**, 371 (1930). — BERCHER et HOUPERT: Deux cas de paralysie faciale d'origine dentaire. Rev. de Stomat. **31**, 867 (1929). — BERETERVIDE e POZZO: Ref. Zbl. Neur. **43**, 313, 442. — BÉRIEL et DEVIC: Les formes périphériques de l'encéphalite epidémique. Presse méd. **1925**, 1441. — BETTIN: Laringoplegie associate di natura influenzale. Riv. otol. ecc. **6**, 363 (1929). — BEYERHOLM: Neuritis bei Sanocrysinbehandlung. Hosp.tid. (dän.) **1926**, 881. — BIGGAM: Damage to the sciatic nerve ecc. Brit. med. J. **1930**, 1171. — BIKELES: Wien. klin. Wschr. **1915 II**. — BIRO: Polyneuritis. Neur. polska **14**, 7 (1931). — BLUM, A.: Neue Beiträge zur Infiltrationsbehandlung des Ischias. Med. Klin. **1918 I**, 875. — BLUM, KARL: Zur Klinik der Periarteriitis nodosa. Wien. klin. Wschr. **1929 I**, 40. — BOGAERT: La polynévrite anémique. Ann. Méd. **22**, 321 (1927). — BONNET: La névrotomie du nerf obturateur etc. Lyon chir. **29**, 558 (1932). — BOONACKER: Nederl. Tijdschr. Geneesk. **71**, 2 (1927). — BOUWMAN u. LOBSTEIN: Noch ein Fall von Polyneuritis usw. Nederl. Tijdschr. Geneesk. **1931 I**, 2595. — BRAGARD: Münch. med. Wschr. **1928**, 387. — BRAMWELL: Schweiz. med. Wschr. **1927 I**, 385. BREYMAN: Sensible Form der Cruralislähmung. Ksiega Jubileuszowa Edwarda Flataua, 1929. p. 615. — BRUIN: Beitrag zur Klinik der Phrenicusparalyse usw. Z. Kinderheilk. **51**, 45 (1931). — BRUN: Trauma und peripheres Nervensystem usw. Schweiz. med. Wschr. **1931 II**, 863. — BRUNNER: Endorale Facialisplastik. Wien. klin. Wschr. **1928 I**, 876. — BUM: Zur Injektionsbehandlung der Ischias. Wien. klin. Wschr. **1922 I**, 806. — BURLEY: Polyneuritis from tricresyl phosphate. J. amer. med. Assoc. **98**, 298 (1932). — BUSACCA: Sulle paralisi dei postici nell'infanzia. Arch. ital. Otol. **40**, 458 (1929). — BUSIK: Vrač. Delo (russ.) **1926**, 1105. — BUZZARD: Some varieties of traumatic and toxic ulnar neuritis. Lancet **1922 I**, 317. — BYFIELD: A polyneuritic syndrome resembling pellagra-acrodynia etc. Amer. J. Dis. Childr. **20**, 347 (1920).

CAMAUER u. JORGE: Prensa méd. argent. **16**, 960 (1929). — CARRAU, BERAZA u. MOURIGAN: Arch. lat.-amer. Pediatr. **22**, 594. — CARRILLO: Polyneuritis durch Apiol. Rev. Assoc. méd. argent. **47**, 2739 (1933). — CATOLA: Nevralgia del plesso sacrale. Policlinico, sez. prat. **36**, 439 (1929). — CAUSSÉ: Remarques sur la paralysie faciale a frigore. Ann. Mal. Oreille **45**, 489 (1926). — CHAUFFARD, HUBER et CLEMENT: Paludisme chronique compliqué d'addisonisme etc. Bull. Soc. méd. Hôp. Paris, III. s. **46**, 117 (1922). — CHAUTRIOT: A propos d'un cas de paralysie faciale etc. Bull. Acad. Med. Paris, III. s. **106**, 706 (1931). — CHAZANOV, ALFONSKIJ u. SANDOMIRSKIJ: Ein Beitrag zur Gewerbepathologie usw. Vrač. Delo (russ.) **14**, 951 (1931). — CLAUDE et LHERMITTE: La névrite motrice extenso-progressive etc. Bull. Soc. méd. Hôp. Paris, III. s., **40**, 1172 (1916). — CLAUSS: Über Polyneuritis im Kindesalter. Dtsch. Z. Nervenheilk. **65**, 169 (1920). — COHEN: Polynévrite consécutive à un cas de fièvre paratyphoide etc. Acta paediatr. (Stockh.) **13**, 53 (1932). — COLLENS and RABINOWITZ: Mumps-Polyneuritis. Arch. int. Med. **41**, 61 (1928). — COLLET: Diplégies laryngées. Rev. de Laryng. etc. **47**, 479 (1926). — COLÒ: Sopra un caso di paralisi faringo-laringea post-scarlatinosa. Clin. pediatr. **9**, 906. — CORDA: Sulla frequenza della paralisi del velopendolo nel morbillo. Riv. Clin. pediatr. **29**, 506 (1931). — CRITCHLEY: Bismuth polyneuritis. Brit. J. vener. Dis. **2**, 83 (1926). — CROUZON et CHARAVANY: Recherches sur les névrites tuberculeuses etc. Bull. Soc. méd. Hôp. Paris **48**, 464 (1924). — CROUZON et DELAFONTAINE: Un cas de névrite sérique. Bull. Soc. méd. Hôp. Paris **42**, 1049 (1926). — CROUZON, JUSTIN-BESANCON et DE SÈZE: Polynévrite consécutive à une suette miliaire. Bull. Soc. méd. Hôp. Paris **52**,

13 (1928). — CURRIER: Amer. J. med. Sci. **175**, 811 (1928). — CURSCHMANN, H.: Über Muskelhypertrophien hyperkinetischen Ursprungs bei toxischer Polyneuritis. Med. Klin. **1915 II**, 1199. — Münch. med. Wschr. **1917**. — Neuritis und Polyneuritis. Münch. med. Wschr. **1925 I**, 881.

DALLA TORRE e CHINAGLIA: Polineurite acuta influenzale. Policlinico, sez. med. **37**, 9 (1930). — DARLEGUE et BAIXE: Polynévrite suraigue etc. Bull. Soc. méd. Hôp. Paris, III. s. **47**, 1264 (1931). — DECHAUME: Polynévrite infectieuse ou Schwannitis etc. Revue neur. **39 I**, 403 (1932). — DELHERM et BEAU: J. Radiol. et Electrol. **11**, 321 (1927). — DE LISI: Sulle complicazioni nervose periferiche delle leucemie. Riv. Neur. **2**, 461 (1929). — DE TONI: Arch. Méd. Enf. **30**, 406 (1927). — DEUTSCH, DEZSÖ: Med. Klin. **1931 II**. — Histamin-Iontophorese. Z. physik. Ther. **44**, 95 (1933). — DEUTSCH, F.: Über die Diagnose des Ischias usw. Wien. klin. Wschr. **1921 I**, 293. — DODIN: Russ. Otol. **1925**, 384. — DOGLIOTTI: Proposto di un nuovo metodo di cura delle algie periferiche ecc. Minerva med. **1931 I**, 536. — DONATH: Schwere Polyneuritis rheumatica der Plexus brachiales usw. Wien. klin. Wschr. **1917 II**, 1291. — DOS SANTOS: Syndrôme facio-vestibulaire. Ann. Mal. Oreille **47**, 740 (1928). — DRAGANESCO: Mouvements athétosiformes au cours d'une polynévrite diphth. Revue neur. **2**, 754 (1928). — DRAGANESCO, FACON, JORDANESCO et VASILESCO: Nouveau cas de syndrôme de GUILLAIN et BARRÉ etc. Revue neur. **38 II**, 806 (1931). — DREYFUS: Über Polyneuritis. Münch. med. Wschr. **1912 I**, 51.

EISNER: Über einen Fall von Neuritis des N. ulnaris usw. Klin. Wschr. **1928 II**, 1868. — ELDH: De la névrite asendante. Acta med. scand. (Stockh.) **76**, 32 (1931). — ENGELEN: Über die Differentialdiagnose der Ischiasformen usw. Med. Klin. **1932 I**, 56. — ESCAT: Traitement chir. de la paralysie faciale etc. Rev. de Stomat. **30**, 614 (1928). — ESPOSEL: Ref. Zbl. Neur. **51**, 368 (1928). — ESVELD: „Apiol"-Polyneuritis. Acta neerl. Physiol. **2**, 6 (1932).

FABRONI: Emiparesi del velopendolo ecc. Valsalva **5**, 17. — FARNELL and HARRINGTON: Acute infectious enteritis with a polyneuritic syndrome. Amer. J. med. Sci. **160**, 52 (1920). — FERMIER: Traitement des sciatiques etc. Proc. verb. etc. **39**, Congr. franç. Chir. 427 (1930). — FERRARI: Über Polyarteriitis acuta nodosa usw. Beitr. Anat. **34**, 350 (1903). — FINAGUERRA DE-SANCTIS: Lesioni dei nervi periferici ecc. Riv. Pat. nerv. **37**, 530 (1931). — FIORENTINI: Nevriti e nevralgie schiatiche da malaria. Policlinico, sez. med. **36**, 520. — FISCHER: Illinois med. J. **52**, 235 (1927). — FISHBERG: Zur Kenntnis der Periarteriitis nodosa usw. Virchows Arch. **240**, 483 (1923). — FOERSTER, H.: Erythredema polyneuritis. Arch. of Dermat. **12**, 17 (1925). — FOERSTER, O.: Die Kriegsbeschädigungen der peripheren Nerven. Handbuch der Kriegsverletzungen. Leipzig 1921. — FRAGNITO: Polyneuritis acuta febrilis ecc. Riv. Neur. **1**, 117 (1928). — FRANK: Über postgrippale Neuritis im frühen Kindesalter. Mschr. Kinderheilk. **38**, 215 (1928). — FREMEL: Doppelseitige rheumatische Facialislähmung usw. Mschr. Ohrenheilk. **56**, 658 (1922). — FREUND, E.: Zur Symptomatologie der Cruralneuralgie. Med. Klin. **1930 I**, 274. — FRIBOURG-BLANC et KYRIACO: Un cas de polynévrite des membres inférieurs etc. Revue neur. **37 I**, 190 (1930). — FRITZ: Über Ischiasdiagnose. Beitr. klin. Chir. **143**, 652 (1928). — FUCHS, A.: Neuritis des N. facialis und ihre Therapie. Wien. med. Wschr. **1927 I**, 211.

GARA: Über ein bisher unbekanntes pathognomonisches Symptom der Ischias. Wien. med. Wschr. **1907 I**. — Ein Abdominaldrucksymptom der Ischias. Dtsch. med. Wschr. **1911 I**. — GARVEY and LAWRENCE: Facial diplegia in lymphatic leukemia. J. amer. med. Assoc. **101**, 1941 (1933). — GAZZOTTI: Costa cervicale determinante neurite del frenico destro. Policlinico, sez. prat. **1930 I, 839**. — GERGELY: Influenza und Neuritis. Gyôgyászat (ung.) **1931 II**, 707, 720. — GÉRONNE: Die Behandlung der Ischias. Z. ärztl. Fortbildg **26**, 9. — GIERLICH: Über eine häufige und leicht verkannte Form der Wurzelischias. Med. Klin. **1928 II**, 1557. — GINSBURG and NIXON: Thallium poisoning etc. J. amer. med. Assoc. **98**, 1076 (1932). — GOLDENBERG: Polyneuritis bei Lebererkrankung. Sovrem. Psichonevr. (russ.) **4**, 170 (1927). — GOLDSTEIN: Amer. J. Sci. **162**, 720 (1921). — GORDON: Motor paralysis of individual nerve trunks etc. Med. J. a. Rec. **127**, 530 (1928). — GORDON: Motor paralysis of individual nerves etc. J. amer. med. Assoc. **98**, 1625 (1932). — GRAFF: Beitr. klin. Chir. **126**, 1. — GREVING u. GAGEL: Polyneuritis nach akuter Thalliumvergiftung. Klin. Wschr. **1928 II**, 1323. — GRIGORESCO et JORDANESCO: Un cas rare de paralysie partielle etc. Revue neur. **38 II**, 102 (1931). — GRIMBERG: Zit. Zbl. Neur. **51**, 368 (1928). — GRINSTEIN: Zit. Zbl. Neur. **43**, 194. — GRUBER: Zbl. Herzkrkh. **18**, H. 8/14 (1926). — GRÜNBERGER: Acta oto-laryng. (Stockh.) **11**, 525 (1927). — GRÜNSFELD u. WASSERMANN: Dtsch. Z. Nervenheilk. **98**, 215 (1927). — GUDZENT: Ischias und Spina bifida occulta. Berl. klin. Wschr. **1921 I**, 249. — GÜNTHER: Zur Pathogenese der Kohlenoxydvergiftung. Z. klin. Med. **92**, 41 (1921). — GUTTMANN: Über ein im Abortivum „Apiol" vorkommendes elektives Nervengift usw. Med. Klin. **1932 I**, 716.

HAAGEN: Über „Bleivergiftung nach Steckschüssen". Dtsch. Z. Chir. **215**, 39 (1929). — HALLE: Die Beseitigung der Entstellung bei Facialislähmung. Med. Welt **1932**, 1279. —

HANDSCHIN: Ischias und Trauma. Arch. orthop. Chir. **24**, 468 (1927). — HARRIS: Occupational pressure neuritis of deep palmar branch. Brit. med. J. **1929 I**, 98. — HARRIS jr.: Jamaica ginger paralysis. South. med. J. **1930**, 375. — HASSIN and READ: Facial diplegia in neoarsphenamin polyneuritis. J. nerv. Dis. **63**, 352 (1926). — HEIJMANOVIC: Trudy ukraïn. psichonevr. Inst. **4**, 183 (1927). — HEILE: Zur chirurgischen Behandlung der nichttraumatischen Ischias. Zbl. Chir. **48**, 1869 (1921). — Zur chirurgischen Behandlung der Ischias. Dtsch. Z. Chir. **174**, 10 (1922). — HEITZ u. DE JONG: Des signes de névrite dans les gelures de pieds. Bull. Soc. méd. Hôp. Paris, III. s. **39**, 172 (1915). — HELLICH: Über Muskelhypertrophien hyperkinetischen Ursprungs bei Polyneuritis. Dtsch. Z. Nervenheilk. **122**, 63 (1931). — HELLMUTH u. GRÜN: Ein weiterer Fall von Polyneuritis usw. Dtsch. med. Wschr. **1932 I**, 695. — HENDRICKS: Polyradiculonévrite avec dissociation albuminocytologique etc. J. de Neur. **29**, 584 (1929). — HERRMANN: Über Thymusvergrößerungen, eitrige Thymusentzündungen und dadurch bedingte Recurrensparesen. Z. Hals- usw. Heilk. **25**, 121 (1929). — HERZOG: Die epidemische Facialisparalyse. Z. Neur. **119**, 373. — HICQUET et CAMBRELIN: J. de Neur. **26**, 557 (1926). — HIGIER: Zur Klinik der rezidivierenden Formen der Polyneuritis usw. Z. Neur. **104**, 453 (1926). — Rezidivierende Polyneuritis. Warszaw. Czas. lek. **4**, 340 (1927). — HILLER: Symptomatische Ischias. Wien. med. Wschr. **1929 II**, 1255. — HÖGLER: Über perineurale Antipyrininjektionen bei Ischias. Wien. klin. Wschr. **1921 I**, 617. — Über die epidurale Antipyrininjektion bei Ischias. Wien. klin. Wschr. **1922 I**, 974. — HÖLZL: Über Ischiasbehandlung. Münch. med. Wschr. **1917**, 119. — HOLMDAHL: Beitrag zur Kenntnis des doppelseitigen idiopathischen Ischias. Dtsch. Z. Nervenheilk. **63**, 161 (1918). — HUDOVERNIG: Neur. Zbl. **1916**, Nr 18.

IBRAHIM: Polyneuritis toxica arsenicalis. Münch. med. Wschr. **1917 I**, 463. — ISRAEL: Nervenresektion bei Neuralgie des N. cut. fem. lat. Zbl. Chir. **55**, 728 (1928). — ITALLIE: Paralysie causée par l'éther tri-ortho-crésylphosphorique. Bull. Acad. Méd. Paris, III. s. **107**, 278 (1932).

JACOB: Un cas de polynévrite aurique. Bull. Soc. méd. Hôp. Paris, III. s. **50**, 280 (1934). — JAGDHOLD: Über schwere Polyneuritis nach Gebrauch von Apiol. Dtsch. med. Wschr. **1932 I**, 623. — JAKSCH-WARTENHORST: Über Polyneuritis nach therapeutischem Gebrauch von Phosphotal und Phosphat. Dtsch. med. Wschr. **1932 II**, 1063. — JANSEN: Bibl. Laeg. (dän.) **118**, 343 (1926). — JANUSCH: Zur Kenntnis der Erkrankungen des peripheren Nervensystems nach Malaria. Z. Neur. **63**, 123 (1921). — JIANU u. BUZOIANU: Bull. Soc. méd. Bucarest **9**, 35 (1927). — Lyon chir. **25**, 10 (1928). — JÜLICH: Peroneuslähmung durch Bleiinhalation. Med. Klin. **1926 I**, 69.

KAHLMETER: Röntgenbehandlung der Ischias. Hygiea (Stockh.) **87**, 1 (1925). — Die Temperaturkurve bei Ischias. Erkrankungen des Bewegungsapparats, Jg. 1, S. 63. 1925. — KATO: Vaccinenneuritis des Recurrens. Otologia (Fukuoka) **1**, 896 (1928). — KATZ: Anaphylaktische Polyneuritis nach Tetanusschutzserumimpfung. Dtsch. med. Wschr. **1927**, 1637. — KERL: Über Polyneuritis syphilitica. Wien. klin. Wschr. **1920 II**, 921. — KINO: Tetanusserum-Polyneuritis usw. Nervenarzt **6**, 251 (1933). — KIRK: Neurotrophic changes in leprosy. Mil. Surgeon **69**, 18 (1931). — KLEIN: Über Polyneuritis nach Grippe. Wien. Arch. klin. Med. **2**, 329 (1921). — KLIENEBERGER: Ischias als Fehldiagnose. Dtsch. med. Wschr. **1932 II**, 1287. — KLIMKE: Die Meralgia paraesthetica. Dtsch. Z. Nervenheilk. **110**, 95 (1929). — KNAPP: Die multiple Neuritis in und nach dem Kriege. Dtsch. med. Wschr. **1922**, 659, 692. — KNÖPFELMACHER: Encephalitis postvaccinatoria. Wien. klin. Wschr. **1930 I**, 97. — KOCKEL: Kohlenoxydneuritis. Dtsch. Z. gerichtl. Med. **12**, 402 (1928). — KÖNIG: Diplegia facialis bei Polyneuritis usw. Z. Neur. **114**, 200 (1928). — KOJRANSKI: Zbl. Gewerbehyg. **15**, 40 (1928). — KOJRANSKY u. BENEDIKTOVA: Streckerschwäche bei Quecksilberarbeitern. Zbl. Gewerbehyg., N. F. 8, 169 (1931). — KOLIK: Die neurologische Semiotik bei Arbeitern der Nitrobenzolindustrie. Vrač. Delo (russ.) **14**, 948 (1931). — KOSEVA: Zur Ätiologie und Therapie der Ischiadicusneuralgie und Neuritis. Vrač. Delo (russ.) **11** 1192. — KÖSTER: Zur Ätiologie des KORSAKOWschen Symptomenkomplexes. Acta med. scand. (Stockh.) **65**, 399 (1927). — KOWARSCHIK: Zur Elektrotherapie der Ischias. Münch. med. Wschr. **1918 II**, 1293. — KRAINIK: Traitement des névralgies etc. Ann. de l'Inst. Actinol. Paris **7**, 208 (1932). — KRAUS, W. M.: The clinical involvement of the peripheral nerves in diabetes mellitus. J. nerv. Dis. **52**, 331 (1920). — Involvement of the peripheral neurons in Diabetes mellitus. Arch. of Neur. **7**, 202 (1922). — KREBS: Über ischiatische und andere Neuralgien. Dtsch. med. Wschr. **1928 II**, 1754. — KULKOW: Beiträge zur Klinik der gewerblichen Vergiftungen. Z. Neur. **103**, 434 (1926). — KUNITZYN: Kopfnickungssymptom bei Radiculitis. Vrač. Delo (russ.) **11**, 1846. — Der spinale Liquor bei Ischias. Sovrem. Psichonevr. (russ.) **7**, 310. — KUNOS: Über gonorrhoische Polyneuritis. Gyógyászat (ung.) **1930 I**, 344. — Dtsch. Z. Nervenheilk. **121**, 213 (1931). — KUSSMAUL u. MAIER: Dtsch. Arch. klin. Med. **1**, 484 (1866).

LAIGNEL-LAVASTINE et BONNARD: Septinévrite brachiale aigue etc. Bull. Soc. méd. Hôp. Paris **52**, 1274 (1928). — LANDÉ u. KATINOWSKY: Zur Klinik der gewerblichen Berufserkrankungen durch Benzol. Med. Klin. **1928 I**, 639. — LAPINSKY: Zur Frage über den

Mechanismus der (sogenannten Wurzel-) Neuralgie des N. ischiadicus. Arch. f. Psychiatr. **67**, 600 (1922). — LAVERGNÉ: Progrès méd. **54**, 1597 (1926). — LAVRENTJEV: Aus der Kasuistik der Diplegia facialis. Z. Nevropat. (russ.) **22**, 41 (1929). — LAZAREW: Dtsch. Z. Nervenheilk. **34**. — Zum Kapitel der multiplen Neuritis der Hautnerven. Dtsch. Z. Nervenheilk. **102**, 287 (1928). — LECHELLE, GIROT et THEVENART: Un cas de polynévrite par inhalation de vapeurs de sulfur de carbon. Bull. Soc. méd. Hôp. Paris **52**, 1452 (1928). — LECHELLE, THÉVENART et LACAN: Un cas de névrite consécutive à une injection de sérum antitétanique. Bull. Soc. méd. Hôp. Paris **42**, 1277. (1926). — LÉRI et BREITEL: La polynévrite chlorique. Bull. Soc. méd. Hôp. Paris **46**, 1406 (1922). — LÉRI et ESCALIER: Bull. Soc. méd. Hôp. Paris **42**, 1468 (1926). — LÉRI et SCHAEFFER: Sciatique et lymphocytose etc. Bull. Soc. méd. Hôp. Paris **40**, 680 (1916). — LESCHTSCHENKO: Z. Neur. **104**, 588 (1926). — LEWY, F. H.: Neuralgie, Neuritis und Neuromyositis usw. Z. Neur. **106**, 198 (1926). — LEWY, F. H. u. ST. WEISZ: Chronaxiestudien II. Chronaxieuntersuchungen an Bleiarbeitern. Z. Neur. **120**, 385 (1929). — LHERMITTE et QUESNEL: Les névrites (nervo-dégénérations amyotrophiques latentes) du vieillard. Revue neur. **26**, 957 (1919). — LIBIN: 2 Fälle akuter Polyneuritis während der Schwangerschaft. Ginek. (russ.) **5**, 126 (1926). — LIEBESNY: Zur Symptomatologie der Ischias. Med. Klin. **1918 I**, 858. — LINDSTEDT: Zur Kenntnis der Ätiologie und Pathogenese der Ischias. Dtsch. med. Wschr. **1920 I**, 688. — Über die Ätiologie und Pathogenese der Ischias usw. Z. klin. Med. **93**, 179 (1922). — Klin. Wschr. **1926 II**, 2254. — LIST: Doppelseitige Medianusneuritis bei Akromegalie usw. Dtsch. Z. Nervenheilk. **124**, 279 (1932). — LÖFFLER: Polyneuritis alcoholica mit einseitiger Zwerchfell- und Stimmbandlähmung. Dtsch. med. Wschr. **1915**, 1308. — LÖW: Zur Therapie und Pathogenese der Ischias. Med. Klin. **1933 I**, 186. — LONDRES: Intoxication saturnine par une balle de plomb. Presse méd. **1934 I**, 465. — LOG et MORER: Rev. méd. Suisse rom. **45**, 857 (1925). — LUIKART: Avitaminosis as a likely etiologic factor in polyneuronitis complicating pregnancy etc. Amer. J. Obstetr. **25**, 810 (1933).

MACKH: Progressive Muskelatrophien (chronische Polyneuritis ?) bei Gicht. Dtsch. Z. Nervenheilk. **122**, 202 (1931). — MANGIACAPRA: Sulle neuropatie da malaria ecc. Riv. Malariol. **10**, 752 (1931). — MACGLANNAN: Peripheral nerve symptoms in goiter. Amer. J. Surg., N. s. **20**, 315 (1933). — MANKOWSKY: Neuritiden nach Kohlenoxydvergiftung. Dtsch. Z. Nervenheilk. **109**, 84 (1929). — MANN: Drei Fälle von Apiolvergiftung. Dtsch. med. Wschr. **1932 I**, 734. — MARCUS: Polyneuritis perivasculitica. Acta psychiatr. (Københ.) 8, 297 (1933). — MARGULIES: Dtsch. Z. Nervenheilk. **99**, 165 (1927). — MARGULIS: Klinik der akuten primären infektiösen Polyneuritiden. Arch. f. Psychiatr. **95**, 392 (1931). — MARQUE: Semana méd. **34**, 1017 (1927); **35**, 946 (1928). — MASCHERPA: La röntgenterapia delle paralisi periferiche del facciale. Osp. magg. **20**, 475 (1932). — MASINI: Due casi di sindrome di Gradenigo. Ann. Laring. ecc. **5**, 72 (1929). — MATHIEU: Les principaux agents physiques utilisé dans le traitement de la sciatique etc. Rev. d'Actionol. **7**, 172 (1931). — MATTAUSCHEK: Zwei bemerkenswerte Fälle von Polyneuritis bzw. Pseudotabes peripherica syphilitica. Wien. med. Wschr. **1928 I**, 922. — MAY: Néphrite chronique et paralysie faciale. Bull. Soc. méd. Hôp. Paris **46**, 915 (1930). — MAYER, C.: Ein Fall von aufsteigender Neuritis. Wien. klin. Wschr. **1915 I**, 720. — Drei Fälle von Neuritis durch Abkühlung usw. Wien. klin. Wschr. **1918 I**, **373**. — MAZEL et DECHAUME: J. Méd. Lyon **7**, 551 (1926). — MELKERSSON: Ein Fall von rezidivierender Facialisparese usw. Hygiea (Stockh.) **90**, 737 (1928). — MENDEL: Isolierte Lähmung des N. axillaris durch Kohlenoxydvergiftung. Klin. Wschr. **1922 I**, 685. — MENDEL: Meralgia paraesthetica. Zbl. Neur. **67**, 529 (1933). — MENZEL: Über 2 Fälle von Polyneuritis und funikulärer Myelose nach bacillärer Ruhr. Dtsch. Z. Nervenheilk. **126**, 265 (1932). — MERRITT, H. and MERRILL MOORE: Peripheral neuritis associated with ginger extract ingestion. New England J. Med. **203**, 4 (1930). — MEYER, E.: Polyneuritis mit besonderer Lokalisation durch Halsrippe. Neur. Zbl. **39**, 258 (1920). — MEYER, O. B.: Über leichtere Formen von sensibler Polyneuritis. Dtsch. med. Wschr. **1922 I**, 212. — Über sensible Polyneuritis. Dtsch. Z. Nervenheilk. **74**, 198 (1922). — MILIAN: Polynévrite généralisée par le tréparsol etc. Rev. franç. Dermat. 8, 282 (1932). — MINEA: Sur une forme pseudopolynévritique de la sclérose en plaques. Bull. Soc. roum. Neur. etc. **5**, 27 (1928). — MONRAD-KROHN: Ref. Zbl. Neur. **49**, 453 (1928). — MORETTI: Gazz. Osp. **49**, 524. — MUSGRAVE and CROWELL: A clinical and pathological study of neuritis on the tropics etc. Amer. J. med. Sci. **164**, 227 (1922).

NETTER: Des polynévrites consécutives à l'ingestion de préparations d'apiol etc. Bull. Acad. Méd. Paris, III. s. **107**, 753 (1932). — NEUMANN: Über Steckschüsse mit nachfolgender Bleivergiftung usw. Mschr. Ohrenheilk. **67**, 402 (1933). — NINI: Ann. Mal. Oreille **45**, 1048 (1926). — NÖLTING, SEPICH u. RAFFO: Semana méd. **33**, 1426. — NONNE: Dtsch. Z. Nervenheilk. **53**, Nr 6 (1915). — Polyneuritis alcoholica. Ges. Neur. u. Psychiatr. Groß-Hamburg, 26. Nov. 1927. — Zbl. Neur. **48**, 824. — NUSSEN: Über einen Fall von Polyneuritis mit KORSAKOWscher Psychose usw. Med. Klin. **1920 I**, 701.

OLIVET: Polyneuritis nach Neosalvarsanbehandlung usw. Dtsch. Z. Nervenheilk. **123**, 288 (1932). — OPPENHEIM: Neur. Zbl. **1916**. — Zur Kenntnis der Polyneuritis. Berl. klin.

Wschr. **1918 I**, 732. — Beiträge zur Polyneuritis. Dtsch. Z. Nervenheilk. **62**, 117 (1919). — Lehrbuch der Nervenkrankheiten, 7. Aufl. Berlin 1923. — OPPIKOFER: Z. Hals- usw. Heilk. **21**, 454 (1928).

PACHECO et SILVA: Paralysie haute dissociée du plexus brachial etc. Rev. S. Amer. Méd. (Paris) **4**, 429 (1933). — PACIFICO: Un caso molto raro di paralisi a tipo radiculare da puntura di zecca. Riv. Pat. nerv. **39**, 497 (1932). — PÄSSLER: Über Beziehungen zwischen Erkrankungen des Nervensystems und unspezifisch chronischen Infektionsherden. Dtsch. Z. Nervenheilk. **126**, 225 (1932). — PAGNIEZ et LEROND: Bull. Soc. méd. Hôp. Paris **42**, 1585 (1926). — PAISSEAU, SCHAEFFER et ALCHEK: Névrite paludéenne du nerf circonflexe. Bull. Soc. méd. Hôp. Paris **45**, 1498 (1921). — PÁKOZDY: Graviditätspolyneuritis mit drei Rezidiven usw. Dtsch. med. Wschr. **1929 II**, 1509. — PAPASTRATIGAKIS: Contribution à l'étude du paludisme nerveux. Revue neur. **29**, 394 (1922). — PATRICK: Facial diplegia in multiple neuritis. J. nerv. Dis. **44**, 322 (1916). — Brachial neuritis and sciatica. J. amer. med. Assoc. **69**, 2176 (1917). — PETRÉN et OTTERSTRÖM: Sur la question de l'étiologie et de la pathogénie de la sciatique. Acta med. scand. (Stockh.) **55**, 614 (1921). — PETTE: Zbl. Neur. **49**, 164 (1928). — PJATNITZKY: Ref. Zbl. Neur. **51**, 783 (1929). — PLASS u. MENGERT: Gestational Polyneuritis. J. amer. med. Assoc. **101**, 2020 (1933). — PRYCE: A case of multiple neuritis etc. Lancet **1919 II**, 1078. — PUTTI: Lancet **1927 II**, 53. — Sciatiche vertebrali. Riforma med. **1929 II**, 967. — PUUSEPP: Kompression des Plexus brach. usw. Fol. neuropath. eston. **11**, 92 (1931).

QUECKENSTEDT: Über Veränderungen der Spinalflüssigkeit bei Erkrankungen peripherer Nerven usw. Z. Neur. **57**.

RADOVICI: Presse méd. **36**, 516 (1928). — RAUDKEPP u. WIBURG: Folia neuropath. eston. **6**, 83 (1926). — REBATTU: Rev. de Laryng. etc. **47**, 620 (1926). — RECHNITZ: 6 Fälle von Polyneuritis toxica nach Einnahme von Apiolkapseln. Münch. med. Wschr. **1932 I**, 100. — REICHE: Linksseitige Recurrenslähmung bei Mitralstenose. Med. Klin. **1926 II**, 1142. — REINHOLD: Facialislähmung bei akutem Gelenkrheumatismus. Dtsch. med. Wschr. **1926 II**, 1949. — REUTER: Gebrauch von „Apiol“ als Ursache einer charakteristischen Form von Polyneuritis. Klin. Wschr. **1932 I**, 286. — RICCI: Un caso raro di paralisi della corda vocale ecc. Valsalva 8, 531 (1932). — RICHES: The anatomy of cervical rib. Brit. J. Surg. **16**, 235. — RICHTER: Vagusneuritis bei Influenza. Dtsch. med. Wschr. **53**, 356. — RIMBAUD: Un signe de sciatique etc. Bull. Soc. méd. Hôp. Paris **42**, 930 (1918). — ROBERTSON, CARLOS u. RAWSON: Pes equinovarus als Folge eines Schlangenbisses. Arch. Conf. Méd. Hosp. Ramos Mejia 8, 59 (1924). — ROCH: Le venin d'abeille dans le traitement des sciatiques. Rev. méd. Suisse rom. **53**, 84 (1933). — ROCH et BICKEL: Polynévrite épidémique avec réaction méningée etc. Schweiz. med. Wschr. **1927 I**, 18. — ROCH et DENZIER: Les signes de la sciatique. Rev. méd. Suiss. rom. **41**, 570 (1921). — ROGER: La polynévrite apiolique. Revue neur. **39 I**, 1427 (1932). — ROGER, MATTEI et PAILLAS: Les paralysies du plexus brachial après sérothérapie etc. Ann. Méd. **29**, 610 (1931). — ROSENBLATT: Zur Pathogenese der Recurrenslähmungen. Ž. ušn. Bol. (russ.) **9**, 48 (1932). — ROSENHAGEN: Beitrag zum Vorkommen atrophischer Lähmungen bei spinaler Lues. Nervenarzt **2**, 710 (1929). — ROSENHECK: Meralgia paraesthetica etc. J. amer. med. Assoc. **85**, 416 (1925). — ROUQUIER: Ann. Méd. **22**, 93 (1927). — ROY: Typhoid neuritis of the recurrent nerves etc. Arch. of Otolaryng. **10**, 513 (1929).

SAIDMAN: A propos de l'action analgésique des ondes courtes. Ann. de l'Inst. Actinol. Paris **7**, 185 (1932). — SAINZ DE AJA: Klinische Fälle von Wismut-Ischias. Actas dermosifiliogr. **25**, 376 (1933). — SARGNON e BERTEIN: Difficoltà diagnostiche della paralisi faciale ecc. Rass. ital. Otol. **3**, 2 (1929). — SATANOWSKY: Arch. Oftalm. Buenos Aires **2**, 46 (1926). — SAXL: Statische Neuralgien, Belastungsneuralgien. Wien. klin. Wschr. **1932 I**, 103. — SCHAMBOUROFF: Motor phenomena in sciatica. Arch. of Neur. **21**, 392. — SCHARFETTER: Zwei Fälle von medikamentöser Arsenneuritis. Med. Klin. **1923 I**, 859. — SCHARNKE u. MOOG: Über Beziehungen zwischen Neuritis und Encephalitis epidemica. Z. Neur. **90**, 89 (1924). — SCHICK u. SILBERMANN: Zur Kenntnis der Augenmuskellähmungen bei Diabetes mellitus. Wien. klin. Wschr. **1932 II**, 1255. — SCHLESINGER: Polyneuritis bei Hungerödem. Wien. med. Wschr. **1919 II**, 1626. — SCHNEIDER: Postoperative Beri-beri usw. Zbl. Chir. **49**, 1357 (1922). — SCHREIBER: Inaug.-Diss. Königsberg 1904. — SCHÜSSLER: Zur chirurgischen Behandlung der Ischias. Dtsch. Z. Chir. **181**, 256 (1923). — SCHULTZ, J. H.: Apiolvergiftung. Dtsch. med. Wschr. **1932 I**, 855. — SCHULTZE: Dtsch. Z. Nervenheilk. **59**. — Akute disseminierte Hauthyperalgesie usw. Dtsch. Z. Nervenheilk. **87**, 108 (1925). — Bemerkungen über die sogenannte „Narkoselähmung“. Dtsch. Z. Nervenheilk. **132**, 1 (1933). — SCHUSTER: Ischias usw. Klin. Wschr. **1925 I**, 316. — SEARS: Ann. of Otol. etc. **35**, 348 (1926). — SETT: Zur Ätiologie und Symptomatologie der Polyneuritis. Arch. f. Psychiatr. **61**, 563 (1919). — SHIMAZONE: Die Ätiologie der Beri-beri. Arch. Schiffs- u. Tropenhyg. **30**, 170 (1926). — SHORT: A case of polaneuritis from thallium acetate. J. amer. med. Assoc. **97**, 101 (1931). — SICARD: Les sciatalgies. Ksiega Jubileuszowa Edwarda

Flataua, 1929, p. 301. — SICARD et ROGER: Le liquide céphalorachidien au cours de la sciatique normale. Bull. Soc. méd. Hôp. Paris **42**, 611 (1918). — SILBERMANN: Diagnostische Bemerkungen zur Frage der Ischialgien. Wien. klin. Wschr. **1933 I**, 650. — SIMSON: Dentaler Focus und Neuritis. Dtsch. med. Wschr. **1929 II**, 1706. — SITTIG: Über Sensibilitätsstörungen im Gebiet des N. cut. fem. lat. usw. Med. Klin. **1928 I**, 209. — Lähmungen peripherischer Nerven nach Injektionen. Klin. Wschr. **1928 I**, 355. — SKUBISZEWSKI: Revue neur. **32 II**, 370 (1925). — SMITH: South. med. J. **19**, 773 (1926). — SMITH and ELVOVE: The epidemic of so-called ginger paralysis etc. Publ. Health Rep. **1931 I**, 1227. — SMITH and LILLIE: The histopathology of triorthocresyl phosphate poisoning etc. Arch. of Neur. **26**, 976 (1931). — SOBOL: Sovrem. Psichoneur. (russ.) **4**, 262 (1927). — SPITZY: Zur Diagnose „Ischias". J. Psychiol. u. Neur. **37**, 339 (1928). — STANOJEVIĆ u. VUJIĆ: Über gehäufte toxische Polyneuritiden nach Gebrauch eines Abtreibungsmittels. Med. Klin. **1931 II**, 1821. — STEBLOW u. OSSETINSKY: Zur Frage über die berufliche Ischias. Z. ges. Neur. **121**, 792 (1929). — STEIN: Ein Fall von Schlaflähmung des Plexus brachialis usw. Dtsch. Z. Nervenheilk. **78**, 1 (1923). — STENSTRÖM: Eine klinische Studie über „Neuritis"-Symptome bei Ischias. Acta psychiatr. (København.) **6**, 593. — STIEFLER: Über Fälle von Bleilähmung nach Genuß bleihaltigen Obstweines usw. Z. ges. Neur. **77**, 25 (1922). — Münch. med. Wschr. **1927 II**, 1796. — Über Behandlung mit Typhusvaccine usw. Wien. klin. Wschr. **1927 II**, 1152. — Über die Behandlung der Ischias. Wien. med. Wschr. **1929 I**, 471. — Alopecia universalis bei Polyneuritis. Dtsch. Z. Nervenheilk. **110**, 1. — STIEFLER u. TROYER: Über Radiculitiden und das radiculäre cervicodorsale Vollsyndrom usw. Klin. Wschr. **1931 II**, 1302. — STRAUSS and MCDONALD: Polyneuritis of pregnancy etc. J. amer. med. Assoc. **100**, 1320 (1933). — STÜBER: Gesundheitsschädigungen bei der gewerblichen Verwendung von Trichloräthylen usw. Arch. Gewerbepath. **2**, 398 (1931). — STUHL: Sur l'efficacité des ondes courtes etc. Ann. de l'Inst. Actinol. Paris **7**, 213 (1932). — SULZER: Polyneuritis nach Mumps usw. Nervenarzt **1**, 547 (1928). — SYMONDS: J. Laryng. a. Otol. **42**, 656.

TALTAVULL: Chronischer Saturnismus infolge Schußverletzung. Rev. méd. del Rosario **21**, 317 (1931). — TARTAKOVSKIJ: Klinik der Recurrenslähmungen bei Herzläsionen. Vestn. Rino- i pr.iatrija (russ.) **1926**, 51. — TAYLOR: Surgical treatment of chronic sciatica. N. Y. med. J. **116**, 693 (1922). — The surgical treatment of chronic sciatica. Atlantic med. J. **28**, 756 (1926). — TELEKY: Wien. klin. Wschr. **1913 I**. — Beschäftigungsneuritis der Glasschleifer. Klin. Wschr. **1922**, 1507. — Die Streckerschwäche. Zbl. Gewerbehyg. **15**, 8 (1928). — TER BRAAK: Eine „Epidemie" von Polyneuritis usw. Nederl. Tijdschr. Geneesk. **1931 I**, 2329. — TER BRAAK u. CARRILLO: Polyneuritis nach Gebrauch eines Abortivums usw. Dtsch. Z. Nervenheilk. **125**, 86 (1932). — THOMAS et RENDU: Sur un syndrôme caracterisé par une diplégie faciale et des signes de polynévrite etc. Revue neur. **1925 II**, 758. — TOBIAS: Ischias und Thermotherapie. Med. Klin. **1922 I**, 372. — TÖRÖK: Behandlung der Nervenlähmung nach paravenöser Injektion. Chirurg **4**, 693 (1932). — TOPROWER: Zur Frage der Behandlung der primären Ischias usw. Wien. klin. Wschr. **1932 I**, 400. — TRÖMNER: Anämische bzw. kachektische Neuritis. Dtsch. med. Wschr. **1917 II**, 1247. — Polyneuritis nach Phosgenvergiftung. Ges. Neur. u. Psychiatr. Groß-Hamburg, 10. Nov. 1928. Zbl. Neur. **52**, 111 (1929). — TRÖMNER u. WOHLWILL: Peripherische Nervenerkrankung bei Leukämie. Nordwestdtsch. Ges. inn. Med., 29. Jan. 1927. Zbl. ges. Neur. **46**, 467. — TURYN: Ein neues Ischiaszeichen. Münch. med. Wschr. **1929 I**, 834. — TYCSKA u. SNAJDERMAN: Ref. Zbl. Neur. **51**, 90 (1928). — TYPOGRAF: Warszaw. Czas. lek. **3**, 314 (1926). — TZANCK, PAUTRAT u. KLOTZ: Un cas de polynévrite et d'érythrodermie aurique. Bull. Soc. méd. Hôp. Paris, III. s. **50**, 432 (1934).

UNGLEY: Recurrent polyneuritis in pregnancy etc. J. of Neur. **14**, 15 (1933). — URECHIA: Paludisme chronique compliqué de crises confusionelles transitoires et de polynévrite multiple. Bull. Soc. méd. Hôp. Paris **46**, 1070 (1922). — Polynévrite et névrose traumatique après la fulguration. Paris méd. **1930 I**, 333.

VACCAREZZA: Névralgies du trijumeau d'origine sérique. Rev. S.amer. Méd. **2**, 465 (1931). — VAJNSTEJN: Über die Wirkung des Bleis auf das Nervensystem. Trudy leningrad. Inst. Izuč. profess. Zabol. **2**, 366 (1927). — VASILJEV: Der Unterschied zwischen Zittern der rechten und linken Hand usw. Gig. Truda (russ.) **9**, 49. — VERAGUTH: Erkrankungen der peripheren Nerven. Handbuch der inneren Medizin, begr. von MOHR und STAEHELIN, 2. Aufl. Berlin 1925. — VERGER, AUBERTIN et DELMAS-MARSALET: Reflexions critiques au sujet des paralysies post-sérothérapeutiques. Rev. Méd. **44**, 451 (1927). — VERNIEUWE: Rev. de Laryng. etc. **48**, 233 (1927); **49**, 107 (1928). — VIETS: Acute polyneuritis with facial diplegia. Arch. of Neur. **17**, 794 (1927). — VIGDORTSCHIK: Trudy leningrad. Inst. Izuč. profess. Zabol. Bd. 2, S. 144. 1927. — Gig. Truda (russ.) **6**, 23 (1928). — VOLTERRA: Studio clinico sulle paralisi da vaccinazione antirabica. Riv. Clin. med. **30**, 703, 792 (1929). — VOSS: Über Radialislähmung nach Solvochineinspritzung in den Oberarm. Ärztl. Sachverst.ztg **38**, 239 (1932).

WEBER: Ischias epidemica. Ref. Zbl. Neur. **43**, 690. — WEILL-HALLÉ et CHABANIER: Deux observations de sciatique rhumatismale etc. Bull. Soc. méd. Hôp. Paris **46**, 1145 (1922). — WEILL-HALLÉ et LAYANI: Polynévrite et syndrôme de KORSAKOFF etc. Bull. Soc. méd. Hôp. Paris **51**, 145 (1927). — WEISS, C.: Influenzaneuritis. Med. Welt **1929**, 122. — WEISS, HERMANN: Neue Wege der Behandlung schwerer Neuralgien. Psychiatr.-neur. Wschr. **1933 I**, 118. — WEISS, R. F.: Quarzlichtbehandlung der Ischialgie. Med. Klin. **1929 I**, 600. — WEISSENBACH, FRANCON, PERLÈS u. BRISSET: Névrite parcellaire du sciatique poplité externe etc. Bull. méd. **1932**, 385. — WELTON: The infectious nature of facial paralysis etc. Med. Journ. a. Rec. **123**, 601 (1926). — WERTHEIM SALOMONSON: Neuritis und Polyneuritis. Handbuch der Neurologie, herausgeg. von LEWANDOWSKY. Berlin 1911. — WESKOTT: Spina bifida occulta und Ischias. Klin. Wschr. **1922**, 625. — WEXBERG: Erkrankungen der peripheren Nerven im Kriege. Z. Neur. **49**, 14 (1919). — Beiträge zur Pathologie der peripheren Nerven. Dtsch. Z. Nervenheilk. **66**, 270 (1920). — WIDOWITZ: „Das Puppenauge", ein Symptom der postdiphtherischen Lähmung. Münch. med. Wschr. **1921 II**, 1674. — WIEDHOPF: Klin. Wschr. **1927 I**, 739. — WILDER: Zur Therapie und Pathogenese des Ischias usw. Med. Klin. **1933 II**, 1247. — WILSON: Peripheral neuritis with KORSAKOW's symptom complex. J. nerv. Dis. **43**, 343, 431 (1916). — WILSON and HADDEN: Neuritis and multiple neuritis following serum therapy. J. amer. med. Assoc. **98**, 123 (1932). — WITTKE: Über Polyneuritis nach Gebrauch von Apiol. Med. Welt **1932**, 916. — WOLTMAN: Pressure as a factor in development of neuritis etc. Amer. J. med. Sci. **179**, 528 (1930). — WOOLLARD: Beri-beri and neuritis. Austral. J. of exper. Biol. **9**, 173 (1932).

YUDELSON: Facial diplegia in multiple neuritis. J. nerv. Dis. **65**, 30 (1927).

ZUTT: Über die Gefahr peripherer Nervenschädigungen bei intravenöser Injektion usw. Dtsch. med. Wschr. **1932 II**, 1321.

Histopathologie der Neuritis und Polyneuritis.

Von **J. M. DE VILLAVERDE**-Madrid.

Mit 18 Abbildungen.

Mit Neuritis werden pathologische Prozesse der Nerven bezeichnet, die, je nach ihrem Ursprung und ihrer Evolution, von einem Fall zum anderen ein wechselndes Bild darbieten. Wenn auch diese Bezeichnung nicht ganz korrekt ist, hat sie sich allgemein eingeführt und für den Moment verfügen wir auch über keine andere, die sie ersetzen könnte. Es gibt Fälle, in denen eine evidente Entzündung des Perineurums und des Interstitialgewebes besteht und in zweiter Linie die Nervenfasern angegriffen erscheinen — und die jene Formen darstellen, die eigentlich diesem Ausdrucke entsprechen, mit dem wir dieses Kapitel überschreiben —, und andere, in welchen hauptsächlich das edle Element angegriffen erscheint, ohne daß eine Entzündung in entsprechendem Verhältnisse bestehen würde. Schließlich und endlich wird noch immer von traumatischer Neuritis gesprochen, und, obwohl man von dieser Gruppe alle jene Fälle ausschließen müßte, in denen der Nerv vollkommen unterbrochen erscheint, verwendet man diesen Begriff in Fällen, in welchen der Nerv eine Kompression erleidet oder seine Leitungsbahnen durch einen mechanischen Insult Veränderungen erlitten haben, die ihre normalen Funktionen beträchtlich herabsetzen. Um diese verschiedenen Nervenverletzungen entsprechend zu behandeln, wollen wir zuerst von der Mononeuritis sprechen und nachher von der Polyneuritis.

Mononeuritis.

Bei der Mononeuritis erscheint nur ein Nerv oder ein verhältnismäßig kurzes Stück eines Nervenstammes angegriffen. Es versteht sich von selbst, daß sich die Veränderungen, die wir die primären nennen könnten, hauptsächlich auf den distalen Teil des Nerven erstrecken, wie dies auch bei der Durchtrennung eines Nerven vorzukommen pflegt. Diese Veränderungen sind heutzutage ziemlich genau erforscht.

In der Gruppe der sog. „traumatischen Mononeuritis" können die Verletzungen auf die verschiedenste Art und Weise zustandekommen. Der Gebrauch von Krücken, z. B., kann eine Kompression der Radialis an ihrem Ursprung zur Folge haben, ebenso wie die Gewohnheit, während des Schlafes den Arm in einer Schlinge zu stützen, wie es vor Zeiten Gebrauch unter dem landfahrenden Volk in den nächtlichen Herbergen war, was ebenfalls eine Verletzung der Radialis durch Kompression zur Folge hatte. Halsrippen können ebenfalls die Nervenstränge verletzen, und die Fälle von Knochenbrüchen, von schlecht geheilten Frakturen mit deformem Callus, die eine Nervenverletzung nach sich ziehen, usw., sind sattsam bekannt. Die Überdehnung von Nerven kann auch von ähnlichen Folgen begleitet werden, weshalb wir auch hier die verschiedenen der sog. obstetritischen Lähmungen erwähnen wollen, die sich vorzüglich auf die oberen Wurzeln des Plexus cervicalis erstrecken. Ebenso dürfen hier die Kompressionen der Nerven durch Entzündungs- und neoplastische Prozesse nicht unerwähnt bleiben, ebenso wie die Unzahl der Neuralgien, mit und ohne Funktionseinbuße, die wir in der Klinik fast täglich in den verschiedensten Körpergegenden beobachten können und die Nervenverletzungen zur Ursache haben, die wir hier behandeln wollen.

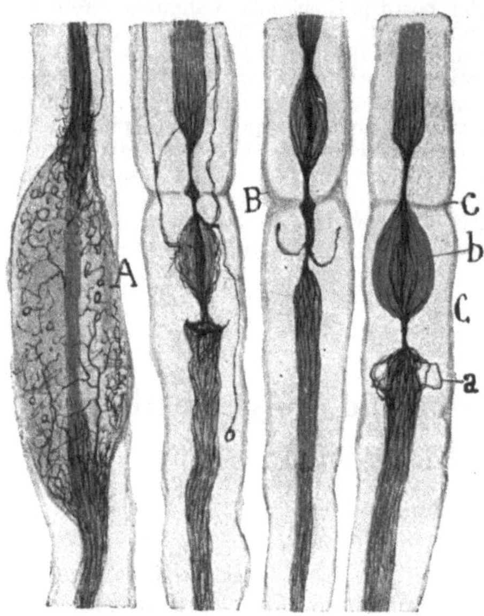

Abb. 1. Fasern aus dem zentralen Teil eines gequetschten Nerven einer Katze, die 50 Stunden nach dem Eingriff getötet wurde. *A* nekrotischer Teil des Axons; *B*, *C* Axone mit terminalen Manschetten, bei denen man bereits Anzeichen von Regeneration wahrnehmen kann. (Nach RAMON Y CAJAL.)

Die Verletzungen der Nerven bei der *traumatischen Neuritis* sind wohl die am allgemein bekanntesten, da hier das Experiment in wirklich hervorragender Weise zur Aufklärung beitragen konnte.

Beim traumatischen Insult kann es sich um einen solchen handeln, der nur einen Moment oder kurze Zeit sich auf den Nerven auswirkt, oder, im Gegenteil, kann auch der Nerv während eines ziemlichen Zeitraumes unter seiner Wirkung stehen. Die Phänomene, die in beiden Fällen statthaben, besonders in bezug auf die Wiederkehr normaler Verhältnisse, sind ziemlich verschiedene.

Wenn wir z. B. — wie es RAMON Y CAJAL machte — bei einem Kaninchen oder bei einer Katze den Ischiadicus bloßlegen und ihn mittels einer anatomischen Zange komprimieren, ohne die SCHWANsche Scheide zu verletzen oder im Innern des Nerven Blutungen oder Blutergüsse hervorzurufen, und das Tier nach 3 oder 4 Tagen töten, können wir in dem komprimierten nekrotischen Segment, ebenso wie in den oberhalb und unterhalb desselben sich befindlichen Zonen des Nerven verschiedene Veränderungen beobachten. Die Axone, die den mittleren und dickeren markhaltigen Leitungsbahnen entsprechen, erleiden in der Kompressionszone eine Necrobiosis, die sich in der verschiedensten Form auswirken kann. Diese Absterbung ist nicht vollständig, wie schon RAMON Y CAJAL hervorhebt, wenn es sich um eine momentane Kompression handelt, und stellt sich, natürlicherweise, später in jenen Nervenfasern ein, die weniger unter der Kompression litten. Im nekrosierten Segment des Axons kann man schon hier und da Anzeichen von Regeneration beobachten. In Abb. 1, die von RAMON Y CAJAL stammt, und die einen zerquetschten Nerv einer Katze darstellt, die 50 Stunden nach dem Eingriff getötet wurde, kann man in *A* den nekrosierten Teil des Axons sehen, das Spindelform angenommen hat, in dessen Innern man, außer kleinen Trümmern, schon neugebildete Nervenfasern beobachten kann. In *B* und *C* kann man andere Formen der Kompressionsnekrose beobachten und ebenfalls auch schon Anzeichen von Regeneration.

Oberhalb der Kompressionszone erstrecken sich die Veränderungen über ein veränderliches Segment des Axons. Die Ausdehnung derselben ist in den verschiedenen Nervenfasern nicht dieselbe. Im Endstück des Axons und in der Nähe der Grenze des nekrotischen Segments kann man Regenerationsphänomene beobachten, die von einem Fall zum anderen ihre morphologischen Besonderheiten aufweisen. Wenn auch einige derselben abgeirrte Nervensprossungen darstellen, besitzt die Mehrzahl derselben große Vitalität und dient der Innervation des distalen Stumpfes.

Im Segment, das unterhalb der Kompressionszone liegt — und welches dem peripheren Stumpfe eines durchtrennten Nerven entspräche —, entarten die Axone ziemlich schnell, machen alle die bekannten Phasen der WALLERschen Degeneration durch, um schließlich und endlich zu verschwinden. Die übrigen Elemente des Nerven erleiden die gleichen Veränderungen, als wenn derselbe durchgetrennt worden wäre.

Die Regeneration eines Nerven, der unter diesen Umständen zu Schaden gekommen ist, geht verhältnismäßig gut vonstatten. Die SCHWANschen Scheiden haben keine Verletzungen erfahren und deshalb finden die vom zentralen Stumpf ausgesandten Nervensprossen einen vollkommen vorgebildeten Weg zum peripheren Stumpf vor, ohne irgendeine Zone von Narbengewebe überwinden zu müssen, in der sie sich mit Leichtigkeit verlieren können, wie es bei den Nervendurchtrennungen der Fall ist. Die Nervensprossen, die vom zentralen Stumpf des Axons oberhalb der nekrotischen Zone ausgehen, sind teils kollaterale, teils terminale. Unter allen Umständen weisen alle die neuen Verästelungen, die der Peripherie zustreben, große Progressionsfähigkeit und Vitalität auf. Nicht selten kommt es vor, daß sich die neugebildeten Sprossen ausfasern und gibt es Fälle, in denen die SCHWANsche Scheide ganz von diesen neugebildeten Fasern erfüllt erscheint. Diese Fäserchen haben die Neigung, geradlinig nach der Peripherie fortzuschreiten, und wenn sie auch bei der Überwindung der Widerstände innerhalb der Scheide nicht vollkommen geradlinig fortschreiten, sieht man dennoch nicht jene Anschoppungen oder andere Erscheinungen, die man am peripheren Stumpf beobachten kann, wenn der Nerv vollkommen durchtrennt worden war.

Die *Abbindung* eines Nerven, die uns erlaubt, die Vorgänge zu beobachten, die eine ununterbrochene Kompression zur Folge hat, ist schon seit alters her bei verschiedenen Versuchstieren durchgeführt worden. STROEBE, dessen Arbeiten über Nervenregeneration heutzutage nicht so eingeschätzt werden, wie sie es verdienten, hat diesen Eingriff schon vor ungefähr 40 Jahren an den Nerven des Kaninchenohres ausgeführt und äußert interessante Resultate erhalten.

Die Auswirkungen der Abbindung eines Nerven sind verschieden, je nach dem Grad der hierbei ausgeübten Kompression. Ist diese sehr groß — wie sie z. B. von Knochenfragmenten oder von einem Callus ausgeübt wird —, gleicht der Endeffekt so ziemlich dem einer Durchtrennung des Nerven. Wenn aber die Abbindung weniger energisch ist, werden wohl Nekrosen hervorgerufen, die aber in den verschiedenen Nervenfasern nicht mit der gleichen Intensität auftreten. Auch hier wollen wir zunächst die Veränderungen im zentralen Stumpfe behandeln, dann die der Kompressionszone und schließlich die des peripheren Teiles.

Im zentralen Teile, oberhalb der Abbindungsstelle, kann man ziemlich frühzeitig Reaktionsvorgänge beobachten. Die Nervensprossen, um welche es sich handelt, sind teils kollaterale, teils terminale. Abb. 2, von RAMON Y CAJAL, stellt den zentralen Stumpf des Ischiadicus eines Kaninchens dar, das 2 Tage nach der Abbindung getötet wurde. Man kann ganz deutlich die Art und Weise des Ursprungs dieser Regenerationssprossen ausnehmen, die in Überzahl hervorgebracht werden. In *C*, *D* und *E*, ebenso wie gegen die Peripherie, zerfasern sich die Sprossen und bilden schließlich und endlich Bündel von parallel verlaufenden Fasern, die an der Peripherie des Nervenstranges angeordnet erscheinen, unmittelbar unterhalb der SCHWANschen Membran. Diese Sprossen orientieren sich alle nach dem nekrotischen Segment hin und überwinden die Trümmer von Myelin, die allerdings keinen großen Raum einnehmen und die in der äußersten distalen Zone des zentralen Stumpfes die Begrenzung desselben mit dem nekrotischen Teile bilden.

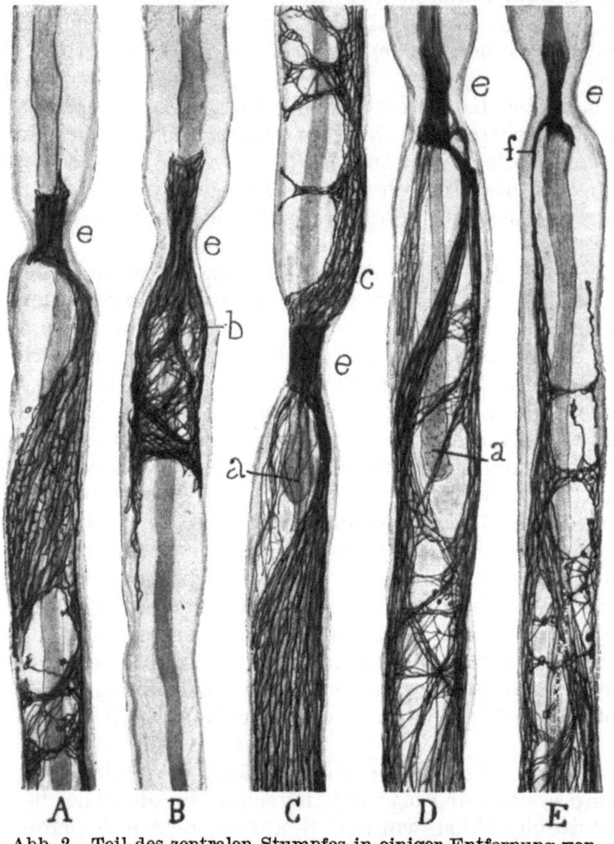

Im nekrotischen Segment, das sich nicht nur auf die Abbindungsstelle beschränkt, sondern sich darüber hinaus erstreckt, beobachtete RAMON Y CAJAL die eigentümliche Tatsache, daß die Axone nicht der Autolyse anheimfallen, sondern daß sie geschmälert, geradlinig erscheinen, leicht granulös und die Färbung mit kolloidalem Silber annehmen, ohne daß man in irgendeinem Falle die Verzweigungen wahrnehmen kann, die wir auf diesem Niveau, wie wir bereits sagten, beobachten kann, wenn der Nerv mittels einer Zange komprimiert wird. Das Myelin und die periaxonale Flüssigkeit werden nach oben und unten zurückgedrängt, wie schon von v. BÜNGER beschrieben wurde. Die SCHWANschen Zellen, auf dem Niveau der Abbindung, fallen der Nekrobiose anheim und einzig einige gekörnte Reste verraten uns ihre Anwesenheit. Das Axon verhält sich an dieser Stelle wie eine konservierte Nervenfaser, so wie es die CAJALsche Schule beschreibt.

Abb. 2. Teil des zentralen Stumpfes in einiger Entfernung von der Abbindung, wo man bereits Anzeichen von Differentiation wahrnehmen kann. Erwachsenes Kaninchen, das 2 Tage nach dem Eingriff getötet wurde. Ausbildung von Sprossen in der Nähe der Abbindung. *e* Abbindung, *b* Neubildung in Form eines submembranösen Netzes; *c* Endkolben eines schon vorher existierenden Axons. (Nach RAMON Y CAJAL.)

In den unterhalb der Abbindung liegenden Nervenfasern kann man alle die bekannten Phasen der WALLERschen Degeneration beobachten.

Wenn wir auch sagten, daß sich der Regenerationsprozeß der abgebundenen Nerven sehr dem eines durchtrennten Nerven ähnelt, gilt dies nur im allgemeinen. Es gesellen sich zu der Tatsache, daß die SCHWANschen Scheiden nicht unterbrochen werden, andere Einzelheiten, die auch in Betracht gezogen werden müssen. „Das Interessante der experimentellen Abbindung besteht in der Tatsache", sagt RAMON Y CAJAL, „daß wir mittels dieser den Wachstumsprozeß und die Orientation der Nervensprossen direkt beeinflussen und die Neurotisation des peripheren Stumpfes auf dreifache Art und Weise ‚bremsen' können: ‚Die mechanische Bremse', die in der Verkleinerung der intra- und extratubulären Interstitien besteht, die Behinderung der Ernährung, die durch die mehr oder weniger ausgesprochene Ischämie dargestellt wird, und schließlich eine ‚dynamische' oder trophische Behinderung, die in der Verengung der natürlichen Verbindung besteht, durch die das Ursprungsaxon die in Wachstum begriffenen Nervensprossen beeinflußt."

Wenn der durch die Ligatur ausgeübte Druck sehr groß ist, wird die Neurotisation des peripheren Teiles rein mechanisch behindert und die vom proximalen Teil ausgesendeten Nervensprossen, obzwar sie gegen die nekrotische Zone vordringen, können sie nicht durchstoßen. Unter diesen Umständen durchbrechen einige Ausläufer die Umhüllung und verlaufen in verschiedenen Richtungen innerhalb der Bündel der Nervenfasern. Andere hingegen, die gegen die nekrotische Zone vordringen und sie nicht durchstoßen können, kehren ins Innere der entsprechenden Scheiden zurück und bilden auf diese Weise das, was Ramon y Cajal „ausgesperrte Fasern" nennt. Charakteristisch für diese Fasen ist ihr rosenkranzähnliches Aussehen, es wechseln in ihnen Verdickungen mit Einschnürungen ab. Wenn auch die Mehrzahl dieser ausgesperrten Fasern zugrunde geht, einige — die wenigsten —, sind imstande, die nekrotische Zone zu durchdringen und den peripheren Teil zu erreichen. Andere Ausläufer kehren im Innern der Scheiden zurück und bilden die sog. retrograden Fasern. Diese erreichen hier und da große Ausdehnung und bilden im Innern der Scheide Schlingen und Maschen.

Wenn der auf den Nerven ausgeübte Druck nicht zu stark war, bestehen für die Neurotisation des peripheren Teiles bedeutend günstigere Verhältnisse und die vom zentralen Teile ausgehenden Ausläufer gelangen zum distalen unter viel besseren Umständen. Im zentralen Teile werden die neugebildeten Fibrillen wirklich in Überfluß hervorgebracht, die, sobald sie auf die Kompressionszone treffen, dieselbe in der Mehrzahl durchstoßen und zum peripheren Teile gelangen. Beim Durchdringen der Kompressionszone verlieren die neugebildeten Ausläufer an Umfang und auch ganz deutlich in ihrer Fähigkeit, das kolloidale Silber anzunehmen, wie schon Ramon y Cajal hervorhebt. Wenn sie einmal dieses Hindernis überwunden haben und vollständig in den peripheren Teil eingedrungen sind, gewinnen sie von Neuem an Umfang und ebenso an Fähigkeit, das Silber anzunehmen, sie vermehren sich und man kann in jeder Scheide ein ganzes Bündel dieser feinen Fasern sehen.

Die Erscheinungen, die man in einem Nerven, auf welchen *Kälte* auf eine nicht zu große Zone einwirkt, beobachten kann, sind wirklich sehr merkwürdig. In der Klinik kann man selten solche Fälle sehen, wenn man von den Fällen sog. Facialisparalyse „a frigore" Abstand nimmt, deren Ätiologie Gegenstand der eifrigsten Diskussionen ist. Jedoch hat man den Kältewirkungen in mehr als einem Falle eine gewisse Rolle in der Genese der Polyneuritis zugeschrieben; für den Moment wollen wir uns nicht hiermit befassen.

Daß die Kälte, die auf eine bestimmte Stelle des Nerven einwirkt, die Leitungsfähigkeit desselben durch tiefgreifende Veränderungen seiner edlen Teile herabsetzt, ist wohl bekannt und hat man dieses Phänomen zu therapeutischen Zwecken ausgenutzt. Trendelenburg lenkte die Aufmerksamkeit auf diese Tatsache und hob besonders eine Eigentümlichkeit hervor, nämlich daß die Aufhebung der Leitungsfähigkeit der Nervenfasern, die hier und da zur Behandlung nötig ist, durch Vereisung, die Regenerationsfähigkeit desselben nicht beeinflußt und dieselbe unter günstigen Umständen vonstatten geht. Dieser Autor hat in seinen Experimenten festgestellt, daß 3 Wochen nach einer lokalen Vereisung der proximale Teil keine Veränderungen aufwies, während die Fasern des distalen Teiles ganz deutliche Degeneration darboten. Dies konnte er besonders deutlich bei 2 Hunden nachweisen, bei denen er den Phrenicus vereiste, was eine Paralyse des Diaphragmas zur Folge hatte; nach einiger Zeit kehrte die Beweglichkeit desselben wieder zurück.

Man hat die lokale Kältewirkung nicht nur zur Aufhebung der motorischen Leitung verwendet, sondern auch um die sensiblen Bahnen zu unterbrechen, um auf diese Weise unerträgliche Schmerzen zu lindern. Dies hat man während des Krieges in Fällen von Neuritis infolge Verletzungen der Nerven durch Geschosse ausgeführt. In den Fällen, in denen TRENDELENBURG diesen Eingriff ausführte, konnte er nach einiger Zeit beobachten, daß der Anblick des vereisten Nervenstückes ein vollkommen normaler war, und daß nichts vermuten ließ, daß an der Stelle, an der die Kälte eingewirkt hatte, es zur Bildung eines Neuroms oder einer Bindegewebswucherung kommen würde. Die Regeneration geht gut vonstatten, wenn auch nicht mit der Schnelligkeit, die man erwarten würde. Er konnte, z. B., beobachten, daß sich bei den Kaninchen die Reflexe und willkürlichen Bewegungen nach 4 oder $4^1/_2$ Monaten und bei Hunden nach 3 oder $3^1/_2$ Monaten wieder einstellten.

SPIELMEYER unterzog einige Fälle von Neuralgien, die mittels der TRENDELENBURGschen Methode behandelt worden waren, einem genauen Studium. Auch BIELSCHOWSKY und VALENTIN erachten dieses Material als äußerst interessant für das Studium der Probleme der Regeneration der Nerven im allgemeinen, da sie sich hier unter den günstigsten Umständen beobachten läßt. Die von BIELSCHOWSKY und VALENTIN ausgeführten Versuche über lokale Vereisung der Nerven verdienen bekannt zu werden, da diese Autoren diese Probleme mit großer Gründlichkeit studierten. Zur Vereisung der Nerven verwendeten sie Äthylchlorid.

Die Ergebnisse dieser Versuche kann man kurz wie folgt zusammenfassen: in den ersten 24 Stunden sind die Veränderungen des Nerven selbst wenig charakteristisch, um so mehr jedoch in den dazugehörigen Blutgefäßen. Diese bestehen hauptsächlich in einer Anschwellung der endothelialen Zellen einiger Arteriolen. Nach 3 Tagen sind die Veränderungen des Blutversorgungsapparates noch viel ausgesprochener, was beweist, in welchem Ausmaße derselbe an diesen Prozessen teilnimmt. Einzig und allein in Fällen von kurzdauernder Kälteeinwirkung kann man nur geringe Effekte beobachten; hingegen bestehen berechtigte Zweifel an der Annahme, daß sie überhaupt ausbleiben. Hyperämie der Capillargefäße und der kleinen Venen, ebenso wie Phänomene von Diapedese werden häufig wahrgenommen. BIELSCHOWSKY und VALENTIN glauben, daß die Kälteeinwirkung eine Hypotonie der kontraktilen Elemente der kleinen Gefäße verursacht, was als unabwendbare Folge die Verlangsamung des in ihnen zirkulierenden Blutstromes hat. Die Diapedese wäre daher größtenteils diesen Erscheinungen zuzuschreiben, ebenso wie man es bei Entzündungen beobachten kann. Der Einfluß dieser Phänomene auf die Regeneration der Nerven kann nicht unterschätzt werden, da man der Zirkulation und ihren Störungen im allgemeinen einen großen Einfluß auf diese Vorgänge zuschreibt. Diese Veränderungen können auch im Perineurum zur Bildung von fibrösen Verwachsungen führen, deren Bedeutung nicht unterschätzt werden kann, sobald sie ein gewisses Ausmaß überschreiten.

Das Myelin erleidet an der Stelle der Vereisung äußerst wechselnde Modifikationen, die sein Verschwinden und Absorption zur Folge haben, was gewöhnlich nach ungefähr 3 Tagen der Fall ist. Die Axone zerfallen (Abb. 3). Abb. 3, die aus der eingehenden Arbeit von BIELSCHOWSKY und VALENTIN stammt, weist mit überzeugender Klarheit alle die beschriebenen Veränderungen auf. In p können wir ein vollkommen normales Axon sehen, da es oberhalb der Vereisungsstelle gelegen ist, aber auf deren Niveau können wir schon Anzeichen von Zerfall beobachten, und bei d eine evidente Absetzung. Vor dieser Stelle kann man eine ganz deutliche Hypertrophie des Axoplasmas ausnehmen und in seinem Innern endigt das Axon in Form einer Keule mit mehr oder minder dissozierten Neurofibrillen, die ihrerseits das Bild einer sehr feinen Ausfaserung aufweisen.

Auf der Höhe der Vereisung und in einiger Entfernung von ihr erscheinen die SCHWANschen Zellen in Elemente umgewandelt, die geeignet erscheinen, das vom Zerfall herrührende Material einzuhüllen; der Anblick, den sie bieten, erinnert in großen Umrissen an den einer Durchtrennung des Nerven.

Die Regenerationsvorgänge sind teils terminale, teils kollaterale. Bielschowsky und Valentin nehmen an, daß die terminale Regeneration an der Stelle vor sich geht, an der das Axon unterbrochen wurde und daß die neugebildeten Ausläufer innerhalb der Scheide zur Peripherie wandern. Die kollaterale Regeneration hingegen wird von Ausläufern unterhalten, die nicht in der Nähe der Unterbrechungsstelle des Axons ihren Ursprung haben, sondern etwas höher, und die sich, nach einigen Umwegen, innerhalb der entsprechenden Nervenscheiden zum peripheren Teil hin orientieren. Bielschowsky und Valentin schreiben den Ausläufern, die um die Unterbrechungsstelle des Axons herum nach Vereisung eines Nerven entspringen, und die innerhalb der Anschwellung des Axoplasmas, die an dieser Stelle gewöhnlich auftritt, verbleiben, ohne sich ins Äußere zu verlieren, große Bedeutung bei der Regeneration des Nerven zu (Abb. 3).

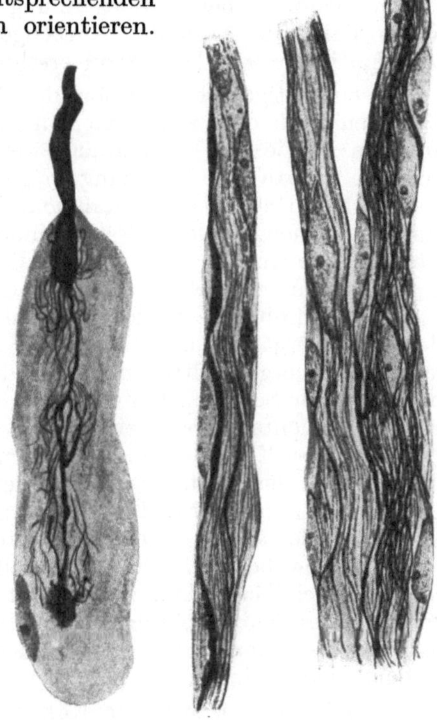

Abb. 3. Abb. 4.

Abb. 3. Extremität des zentralen Stumpfes eines Axons eines vereisten Nerven, bei dem sich das Axon zerriß und sein Axoplasma in außerordentlicher Weise angeschwollen erscheint. Man kann im Axon fibrilläre Struktur wahrnehmen. (Nach Bielschowsky und Valentin.)

Abb. 4. Neurotisation der Schwanschen Scheiden in der vereisten Region eines Nerven. Man kann feinste Fasern beobachten, die vom zentralen Stumpf ausgehen und zopfartige Formationen bilden. Links kann man in einer Scheide eine regenerierte Fibrille wahrnehmen, die größeren Durchmesser besitzt. (Nach Bielschowsky und Valentin.)

Nach der Auffassung der deutschen Neurologen haben diese Ausläufer nur kurze Lebensdauer und tragen nichts zur definitiven Regeneration bei, sondern fallen der Regression anheim und verschwinden schließlich, allem Anscheine nach gänzlich. Schon Ramon y Cajal lenkte die Aufmerksamkeit auf diese Vorgänge, die man bei der Kompression des Nerven beobachten kann, und wie man in Abb. 1 entnehmen kann, wo man sicht, wic um das Axon herum eine Ansammlung von durch das kolloidale Silber dunkel gefärbter Flüssigkeit besteht, die Bielschowsky und Valentin als Axoplasma auslegen. Auch Ramon y Cajal glaubt annehmen zu können, daß die im Innern des Axoplasmas verlaufenden Ausläufer regenerative Reaktionen darstellen, die schließlich zugrunde gehen. Die neugebildeten Ausläufer, die sich zur Peripherie dirigieren, vereinigen sich nicht, um ein neues mächtiges Axon zu bilden, sondern verlaufen alle vereinzelt, allerdings in großer Anzahl, sind schmächtig in ihrem ganzen Verlaufe und färben sich sehr schön mit dem kolloidalen Silber. In Abb. 4 kann man das sehr gut ersehen.

2 Wochen nach der Vereisung kann man das Maximum der Veränderungen im peripheren Anteil beobachten. An der Zerstörung der primitiven Organisation nehmen nicht nur die stark veränderten Schwanschen Zellen, sondern auch eine große Anzahl der mesodermalen Elemente des Peri- und Endoneurums teil. Die Reste des Axons und des Myelins werden im peripheren Teil vollkommen zerstört. Die Schwanschen Zellen wachsen aus und erleiden

verschiedene eingreifende Veränderungen; in einer der letzten Etappen kann man Mitose der Zellkerne beobachten, bis die sog. BÜNGNERschen Bänder ausgebildet werden, die den vom zentralen Stumpf ausgesandten Ausläufern zur Führung dienen, welche dann die Neurotisation des peripheren Stumpfes bewerkstelligen.

Ungefähr nach 20 Tagen ist die Neurotisation des peripheren Stumpfes eine wirklich exuberante, welche wir auf keinen Fall mit jener vergleichen können, die man bei Durchtrennung eines Nerven beobachten kann, da in diesem Falle die Ausläufer Narbengewebe zu durchqueren haben, was den Regenerationsprozeß bedeutend erschwert.

Die endgültige Restauration der Nervenfaser bis zu fast normalen Verhältnissen kann man schon nach ungefähr 50 Tagen sehen und nach ungefähr 90 Tagen ist sie fast vollständig, wenn auch die Anhäufung von Zellkernen auf dem Niveau der Vereisung in gewissem Sinne andeutet, daß hier etwas passiert ist. Die Tatsache, daß man in den ersten Phasen der Regeneration Bündel von neugebildeten Fasern innerhalb der BÜNGNERschen Bänder wahrnehmen kann und in Phasen, die schon an normale Verhältnisse grenzen, nur ein im Zentrum der Scheide sich befindliches dickes Axon, hat Anlaß zu vielerlei Überlegungen über die Zwischenphasen gegeben. BIELSCHOWSKY und VALENTIN, die diesen Vorgängen ein eingehendes Studium gewidmet haben, beobachteten, daß man in vorgeschrittenen Phasen, in denen schon ein ziemlich starkes Axon im Innern der Scheiden besteht, noch immer an der Peripherie desselben dünnfaserige Elemente beobachten kann, die intensive Färbung aufweisen. In dieser Phase hat der Kern der SCHWANschen Zelle bereits eine exzentrische Stellung angenommen, ist an die Peripherie des der SCHWANschen Scheide unmittelbar anliegenden Tubus gerückt, wie man unter normalen Verhältnissen beobachten kann und alles ähnelt schon der erwachsenen normalen Faser. Das alles trägt zur Annahme bei, daß einzig und allein eine einzige der die BÜNGNERschen Bänder durchdringenden, neugebildeten Fasern bestehen bleibt, die dann das Zentrum des Tubus einnimmt und mit einer Myelinschicht umgeben wird, während die anderen nach und nach, eine Reihe von Regressionsphasen durchlaufend, verschwinden.

Bezüglich der Dauer der Kälteeinwirkung, die erforderlich ist, um neuritische Läsionen hervorzurufen, die die Leitungsfähigkeit des Nerven aufheben, nehmen BIELSCHOWSKY und VALENTIN an, daß hierzu zumindest 5 Minuten erforderlich sind.

Alle diese Einzelheiten gewinnen an Interesse von dem Momente an, in welchem man zu Zwecken der Therapie in verschiedenen Fällen vorhatte, die Leitungsfähigkeit eines Nerven künstlich durch neuritische Läsionen zu unterbrechen und zu diesem Behufe die Vereisung anwandte. Dies ist bei der Methode von PERTHES und SCHLOSSMANN der Fall. Man hat eifrig diskutiert, ob man der Einwirkung lokaler Kälteapplikation den Vorzug geben soll oder der eines chemischen Mittels, wie z. B. dem Alkohol, um auf diese Art und Weise eine Neuritis hervorzurufen, die die Unterbrechung der Leitungsfähigkeit des Nerven zur Folge hat. PERTHES ist der Meinung, daß man nach der Alkoholinjektion in viel weniger Fällen mit der funktionalen Wiederherstellung des Nerven rechnen kann wie nach der lokalen Vereisung. Wenn man auch ersteres in gewissen Fällen berücksichtigen kann, wo man es erzielen will, muß dennoch der, der sich mit dieser Frage befaßt, die Tatsache in Rechnung ziehen, daß der Alkohol eine Wucherung des zwischen den Bündeln von Nervenfasern sich befindlichen Bindegewebes verursacht, was zur Bildung von echten Narben Anlaß gibt, die, da sie von Bindegewebe gebildet sind, sich immer mehr einziehen und die Ursache bilden, daß die vom zentralen Teil ausgesandten Sprossen nicht zum peripheren mit der erwünschten Leichtigkeit gelangen können, noch in denselben eindringen, um die Neurotisation wieder zu bewerkstelligen. Andererseits sind auch die durch die Aktion der chemischen Agenten, wie des Alkohols, bewirkten Läsionen anderer Natur wie die durch die Vereisung verursachten und verlaufen auch auf andere Art und Weise. Wenn es sich um einen kombinierten Nerven handelt, in welchem diese Methode eine vollständige Lähmung hervorrufen kann, ist die Vereisung der angezeigteste Eingriff, um eine temporäre Unterbrechung der entsprechenden Funktionen zu bewerkstelligen.

Letzthin hat sich G. Belloni mit den Kältewirkungen auf Nerven befaßt. Dieser Autor verwendete eine andere Methode als Bielschowsky und Valentin. Im Gegensatz zu den beiden behauptet er, daß es in der Mehrzahl der Fälle zuerst zu einer interstitiellen Neuritis käme. Die Bindegewebswucherung auf dem Niveau der Vereisung kann so umfangreich sein, daß sie der Regeneration große Schwierigkeiten entgegensetzt, wenn die Axone durch die Wallersche Degeneration zerstört wurden.

Den durch Vereisung hervorgerufenen Neuritis kann man die *toxischen* gegenüberstellen, die durch Einwirkung eines chemischen Mittels auf einer mehr oder weniger ausgedehnten Strecke des Nerven entstehen. Die Kenntnis derselben hat nicht nur theoretisches sondern auch praktisches Interesse. Die Neuralgien des Trigeminus z. B. sucht man durch Alkoholinjektionen in eine seiner Verzweigungen zu bekämpfen. Und deshalb erscheint es auch angezeigt, einiges über die Wirkungen dieses Mittels zu wissen.

Vor dem Alkohol wurde schon die Osmiumsäure versucht, die, in den Nerven injiziert, eine Unterbrechung seiner Leitungsfähigkeit durch eine toxische Neuritis verursacht. Aber außer diesem Mittel kann man auch andere anwenden, die denselben Effekt zur Folge haben, wie den Äther, — in der Praxis kann man hier und da derartige Zwischenfälle beobachten, wenn Ätherinjektionen versehentlich in der Nähe eines Nerven gemacht werden, — den Kampfer, usw.; alle diese Mittel können ähnliche Wirkungen hervorbringen. Arnozan hat sich diese Beobachtungen zunutze gemacht und hat in seinen Experimenten nachgewiesen, daß, wenn man beim Menschen in der Nähe des Radialis Schwefeläther einspritzt, es zu einer typischen Paralyse kommt. Die Versuche dieses Autors haben ergeben (1882—1885), daß, wenn man bei einem Tier einen kombinierten Nerven bloßlegt und auf denselben Schwefeläther einwirken läßt, es zur Paralyse und Aufhebung der Sensibilität in der unterhalb des Eingriffes gelegenen Zone kommt; wenn man nach 24 Stunden eine histologische Untersuchung anstellt, kann man schon an dieser Stelle ausgesprochen degenerative Läsionen beobachten, die von Veränderungen im peripheren Teile begleitet werden, die ganz den Anschein der Wallerschen Degeneration haben. Im Jahre 1887 injizierten A. Pitres und Vaillard Äther in die Nähe von Nerven und konnten nach 4 Tagen in den unterhalb der Injektionsstelle gelegenen distalen Zonen desselben ganz deutliche Anzeichen Wallerscher Degeneration beobachten. Diese Autoren glaubten sich diese Erscheinungen und auch das physiologische Phänomen, daß wenige Tage nach dem Eingriff die elektrische Erregbarkeit der durch die betroffenen Nervenfasern innervierten Muskeln nachläßt, dadurch zu erklären, daß der Äther wie ein Gift wirkte, das die Nekrose der angegriffenen Nervenzone zur Folge hätte und in der distalen Portion des Nerven ähnliche Erscheinungen hervorriefe, wie man nach der Durchtrennung eines Nerven beobachten kann. Jedenfalls konnten sie die Einzelheiten dieses Prozesses auch nicht in allen seinen verschiedenen Phasen verfolgen, ebensowenig wie die verschiedenen Etappen der De- und Regeneration, da sie über keine Färbungsmethode verfügten, die geeignet gewesen wäre, die wirklich interessanten Feinheiten hervorzuheben. Dies konnte erst mittels der Silberimprägnationen, die der Ramon y Cajalschen Methode oder der von M. Bielschowsky zugrunde liegen, oder ihrer zahlreichen Varianten, geschehen.

Auch verdienen die Experimente von Eugen Medea (1905—1906), die er unter der Leitung seines Lehrers C. Golgi ausführte, besonders hervorgehoben zu werden, da er mit großer Genauigkeit arbeitete. Dieser Verfasser verwendete außer der Ramon y Cajalschen Methoden andere schon vorher bekannte, wie die von Bethe (Färbung mit molibdänsaurem Ammoniak und Toluidinblau) und der von Stroebe empfohlenen Technik. Auch brachte Medea die von Mann empfohlenen Färbungsmethoden, das Trichromat von Cajal usw., zur Anwendung.

Später befaßte sich auch Willy Bersou mit diesen Problemen und entdeckte eine Reihe interessanter Tatsachen. Im Jahre 1914 untersuchten L. Lapique und R. Legendre die Wirkungen von Chloroform und clorsaurem Cocain auf die Froschnerven. Wenn man einem Kaninchen oder Meerschweinchen — die Kaninchen scheinen am geeignetsten für diese Versuche zu sein — einige Tropfen bis zu 1 ccm in die Umgebung des Isquiaticus injiziert, kann man unmittelbar nachher Paralyse und Aufhebung der Sensibilität in der von diesem Nerven versorgten und unterhalb des Eingriffes gelegenen Zone beobachten.

Wenn das Tier kurz nach dem Eingriff getötet wird, kann man auf dem Niveau der Injektion Ödem und rosenkranzartige Deformierung des Nerven beobachten. Auch kann man relativ häufig zwischen den einzelnen Faserbündeln oder zwischen den einzelnen Fasern ein serös-blutiges Exsudat sehen.

Diese letztere Beobachtung gewinnt deshalb an Bedeutung, da durch sie nachgewiesen erscheint, daß die in Anwendung gebrachten Gifte, trotzdem sie eine selektive Wirkung auf die eigentlichen nervösen Elemente zu besitzen scheinen, auch das interstitielle Gewebe angreifen.

An der Injektionsstelle beschränken sich die eigentlichen Verletzungen des Nerven auf eine Nekrose, die ganz analog der bei Kompression oder Vereisung des Nerven auftretenden erscheint. Hier verlieren die Elemente des Nerven die Fähigkeit, die Färbung anzunehmen, man kann keine Zylinder mehr unterscheiden und die SCHWANschen Elemente erscheinen zerstört.

MEDEA hat sich besonders mit den Problemen und der Aufklärung der hier stattfindenden Vorgänge befaßt. Während dieser Autor seine Versuche durchführte, sprach man von einer retrograden Degeneration des zentralen Teiles; er gab wohl zu, daß dieselbe bestünde, wenn sie sich auch nicht allzuweit von der Injektionsstelle erstrecke, was auch aus seinen Versuchsprotokollen hervorgeht. Im großen und ganzen unterscheiden sich diese Veränderungen nicht von jenen, die man bei Verletzungen des Nerven durch andere Agenten beobachten kann.

Im distalen Teile sind die Veränderungen die ausgesprochensten und bemerkenswertesten. Sie gleichen sich sehr den Bildern der WALLERschen Degeneration bei Durchtrennung des Nerven; man kann hingegen einige Einzelheiten beobachten, die verdienen hervorgehoben zu werden. Wenn auch der Äther die Fähigkeit besitzt, mit großer Schnelligkeit in alle Gewebe, die die Injektionsstelle umgeben, einzudringen, wie ARNOZAN nachgewiesen hat, indem er Äther, in dem eine kleine Menge Gentianviolett aufgelöst wurde, injizierte, scheint dennoch nachgewiesen, daß dies nicht immer in dem Grade der Fall ist, wie die Experimente auf den ersten Blick nachzuweisen scheinen. Deshalb kann man auch nicht zu selten beobachten, daß die peripheren Fasern eines Nerven, in dessen Umgebung Äther injiziert wurde, durch das Gift angegriffen erscheinen, während die zentralen Fasern unversehrt bleiben. Selbstverständlich haben wir es hier mit anderen Vorgängen zu tun, wenn man auch von der Aufhebung der Leitungsfähigkeit des Nerven durch das Gift spricht, und diese Vorgänge, wie es häufig in der Praxis geschieht, jenen gleichsetzt, die man bei der Durchtrennung eines Nerven beobachten kann.

Im peripheren Teile der Nerven, die einer lokalen Giftwirkung ausgesetzt wurden, stellen sich die Veränderungen der Axone, der Myelinscheide und der SCHWANschen Elemente ziemlich rasch ein, die in großen Linien denen der anderen Nervenverletzungen gleichen und eine Unterbrechung der Leitungsfähigkeit zur Folge haben. Die Axone verlieren den Zusammenhang und zerfallen in Stücke, die zu Beginn ziemlich groß sind, die sich aber wieder teilen und so der vollständigen Zerstörung und Absorption anheimfallen. Die Innenscheide von BETHE, die unter normalen Verhältnissen die argentophilen Elemente einschließt, trennt sich von dieser und in ihrem Innern kann man granulöse Reste des Axons beobachten, die teils wirr durcheinanderliegen, teils spiralförmig angeordnet erscheinen und die sich immer mehr zerteilen. Diese Zerstörung und schließliche Zerteilung des Axons in immer kleinere Bruchstücke geht zur selben Zeit in allen Teilen der peripheren Portion vor sich, auf geradezu überstürzte Weise, so wie es TELLO in hervorragender Weise in seinen Arbeiten über die Degeneration der die Muskeln versorgenden Nervenfasern und ihre Endungen dargelegt hat. MEDEA, im Gegenteil, glaubt annehmen zu können, wenn er es auch nicht auf ganz bestimmte Weise versichert, daß der Zerstörungsprozeß des Axons im peripheren Teile desselben in der Nähe der läsionierten Stelle seinen Ausgang nimmt und von hier nach der Peripherie zu fortschreitet, wo man diese Phänomene auch erst später beobachten kann.

Die ersten Phasen der Zerstörung des Axons kann man im Innern der Myelinelipsoiden beobachten, wie dies von MARINESCU und NAGEOTTE nachgewiesen wurde. Das Myelin zerteilt sich und in der ersten Phase des Prozesses heben sich die LANTERMANN-SCHMIDTschen Einkerbungen deutlicher hervor, erscheinen wie erweitert, während sich zur selben Zeit die Einschnürungen verbreitern und das Ganze den Eindruck macht, als ob sich das Myelin zurückzöge. Die Einschnürungen verschwinden und das zurückgezogene Myelin nimmt die Form der bekannten eliptoiden Körper an, in deren Innern man ein Stück des Axons mit den schon beschriebenen Veränderungen beobachten kann, was man als sog. „Resorptionskammern" beschrieben hat. Das Myelin zerteilt sich immer mehr, die Ellipsoide werden immer kleiner und zum Schlusse bleiben nur noch Fetttropfen, die an einigen Stellen Anhäufungen bilden können. Nach und nach werden auch diese Tropfen absorbiert und nach Verlauf eines gewissen Zeitraumes kann man in der leeren Scheide nicht einmal mehr Anzeichen von ihnen beobachten. Die Zerteilung des Myelins, die mit der des Axons Schritt hält, setzt zur selben Zeit in allen Teilen der peripheren Portion ein. Allerdings müssen wir erwähnen, daß in der Umgebung der Verletzung die Zerstörungsvorgänge im Nerven sich viel mehr hervorheben und zu Beginn auch vorangehen, was jedoch nichts mit der einheitlichen Entwicklung des Prozesses zu tun hat, sondern darauf beruht, daß an dieser Stelle sich zu den Zerfallserscheinungen die der lokalen Giftwirkung summieren.

Die Zerstörung des Axons geht hauptsächlich im Innern der „Resorptionskammern" des peripheren Stumpfes vor sich. Diese stellen kleiner werdende Gebilde dar, von elliptischer Form, die in ihrem Innern argentophile Elemente beherbergen. In den auf diese Weise vergifteten Nerven geht der Zerstörungsprozeß nicht zur selben Zeit in allen Teilen des peripheren Stumpfes vor sich, wie unsere Versuche nachgewiesen haben.

In den SCHWANschen Zellen des peripheren Stumpfes proliferiert das Plasma, wie wir in unseren Experimenten, bei denen wir mit Alkohol arbeiteten, beobachten konnten. Die Zellkerne vermehren sich und es bilden sich ziemlich rasch die v. BÜNGNERschen Zellbänder, die eine bedeutende Rolle in der Regeneration spielen. Die vom zentralen Stumpf ausgesandten Regenerationssprossen kann man auch bald danach im peripheren beobachten. Diese Erscheinung, die man, wenn es sich um junge Tiere handelt, die einer verhältnismäßig geringen lokalen Vergiftung ausgesetzt wurden, ziemlich oft beobachten kann, tritt nicht in allen Fällen auf. Dies ist wohl zum größten Teile der verschiedenen Dicke des Interstitialgewebes der angegriffenen Nervenregion zuzuschreiben, das dem Eintritte der Nervensprossen, die vom zentralen Teile ausgesandt werden, Hindernisse entgegenlegen kann.

Der Erste, der das Eindringen der vom zentralen Stumpf stammenden Nervensprossen in den peripheren beobachtete, war MEDEA im Jahre 1905. In den von uns beobachteten Fällen konnten wir im Innern jeder Scheide mehrere Neurofibrillen wahrnehmen. In einigen Fällen kann man sehr bald das Eindringen der erwähnten Sprossen in den peripheren Stumpf beobachten, wenn die Reste des Myelins noch nicht resorbiert sind und sich die SCHWANschen Zellen in der ersten Phase zur Bildung der v. BÜNGNERschen Zellbänder sich befinden.

Die Art und Weise, auf die die vom zentralen Ende ausgehenden Sprossen in das periphere eindringen und in demselben fortschreiten — ob nun der Nerv komprimiert, abgebunden, vereist oder mit irgendeinem chemischen Mittel injiziert wurde —, hat man auf zweierlei Weise ausgelegt; die eine Version ist die von RAMON Y CAJAL, die andere, mehr modernere, ist die von BOEKE, die sich in mehr als einer Begriffsausdeutung von der erstgenannten unterscheidet.

Wie RAMON Y CAJAL annimmt, bliebe im Zentrum der v. BÜNGNERschen Bänder, die ja das Endergebnis der Metamorphose der SCHWANschen Zellen darstellen, ein schmaler

Raum, in welchem sich die vom zentralen Ende ausgesandten Nervensprossen fortbildeten, ebenso wie sie sich quer durch das Protoplasma der Bänder und durch die SCHWANsche Membran hindurch fortpflanzen könnten. Mit einem Worte, die neugebildeten Fibrillen bedürfen nicht der Protoplasmabrücken, um im Innern derselben fortzuschreiten. Um diese Theorie zu unterstützen, hat man auch die Tatsache angeführt, daß der Endteil der neugebildeten Fasern, die bereits in den peripheren Teil eingedrungen sind, die Form einer abgerundeten Keule besitzen, die in nichts das Vordringen in einer Protoplasmamasse begünstigen würde.

BOEKE — dessen Anschauung in den letzten Zeiten verschiedene Autoren beipflichten — vertritt in bezug auf den Bildungsmechanismus der v. BÜNGNERschen Bänder und den Mechanismus der Regeneration im peripheren Teile gegenteilige Anschauungen.

BOEKE befaßte sich vor allem mit der Klärung der Frage, ob bei der Degeneration des peripheren Teiles, wenn das Myelin und die Reste des Axons zerfallen, das Neuroplasma verschwindet oder ob es an der Bildung des Protoplasmas der v. BÜNGNERschen Bänder teilnimmt. Er glaubt auf Grund seiner Untersuchungen annehmen zu können, daß bei der Degeneration des peripheren Teiles des Axons die Differentiation desselben verschwände, daß aber sein Protoplasma in Gemeinschaft mit dem der SCHWANschen Zellen an der Bildung der v. BÜNGNERschen Bänder teilnehme. Diese wären von einem protoplasmatischen Syncitium mit zahlreichen Kernen gebildet, die in ihrem Innern — im Gegensatz zu der von CAJAL und TELLO vertretenen Ansicht — keinen schmalen Führungsgang enthielten.

Was die Regeneration im peripheren Teile anbetrifft, kann sich, nach BOEKE, die von BETHE seit vielen Jahren verteidigte Ansicht nicht aufrecht erhalten; aber auch gegen die von CAJAL vertretene Anschauung über das Fortschreiten der vom zentralen Ende ausgesandten Nervensprossen hat er einige Einwände erhoben.

Im peripheren Teile dringen die regenerierten Fasern in den v. BÜNGNERschen Bändern nicht in einem zentralen Führungsgange vor, dessen Existenz er bestreitet, sondern im Innern des Protoplasmas. Auch BIELSCHOWSKY verteidigte diese Ansicht bei der Regeneration der Nerven. Abgesehen von dem, steht das Wachstum der Fasern nicht nur unter dem Einflusse der Ursprungszelle, wie viele annahmen, sondern hängt auch von anderen Faktoren ab. Außer dem Phänomen im Sinne eines Organisators im Sinne SPEAMANNS bestünde andererseits eine Neigung zu einer lokalen Differentiation des Leitungselementes, der Neurofibrille, im Innern des Syncitiums der v. BÜNGNERschen Bänder, die diese Funktionen ausübten. Deshalb braucht auch von dem Wachstum und dem Vordringen der Ausläufer der Neuroblasten im Innern des protoplasmatischen Syncitiums, mit diesem als Tatsache rechnend, nicht weiter gehandelt werden.

Polyneuritis.

Bei der Polneuritis wirkt der ausübende Faktor nicht nur auf einen einzelnen Nerven ein, sondern auf eine größere Anzahl derselben.

Gewöhnlich besteht der kausale Agent einer Polyneuritis in einer Infektion oder in einer Vergiftung. Diese letzteren können, wie bei der Diabetes, endogene sein; bei anderen hinwiederum stammt die Noxe von außen, wie es z. B. bei den Alkoholvergiftungen der Fall ist.

Von den Infektionen, die Polyneuritis zur Folge haben, nimmt die Diphtherie einen vorherrschenden Platz ein. Nach ihr kommen Typhus, Blattern, Scharlach, Influenza, Rotlauf, Dysenterie, Parotitis (Mumps), akuter Gelenkrheumatismus usw. in Betracht. Auch die Tuberkulose kann eine Polyneuritis verursachen; ebensowie auch Malaria und Lues, wenn auch seltener, Anlaß zu einer Polyneuritis geben können.

Unter den Vergiftungen steht die Alkoholvergiftung an erster Stelle. Auch die Bleivergiftungen geben mit großer Häufigkeit Anlaß zur Polyneuritis; weniger häufig wird sie durch Arsen, Antimon, Anilin, Schwefelkohlenstoff usw. hervorgerufen. Über die Rolle des Nikotins in der Genese der Neuritis sind die Meinungen ziemlich geteilt.

Unter den endogenen Vergiftungen spielt die Diabetes eine Hauptrolle. Auch über den Einfluß der Gicht als auslösender Faktor dieser Krankheit bestehen die verschiedensten Anschauungen.

Ebenso kann der Ausfall von verschiedenen Nährstoffen eine Neuritis auslösen; sie sind dann eine Folgeerscheinung der sog. Avitaminosen. Diese Art von Nervenschädigungen konnte man auch experimentell hervorrufen.

Schließlich und endlich kann auch die Kälte Polyneuritis produzieren, wie man in den letzten Jahren nachgewiesen hat. In gewissen Fällen kann sich die Kältewirkung zu der einer chemischen Vergiftung, wie z. B. zu einer Alkoholvergiftung, gesellen und die Summierung beider Faktoren die Polyneuritis zum Ausbruch bringen.

In den letzten Zeiten hat man viel über die seit Jahren bekannte Tatsache gehandelt, daß man in Fällen von Neuritis, die vor allem Infektionen zuzuschreiben sind, die Angriffsstellen derselben nicht immer in den Nerven selbst suchen muß, um sich die bei der Polyneuritis beobachteten Erscheinungen zu erklären. Auch ist schon seit langem bekannt, daß bei der durch Bleivergiftungen beim Menschen und auch experimentell hervorgerufenen Neuritis außer den Verletzungen in den Nerven selbst, solche in der grauen Substanz des Rückenmarks, besonders in der Vorderhörnern, bestehen. Mit dieser Angelegenheit hat sich besonders in letzter Zeit SCHAUCK anläßlich einer nach Dyphtherie aufgetretenen Polyneuritis befaßt.

Letzthin hat man auch von gewissen Formen von Neuritis gesprochen, die sich hauptsächlich in der Umgebung des Ursprungs der Nerven und in diesem selbst lokalisieren und bei denen auch angeblich die Meningen angegriffen würden. GUILLAIN und BARRÉ, MARINESCU und DRAGONESCU, H. PETTE, usw., haben sich mit diesem Problem befaßt und es werden auch einige durch Sektion bestätigte Fälle angeführt. Man gab diesen Krankheitsbildern die verschiedensten Benennungen wie Radiculoneuritis, akute Ataxie, peripherische Encephalitis epidemica, usw. Bei dem von H. PETTE zitierten Fall handelt es sich um eine Polyneuritis acutisima mit ausgesprochenen Läsionen der intraduralen Wurzeln und einer diskreten Infiltration der Meningen. Die spinalen Ganglien weisen entzündliche Veränderungen auf, die man, wenn auch nicht so ausgeprägt, bei den sympathischen Ganglien beobachten konnte. Diese Läsionen wiesen eine ganz besondere Bevorzugung für das ektodermale Gewebe auf. Deshalb neigen auch viele Neurologen zu der Ansicht, daß man es in diesen Fällen mit der Wirkung eines speziellen neurotropen Virus zu tun hat, der dem, den man anläßlich anderer Erkrankungen der cerebrospinalen Achse beschrieben hat, nahe verwandt erscheint.

M. P. MARGULIS hat neuerdings auf das Problem des Ursprungs der infektiösen Polyneuritis hingewiesen. Es handelt sich nicht um eine einfache Neuritis der peripheren Nerven — wie LEYDEN der Meinung war — sondern wir haben es einfach mit einer Polyradiculoneuritis oder mit einer Myelo-polyradiculoneuritis zu tun. Als erste Lokalisationsstelle würde der radiculäre Nerv in Betracht zu ziehen sein. Durch das Liquor erhält letzterer die Giftstoffe. Der Blutweg scheint nicht am besten für das Hervorrufen der infektiösen Neuritis geeignet zu sein. Für die toxischen Neuriten würde das nicht in Frage kommen. Die Giftstoffe dringen durch die perineuralen Räume der peripheren und Schädelnerven ein, und indem sie den Blutweg zugleich verfolgen, erreichen sie das Liquor. Auf diese Weise gelangen sie in die subarachnoidealen Räume des Rückenmarks und dringen in das Nervengewebe ein. Die Gifte können in den Organismus durch die Mandeln, die Schleimhaut der Nase, des Darmes oder des Magens eindringen.

Die des öfteren beobachteten entzündlichen Veränderungen des Liquors, welche während des Verlaufs der verschiedensten Formen der Polyneuritis zum Vorscheine kommen (DEMME, WALTER, MARINESCO und CRACIUM, HAGENAU, MERKLEN, L. WEISS, L. DE GENNES usw.), sprechen dafür.

Jedenfalls ist die Entstehung der sog. infektiösen Polyneuritis außerordentlich verwickelt. Hier treffen sich unzählige Faktoren, welche zum größten Teil unbekannt sind. T. A. WILLIAMS ist der Meinung, daß als Ursache der Polyneuritis nicht nur die Gifte in Betracht gezogen werden müßten, sondern auch zahlreiche toxische Produkte, welche infolge der abnormen Funktion mancher Organe bei Infektionen erzeugt werden. Leber und Nieren würden hier eine endgültige Rolle zu spielen haben.

Diese Studien sind heutzutage kaum erforscht worden.

Man muß die Beziehungen zwischen den verschiedenen Faktoren, die eine Polyneuritis auslösen können, in Betracht ziehen, um sich dessen bewußt zu werden, daß sie verschiedenen Ursprungs sein können und sich von Fall zu Fall voneinander unterscheiden, wenn sie auch alle Verletzungen in den Nervensträngen hervorrufen. In einem Fall z. B. kann besonders das interstitielle Nervengewebe angegriffen werden und in anderen hinwiederum scheinen die Nervenfasern die hauptsächlichst in Mitleidenschaft gezogenen zu sein.

Diese Überlegungen dienten schon seit Jahren dazu, um vom anatomisch-pathologischen Standpunkt aus eine *interstitielle* und eine *parenchymale* Form zu unterscheiden, und man muß diese Unterscheidung, die aus mehr als einem Motiv zu Recht besteht, auch immer in Betracht ziehen. Eigentlich müßte man von einer vorzüglich interstitiellen oder parenchymalen Neuritis sprechen; wenn auch im ersteren Falle hauptsächlich das Bindegewebe des Nerven angegriffen erscheint, werden auch die Nervenfasern in Mitleidenschaft gezogen, ebenso wie in den sog. parenchymalen Formen, wenn auch hauptsächlich die Fasern ausgeprägtere krankhafte Veränderungen aufweisen, man ebensolche, in weniger großem Ausmaße, auch im Bindegewebe beobachten kann, welch letzteren man allerdings bis vor kurzem keine besondere Bedeutung zuschrieb.

1. Interstitielle Polyneuritis.

Bei der interstitiellen Neuritis findet man die krankhaften Veränderungen hauptsächlich im Bindegewebe, das den Nerven umgibt und das in denselben eindringt und die verschiedenen Faserbündel voneinander trennt. Auf diese Weise werden das Peri- und Endoneurium in erster Linie und in zweiter die Nervenfasern angegriffen, die von den Zirkulationsstörungen und den Kompressionserscheinungen, die durch die entzündlichen Exsudate verursacht werden, in Mitleidenschaft gezogen werden. Selbstverständlich kann man auch eine direkte Wirkung des schädlichen Agens auf die Nervenfaser selbst nicht ausschließen; wenn eine solche besteht, ist sie allerdings geringfügig.

Makroskopisch erscheinen die Nervenstränge von vergrößertem Umfang und gerötet; an einigen Stellen kann man kleine Blutungen beobachten, und, wenn wir Schnitte ausführen, können wir im ganzen Nerven eine seröse Flüssigkeit beobachten. Dies ist besonders in akuten Fällen der Fall, mit anderen Worten, in jenen, in denen die bakteriellen Toxine eine akute Reaktion hervorrufen, in welcher Phase wir die Läsionen studierten. In anderen Fällen werden die Läsionen chronisch, der Erguß verschwindet, das Bindegewebe, das durch die Entzündung mannigfache Veränderungen erlitten hat, fällt der Sklerose anheim, die an den verschiedenen Stellen verschieden stark ausgeprägt ist, und die unweigerlich, sobald sie chronisch wird, Kompressionsverletzungen der Nerven mit allen ihren Folgen nach sich zieht.

Der in akuten Fällen beobachtete Flüssigkeitserguß besteht außer einer albuminoiden Flüssigkeit aus verschiedenen Leukocyten, besonders aus polynukleären, wenn eine Neigung zur Supuration besteht, was aber nicht immer der Fall sein muß. Die Blutgefäße erscheinen erweitert, was ganz klar die Verzögerung, die an dieser Stelle die Zirkulation erleidet, zum Ausdruck bringt. Wenn kleine Blutungen auftreten, kann man ganz deutlich in der Umgebung der kleineren Gefäße Anhäufungen von roten Blutkörperchen beobachten.

Die parenchymatösen Veränderungen sind in dieser Phase, wenn die Entzündung nicht groß ist, ziemlich geringfügig. Das Myelin zerteilt sich in Segmente, einige Axone weisen die Neigung auf, rosenkranzartig zu zerfallen, wenn aber die Kompression größer ist, bleibt es bei dem. In diesen Fällen kann man fast immer mit einer *restitutio ad integrum* rechnen, wenn nicht die Entzündung eine Sklerose des Nerven und hiermit die Kompression der angegriffenen Fasern bewirkt. Aber letzteres ist nicht immer der Fall.

Bei den durch Infektion hervorgerufenen Neuritis kann man, besonders wenn sie sich rasch entwickeln, den interstitiellen Typ beobachten.

Wenn die Entzündung des Endoneuriums und Perineuriums größeren Umfang annimmt, kann man schon in der akuten Phase die oben beschriebenen Veränderungen der Axone und des Myelins beobachten, die ziemlich rasch fortschreiten, und es kommt, wenn die Entzündung gewisse Grenzen überschreitet, zur Zerreißung von vielen Axonen.

Wenn einmal die entzündliche Phase vorbei ist, kann man in der Nervenfaser schon die Neigung zur Restauration wahrnehmen; wenn einige Fasern zerrissen wurden, in deren peripheren Teil man alle Phänomene der Wallerschen Degeneration wahrnehmen kann, kann man auch in ihnen bald Regenerationserscheinungen beobachten. Aber das ist nicht immer der Fall, und um uns klar zu werden, was schließlich passiert, müssen wir die Veränderungen des Bindegewebes näher ins Auge fassen. In vielen Fällen sind die definitiven Veränderungen, die die Entzündung nach sich zieht, geringfügig und stellen auch der Regeneration der in Mitleidenschaft gezogenen Fasern keine große Hindernisse entgegen, noch kann man erwarten, daß die Abschnürung derselben infolge der Sklerose des Bindegewebes sich sofort auswirke, da dieselbe, wenn sie auch fortschreitet, ziemlich lange braucht, ehe man ihre Effekte beobachten kann. Diese Fälle von fast kompletter Umwandlung der läsionierten Stellen entsprechen jenen klinischen Beobachtungen, bei denen man die Paresien und Paraesthesien, ohne jedwede Spur zu hinterlassen, verschwinden sieht.

Wenn es hingegen zur Bildung von Wucherungen des Bindegewebes kommt, entstehen die sog. „Neuritis nudosae chronicae", wenn diese Veränderungen an einer Stelle des Nerven allein auftreten und die „Neuritis proliferantes de Leyden", wenn sich diese Knoten, wenn auch nicht so ausgeprägt, längs des Nerven erstrecken. Je nach dem Grade, in welchem die Nervenfasern angegriffen werden, erscheinen auch mehr oder weniger große Gebiete infolge der ungenügenden Leitungsfähigkeit der Axone in Mitleidenschaft gezogen und ist die Intensität des Funktionsausfalles von einem zum anderen Falle verschieden.

Bei der *Diphtheritis* kann man ziemlich häufig Neuritis beobachten, einige während der Krankheit selbst und andere nach Ablauf derselben. In der Klinik treten sie als Erscheinungen von Ataxie und Paresie hervor; aber wenn wir von den eigentlichen Verletzungen dieser Neuritis und von deren Bedeutung für die Symptomatologie sprechen wollen, müssen wir hervorheben, daß sie nicht allein durch die Läsionen der Nerven verursacht werden, sondern daß hierbei auch, in mehr als einem Falle, Verletzungen der motorischen Zellen der vorderen Rückenmarkshörner und schließlich auch der Muskelfaser selbst in Betracht gezogen werden müssen.

In den Fällen von akuter Diphtheritisparalyse herrscht der interstitielle Typ der Neuritis vor, die Infiltration des Nerven ist beträchtlich, die Hyperämie ist sehr ausgeprägt und die Blutgefäße sehr erweitert, an mehr als einer Stelle zerreißen sie und geben zu Blutergüssen Anlaß. Die Nervenscheiden haben unter den sekundären Effekten der Kompression durch das entzündete Peri- und Endoneurium zu leiden, was eine Herabsetzung ihrer Leitungsfähigkeit zur Folge hat. Die Kenntnis dieser Art von Verletzungen ist von großer Bedeutung, da hierdurch der Mechanismus des Angriffes der Diphtheritistoxine auf den Nerven sich erklärt und wie man sich durch diese Läsionen allein, wenn sie einen gewissen Grad erreichen, die Lähmungen erklären kann, ohne die verschiedenen möglichen Verletzungen der grauen Masse des Rückenmarks oder der Muskeln in Betracht ziehen zu müssen. Dieser Läsionen von interstitieller oder parenchymatöser Miositis bedienten sich verschiedene Autoren, die HOCHHAUS' Beispiel folgten, um sich die soeben beschriebenen Symptome zu erklären.

Wenn auch die Läsionen der Diphtheritisneuritis hauptsächlich dem interstitiellen Typ angehören, soll hiermit nicht gesagt werden, daß die parenchymatösen Elemente nicht in Mitleidenschaft gezogen werden. Das Myelin nimmt die Farben schlecht an und scheint allein betroffen zu sein, ohne daß man Veränderungen in den übrigen Bestandteilen der Nervenfaser beobachten kann. Diese in einigen Fällen besonders ausgeprägten Verletzungen des Myelins veranlaßten P. MEYER eine segmentäre, periaxile Neuritis zu beschreiben, die gewisse Analogie mit der später zu beschreibenden, durch Bleivergiftungen verursachten Neuritis hat. Aber auch hier bestehen zu gleicher Zeit mehr ausgeprägte interstitielle Läsionen wie in den rein parenchymatösen Formen.

In der postdiphtheritischen Neuritis herrscht der parenchymatöse Charakter vor, wenn auch interstitielle Läsionen bestehen. Dies hat man besonders in den peripheren Nervenverzweigungen beobachtet, die die paresierten Muskeln innervieren.

Wie es beim größten Teil der Läsionen durch neurotrope Toxine vorkommt, kann man auch bei der Diphtheritis Läsionen der Nervenzentren beobachten, die im Verein mit den eben beschriebenen den Funktionsausfall verstärken. Seit 1878, in welchem Jahre DEJERINE Veränderungen in den vorderen Rückenmarkshörnern beobachtete, hat eine große Anzahl von Forschern bestätigt, daß dies keine seltene Ausnahme darstellt. Gewöhnlich kann man beobachten, daß die Zellen des Vorderhorns — auf welche sich die Aufmerksamkeit der Forscher wegen ihres vorherrschend motorischen Charakters richtete — an Zahl abnähmen und daß die vorhandenen gewöhnlich Atrophie einiger Protoplasmafortsätze aufweisen, während zur selben Zeit das Soma blasenförmig und aufgedunsen erscheint und in seinem Innern Zerfallsprodukte enthält, und die seinerzeit, als die Untersuchungsmethoden noch nicht auf der Höhe wie heute standen, als nichts anderes ausgelegt werden konnten, wie im Falle KATZ, da eben die MARCHIsche Methode nicht mehr von sich gab. Daß das Diphtheritistoxin nicht nur diese Läsionen verursacht, wurde von PREISZ nachgewiesen, der in den Zellen des Vorderhorns Tendenz zur Einschrumpfung und Verwischung der Struktureinzelheiten beobachtete, mit anderen Worten, Veränderungen, die den von F. NISSL beschriebenen sehr glichen und die dieser Autor als chronische Alterationen bezeichnete. Diese Autoren, ebenso wie MENDEL, ARNHEIM und KRAUS, fanden, daß auch die mesodermalen Elemente des Rückenmarks vom Diphtherietoxin angegriffen werden, und daß außerdem die Veränderungen des Zirkulationsapparates mit den Blutergüssen usw. und die hier und da beobachteten Infiltrationen der Meningen einen Beweis für die vielfältigen Auswirkungen dieses Toxins ergaben.

Die französischen Forscher (L. Hagenau, Pr. Merklen, L. Weiss und L. de Gennes) haben bei der diphtherischen Polyneuritis starke meningeale Reaktionen erkannt. Der Wert des Eiweißes stieg von 0,60 bis auf 3,000, was dafür spricht, daß eine der bevorzugten Ausgangsstellen für die nervöse Läsion das Gebiet des radikulären Nerven zu betrachten ist.

F. K. Walter (1918) untersuchte mit großer Genauigkeit die Verletzungen in einem Falle von Diphtheritis-Polyneuritis, bei welchem zu Lebzeiten erhöhte Eiweiß- und Globulinwerte in der Rückenmarksflüssigkeit beobachtet werden konnten. In den Zellen des Vorderhorns bestand Chromatolyse und am Ursprung der Nerven konnten zahlreiche degenerative Veränderungen nachgewiesen werden. In die Meningen waren zahlreiche Leukocyten eingedrungen, ein Phänomen, das mit der Tatsache, daß zu Lebzeiten keine Pleocythose in der Rückenmarksflüssigkeit nachgewiesen werden konnte, in einigem Widerspruch steht.

R. Debre, Lhermitte und P. Uhry haben die Verletzungen der diphtherischen Polyneuritis behandelt. In manchen Fällen ließen sich die Verletzungen nur in dem Stamm des Vagus erkennen. Die tierexperimentell hervorgerufene diphtherische Polyneuritis zeigte tatsächlich Läsionen der Nerven und Muskeln. Letzteren wurde jedoch kein wesentlicher Wert geschenkt. Fernerhin wurden Läsionen in der grauen Rückenmarksubstanz festgestellt. Die Axone der Nerven litten nur am Anfang und zeigten als einzige Veränderung das Vorhandensein der Varicositäten, welche von Zeit zu Zeit auftauchten. Das Myelin wies kernige Veränderungen auf.

Die vor kurzem von Schauck ausgeführten Experimente lenkten die Aufmerksamkeit auf diesen Punkt des Problems, denn es gibt Fälle, in denen die durch die Diphtheritis bewirkten Paresien im Vereine mit den Degenerationserscheinungen in den Muskeln die einzigen Symptome bilden, ohne daß man die geringsten Anzeichen einer Sensibilitätsstörung wahrnehmen kann, was Verletzungen der motorischen Neurone im vorderen Rückenmarkshorn zugeschrieben werden könnte. Selbstverständlich könnte man diese Fälle richtiger als diphtheritische Poliomyelitis bezeichnen.

Die Frage, welche der durch das Diphtheritistoxin hervorgerufenen Läsionen die Ursache der Lähmungen wäre, war ziemlich lange Zeit umstritten, in der die Charaktere der Neuritis noch nicht gut umschrieben waren und in welcher noch immer die Meinung bestand, daß alle diese Erscheinungen auf Verletzungen der Nervenzentren zurückzuführen wären. Heutzutage haben diese Diskussionen die größte Bedeutung — wie wir später bei der Behandlung der Bleivergiftungen, bei denen auch diese Probleme aufgeworfen wurden, sehen werden — und verdienen hier erwähnt zu werden, da sie mit äußerst wichtigen Fragen in Zusammenhang stehen, bezüglich der Entwicklung der Läsionen in den Nervenzentren und speziell über die Art und Weise, in der man von einer Analogie — soweit dies möglich ist — zwischen diesen und dem, was uns die Klinik bietet, sprechen kann.

Die Tatsache, daß man in frischen Fällen hochgradige Infiltrationen des Nerven mit beträchtlichen Blutergüssen beobachten kann, spricht zugunsten der Annahmen, daß die hierdurch bewirkte Unterbrechung der Innervation genügt, um uns die Paresie usw. zu erklären, sobald es sich um einen motorischen Nerven handelt. Aber dies ist nicht immer in genügendem Ausmaße der Fall, und deshalb zog man, wenn auch allzusehr exklusiv, Verletzungen der Nervenzentren und der Muskeln in Betracht; hier können wir nicht umhin als zuzugestehen, daß uns in gewissen Fällen nichts anderes übrigbleibt, als uns mittels dieser Ausnahmen die verschiedenen Symptome zu erklären. Unsere eigenen Untersuchungen über experimentelle Bleivergiftungen haben uns immer mehr überzeugt, daß wir keine allzu engen Beziehungen zwischen Symptomen und Läsionen aufstellen können und daß die Art und Weise, wie man das früher tat, außer eine irrige zu sein, das ihre dazu beigetragen hat, daß einige Forscher ersten Ranges den Wert der pathologischen Anatomie für die Neuropathologen in der Einschätzung einiger Symptome skeptisch beurteilten.

E. Lugaro sagt ganz zutreffend, daß, wenn man auch den muskulären Läsionen keine exklusive Rolle in der Genese dieser Lähmungen zuschreibt, sie dennoch vielleicht diejenigen seien, die das meiste hierzu beitragen, wenn wir unsere Aufmerksamkeit auf die Muskeln der Pharynx richten, die sich in unmittelbarer Nähe der Schleimhautverletzungen befinden. Allerdings, wenn hier neuritische Läsionen zustande kommen, während die Diphtheritis auf dem Höhepunkt steht, wären sie anderer Beschaffenheit in bezug auf ihren Einfluß auf die Verminderung der Leitungsfähigkeit der entsprechenden Nerven, als die Spätlähmungen, die hauptsächlich Verletzungen von Muskelfasern, die ziemlich weit vom Sitze der Infektion entfernt sind, zur Ursache haben.

In diesen Fällen müssen die Verletzungen der Neurone der vorderen Rückenmarkshörner und der Nervenfasern gleichzeitig durch die Einwirkung der im Blute zirkulierenden Toxine entstehen, die sich in der Umgebung der Gewebe, für die sie spezielle Affinität haben, festsetzen. Aus dem Gesagten geht hervor, daß die Läsionen der vorderen Rückenmarkshörner nicht das Ergebnis der Veränderungen der Nervenfaser wären, wie man seinerzeit behauptete, in welcher die Untersuchungen der Chromatolyse nach Durchtrennung eines Axons an der Tagesordnung standen, die durch die blasige Veränderung der Zelle auch berechtigt erschienen und die deshalb auch zur scheinbaren Rechtfertigung der verschiedensten Phänomene herangezogen wurden. Ebensowenig hat die primitive Veränderung des vorderen Rückenmarkshornes eine sekundäre Degeneration der Nervenfaser zur Folge, wie man bei der Poliomyelitis beobachten kann. Es sind gleichzeitige Läsionen, die die motorische Innervation in Mitleidenschaft ziehen und die verschiedenen Symptome verursachen, die man in der Praxis täglich beobachten kann.

Auch bei *Typhus* können Nervenverletzungen auftreten, die, wenn sie motorische Fasern betreffen, zu Paresen Anlaß geben können. Diese pflegen nach der Infektion aufzutreten und können sich in einem Nervenstrang lokalisieren und so eine Mononeuritis bewirken, oder sich auf mehrere Nerven erstrecken, in welchem Falle wir mit vollem Rechte von einer Polyneuritis sprechen können. Im ersteren Falle werden hauptsächlich der Ulnaris, der Medianus, der Radialis, der Obturator und der Thoracicus longus betroffen. Bei den Polyneuritis werden hauptsächlich die Nerven der Extremitäten, mehr oder weniger stark, in Mitleidenschaft gezogen, was dann eine mehr oder weniger ausgeprägte Paraplegie oder Paraparesie zur Folge hat.

Im Jahre 1885 studierten PITRES und VAILLARD 4 Fälle von Typhus, bei denen sie Funktionsstörungen der Nerven der Muskel und der Haut beobachteten, und die ohne jedwede Manifestation von seiten des Nervensystems verliefen. Sie schrieben diese Erscheinungen einer diffusen Wirkung des Toxins zu und konnte somit schon der Einfluß desselben auf die peripheren Nerven nachgewiesen werden. Bei der typhoiden Neuritis erscheinen die Nerven verdickt und von rötlicher Farbe, was zugunsten der vorzüglichen Beteiligung der mesodermalen Elemente des Nervenstranges spricht; bei der mikroskopischen Untersuchung tritt dies noch mehr hervor. Die Nervenfasern werden auch in Mitleidenschaft gezogen und herrscht ihre Beteiligung in einigen Fällen vor, so daß uns dann das Ganze den Eindruck einer parenchymatösen Neuritis macht.

Heutzutage nimmt man allgemein an, daß es sich nicht um sekundäre Infektionen handelt, sondern daß das Toxin des Bauchtyphus direkt diese Neuritis verursacht. In einigen Fällen hat man auch EBERTHsche Bacillen in den Nervenscheiden angetroffen.

G. MARINESCO und E. CRACIUM haben die Verletzungen der Nerven in dem *exanthematischen Typhus* eingehend behandelt. Es sind entzündliche Veränderungen des Peri- und Endoneurium zu betrachten. Perivasculäre Infiltrationen umgeben die kleinen Venen. Ferner lassen sich lymphocytäre und leukocytäre Elemente erkennen. Manchmal treten blasenförmige Elemente, sowie einzelne Plasmazellen zum Vorschein. Das Spinalganglion weist ebenfalls Veränderungen auf und die Präcapillaren desselben zeigen lymphocytäre Infiltration, von einigen Plasmazellen begleitet. Die Infiltrationen verlaufen von dem Spinalganglion ausgehend bis zu den Markhäuten und bis zur Medulla. Die medullären Infiltrationen bestehen im wesentlichen aus Lymphocyten. In der grauen Marksubstanz lassen sich Knötchen mit polymorphen Zellen beobachten. Beide Verfasser sind der Meinung, daß die Ursache der Polyneuritis nicht auf der Verbreitung des Virus auf dem Blutwege, sondern auf dem Lymphwege beruhen soll, womit eine aufsteigende Neuritis zustande kommt, welche solange besteht, bis sie die Nervensegmente der Medulla erreicht haben.

Auch bei *Lyssa* pflegt man neuritische Verletzungen anzutreffen, welchen man aber, trotzdem sie von großer Bedeutung sind, bis heute kein besonderes Augenmerk geschenkt hat. Man hätte sich aber mit diesen Formen näher befassen müssen, besonders schon deshalb, weil allgemein angenommen wird, daß der Virus der Lyssa längs der Nervenstränge vordringt, um auf diese Weise von der Bißstelle in die Zentren zu gelangen. Allerdings handelt es sich hier um andere Prozesse, bei den Bißverletzungen durch wütende Hunde, als bei der Wutschutzimpfung, welche eine Paralyse des Facialis oder eine Polyneuritis, die sich durch Paralyse der Handmuskeln kennzeichnet, zur Folge haben kann. Allerdings wissen wir heutzutage nicht mit absoluter Zuverläßigkeit, ob es sich wirklich um eine Polyneuritis handelt. Andererseits, einige der Veränderungen in den Nerven, die man bei wutkranken Tieren beobachtete, kann man auf sekundäre Störungen, die jenen der Nervenzentren folgen, zurückzuführen. Der Virus der Lyssa verursacht, wie schon im Jahre 1887 SCHAFFER in seiner grundlegenden Arbeit darlegte, tiefgreifende Veränderungen im Rückenmark, bei welchen die perivasculären Infiltrationen, die Blutergüsse, die Nekrosen usw. die Zerstörung eines großen Teiles der motorischen Zellelemente hervorrufen. Und seitdem durch die Untersuchungen von VAN GEHUCHTEN und NELIS jedermann sich von den Läsionen der Rückenmarksganglien, welche die Zerstörung einer gewissen Anzahl von Nervenzellen zur Folge haben, überzeugen konnte, kann es nicht wundernehmen, daß dies alles sekundäre Veränderungen degenerativen Typs und jener Nervenbahnen zur Folge hat, die mit den angegriffenen Neuronen in Verbindung stehen. Diese Art von Verletzungen mit einer Neuritis zu verwechseln wäre ein großer Irrtum. Deshalb hat man auch den bei wutkranken Tieren beobachteten Nervenverletzungen, sofern es sich nicht um jene handelt, die nahe der Bißstelle liegen und die direkt vom Virus hervorgerufen scheinen, in dieser Beziehung keine besondere Bedeutung beigelegt.

In den Nerven in der Nähe der Bißstelle kann man Infiltrationen des mesodermalen Gewebes beobachten, ebenso wie perivasculäre, welche sich bis zum Ursprunge der entsprechenden Rückenmarksneuronen erstrecken. In den Nervenscheiden kann man auch Veränderungen ausnehmen: das Myelin erscheint zerstört und die Axone an einigen Stellen angeschwollen. Die Tatsache, daß man in einigen Fällen Läsionen in den der Bißstelle symmetrischen Nerven der Gegenseite beobachtete, hat zur Aufstellung der verschiedensten Hypothesen geführt. Die annehmbarste ist die, daß der längs der Nerven fortschreitende Virus, sobald er ins Rückenmark gelangt, eine Myelitis auf diesem Niveau hervorruft und die Folge derselben wäre, sobald gewisse motorische Elemente der grauen Substanz zerstört werden, sekundäre Degenerationen der anderen Seite, auf demselben Niveau wie die verletzten Nerven.

Bei der *Lepra* treten interstitielle Neuritis reinsten Typs auf, die geradezu als Beispiel für diese anatomisch-pathologische Form dienen können. Der HANSENsche Bacillus setzt sich, sobald er zu den Nerven auf dem Blut- oder lymphatischen Wege gelangt, an verschiedenen Stellen fest und die Läsionen schreiten langsam fort. Von vielen Forschern wurden die Bacillen der Lepra in in Entwicklung begriffenen nervösen Herden gefunden, aber dies ist nicht in jeder Entwicklungsphase der Fall und scheint es daß später, wenn die Läsionen des Epi- und Endoneuriums einen gewissen Grad erreicht haben und die Läsionen zu chronischen geworden sind, die Bacillen verschwinden. Wenn auch bei jeder Form der Lepra die Nerven angegriffen erscheinen, geschieht dies dennoch innerhalb ziemlich weiter Grenzen. Bei der sog. Lepra tuberosa sind die Verletzungen der Nerven wenig ausgeprägt und herrschen die Verletzungen der Haut und der inneren Organe vor. Bei der sog. Lepra anaesthesica erscheinen hingegen hauptsächlich die Nerven angegriffen. Die am meisten in Mitleidenschaft gezogenen Nerven sind der Ulnaris, der Medianus und der Peroneus.

Die Infiltrationen des Epi- und Endoneuriums sind bei der leprösen Neuritis an den verschiedenen Stellen auch verschieden stark ausgeprägt und bilden in einigen Fällen zerstreute Knoten, so daß man mit Recht von einer „Neuritis nodosa chronica“ sprechen kann. Diese Infiltrationen bestehen aus runden Zellen, die sich hauptsächlich um die Blutgefäße der Nerven herum anhäufen, deren Wände an einigen Stellen verdickt erscheinen. Es hat fast den Anschein, daß die Veränderungen der mesodermalen Elemente des Nerven eine gewisse Phase erreichen müssen, damit dessen parenchymatöse Teile angegriffen werden; von zahlreichen Forschern wurde beobachtet, daß obzwar sie Knoten von gewisser Ausdehnung in den Nervenendungen der Haut, die dem entsprechenden Nervenstrang entsprachen, antrafen, weder motorische noch sensible Störungen beobachteten, was klar beweist, daß seine edleren Teile nicht in Mitleidenschaft gezogen wurden. Gewöhnlich werden aber auch die Nervenfasern betroffen, wenn auch die interstitiellen Veränderungen nicht die enorme Ausdehnung erreichen, die man bei dieser Krankheit so oft beobachten kann. Das Myelin nimmt die Farben schlecht an und zersetzt sich an den Stellen, wo größere Infiltrationen bestehen, an den Axonen kann man Unregelmäßigkeiten beobachten, ihr Umfang ist an den verschiedenen Stellen wechselnd, und man kann in ihrem Verlaufe die schon erwähnte rosenkranzartige Deformierung beobachten. Wenn die interstitielle Entzündung andauert, und so ihre Einwirkung auf den Nervenstrang eine kontinuierliche ist, zerreißen die Axone und fällt der periphere Stumpf der Degeneration anheim, die alle Characteristica der Wallerschen Degeneration aufweist. In den schweren Fällen tritt diese auch im höchsten Grade auf und behindern die interstitiellen Veränderungen jeden Versuch einer Regeneration des peripheren Stumpfes. Es liegt auf der Hand, daß man in diesen Fällen von einer definitiven Zerstörung des Nerven sprechen kann. Die vorhin erwähnte Tatsache, daß fast alle Forscher den Hansenschen Bacillus im Nerven angetroffen haben, bildete auch die Ursache, daß man so viel über die Genese dieser Neuritis diskutiert hat. Die einen sagen, daß der Bacillus auf dem Blut- oder lymphatischen Wege zum Nerven gelange und hier die Neuritis durch Reaktion des Bindegewebes in der bereits angedeuteten Weise bewirke. Die anderen, und das ist die Mehrzahl, sagen, daß die Neuritis nicht auf diese Weise zustande käme, sondern daß sich der Bacillus zuerst in der Haut festsetze und von hier aus längs der Nerven auf die schon beschriebene Weise vordringe, und, sobald er das Rückenmark erreiche, Läsionen der hinteren Stränge und der grauen Substanz des Vorderhorns herrufe. Bock und Danielsen verteidigen schon seit Jahren diese Anschauung, der auch Virchow beistimmte. Die Tatsache, daß man in den cutanen Läsionen den Bacillus antraf und die von Babes beschriebene Eigentümlichkeit, daß man ihn nur in den den Läsionen entsprechenden Hautnerven suchen müsse, verdienen auch in Betracht gezogen zu werden. Dieser Autor hat auch den Hansenschen Bacillus innerhalb der Schwanschen Scheiden, in den spinalen Ganglien und in den vorderen Rückenmarkshörnern angetroffen.

Diese Art der Entstehung der Neuritis und die Tatsache, daß die Bacillen von der Peripherie zu den Zentren vordringen, wird noch durch die in den letzten Jahren bei einigen Infektionen des Nervensystems gemachten Beobachtungen unterstützt, wenn sich auch deren Erreger von dem der Lepra in mehr als einer Beziehung unterscheiden.

Bei der *Lepra* beobachteten wir Rückenmarksveränderungen als Folge der Schädigungen der Medulla. Nach H. P. Lie würden diese kennzeichnend sein und ließen sich von denen der Tabes und den kachektischen Zuständen deutlich unterscheiden. Sie erhalten ihren Ursprung in den peripheren Neuriten, nicht aber in den Veränderungen der Spinalganglien, welche des öfteren Bacillen enthält. Die Rückenmarksentartungen erscheinen eher in den maculo-anästhetischen Formen, in welchen die Ganglien schwerer als die Nerven zu leiden vermögen. Ganz selten erscheinen sie in den Formen raschen Verlaufes der Lepra tuberosa.

Auch bei *Malaria* sind Neuritis nicht so selten. In unserer Zone sind sie allerdings nicht so häufig wie in den tropischen, wo die Malaria besonders heftig auftritt. In gewissen Fällen erscheint nur ein Nerv, der Ulnaris oder der Medianus usw., angegriffen. In anderen Fällen hinwiederum breiten sich die neuritischen Erscheinungen über verschiedene Nervenstränge aus und kann man dann mit Recht von einer Polyneuritis sprechen.

Die Verletzungen bei der Malarianeuritis sind vorzüglich interstitielle. Sie bestehen hauptsächlich in Rundzelleninfiltrationen um die Blutgefäße herum und in kleinen Blutergüssen. Die Elemente des Perineuriums proliferieren und scheinen an Umfang zuzunehmen. Wenn diese Veränderungen einen gewissen Grad erreichen, kann in einigen Nervenfasern auch das Myelin in Mitleidenschaft gezogen werden, das dann Neigung zum Zerfall aufweist, die Axone werden unregelmäßig und können zerreißen, was dann die schon bekannten Ausfallserscheinungen nach sich zieht.

Die soeben beschriebenen Läsionen kann man ganz besonders bei den akuten Formen beobachten, wo sie auf dem Höhepunkt der Erkrankung auftreten. Bei den nachher, während der Kachexie auftretenden Zerstörungen pflegen sie parenchymatösen Typs zu sein. Das Myelin zerfällt in Segmente und in den Axonen kann man schon Anzeichen der Zerreißung wahrnehmen, die hier und da eintreten kann, ohne daß man Veränderungen der mesodermalen Elemente des Nervenstranges oder kaum wahrnehmbare derselben wahrnehmen kann.

EISENLOHR (1878) beobachtete in der *Leukämie,* daß die peripheren Nerven Schädigungen zeigten. TROEMNER und WOHLWILL hatten Gelegenheit (1927) einige dieser Fälle histologisch zu untersuchen. In den Hirnnerven sowie in den Vorderwurzeln der spinalen Nerven beobachteten die Verfasser zwischen den Fasern eine lymphatisch-leukämische Infiltration, welche die Fasern zusammenpreßt, und sogar eine Degeneration derselben zur Folge haben kann. Klinisch bewirken diese Schädigungen nur selten Symptome.

Unter der Bezeichnung ,,*Neurolymphomatose peripherique humaine*" haben LHERMITTE und J. O. TRELLES manche Läsionen der Nerven beschrieben, deren eigentliche Natur noch nicht bestimmt wurde.

In dem Ulnaris, Radialis, Medianus usw. besteht eine Infiltration zwischen den Nervenfasern, welche aus poligonalen Elementen mit kugeligen oder vexikulösen Kernen besteht. Manchmal werden auch mitotische Gebilde beobachtet. Blutungen kommen auch vor. Mit Hilfe des BIELSCHOWSKYschen Verfahrens wurden Schädigungen der Axone festgestellt, welche in einigen Fällen ihre Ruptur zur Folge haben.

Die Verfasser sind der Meinung, daß an eine atypische Leukämie gar nicht zu denken sei. Ferner ist daran zu zweifeln ob diese Art Schädigungen mit der Neurolymphomatosis gallinarum verwandt sind.

Auch die *Syphilis* kann interstitielle Polyneuritis akuten und subakuten Charakters hervorrufen; allerdings sind dies meistens Begleiterscheinungen der tertiären Periode, während man in der sekundären Periode äußerst selten beobachten kann, daß die Nerven in Mitleidenschaft gezogen werden, oder wenn schon, sind sie so gering, daß man sie in der Klinik gewöhnlich übersieht.

Die Läsionen der luischen Polyneuritis bestehen in einer Peri- und Endoneuritis mit großer Infiltration der perineuralen Zwischenräume. In den Blutgefäßen kann man periarteritische Läsionen beobachten und an zahlreichen Stellen auch Thrombosen. Letzthin beobachtete auch M. S. MARGULIS in einem Falle außer den Verletzungen der Nervenstränge infiltrative Veränderungen in den Muskeln (Polyneuromyositis).

M. S. MARGULIS sagt, daß bei den syphilitischen Neuritis hauptsächlich 2 Formen vorherrschen. Bei der ersten handelt es sich hauptsächlich um Zerstörungen in den Nerven und in den Muskeln (Neuromyositis) und bei der anderen würden hauptsächlich die Rückenmarkswurzeln angegriffen. Im ersteren Falle handelt es sich hauptsächlich um eine hämatogene Infektion und im anderen um eine lymphogene. In diesem Fall ginge sie von der Rückenmarksflüssigkeit aus und spielte sich der krankhafte Prozeß hauptsächlich in den extramedullären Wurzeln ab.

Auch die *Metalues* kann Nervenerkrankungen zur Folge haben, welche man jedoch mit weit größerer Häufigkeit bei *Tabes* als bei der *progressiven Paralyse* beobachten kann.

Die *tabetische Neuritis* kennt man schon seit alters her (LEYDEN, FRIEDREICH, VULPIAN, C. WESTPHAL, DEJERINE, PITRESCU, VAILLARD, OPPENHEIM und

SIEMERLING, NONNE usw.). Von G. STEINER stammt eine wirklich hervorragende Abhandlung über diese Angelegenheit aus letzter Zeit.

Die bei der tabetischen Neuritis auftretenden Läsionen finden sich hauptsächlich im interstitiellen Gewebe und in den Nervenfasern vor. Die ersteren bestehen besonders in einer perivasculären Infiltration von Lymphocyten, sowie einigen Plasma- und Mastzellen. Dieser infiltrative Charakter erscheint an einigen Stellen besonders ausgeprägt und bilden sich Herde an einigen Punkten des Endoneuriums.

In den Nervenfasern wird besonders das Myelin angegriffen, das hier und da auch vollkommen zerstört werden kann. Die Nervenstränge weisen an verschiedenen Stellen knotenförmige Auftreibungen auf und können in Fällen in zahlreiche Fasern zerrissen werden. Im letzteren Falle kann man auch ziemlich oft Wucherungen der SCHWANschen Zellen beobachten.

In den Fällen von *Kohlenoxydvergiftung* beobachten die Verfasser die Neuritis an den Hirn- und Rückenmarksnerven. Diese Neuritis erscheint in manchen Fällen sehr verbreitet; in anderen, dagegen, beschränkter. Das Hauptsymptom, welches sich anatomisch von den anderen unterscheidet, würde nach B. M. MANKOWSKY in den Verletzungen der Gefäße des Nerven zu suchen sein. Die Läsionen würden zahlreiche Blutungen zur Folge haben. Die parenchymatöse Degenerationen wurden von M. W. WINKELMAN und G. WILSON mit Hilfe der MARCHIschen Methode studiert. Die Untersuchungen ergaben keine scharfe Entartungen. Die Läsionen der Axone bestehen in einer nicht sehr starken Inflammation derselben. Es wurden ebenfalls Schädigungen in dem Vorderhorn des Rückenmarks beobachtet.

Die wichtigsten der chronischen interstitiellen Polyneuritis sind die der *Arteriosklerose,* die der canzerösen Invasion der Nerven, und schließlich auch die hypertrophische interstitielle Form von DEJERINE und SOTTAS; wenn sie auch so bezeichnet wird, handelt es sich um eine überwiegend parenchymatöse Form. Nichtsdestoweniger wollen wir sie hier beschreiben.

Die *Arterienverkalkung* kann progressive Erkrankungen der Nerven nach sich ziehen, die sich auf verschiedene Nervenstränge erstrecken und die hier und da sehr ausgeprägte Symptome hervorrufen, wie schon vor einiger Zeit H. OPPENHEIM andeutete, die aber erst später von O. FOERSTER in allen ihren Einzelheiten beschrieben wurden. Die *Senilität* kann auch parenchymatöse Veränderungen der Nerven hervorrufen, ebenso wie solche in den Nervenzentren, die dann von mehr oder weniger ausgesprochenen arteriosklerotischen Läsionen begleitet werden. Wir wollen uns speziell mit der arteriosklerotischen Neuritis befassen, bei der die arteriosklerotischen Veränderungen fast die einzigen wahrnehmbaren darstellen.

In einigen Fällen erscheinen die Veränderungen in den Gefäßen besonders ausgeprägt und bestehen in einer wirklichen Endarteritis, die die Thrombose, die Obliteration derselben zur Folge haben kann und somit alle Folgeerscheinungen der Ischämie im Nerven selbst. Diese bestehen hauptsächlich in einer Entartung der Nervenfaser, der Zersetzung des Myelins, des Zerfalls des Axons, während die Faser unterhalb der Stelle, an der das Axon zerreißt, der WALLERschen Degeneration anheimfällt. Gewöhnlich können wir in diesen Fällen auch Wucherungen des Bindegewebes beobachten und wenn sich diese auch schon vor der Thrombose einstellt, ist sie nachher noch ausgeprägter. Aber nie geht sie auf die vorher beschriebene Art und Weise vor sich, die für die entzündlichen Formen der Neuritis charakteristisch ist.

In anderen Fällen hinwiederum kann man in kleinen Blutgefäßen Entartungen wahrnehmen. Sie nehmen einen gewundenen Verlauf an und man kann auch häufig an ihnen knotenartige Auftreibungen wahrnehmen. Das Bindegewebe der Adventitia der entarteten Gefäße scheint an Umfang zuzunehmen, ebenso wie die Zellkerne derselben und das der Media. Das Bindegewebe des Endoneuriums weist chronische Wucherungen um die vasculären Entartungsherde herum auf und schreitet dieser Prozeß fort, um schließlich auch das Perineurium anzugreifen. Das gewucherte Bindegewebe komprimiert die Nervenfaser immer mehr, was die Fragmentation des Myelins und in extremen Fällen auch die Zerreißung von einigen Axonen zur Folge haben kann, deren periphere Stümpfe der Wallerschen Degeneration anheimfallen.

Zu diesen durch die Arterienverkalkung hervorgerufenen Erscheinungen gesellen sich andere, die dem Senium zuzuschreiben sind, und die unabhängig oder gleichzeitig mit denselben an verschiedenen Stellen sich entwickeln können, wo die vasculären Entartungen nicht so ausgeprägt sind. Diese Läsionen bestehen in Veränderungen des Myelins, das an verschiedenen Punkten Neigung zum Zerfalle zeigt; an den angegriffenen Axonen kann man Einschnürungen und andere Veränderungen an ihrer Peripherie wahrnehmen, die eine spätere Ruptur wahrscheinlich machen. Durch die Silberimprägnationen nach Cajal und Bielschowsky kann man nachweisen, daß das Axon, ohne zu zerreißen, seitliche Sprossen ausschickt, die teils in der Umgebung desselben fortschreiten, teils retrograd verlaufen. Auch hier kann man Veränderungen des Gewebes des Endoneuriums beobachten, aber das Ganze macht den Eindruck, daß es sich hauptsächlich um sekundäre, nach der Entartung der Axone auftretende Phänomene handelt, wie man sie bei der parenchymatösen Neuritis anzutreffen pflegt.

H. Marcus hat (1933) anatomische Studien über die durch arterielle Veränderungen verursachte Schädigungen der Nerven ausgeführt und hat diese Art Läsionen mit *Polyneuritis perivasculitica* bezeichnet. Die kleinen Blutgefäße zeigen verengte Lumen und manchmal werden auch in ihnen Tromben beobachtet. Die Nervenfasern sind degeneriert, was man meistens in der Umgebung der veränderten Gefäße beobachtet. Verfasser beschrieb eine Form, wo der Vorgang umgrenzt statt diffus erschien, und zwar in Form von Knötchen, welche einigermaßen an die Periarteriitis erinnerten.

Doinikow hat nachgewiesen, daß man bei Personen, die die achtziger Jahre überschritten haben, hier und da in den Wurzelfasern und an den Stellen, wo die trichterförmigen Verstärkungen des Gerüsts die Achsenzylinder umfassen, Ablagerungen einer Substanz wahrnehmen kann, die nicht zu selten in größeren Klumpen um die Achsenzylinder herum sich ansetzt.

Diese Substanz nimmt Tionin an, besonders gut färbt sie sich aber nach Methode VIII von Doinikow.

Auch die *Periarteriitis nodosa* kann interstitielle Polyneuritis zur Folge haben. Wohlwill lenkte kürzlich die Aufmerksamkeit auf die Tatsache, daß die Neurologen im allgemeinen dieser Gefäßerkrankung wenig Beachtung schenkten, die jedoch die mannigfaltigsten Ausfallserscheinungen im peripheren und zentralen Nervensystem im Gefolge haben kann.

Die *Periarteriitis nodosa* greift hauptsächlich die kleinen Arterien an und ist keine Folgeerscheinung der Syphilis. Es bestehen entzündliche Reaktionen der Adventitia, Degenerationserscheinungen in der Media und Wucherungen in der Intima. Man kann auch häufig Thrombosen und kleine Aneurismen beobachten, wodurch natürlich die Ernährung der Gewebe leidet.

Die Läsionen der Periarteriitis nodosa können sich auch auf die Nerven ausbreiten und so eine Polyneuritis hervorrufen, oder, wie Wohlwill behauptet, können auch Nerven und Muskeln angegriffen werden, und hätten wir es dann mit einer „Polyneuromyositis" zu tun.

Letzthin hat H. Pette die polyneuritischen Läsionen infolge von Periarteriitis nodosa beschrieben. Die Gefäße der Nerven wiesen die charakteristischen Entartungen auf, und durch die verschiedenen Färbemethoden konnte nachgewiesen werden, daß sich das Myelin an verschiedenen Stellen zu zersetzen begann.

Bei der *hypertrophischen interstitiellen Polyneuritis* von Dejerine und Sottas handelt es sich um ein von diesen Autoren im Jahre 1893 als pathologische Einheit beschriebenes Krankheitsbild, wenn auch schon im Jahre 1889 bei Gombault und Mallet von demselben die Rede war. Diese Form besteht, wie Dejerine und sein Schüler André Thomas sagen, in chronischen proliferierenden Entartungen der Nerven der Extremitäten, was ein der Tabes ähnliches Bild hervorruft. PIERRE MARIE beobachtete im Jahre 1906, daß diese Krankheit bei verschiedenen Individuen einer Familie auftreten kann.

Die Läsionen der „*neurite interstitielle chronique et progressive*“ wurden von den französischen Autoren genauen Untersuchungen unterzogen. Außer DEJERINE haben sich BOVERI, MARIE und BERTRAND, ROUSSY und CORNIL, SOUQUES und BERTRAND und CORNIL und RAILEANU gründlich mit dieser Frage befaßt und haben in ihren Arbeiten eine große Anzahl von äußerst interessanten Tatsachen festgelegt. Nicht weniger haben dazu in Deutschland PICK und BIELSCHOWSKY beigetragen. In England erschienen letzthin (1929) die Arbeiten von R. S. DE BRUYN und RUBY STERN, die diese Krankheit einem eingehenden klinischen und anatomischen Studium unterzogen haben.

Bei der DEJERINE-SOTTASschen Krankheit bestehen die Läsionen hauptsächlich im interstitiellen Gewebe, wo sie auch zuerst angetroffen wurden und von welchen diese Krankheit ihren Namen erhalten hat, und in den Nervenscheiden selbst; diesen letzteren wird von den heutigen Neuropathologen immer mehr Bedeutung zugeschrieben und den ersteren nur eine äußerst nebensächliche Rolle zuerkannt.

Die Nervenstränge weisen Erweiterungen auf, die in Fällen ganz beträchtliche sein können; BIELSCHOWSKY führt z. B. einen Fall an, bei dem der Ischiadicus im mittleren Drittel des Oberschenkels mehr als 3 cm Durchmesser hatte. Diese Vergrößerung des Umfanges der Nervenstränge wurde von den französischen Autoren beschrieben, die als erste die Aufmerksamkeit darauf lenkten, und erstreckt sich vom eigentlichen Nervenstrang bis in seine Verzweigungen. Die größten Verdickungen kann man in den proximalen Partien der Extremitäten beobachten, welche sich auch bis in die Rückenmarkswurzeln erstrecken können.

Auch das Peri- und das Endoneurium erscheinen verdickt, welche Erscheinung uns aber diese außerordentliche Anschwellung des Nerven erklären kann. Im Innern der Perineuralscheiden, die die verschiedenen Faserbündel des Nervenstranges trennen und die von Bindegewebe gebildet werden, trifft man eine eigenartige Substanz fibrillärer Struktur an, die sich mit Hämatoxilin-Eosin in einem klaren blauen Tone färbt. Es handelt sich um ein ganz eigentümliches fibrilläres Gewebe. Aber auch dieses nimmt, wenn es auch sehr charakteristisch ist, keinen entscheidenden Anteil an der wirklich übergroßen Verdickung der Nerven. Die Nerven, und besonders die am meisten hypertrophierten, haben eine gelatinöse, glänzende Oberfläche.

Histologisch bestehen die interstitiellen Läsionen in einer Vermehrung der Fibroblasten und der Wanderzellen; auch kann man mehr Mastzellen als unter normalen Verhältnissen antreffen. Diese Zellen weisen protoplasmatische Einschlüsse auf, die sich mit Anilin metachromatisch färben. Die Fettzellen kann man nur in kleiner Anzahl beobachten, und die lymphocytären Elemente werden in ähnlicher Weise in Mitleidenschaft gezogen. Da die Degeneration der Nervenfasern außerordentlich langsam fortschreitet, hat man dies der geringen Anzahl von lymphocytären Elementen zugeschrieben, die die sog. Abbauzellen bilden.

Welche Ausdehnung auch die Läsionen des interstitiellen Gewebes erreichen, in der letzten Zeit schreibt man ihnen viel weniger Bedeutung als die der Nervenfasern zu. Die Vorgänge in den SCHWANschen Zellen verdienen ein besonders eingehendes Studium, und, da in ihnen die Degenerationsvorgänge ein ganz charakteristisches Bild zeigen, wurde auch von einer „Schwanitis“ gesprochen.

Die Kerne der SCHWANschen Zellen finden sich in großer Anzahl vor, und statt einen innerhalb zwei der RANVIERschen Schnürringe anzutreffen, befinden sich hier deren mehrere. Gleichzeitig wuchert das Protoplasma dieser Gebilde ganz besonders aus. Diese Wucherung pflegt auf unregelmäßige Weise vor sich zu gehen, und wenn sie auch fibrilläre Struktur zeigt, kann man Vakuolen beobachten, über deren Bedeutung und Inhalt man noch nicht im Klaren ist. Schließlich kann man auch an vielen Stellen, aber ganz besonders in den Wurzeln der Plexi, beobachten, daß sich das Protoplasma wie die Schalen einer Zwiebel anordnet, was man auch ganz treffend als „Zwiebelschalenformation“ bezeichnete, in deren Zentrum man einen Achsenzylinder wahrnehmen kann. Die französischen Autoren lenkten die Aufmerksamkeit auf diese Strukturveränderungen und wiesen ganz besonders darauf hin, daß man diese eigentümlichen Gebilde nur bei der hypertrophischen interstitiellen Neuritis beobachtet.

Wenn man die zur Färbung des Myelins in Betracht kommenden Methoden anwendet, kann man sehen, daß dasselbe tiefgreifende Veränderungen aufweist. Wenn auch vereinzelte Fasern auf den ersten Blick wenig verändert erscheinen, kann man doch gleich sehen, daß es Neigung zur Zerklüftung zeigt, aber dies geht nicht auf diese Weise vor sich, wie wir sie bei der WALLERschen Degeneration zu sehen gewohnt sind. Fasern, die allem Anscheine nach eine normale Myelinscheide besitzen, erscheinen streckenweise von derselben entblößt.

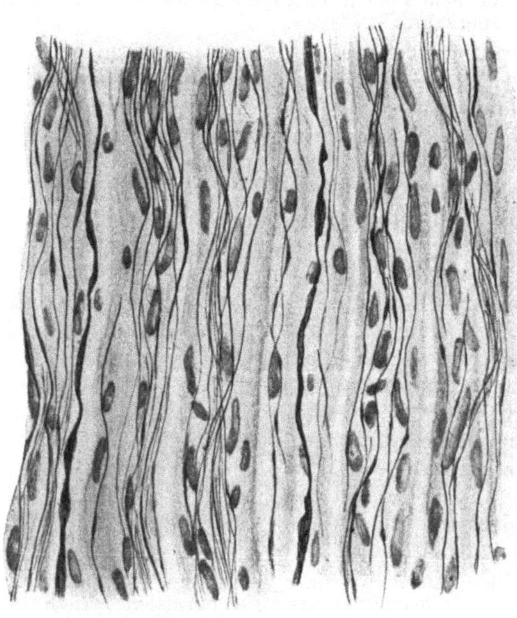

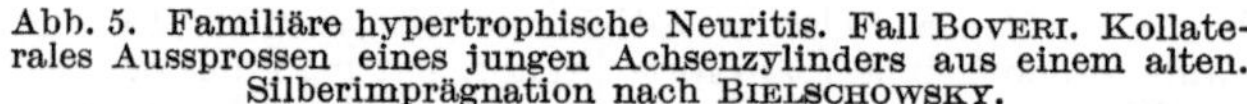

Abb. 5. Familiäre hypertrophische Neuritis. Fall BOVERI. Kollaterales Aussprossen eines jungen Achsenzylinders aus einem alten. Silberimprägnation nach BIELSCHOWSKY.

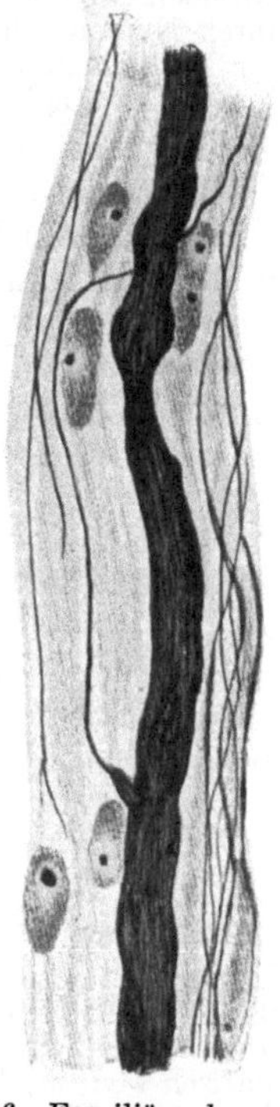

Abb. 6. Familiäre hypertrophische Neuritis. Übersichtsbild von einem Hautnervenlängsschnitt des BOVERIschen Falles. Silberimprägnation nach BIELSCHOWSKY.

Die Axone können ganz normalen Umfang aufweisen, wenn auch das Myelin verschwunden ist, was sie jedoch nicht lange durchmachen können, ohne auch in Mitleidenschaft gezogen zu werden, wie BIELSCHOWSKY sagt. Im Falle von Abb. 5 färben sie sich intensiv mit dem BIELSCHOWSKYschen Silber, weisen ihre fibrilläre Struktur auf und scheinen an Umfang nicht allzusehr gelitten zu haben. In anderen Fällen, wie in Abb. 6 hinwiederum erscheint die Faser stark angegriffen, und man kann an einigen Stellen Einschnürungen wahrnehmen, an denen sie später zerreißt, was dann das Verschwinden des peripheren Teiles des Axons zur Folge hat. Nichtsdestoweniger kann man vorwiegend Scheiden beobachten, aus deren Innern die Axonen verschwunden sind, die durch zahlreiche neugebildete Sprossen ersetzt erscheinen, welche hier und da auf ganz ungeordnete Weise verlaufen, die einen umgehen die anderen, sie verschlingen sich, aber alle streben mehr oder weniger nach der Peripherie, wie man in Abb. 6 beobachten kann. Der Ursprung dieser Sprossen ist ganz offensichtlich der zentrale Stumpf des Axons, sobald dasselbe zerreißt, aber dies ist nicht immer der Fall und nicht selten kann man sehen, daß ihr Ausgangspunkt seitlich eines nicht zerrissenen Axons liegt, wie man in Abb. 5 beobachten kann. Einen jeden erinnern im großen und ganzen diese Regenerationsprozesse an die Bilder, die wir bei Kompressionen, Erfrierungen, mit einem Wort bei jenen Läsionen beobachten können, bei denen die Axone zerreißen, ohne daß die SCHWANschen Scheiden unterbrochen werden. Die Nervensprossen innerhalb der Scheiden sind äußerst zahlreich, in einem Falle verlaufen sie mehr geradlinig wie in anderen, was den vielfachen Hindernissen, auf die sie bei ihrem Fortschreiten der Peripherie zu treffen, um das verschwundene Axon zu ersetzen, zuzuschreiben ist.

Die „proliferative blastomatöse Tendenz" der SCHWANschen Zelle, wie BIELSCHOWSKY sagt, ist das ganz besonders Charakteristische dieses Prozesses, weshalb er auch diese Bezeichnung erhielt, und weil man auch annahm, daß er sich hauptsächlich im interstitiellen Gewebe abspiele; heutzutage jedoch könnte man keine ungeeignetere Bezeichnung finden. Darüber sind sich auch alle Autoren einig und deshalb werden auch die Untersuchungen über den Ursprung und die Pathogenie des Prozesses in einem ganz anderen Sinne wie vorher orientiert. BIELSCHOWSKY, der sich besonders eingehend mit diesem Probleme befaßt hat, glaubt, daß die Krankheit von DEJERINE und SOTTAS nichts anderes als eine Abart der RECKLINGHAUSENschen Krankheit darstelle, oder, besser ausgedrückt, daß es sich um eine Art von „Neurinom" handle. Wie aus den Untersuchungen von VEROCAY hervorgeht, müßte man dieser Krankheit eine andere Auslegung wie vor 1910 geben, da dieser Autor auch den ektodermalen Zellen eine Hauptrolle bei der Entstehung der kleinen Tumoren zuschrieb.

BIELSCHOWSKY glaubt, indem er eine Reihe von Eigentümlichkeiten, die dieser Prozeß aufweist, zugunsten seiner Tesis ausdeutet, annehmen zu können, daß es sich bei der Krankheit von DEJERINE und SOTTAS um eine „polyzentrische Neurinomatosis" handelt, eine der von ANTONI beschriebenen Abarten des Neurinoms. In einigen Fällen, wie in dem von CORNIL und ROUSSY, erscheint der Nerv in unregelmäßiger Weise verdickt, und zeigt Neigung zu gut umschriebenen Auftreibungen. Die Beziehungen der Krankheit von DEJERINE und SOTTAS zu der Neurofibromatosis treten bei Fällen, wie dem eben erwähnten, ganz klar hervor.

Die *Neuritis der Krebskranken* können von der verschiedensten Form sein. Wenn sie sich in der letzten Phase der Krankheit einstellen, in welcher der Organismus bereits verfällt und sich die Gewebe in einem äußerst prekären Ernährungszustand befinden, werden auch die Nerven angegriffen, was zu wirklichen Polyneuritis Anlaß gibt, die aber infolge des Schwächezustandes des Patienten hier und da unbemerkt bleiben. Diese Neuritis sind gewöhnlich parenchymatösen Typs. Das Myelin zerstückelt sich, an vielen Stellen kann man es schon nicht mehr ausnehmen und in den Axonen kann man bei der Färbung die verschiedenstgeformten Auftreibungen wahrnehmen. Diese wenig erforschten Neuritis kann man vorzüglich in den wenig umfangreichen Nerven wahrnehmen, während die starken Nervenstränge in viel unregelmäßigerer Weise von derselben angegriffen werden. Der Krebs kann hingegen auch eine andere Art von Neuritis hervorrufen.

Beim *Spontankrebs des Pferdes* oder beim *experimentellen des Kaninchens* untersuchten ITSCHIKAWA, YOSHIKAWA und TAKATA die Veränderungen der Axonen und ihrer Endungen, sich hierbei der abgeänderten BIELSCHOWSKYschen Methode bedienend.

DUPONT und CORNIL untersuchten auch einen Fall von Brustkrebs, dessen Rezidive große Zirkulationsstörungen und äußerst schmerzhafte Neuralgien im Arm hervorriefen. An einem Querschnitte konnte man beobachten, daß das

Perineurium angegriffen war und daß in den lymphatischen Zwischenräumen Anhäufungen von Krebszellen bestanden. In das Innere der Nerven waren die Metastasen nicht eingedrungen. Durch die Silberfärbungen konnte man beobachten, daß die Axone ganz außerordentlich in Mitleidenschaft gezogen waren, einige wiesen rosenkranzartigen Zerfall auf und andere waren in mehrere Fragmente zerstückelt. Die Endungen der Fragmente waren keulenförmig entartet und ein großer Teil der Axone war überhaupt verschwunden.

2. Parenchymatöse Neuritis.

Bei den parenchymatösen Neuritis werden hauptsächlich die Nervenfasern angegriffen und wegen der speziellen Art und Weise ihrer Orientation und Evolution benannte man sie auch degenerative Neuritis. An dem Interstitialgewebe werden gewöhnlich keine entzündlichen Reaktionen beobachtet, ebensowenig wie die tiefgreifenden Veränderungen und Blutergüsse, die bei den interstitiellen Formen auftreten, hier zum Vorschein kommen. Damit soll aber nicht gesagt werden, daß das Interstitium überhaupt indifferent verbleibt und an den in den Fasern sich abspielenden Prozessen nicht teilnimmt; auch hier reagiert es, wenn auch im anderen Sinne, wie wir später sehen werden.

Die parenchymatösen Neuritis kann man besonders bei Vergiftungen beobachten, und zwar speziell bei jenen, bei denen das Gift eine gewisse Affinität zum Nervengewebe besitzt und langsam und kontinuierlich auf dasselbe einwirkt. Die reinste Form von parenchymatöser Neuritis kann man bei der chronischen Bleivergiftung beobachten. Auch die Neuritis, die Arsen-, Antimon-, Alkoholvergiftungen usw. zur Folge haben, gehören in diese Gruppe. Von jenen Vergiftungen, bei denen das Gift im Organismus selbst produziert wird, sind die häufigsten die diabetischen und die der vorgeschrittenen Phasen der Tuberkulose.

Bei der Diabetes sind seit alters her die neuralgischen Formen, Symptome einer Neuritis bekannt, die sich zuweilen symmetrisch einstellen, wie dies z. B. bei der bilateralen Ischias der Fall ist. Die Neuritis des N. obturatoris, der Verzweigungen des Cruralis, des Ulnaris stellen die bekanntesten mononeuritischen Formen dar. In anderen Fällen stellen sich Polyneuritis ein, die hauptsächlich die verschiedenen Extremitätennerven ergreifen.

Vor Jahren hat man sich schon ganz besonders mit der Erforschung der diabetischen Mono- und Polyneuritis befaßt, als die histologische Technik noch nicht auf der Höhe wie heute stand, aber nachher wurde diese Angelegenheit ziemlich vernachlässigt. Im Jahre 1892 studierte EICHHORST dieses Problem an 2 Fällen von Diabetes, die schon zu Lebzeiten Symptome von Erkrankungen der peripheren Nerven aufwiesen. Das interstitielle Gewebe wies zwar keine Wucherungen auf, aber man traf auf parenchymale Läsionen in beiden N. cruralis und im Vagus, und, in geringerem Grade, in den N. Ischiadici.

W. M. KRAUS hat in der *Diabetes* die Schädigungen der Neuronen des Vorderhorns der Medulla beschrieben. Ebenfalls sollen Veränderungen der Vorder- und Hinterwurzeln in dem intraduralen Gebiet hervorgerufen werden. Die Veränderung der Hinterwurzeln würde die Entartung ihrer intramedullaren Verlängerung zur Folge haben.

Über die Genese dieser diabetischen Neuritis bestehen seit alters her eine große Anzahl von Hypothesen, aber in einer großen Zahl derselben konnte das in ihnen Behauptete nicht nachgewiesen werden.

Die Neuritis der Tuberkulösen sind auch schon seit alters her bekannt und pflegen sich in den vorgeschrittenen Phasen dieser Krankheit einzustellen. Es kann sehr gut vorkommen, wie PITRES und VAILLARD im Jahre 1886 nachgewiesen haben, daß die Läsionen in gewissen Fällen von keinerlei klinischen Manifestation von seiten des Nervensystems begleitet werden. Die soeben erwähnten Autoren haben im Vereine mit VIERORDT, JOFFROY, OPPENHEIM und SIEMERLING viel zur Kenntnis dieser Art von Nervenaffektionen beigetragen. In letzter Zeit hat auch A. RACHMANOW ganz interessante Einzelheiten beschrieben.

OPPENHEIM und SIEMERLING beobachteten Verdickungen des Perineuriums und ebensolche in den Wänden von einigen Gefäßen, die hier und da die Obliteration derselben zur Folge haben können. In Übereinstimmung mit den Beobachtungen von PITRES und VAILLARD konnten auch sie beobachten, daß sich die Läsionen mehr auf die Nervenendungen ausdehnen, während die Nervenstränge und die spinalen Wurzeln mehr oder weniger ihren normalen Anblick bewahren. Auch konnten sie beobachten, daß sich in gewissen Fällen der Prozeß auf die Fasern eines Nerven beschränkt, während in anderen mehrere Nerven angegriffen erscheinen.

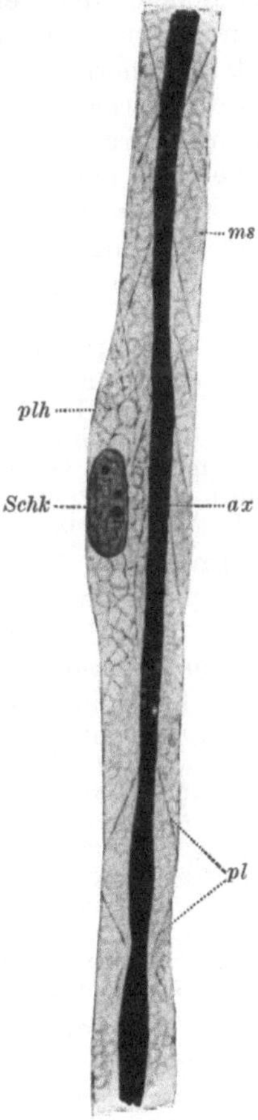

Die Neuritis der Tuberkulösen wurden im Jahre 1912 von A. RACHMANOW einem eingehenden Studium unterzogen; man kann bei ihnen in vielen Fasern tiefgreifende Veränderungen der Myelinscheide beobachten. In vielen Fällen sieht man Läsionen in Form von ,,diskontinuierlichen Prozessen", mit anderen Worten, zwischen zwei normalen Segmenten erscheint eine Zone, in der die Myelinscheide pathologische Veränderungen aufweist. An anderen Stellen kann man in der SCHWANschen Scheide eine wabige Struktur beobachten und erscheint dieselbe deformiert und die Endungen der Segmente nicht zu selten kolbenförmig aufgetrieben.

Die SCHWANschen Zellen der Segmente, in denen das Myelin angegriffen erscheint, weisen gewisse Wucherungen ihres Protoplasmas auf und ist es nicht zu selten der Fall, daß man ELZHOLZsche Körperchen beobachten kann. In vielen Fällen bestehen auch mehr oder weniger vorgeschrittene Phasen der WALLERschen Degeneration. In diesen Fällen proliferieren die SCHWANschen Zellen und vermehren sich ihre Kerne, die man in den verschiedensten mitotischen Phasen antreffen kann. Das Protoplasma dieser Elemente enthält zahlreiche Reste von Myelin, die die Neigung haben, immer kleiner zu werden. Mit Sudan oder Scharlachrot kann man zahlreich rot gefärbte Lipoidtropfen nachweisen. Die letzten Phasen der WALLERschen Degeneration werden auch hier, wie im peripheren Stumpf bei durchtrennten Nerven, durch die Bildung von v. BÜNGNERschen ,,Bandfasern" ausgezeichnet.

Abb. 7. Neuritis tuberculosa. — N. Plantaris. — Typisches Bild einer dicken markhaltigen Faser. *plh* stark entwickelter perinukleärer Plasmahof mit dem SCHWANschen Kern (*Schk*), *ms* Markscheide, *pl* trichterförmige Formation, *ax* Achsenzylinder. (Nach RACHMANOW.)

Das große Verdienst A. RACHMANOWS bei den Untersuchungen der Neuritis der Tuberkulösen besteht darin, daß er ein wirklich erschöpfendes Studium der in den Axonen statthabenden Prozesse machte, wozu er sich der BIELSCHOWSKYschen Methode bediente. Einige Achsenzylinder stellen sich als kompakter, vollkommen dunkel gefärbter Strang dar, während andere eine fibrilläre Struktur aufweisen. Wenn die Läsionen weiter vorgeschritten sind, erscheint auch der Durchmesser der Axone verändert, die an einigen Stellen umfangreicher als an anderen sind und ist es nicht ausgeschlossen, daß sie schließlich auch an den Stellen der Einschnürungen zerreißen. Wenn eine Zerreißung eintritt, kommt es zur WALLERschen Degeneration und ist es nicht selten, daß sich Myelinellipsoide gewisser Größe bilden, in deren Innern man die Axonreste beobachten kann, die sich mit

Silber intensiv färben, so wie man im peripheren Stumpf eines durchtrennten Nerven beobachten kann. In Abb. 7 kann man einige dieser Einzelheiten an einer fast unveränderten Faser beobachten.

Die Regeneration geht auf zweierlei Art und Weise vor sich: durch Aussendung von Sprossen, die in der Nähe des zentralen Stumpfes des zerrissenen Axones entstehen oder durch seitliche Ausläufer. Im ersteren Falle bestehen meist zahlreiche feine, mehr oder minder parallele Ausläufer, die im Innern der Scheide der Peripherie zustreben, seien diese oder nicht in v. Büngnersche Bandfasern verwandelt. Wenn in den Scheiden Hindernisse bestehen, sei es, daß im Innern derselben noch Reste von Myelin, das nicht vollkommen resorbiert wurde, vorhanden sind, überwinden sie dieselben, indem sie sie umgehen und dann der Peripherie zustreben. Was die Regeneration durch seitliche Ausläufer anbetrifft, kann man dieselbe besonders bei Axonen beobachten, die zwar angegriffen erscheinen, aber nicht vollkommen abgeschnürt wurden und bei denen man seitliche Auswüchse in Form von Verdickungen gewissen Umfanges sehen kann; bei einigen derselben kann man auch eine retikuläre Struktur wahrnehmen.

Auch die Elemente des interstitiellen Gewebes nehmen an diesen Prozessen teil, wenn man auch bei ihnen Veränderungen wahrnehmen kann, die denen der interstitiellen Neuritis nicht ähneln. Die Mastzellen, die sich mit Sudan oder Scharlachrot färben, weisen in ihren Kernen intensiv rot gefärbte Gebilde auf. Auch mittels der Marchischen Methode kann man diese Granuli nachweisen. Ebenso erhalten andere Elemente, wie die Körnchenzellen, Lipoidtropfen, die nichts anderes wie die veränderten Reste des zerstörten Fasermaterials darstellen, das von ihnen resorbiert wurde.

Im Jahre 1913 unterzog Doinikow einen Fall von Neuritis tuberculosa einem eingehenden Studium und fügte den Rachmanowschen Untersuchungen einige neue Details bei, die besonders den Mechanismus der Reaktion des interstitiellen Gewebes aufklären.

In bezug auf die Pathogenese dieser Läsionen müssen wir sagen, daß dieselbe noch nicht ganz aufgeklärt ist. Zu Beginn glaubte man, daß man in den Läsionen oder in der Umgebung derselben den Kochschen Bacillus antreffen würde; aber da dies nicht der Fall war, suchte man andere Erklärungen für die Pathogenie dieser Verletzungen. Carrière glaubt nachgewiesen zu haben, daß die Toxine des Kochschen Bacillus diese Neuritis hervorrufen und behauptet auch, diese Neuritis bei Meerschweinchen, denen er das Toxin njizierte, beobachtet zu haben. Aber da dies nicht immer der Fall ist, wurde auch daran gedacht, daß in der Genese dieser Art von Neuritis der allgemeine Verfall der Nerven, wie man ihn auch in den anderen Geweben beobachten kann, das seine dazu beitrüge; allerdings hat man bis jetzt den wirklichen Mechanismus und seine Eigenheiten nicht genau festlegen können.

Die alkoholischen Polyneuritis sind schon seit alters her bekannt und hat man auch die verschiedenen Phasen dieses Prozesses in fast allen seinen Einzelheiten studiert. Es handelt sich hier vorzüglich um Neuritis der Peronei und der oberen Gliedmaßen — was aber seltener der Fall ist —, die die Radialis oder einige Verzweigungen derselben betreffen. Auch können verschiedene kraniale Nerven angegriffen werden und ebenso können sich auch die Entartungen auf verschiedene Nerven ausdehnen. Diese letzteren Fälle könnte man als die eigentlichen Polyneuritis bezeichnen. Wie wir bereits bei der tuberkulösen Neuritis sagten, setzen sich auch die Läsionen besonders in den Nervenendungen fest. In den großen Nervensträngen oder in den Rückenmarkswurzeln kann man selten Entartungen beobachten. Aber hiermit wollen wir nicht die Möglichkeit ausschließen, daß es sich nicht in gewissen Fällen um einen anderen Entstehungsmechanismus handeln kann.

Wenn auch diese Neuritis vorzüglich parenchymatösen Charakters sind — welcher bei einigen fast exklusiv vorherrscht —, kann man bei den alkoholischen Neuritis eine gewisse Reaktion von seiten des Bindegewebes der angegriffenen Nervenstränge beobachten. Man kann fast immer eine Vermehrung der Zellkerne des Bindegewebes sowie der des Peri- und Endoneuriums beobachten. Die Nervengefäße erscheinen auch angegriffen und deren Wände verdickt, was hier und da eine Thrombose zur Folge haben kann. Auch glaubte man, Exsudate um die kleinkalibrigen Gefäße herum beobachtet zu haben, und schon vor Jahren lenkte H. GUDDEN die Aufmerksamkeit auf die Tatsache, daß man im Epineurium vereinzelte Blutkörperchen und Blutpigmente beobachten kann, die höchstwahrscheinlich Überreste von stattgehabten Blutergüssen darstellen.

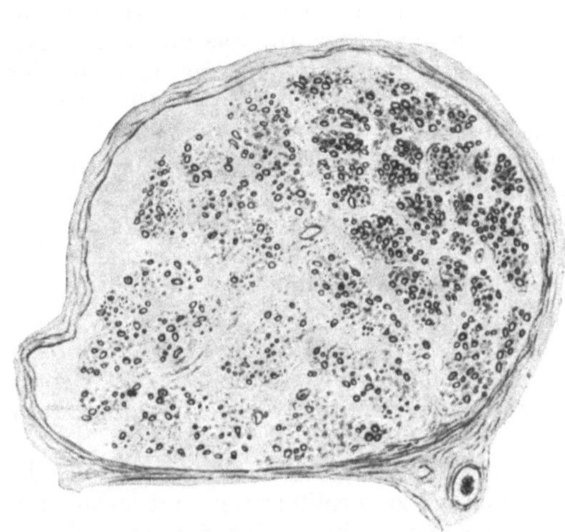

Abb. 8. Polyneuritis alcoholica. Querschnitte eines Bündels von dem mit Osmium behandelten Stück des N. peroneus. (Nach GUDDEN.)

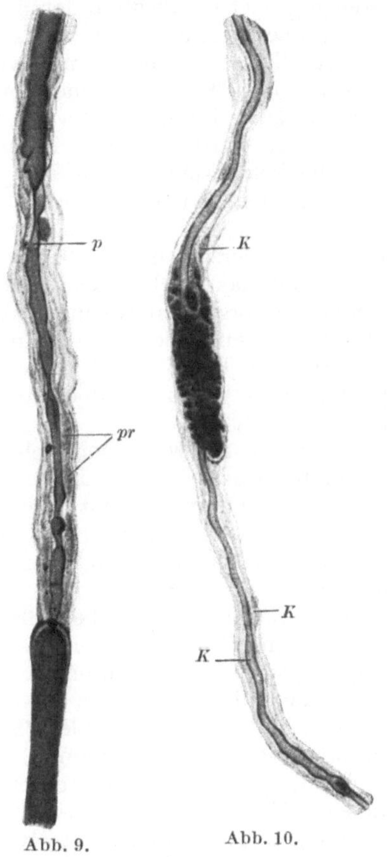

Abb. 9. Polyneuritis alcoholica. Starke Vergrößerung. Schaltstücke einer Faser aus dem N. ischiadicus. Das Mark der groben Faser hat sich an dem einen Pol (*p*) etwas zurückgezogen mit Protoplasmaresten (*pr*) in der weiten Scheide, welche die feinen Fasern umgibt. (Nach GUDDEN.)

Abb. 10. Polyneuritis alcoholica. Feine, dem Peroneus angehörige, markhaltige, aus einer groben Faser entsprungene Nervenröhre (Schaltstück), in deren weiter Scheide noch Reste der groben Faser enthalten sind. *K* (Kerne) (Nach GUDDEN.)

Auch das Myelin erscheint bei diesen alkoholischen Neuritis angegriffen. Einige Fasern allerdings scheinen nicht zu leiden, andere hinwiederum weisen an verschiedenen Stellen tiefgreifende Veränderungen auf. In einigen Fällen geht die Myelinscheide bei vielen Fasern vollkommen verloren und bei den Schnitten dieser Nerven fällt besonders auf — wenn wir zur Färbung Osmiumsäure verwenden —, daß man das Myelin nur bei einigen Fasern beobachten kann, und auch bei diesen scheint es nicht unversehrt zu sein. In Abb. 8, die einen Transversalschnitt des Peroneus darstellt, kann man sehr gut ersehen, daß bei vielen Fasern die Myelinscheide fehlt. Speziell in diesen Fällen sprach man von degenerativer Neuritis, da man den Eindruck hat, daß der Nerv von einem langsam fortschreitenden, desorganisierenden Prozeß angegriffen wird.

Das Myelin wird wohl angegriffen, aber nicht in allen Fasern auf die gleiche Weise, nicht einmal an den verschiedenen Stellen einer Faser. Es kann sehr gut vorkommen, wie man in Abb. 9 beobachten kann, daß der Myelinzylinder in seinen unteren Partien fast gar nicht angegriffen erscheint und in anderen Regionen hingegen tiefgreifende Veränderungen aufweist; und da sich diese angegriffenen Stellen hier und da zwischen anderen unversehrten befinden, wie man in der Abbildung beobachten kann, kann man auch hier von einem „diskontinuierlichen Prozeß" sprechen.

In einigen Fasern ist zwar die Myelinscheide erhalten, aber außerordentlich verdünnt, sie nimmt auch die Osmiumsäure an, aber nicht wie unter normalen Umständen, auch sind ihre Umrisse unregelmäßig, weisen Vorsprünge auf, was ohne Zweifel darauf zurückzuführen ist, daß ihr Umfang an verschiedenen Stellen größer ist als an anderen. Schließlich und endlich kann auch das Myelin über große Strecken der Faser zerstört sein und häufen sich ihre Reste in Form von rundlichen Gebilden an gewissen Stellen der Faser an, was zur Folge hat, daß hier dieselbe durch eine Reihe von rundlichen Gebilden, die sich mit der Osmiumsäure intensiv schwarz färben, verdickt erscheint (Abb. 10). Einige der Fasern werden durch die Osmiumsäure nicht schwarz gefärbt und heben sich die Myelinscheiden gut ab, aber der Umfang derselben erscheint erhalten und auf dem Niveau einer RANVIERschen Einschnürung scheinen Prozesse stattzufinden, wie man aus dem Vorkommen von gewissen Bildungen in der Umgebung derselben schließen kann, daß hier etwas Abnormales vor sich geht, wenn auch das Myelin keine Färbung annimmt. Abgesehen von anderen eigentümlichen Vorgängen, welche die Vermutung zulassen, daß die Faser tiefgreifende Veränderungen erleidet, dachte man vor allem daran, daß das Gift die Färbungsaffinität der Reste der Myelinscheide tiefgreifend verändert hat, deren morphologisches Verhalten dem unter normalen Verhältnissen bestehenden sehr nahe kommt.

Auch die SCHWANschen Zellen werden durch den Alkohol angegriffen. In der ersten Phase hat das Protoplasma Tendenz zu proliferieren und kann man in seinem Innern äußerst kleine Vakuolen beobachten. Später tritt dieses Phänomen mehr zutage und vergrößert ganz beträchtlich das Protoplasma der SCHWANschen Zellen, und man kann in seinem Innern zahlreiche Einschlüsse beobachten.

Die Axone werden ebenfalls angegriffen. RACHMANOW hat diesbezüglich verschiedene Veränderungen beschrieben. Einige derselben haben ihre Myelinscheide verloren, sind moniliform mit Einschnürungen und Ausbuchtungen. Durch das Silber werden sie auf verschiedene Weise gefärbt; hier und da nehmen sie einen einheitlichen dunklen Ton an; in anderen Fällen kann man die fibrilläre Struktur sehr gut ausnehmen. An den Einschnürungen können die Axone auch zerreißen und fällt dann der periphere Teil der WALLERschen Degeneration anheim. Hier zerfällt das Myelin, wenn es nicht zerstört worden war, in ellipsoide Gebilde, in deren Innern die Resorption der Axonreste vor sich geht. Wenn das Axon bereits zerstört war, zerfällt das Myelin in zahlreiche rundliche Gebilde, die sich mit Osmiumsäure intensiv schwarz färben, und die ebenso wie die Axonreste Tendenz zur Resorption aufweisen. Die SCHWANschen Zellen proliferieren, ihre Kerne vermehren sich, kurzum Mitose mit allen ihren Phasen, deren letzte die Bildung der v. BÜNGNERschen Bandfasern darstellt. Es ist eigentümlich, daß bei diesen Gebilde im Innern der Faser auftreten, die höchstwahrscheinlich nichts anderes als in dieselbe eingedrungene mesodermale Elemente darstellen, die zur Zerstörung und Resorption jener Teile beitragen, die dem Verfall anheimfallen.

In der grauen Substanz des Rückenmarks kann man bei alkoholischer Neuritis ziemlich weitgehende Veränderungen beobachten und weisen die Neuronen Läsionen verschiedenen Typs auf. Es handelt sich hier um diffuse Läsionen, wenn sich auch die verschiedenen Forscher hauptsächlich mit jenen des Vorderhorns befaßten. Daß diese Läsionen nach denen in den Nerven sich entwickeln sollen — welche Anschauung von verschiedenen Forschern verteidigt wurde —, erscheint uns nicht glaubhaft. Es erscheint viel logischer, anzunehmen, daß das Gift zur selben Zeit die Nerven und das Rückenmark angreift.

Bei der alkoholischen Polyneuritis hat HEILBRONNER degenerative Läsionen der hinteren Wurzeln beobachtet, welche an den Hintersträngen des Markes sich fortsetzen. Fernerhin stellte er in der LISSAUERschen Zone (nur im Lendenmark) weitere Entartungen fest. Die degenerative Veränderungen der Hinterstränge bei dem Halsmark erschienen schärfer ausgedrückt als diejenigen des Brustmarks. Auch muß man bei der Besprechung dieses Problems in Betracht ziehen, daß der Alkohol auch in anderen Zentren und Bahnen, die mit dem Rückenmark nichts zu tun haben, Veränderungen hervorruft.

Die Bleineuritis ist ohne Zweifel die bestbekannteste und erforschte der parenchymatösen Formen. Man hat sie nicht nur in der menschlichen Pathologie einem genauen Studium unterzogen, sondern man hat sie auch experimentell bei verschiedenen Tieren hervorgerufen und konnte auf diese Weise einige wirklich interessante Probleme aufklären. Die bei diesen Versuchen angewandte Technik bestand gewöhnlich darin, indem man Kaninchen, Katzen, Meerschweinchen usw. Bleisalze einverleibte, sei es durch subkutane Injektionen löslicher Verbindungen dieses Metalles, sei es daß man ihnen dasselbe durch die Luft- oder Verdauungswege beibrachte. In allen diesen Fällen kann man die Vergiftung hervorrufen und nach Verlauf einer gewissen Zeit stellt sich die Neuritis ganz klar ein.

Im Jahre 1880 lenkte PH. GOMBAULT die Aufmerksamkeit auf die Tatsache, daß die bei den Meerschweinchen durch Blei experimentell hervorgerufenen Neuritis den Charakter einer „névrite ségmentaire periaxile“ aufwiesen. Bei dieser Art von Läsionen erscheint das Myelin in einigen Segmenten zerstört, in anderen unversehrt und erscheint das Axon in der ersten Phase des Prozesses nicht angegriffen. In einer zweiten Phase wird auch der Achsenzylinder befallen, der an einigen Stellen blässer erscheint, an anderen Anschwellungen und eine Längsstreifung aufweist. Zum Schlusse zerreißen viele dieser Axone auf dem Niveau einer Einschnürung und in diesem Falle entartet der ganze unterhalb der Ruptur liegende Teil mit allen bekannten Erscheinungen der WALLERschen Degeneration. GOMBAULT verwendete zur Färbung Pikrokarmin nach vorhergehender Fixierung mit Osmiumsäure. Wenn er auch nicht über die heutigen Färbungsmethoden verfügte, erkannte er ganz deutlich die charakteristischen Phänomene dieses Prozesses und beschrieb sie sehr zutreffend.

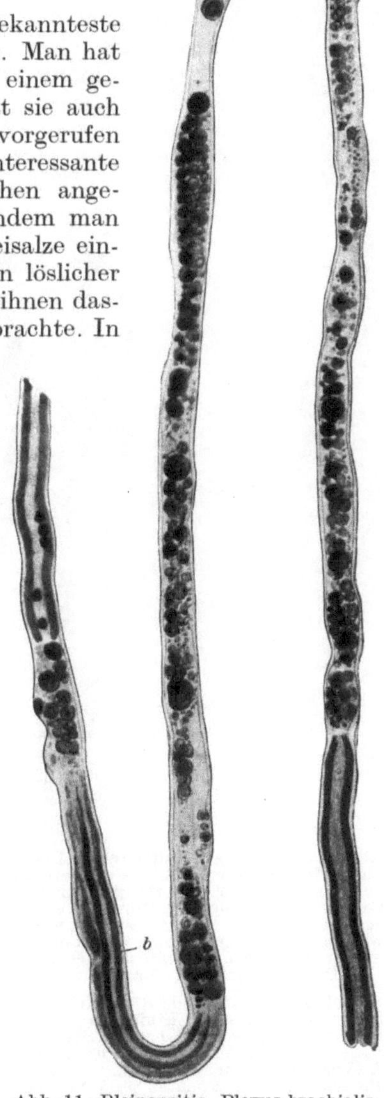

Abb. 11. Bleineuritis. Plexus brachialis. Marchimethrale Zupfpräparate. *b* die streckenweise noch unversehrte innerste Marklage. (Nach STRAUSKY.)

Im Jahre 1904 revidierte E. STRANSKY das Problem und bestätigte die Richtigkeit der GOMBAULTschen Beobachtungen. Hierbei bediente er sich der Fixierung mit Osmiumsäure und der Färbung mit Saffranin und der STROEBEschen Methode. In Abb. 11 kann man ganz deutlich die Veränderungen des Myelins bei dieser Klasse Läsion ersehen. Man kann ganz normale Segmente beobachten, die mit anderen abwechseln, in denen das Myelin in eine große Anzahl von rundlichen Gebilden zerstückelt erscheint, die verschiedenste Größe aufweisen und sich schwarz färben, weshalb man nicht unterscheiden kann, was eigentlich im Zentrum der Faser vor sich geht.

Seither wurden auch diese Läsionen als charakteristisch für die Bleivergiftung betrachtet; wenn auch nicht mit derselben Klarheit, kann man sie auch bei anderen Neuritis beobachten. Andererseits stellen diese Art Läsionen nicht die einzigen dar, die man bei der Bleineuritis beobachten kann. Bei unseren Untersuchungen in denen wir den Kaninchen Bleiacetat injizierten, weist das Myelin auch andere Veränderungen auf, vielleicht dadurch hervorgerufen, daß dieses Präparat eine energische Wirkung ausübt. In einigen Segmenten erscheint die Myelinscheide wie verkümmert und eingezogen und hat ganz offensichtlich an Umfang verloren, während sie in anderen Segmenten normale Dimensionen bewahrt zu haben scheint. Zur selben Zeit besteht an einigen Stellen der Myelinscheide die Neigung zur Bildung von Vorsprüngen und Einkerbungen, in einigen Fällen kann man sogar die schon erwähnten rosenkranzartigen Gebilde beobachten. Wenn große Dosen von Gift angewendet werden, bestehen diese Veränderungen durch längere Zeit und man kann diese Läsionen des Myelins, wenn man das Tier opfert, noch immer beobachten, auch wenn schon lange mit der Zuführung des Giftes ausgesetzt worden war. Die Unterbrechungen, die im Myelin auf dem Niveau der LANTERMANN-SCHMIDTschen Einkerbungen auftreten und die sich unter normalen Umständen sehr wenig abheben, treten mehr hervor, so wie von vielen Autoren in den ersten Phasen der WALLERschen Degeneration im peripheren Stumpf eines durchtrennten Nerven beschrieben wurde. In diesen Nerven kann man zu gleicher Zeit auf dem Niveau der RANVIERschen Furchen die klassischen „stratifications laminaires" der Myelinscheide beobachten, die seit den Untersuchungen RANVIERS allgemein bekannt sind und die eine der ersten Phasen des Zerfalls des Myelinzylinders darstellen.

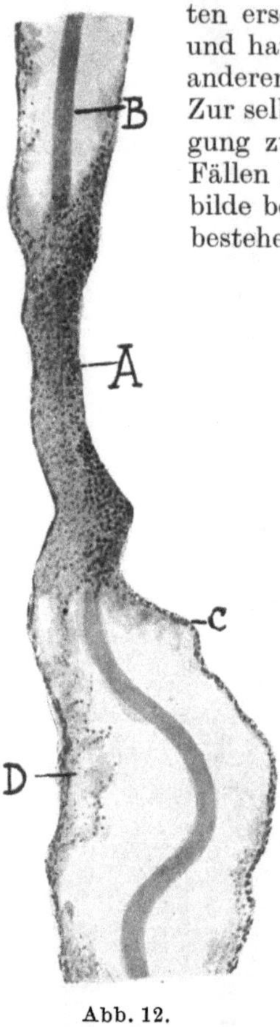

Abb. 12.

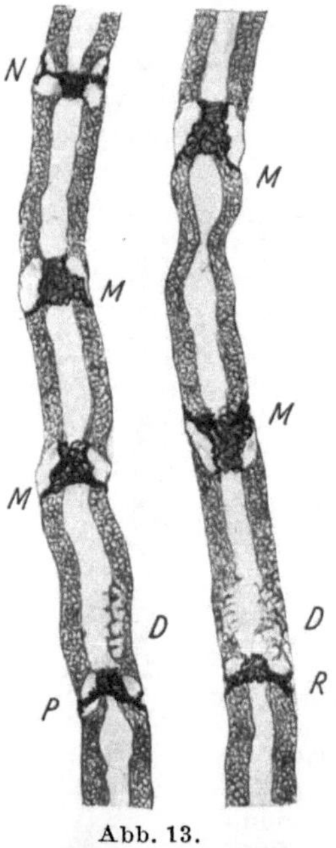

Abb. 13.

Abb. 12. Nervenfaser mittleren Kalibers. N. ischiadicus eines Kaninchens, das einer intensiven Bleivergiftung mit großen Mengen ausgesetzt wurde. CAJALsche Methode. *A* Protoplasmamasse von homogener Färbung, in der man eine leichte Punktierung wahrnehmen kann, *B* Axon von homogenem Durchmesser, *C* KEYsche Scheide mit körniger Zeichnung, *D* Protoplasmareste. (Nach DE VILLAVERDE.)

Abb. 13. Experimentelle Bleineuritis. Fasern mittleren Durchmessers. Fixierung in Formol-Uran. Silberimprägnierung. *A* eine Stelle, an welcher das Gerüst der Markscheide unverletzt erscheint. *D* Veränderungen desselben. Auch im GOLGI-REZZONICOschen Apparat sind Veränderungen zu beobachten. (Nach DE VILLAVERDE.)

Wenn das Blei nach und nach durch die Blutbahnen den Geweben zugeführt wird, zeigen die SCHWANschen Zellen Neigung zur Proliferation, ihr Protoplasma schwillt an und es besteht in seinem Innern die Tendenz zur Bildung von kleinen Vakuolen, die in den nachfolgenden Etappen immer größer werden. Diese Veränderungen, die von DOINIKOW in überzeugender Weise nachgewiesen wurden, stellen sich nicht ein, wenn es sich um eine brüske Vergiftung handelt und auf diese Weise in die SCHWANschen Zellen große Mengen Gift eindringen, wie wir beobachten konnten. In Abb. 12 können wir sehen, wie in *A* das Protoplasma sich zurückgezogen hat, und wie ober- und unterhalb dieser Stelle die Fasern wie ödematös und angeschwollen erscheinen, durch die Ansammlung von Zerfallsprodukten im Innern derselben.

Auch andere Teile der Fasern werden bei dieser Art Intoxikation angegriffen. Die LANTERMANN-SCHMIDTschen Furchen, gefärbt nach Varianten der CAJALschen Methode, stellen sich schief zur Faser ein, wie es auch in den ersten Phasen der WALLERschen Degeneration zu beobachten ist, und bieten einen verschwommenen Anblick, so daß man ihre Einzelheiten schlecht unterscheiden kann. Der GOLGI-REZZONICOsche Apparat, der sich in ihrem Innern befindet, nimmt die Färbung schlecht an und seine Fasern erscheinen nicht mehr differenziert wie unter normalen Umständen, sondern es besteht in denselben die Tendenz zu verschmelzen und eine durch das Silber einheitlich gefärbte Masse zu bilden (Abb. 14). Das „double bracelet" von NAGEOTTE, das sich unmittelbar oberhalb der RANVIERschen Furche befindet, weist wenige seitliche Dornfortsätze, auf und die verbleibenden haben einen größeren Umfang wie gewöhnlich (Abb. 15). Die äußere bindegewebige Verstärkung der SCHWANschen Scheide, die unter dem Namen RETZIUS-KEYsche Scheide bekannt ist, weist auch Veränderungen auf, da auch deren feinste Bindegewebsfasern ihre Unabhängigkeit verlieren, schon in den ersten Phasen, und verschmelzen. In späteren Phasen besteht in diesen Bindegewebsfibrillen die Neigung zur vollständigen Auflösung und kann man nur mehr Anzeichen von ihnen beobachten.

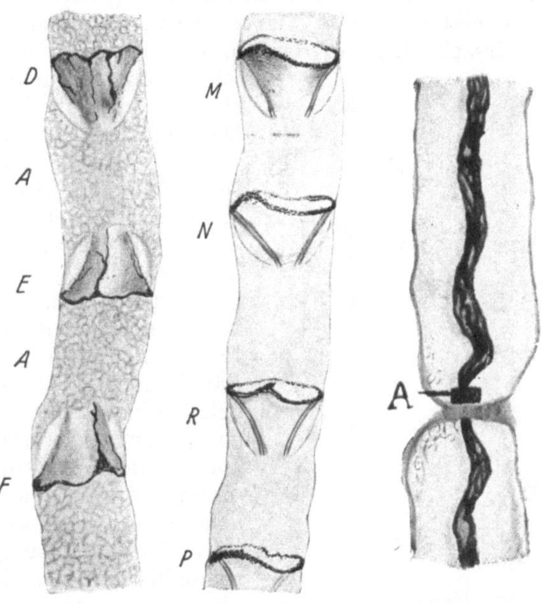

Abb. 14. Abb. 15.

Abb. 14. Experimentelle Bleineuritis. Fasern von großem Durchmesser. Fixierung in Formol-Uran, Imprägnierung nach CAJAL. *A* Stelle, wo die Myelinscheide normales Aussehen bewahrt. *D, E, F, M, N, R* und *P* Zwischentrichter mit Läsionen in verschiedenen Phasen. (Nach DE VILLAVERDE.)

Abb. 15. Nervenfaser des N. ischiadicus eines Kaninchens mit intensiver Bleivergiftung. BIELSCHOWSKYsche Methode. *A* „Bracelet de NAGEOTTE", dessen Umrisse sich sehr gut abheben, bei dem man aber die transversalen Dornfortsätze nicht mehr beobachten kann. (Nach DE VILLAVERDE.)

Die bedeutendsten Veränderungen hingegen bestehen in den Axonen, und sie hat man erst mit voller Klarheit untersuchen können, seitdem die Färbungsmethoden durch Silber und seine Verbindungen bekannt sind. Viele Axone haben normales Aussehen, sie nehmen das Silber gleichmäßig an, in einem dunklen Tone und kann man in ihrem Innern nichts Besonderes beobachten. Aber in anderen Fällen weisen sie in ihrem Innern ganz deutlich eine Längsstreifung auf. Schon im Jahre 1874 lenkte C. WESTPHAL, der einen Fall von Bleineuritis beim Menschen untersuchte, die Aufmerksamkeit auf diese Erscheinung, welche auch nachher mittels aller zur Verfügung stehenden Färbemethoden nachgewiesen wurde. Wenn wir das Silber anwenden, können wir sehen, daß es sich um keine feine Längsstreifung handelt und hat man den Eindruck, daß die dunklen Bänder, die diese Längsstreifen bilden, durch Verschmelzung von mehreren nebeneinanderliegenden Fasern entstanden sind. Je stärker die Vergiftung, um so mehr tritt diese Erscheinung zutage und man kann außerdem beobachten, daß die Substanz des Axons, die das Silber annimmt, die Neigung aufweist, sich an ganz bestimmten Stellen anzuhäufen, und daß an anderen lichtere Stellen — von Neuroplasma, das eine hellere Färbung annimmt — bestehen, in deren Innern man auch nicht die geringsten Anzeichen von Neurofibrillen wahrnehmen kann. In Abb. 16 kann man dies ganz deutlich beobachten; in der Ausbauchung des Axons besteht eine Anhäufung einer Substanz, die sich an einigen Stellen mit Silber färbt und Streifen von sehr unregelmäßiger Stärke bildet, während das Zentrum von Neuroplasma eingenommen wird.

Die Axone zerreißen an einigen Stellen und fällt nachher der periphere Teil der Faser der Wallerschen Degeneration anheim, wenn auch diese in etwas anderer Weise als bei Durchtrennung eines Nerven vonstatten geht. Die Ursache liegt in der Einwirkung des Giftes, das, indem es die biologischen Fähigkeiten der Schwanschen Elemente behindert, und überhaupt alle Faktoren, die an der Degeneration teilnehmen, beeinflußt und auf diese Weise verursacht, daß der Prozeß nicht vor sich geht, wie man es voraussetzen würde. Wenn man die experimentelle Intoxikation in der Weise ausführt wie Doinikow, ähneln sich die nun statthabenden Vorgänge denen der Wallerschen Degeneration; wenn es sich aber um brüske Intoxikation mit goßen Dosen handelt, scheint sich der Prozeß direkt zu paralysieren, da die biologischen Fähigkeiten der Schwanschen Zellen außerordentlich behindert erscheinen, was zur Folge hat, daß dann das Ganze auf andere Weise vor sich geht. Das ist auch der Grund, daß wir in unserem Studienmaterial Axonsegmente gesehen haben, die nicht degenerierten, wenn auch bei ihnen an einigen Stellen Veränderungen nachweisbar waren, die den Schluß ermöglichten, daß hier der Prozeß begonnen hatte; aber an anderen Stellen konnte man nicht die Separation der „Innenscheide von Bethe“ von den argentophilen Elementen beobachten, was eine der ersten Phasen der definitiven Zerstörung des Axons darstellt. Darüber hat schon Stransky leichthin einiges in seiner grundlegenden Arbeit angedeutet, aber der Umstand, daß er nicht die Färbemethoden mit den Silbersalzen, die zu seiner Zeit noch nicht wie heute in Anwendung gebracht wurden, verwendete, ermöglichte ihm nicht, auf diese so wichtigen Einzelheiten näher einzugehen.

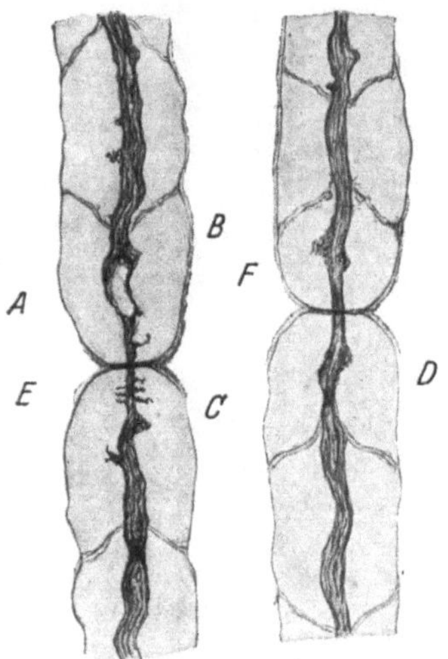

Abb. 16. Experimentelle Bleineuritis. Zwei Fasern von großem Durchmesser, nach Cajal gefärbt. *A* Vakuole, *B*, *C*, *D*, *E* und *F* Regenerationssprossen. (Nach de Villaverde.)

Um einige dieser Punkte näher aufzuklären, haben wir stark durch das Gift angegriffene Nerven durchtrennt, da, wie bekannt, die Durchschneidung derselben eine Reaktion im Sinne der Wallerschen Degeneration zur Folge hat, und das um so mehr, wenn man nicht alle Elemente desselben durchtrennt. Unter diesen Umständen haben wir gesehen, daß die Schwanschen Elemente des peripheren Stumpfes ganz rare Erscheinungen von Mitose aufweisen und daß ihre Reproduktion eine ganz außerordentlich verzögerte und spärliche ist, was auch beim Myelin der Fall ist. Die Reste des Axons weisen hier einen großen Widerstand gegen die Desorganisation auf und auch die Separation der „Betheschen Innenscheide“ von den argentophilen Elementen geht nur langsam vonstatten und vollzieht sich erst später.

Die Regeneration der Axone nach Bleineuritis vollzieht sich in der schon bekannten Weise. Am zentralen Stumpf des zerrissenen Axons entstehen Ausläufer, die von seiner Endfläche ausgehen, wie schon Doinikow beobachtete;

häufiger jedoch kommt es zur Bildung von seitlichen Sprossen bei den Fasern, die nicht ganz unterbrochen wurden. Bei leichten Vergiftungen sind, nach Doinikow, diese Ausläufer äußerst fein, haben eine gewisse Länge, einige sind rückläufig und schlängeln sich um das Axon herum, das das Zentrum der Faser einnimmt. Wenn es sich um eine starke Vergiftung handelt, wie es bei unserem Material der Fall ist, kann man nur abortierende Regenerationserscheinungen wahrnehmen, die hauptsächlich in der Bildung von transversalen dornähnlichen Fortsätzen bestehen, die von dem mehr oder weniger entarteten Axon ausgesandt werden.

Auch die motorischen Endungen erleiden bei dieser Neuritis starke Veränderungen, wie dies in Abb. 17 deutlich zutage tritt. Die zur motorischen Platte führende Faser weist unregelmäßigen Umfang auf und endet in nur zwei Verästelungen, da die anderen ganz verschwunden sind. In diesen zwei Verästelungen erscheint das argentophile Material an gewissen Stellen abgelagert, während das Neuroplasma den restlichen Teil erfüllt. In B, der Stelle der Verzweigung, besteht eine kleine Vakuole. Der Boeckesche Apparat erscheint auch sehr entartet und sieht man nur Reste desselben.

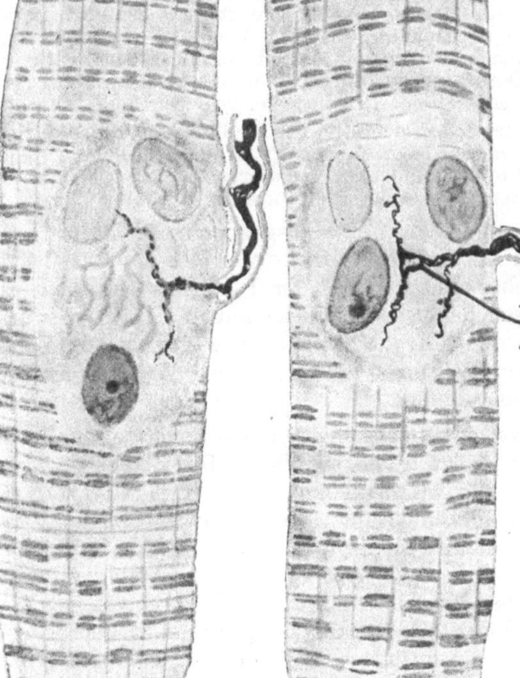

Abb. 17. Zwei Muskelfasern aus der Zunge einer mit Blei vergifteten Katze. (Nach de Villaverde.)

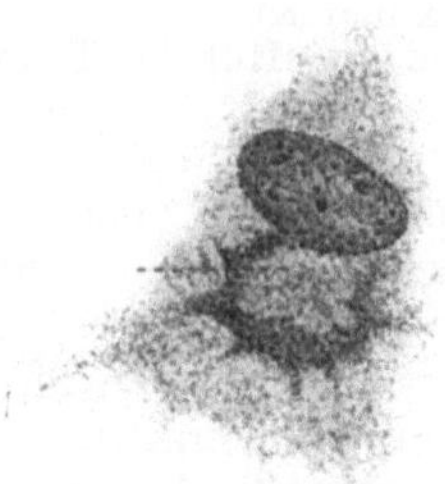

Abb. 18. Bleineuritis. Vergiftungsdauer 6 Wochen. Fixe Bindegewebszellen aus dem M. peroneus. Stark gewucherte Exemplare. (Nach Doinikow.)

Die Reaktion des interstitiellen Gewebes bei der Bleineuritis ist durch die gründlichen Arbeiten Doinikows weitgehend aufgeklärt worden. Die Zellkerne der Capillaren treten stärker hervor und erscheinen vergrößert, das Protoplasma angeschwollen. In Kapillaren mit Adventitia, die unter normalen Umständen aus äußerst wenigen Elementen besteht, kann nach einer Bleivergiftung eine Vermehrung der Bestandteile derselben beobachtet werden, die höchstwahrscheinlich durch die Zellen des Bindegewebes verursacht wird. Diese erleiden, wie man in Abb. 18 erkennen kann, eine ziemlich beträchtliche Hypertrophie und vermehren sich. Wanderzellen, Maximowsche Polyblasten und Lymphocyten sind selten bei einer leichten Vergiftung zu beobachten.

Wenn es sich um eine stärkere Vergiftung handelt, treten auch die Erscheinungen von seiten des Bindegewebes mehr zutage und kann man in der Umgebung der Capillaren leichte Infiltrationen von Plasmazellen beobachten. Mit der Zeit kommen in den proliferierten Elementen Granulationen zum Vorschein, die ohne Zweifel von der zerstörten Faser herrühren.

Dies alles kann man bei leichten Vergiftungen beobachten. Wenn es sich um sehr starke handelt, paralysiert das Blei die Proliferationsfähigkeit des interstitiellen Gewebes.

Auch kann man bei der Bleivergiftung Veränderungen in den Neuronen der grauen Rückenmarkssubstanz wahrnehmen, die besonders in der chronischen Entartung von NISSL bestehen. Sie sind hauptsächlich auf die direkte Einwirkung des Bleies zurückzuführen und haben mit den Vorgängen in der Nervenfaser nichts zu tun.

Mit den durch die Avitaminosen, durch den Ausfall gewisser Nährsubstanzen hervorgerufenen Neuritis hat man sich in den letzten Jahren besonders eingehend beschäftigt. Zu ihrer Aufklärung hat speziell die Tatsache beigetragen, daß man sie auch experimentell erzeugen konnte.

Im Jahre 1897 beobachtete EIJKMAN, daß bei den Hühnern eine Art Polyneuritis auftreten kann, wenn man sie ausschließlich mit gekochtem Reis füttert. Die ersten histologischen Untersuchungen der Nerven, die man seinerzeit ausführte, ergaben, daß es sich um eine Neuritis parenchymatösen Typs handelte. EIJKMAN konnte diese Polyneuritis wieder hervorrufen, indem er die Hühner mit durch einige Zeit bei hoher Temperatur gekochten Körnern fütterte. Auch B. DOINIKOW befaßte sich mit diesen Polyneuritis, die er auch bei den Hühnern, die er mit geschältem Reis fütterte, erzeugen konnte.

SHIGA und KUSAMA führten ebenfalls Experimente in diesem Sinne aus und bedienten sich hierbei der Hühner, Tauben und verschiedener Säugetiere als Versuchsobjekte. Auch SHIMAZONO befaßte sich mit diesem Problem und experimentierte zu diesem Behufe mit 8 Tauben, die er mit poliertem und ausgewachsenen Reis fütterte.

In jenen Fällen, bei denen sich nicht besonders ausgesprochene Entartungen der Nervenfaser beobachten ließen, konnte DOINIKOW nachweisen, daß die Läsionen des interstitiellen Gewebes und die Art der Reaktion der Elemente desselben sich in allen ihren Phasen jenen der Neuritis ähneln, die nach wenig intensiven Bleivergiftungen auftreten. In den mehr ausgesprochenen Fällen kann man große Anhäufungen von Polyblasten beobachten, die je nach ihrer Lokalisation verschieden stark sein können.

Wenn die Läsionen bereits weiter fortgeschritten sind, werden auch die SCHWANschen Elemente der Nervenfaser hypertrophisch. Die Zellkerne heben sich stärker ab und das Protoplasma nimmt einen größeren Umfang an als wie man bei den Bleineuritis beobachten kann. Das Myelin zerfällt und zerstückelt sich in verschiedene Segmente und rundliche Gebilde. Die Axone erleiden Veränderungen ihres Durchmessers und es folgen auf eingeschnürte Segmente andere, bei denen man bereits Anschwellungen bis zu einem gewissen Grade beobachten kann. Die dunkle Silberfärbung ist nicht mehr homogen in allen Fällen und hier und da kann man in ihrem Innern eine fibrilläre Struktur erkennen. Längs des ganzen Axons kann man Ausläufer beobachten, die seitlich dieser veränderten Zonen entspringen, und die, sobald sie eine gewisse Länge erreichen, in Windungen vordringen und den verschiedensten Verlauf haben können und in gewissen Fällen auch rückläufig sein können. Auch kann man nicht zu selten gleichzeitig verlorene Sprossen unterscheiden, die wie kurze Dörner von gewisser Stärke aussehen und die den Seiten des Axons perpendikulär aufsitzen. Auch kann man an gewissen Stellen seitliche Auswüchse beobachten, die nichts anderes als abortierte Regenerationsphänomene darstellen.

Sobald ein Axon zerreißt, stellt sich in dessen peripherem Teil die WALLERsche Degeneration ein, während die übrigen Teile der Faser alle schon bekannten Phasen dieses Prozesses durchmachen. Die Wucherung der SCHWANschen Elemente ist hier wirklich enorm und häufen sich dieselben an einigen Stellen der Faser an, so daß dieselbe an Umfang zunimmt. DOINIKOW lenkte die Aufmerksamkeit auf diese Tatsache und schrieb ihr große Wichtigkeit als Unterscheidungsmerkmal für diese Art Neuritis zu. Das Protoplasma der SCHWANschen Elemente erscheint ganz von Resten der zerstörten Faser erfüllt und kann man mittels der HERXHEIMERschen Methode nachweisen, daß ein großer Teil derselben aus Fetttropfen besteht.

Bei den schweren Fällen dieser Neuritis, die schnell zum Tode führen, sind die Entartungserscheinungen äußerst intensive und verlaufen sie auch schneller als bei anderen Nervenerkrankungen. DOINIKOW bestand ganz besonders auf dieser Tatsache und konnte außerdem nachweisen, daß, wenn die Axone zerreißen und der distale Teil derselben der WALLERschen Degeneration anheimfällt, die verschiedenen Etappen derselben schneller verlaufen als wie bei einem durchtrennten Nerven.

Die Untersuchungen von ONARI KIMURA haben ergeben, daß bei der sog. „Reispolyneuritis" die Degeneration der Nervenfasern in den letzten Rami des Vagus, an dem Herzen, am Ende des Facialis und des Hyopglossum und in den letzten Rami des Peroneus und Suralis einsetzen.

Entsprechend der Schwere der Läsionen bei diesen akuten Neuritis weist auch hier das mesodermale Gewebe tiefgreifendere Entartungen als bei den vorherbeschriebenen Formen auf. Die MAXIMOWschen Polyblasten des endoneuralen Gewebes erscheinen vergrößert und kann man nicht zu selten in großer Anzahl Elemente beobachten, die den Lymphocyten des Blutes ähneln. Andere Elemente, besonders jene, die in das Endoneurium eindringen, haben einen umfangreichen Zellkörper, von denen Pseudopodien ausgehen. Bei den fixen Zellen des Bindegewebes des Endoneuriums kann man eine ganz beträchtliche proliferierende Tätigkeit wahrnehmen und in ihrem Körper ebenso wie in dem der Polyblasten kann man mittels der HERXHEIMERschen Methode oder mittels der Färbung durch Sudan zahlreiche Fetttropfen nachweisen. Auch die Wände der Gefäße des Endoneuriums weisen Veränderungen auf. Wenn sie schon eine gewisse Dicke und eine Muskelschicht besitzen, kann man viele pyknotische Kerne beobachten, während bei anderen karyorrhektische Erscheinungen und sogar mitotische Verbildungen auftreten. Auch in diesen kann man mittels der geeigneten Methoden Fettablagerungen in Form von kleinen Tropfen nachweisen.

Nahe verwandt mit diesen durch Karenz an gewissen Nahrungsmittelbestandteilen hervorgerufenen Neuritis sind jene, die die menschliche Beri-Beri-Krankheit begleiten. Schon NOCHT vermutete, daß die Beri-Beri-Krankheit durch ungenügende Ernährung hervorgerufen würde. SCHAUMANN sagt, daß eine an organischen Phosphorverbindungen reiche Nahrung Schutz gegen diese Krankheit verleihe. Hingegen gibt es verschiedene Autoren, die die *Polyneuritis gallinarum* als nicht identisch mit der Beri-Beri-Krankheit bezeichnen.

Für C. FRANK werden die Neuritis bei der Beri-Beri-Krankheit durch Vitaminmangel der Nahrungsmittel hervorgerufen, weshalb man sie als zur Gruppe des Skorbuts, der BARLOWschen Krankheit, des Pellagras und der durch ungenügende Ernährung hervorgerufenen Neuritis zugehörig betrachten müsse. Auch NAGAYO und FUJII, die in diesem Sinne mit Affen experimentierten, gelangen zu ähnlichen Schlußfolgerungen.

M. NAGAYO widerspricht der Meinung, die „Reispolyneuritis" mit der Beri-Beri-Krankheit als identisch zu bezeichnen. Bei der Beri-Beri-Krankheit vermißt man nämlich die Anämie sowie die Leukopänie. Andererseits bemerken wir bei diesem Leiden das Vorhandensein einer Lymphocytose. Die Abmagerung sowie die Steigerung des Blutzuckergehaltes bleiben bei der akuten Beri-Beri-Krankheit vollkommen aus. Die Appetitlosigkeit und die Darmstörungen treten hier durchaus nicht hervor. Bei der Beri-Beri-Krankheit erscheint der lymphatische Apparat angeschwollen, bei der „Reispolyneuritis" dagegen eher atrophisch. Die Marksubstanz der Nebennieren erscheint bei der Beri-Beri-Krankheit hypertrophisch. Verfasser ist der Meinung, daß die bei der „Reispolyneuritis" beobachteten Symptome mit denen des Mehlnährschadens — welcher in Japan mit „Chichikodyspepsie" bezeichnet wird — in Vergleich gezogen werden könnten. Bei der Beri-Beri-Krankheit vermissen wir fernerhin die Eiweißstoffe; und schließlich hängt die Erzeugung der Symptome von anderweitigen Faktoren ab.

Entgegen dieser Anschauungen gibt es eine Anzahl von Autoren, die nicht glauben, daß es der Ausfall von bestimmten Nahrungsmittelbestandteilen sei, die diese Polyneuritis verursache, und um sie zu erklären, haben sie zu einer Vergiftungstheorie Zuflucht genommen. Auch Miura, Yamagiwa, Abderhalden und Lampe usw. haben diese Ansicht verteidigt. Diese beiden Hypothesen zur Erklärung der Genese dieser Polyneuritis stehen jedoch in keinem so ausgesprochenen Widerspruch, wie man auf den ersten Augenblick annehmen könnte. Eijkman sagt ganz zutreffenderweise, daß, wenn man auch der ungenügenden Ernährung eine Hauptrolle zuschreiben könne, man doch nicht ganz das Bestehen einer Vergiftung von der Hand weisen solle, die auch das ihre zu der Entstehung der Nervenläsionen beitrage.

Auch bei der Landryschen Paralyse ascendens bestehen Läsionen des peripheren Nervensystems. Im Jahre 1880 lenkte Leyden die Aufmerksamkeit auf diese Tatsache. Hingegen konnte man nicht in allen Fällen die beschriebenen Läsionen feststellen, was hauptsächlich darauf zurückzuführen ist, daß man nicht über die geeigneten histologischen Untersuchungsmethoden verfügte oder weil man nicht in systematischer Weise die Veränderungen der Nerven untersuchte. Während langer Zeit war man der Meinung, daß es sich um eine Poliomyelitis handelte.

Im Jahre 1904 veröffentlichte Schmauss eine Arbeit über die akuten Myelitis und befaßte sich von neuem eingehend mit den bei der Paralyse ascendens des Landryschen Typs auftretenden Läsionen der Nerven und sagte, daß es sich bei gewissen Fällen um polyneuritische und bei anderen um poliomyelitische Läsionen handle. Die letzten Untersuchungen über die Erkrankungen haben ergeben, daß es sich auch tatsächlich um Entartungen polyneuritischen Typs handelt (Beobachtungen von Gordinier, Friedländer und Giesse, Schweigers, Tanneda, Pilotti, Pfeiffer, Corwetti, Borstein, Barker und Erster, Wickmann, Canutina und letztens auch von E. A. Grünwald). Aber man kann dies nicht in allen Fällen beobachten und deshalb mußte man auch einen anderen Typ von Läsionen suchen, um sich den Entstehungsmechanismus dieses Syndroms befriedigend erklären zu können und traf hierbei auf poliomyelitische (besonders bei Fällen von Heine-Medinscher Krankheit) oder meningiomyelitische Prozesse; auch ein Fall von Meningo-encephalo-myelo-Neuritis wurde beschrieben (Pilotti). Letzthin hat man auch gesehen, daß auch die epidemische Encephalitis in gewissen Fällen das Bild der Paralyse ascendens von Landry zur Folge haben kann; Weimann z. B. unterzog im Jahre 1921 einen dieser Fälle einem eingehenden histologischen Studium, bei dem er auch diese Einzelheiten bestätigt fand.

Der Umstand, daß man den Nerven eine große Bedeutung bei der Entstehung der Paralyse zuschrieb und ferner die Annahme, daß die Infektion, die in den kleinen Nervenverzweigungen der Muskeln beginnt, längs der Nervenstränge fortschreite und auf diese Weise die Rückenmarkszentren angreife und hier tiefgreifende Zerstörungen bewerkstellige, war auch die Ursache, daß man dieselben auf das mögliche Vorhandensein von pathogenen Mikroorganismen genauestens untersuchte. Die Ergebnisse waren vollkommen widersprechend und deshalb hat man auch diesen Untersuchungen, die seinerzeit alle Forscher intrigierten, in den letzten Zeiten wenig Beachtung geschenkt.

Die Entartungen der Nerven, die man bei der Landryschen Paralyse anzutreffen pflegt, sind hauptsächlich parenchymatösen Typs; nichtsdestoweniger scheint die energische Reaktion des interstitiellen Gewebes, allem Anscheine nach, eine sekundäre Erscheinung zu sein.

Die Läsionen der Nervenfasern bestehen in der Zerstörung des Myelins in einigen Segmenten, während es in anderen verschont bleibt, was ein Syndrom einer „névrite segmentaire periaxile“ zur Folge hätte, wie wir schon an anderer Stelle beschrieben haben und wie es von Grünwald nachgewiesen wurde; das Myelin weist jene rosenkranzartigen Gebilde mit Einschnürungen auf, wie man sie im peripheren Stumpf eines durchtrennten Nerven in den ersten Phasen der Wallerschen Degeneration beobachten kann. Daß aller Wahrscheinlichkeit nach in vielen dieser Fälle eine Zerreißung des Axons eintritt und die Nervenfaser in einer der Phasen der WALLERschen Degeneration angetroffen wird, liegt klar auf der Hand. Die SCHWANschen Zellen proliferieren, sobald das Myelin angegriffen wird, was man besonders an ihrem Protoplasma beobachten kann. In anderen Fällen vermehren sich die Kerne der SCHWANschen Zellen durch Mitose, wie man in jenen Fällen beobachten kann, bei denen es infolge der Zerreißung des Axons zur WALLERschen Degeneration kommt. Bei den Achsenzylindern stellt sich eine Reihe von Veränderungen ein und kann man nicht selten Ausbauchungen bei denselben sehen, die mit Einschnürungen abwechseln, wo dann die Zerreißung eintreten kann. In diesem Falle fällt dann der ganze periphere Teil des Nerven der WALLERschen Degeneration mit allen ihren bekannten Etappen anheim.

Literatur.

ACHARD: Note sur les lesions de nerfs dans le tétanus. Arch. Méd. expér. et Anat. path. **1892**. — ANGILOTTI: Contributo alla conescenza della diffusione ai tronche nervosi del processo infiammatorio da focalai suppurativi. Riforma med. **27**. — ANTONI: Über Rückenmarkstumoren und Neurofibrome. München: J. F. Bergmann 1920. — AOYAGY, T.: Beitrag zur pathologischen Anatomie des Nervensystems und der Muskeln bei Beri-beri. Mitt. med. Fak. Tokyo **9** (1909). — AOYAMA (T.): Über Beri-beri. Mitt. med. Ges. Tokyo **12** (1898). — APATHY: Nach welcher Richtung hin soll die Nervenheillehre reformiert werden? Biol. Zbl. **1889**, 90. — ARNHEIM: Anatomische Untersuchungen über diphtheritische Lähmungen. Arch. Kinderheilk. **1891**. — ARNOZAN: Des névrites consécutives aux injections hypodermiques d'éther. Gaz. med. **1885**, No 2/3. — AUCHE: Les névrites périphériques chez les cancéreux. Rev. Méd. **1890**.

BABES: Untersuchungen über den Leprabacillus und über die Histologie der Lepra. Berlin: S. Karger 1898. — BABES et MIRVONESCO: La paralysie ascendente mortelle survenue après le traitement antizalique. C. r. Soc. Biol. Paris **64**. — BABINSKI: Article sur les névrites — Traité de CHARCOT-BOUCHARD et BRISSAND. — BACOWIECKI: Zur Frage von Verwachsen der peripherischen Nerven. Arch. mikrosk. Anat. **13** (1877). — BAELZ, E. v.: Über das Verhältnis der multiplen peripherischen Neuritis zur Beri-beri (Panneuritis endemica). Z. klin. Med. **4** (1882). — Referat der "Far Eastern Association of Tropical Medicine". 2. Kongr. Manila. — Philippine J. Sci. **5**, Nr 1. — BAELZ u. K. MIURA: Beri beri oder Kakke (Polyneurits endemica). Menses Tropenkrankheiten, Bd. 2. 1905. — BALLANCE and STEWART: The healing of nerves. London 1902. — BAUER, A.: Lésions des ganglions rachidiens dans un cas de syndrome de LANDRY. C. r. Soc. Biol. Paris **67**. — BELLONI, G. B.: Contributto alla conescenza del processo neuritico. Riv. Pat. nerv. **31** (1926). — BERBLINGER: Die Regeneration der Achsenzylinder in resezierten Schußnarben peripherer Nerven. Beitr. path. Anat. **64** (1918). — BERSON, W.: L'injection intra-tronculaire d'alcool dans les nerfs périphériques. Le neuraxe, Vol. 15. — BETHE: Über Regeneration peripherer Nerven. Arch. f. Psychol. **34**. — Gibt es eine paralytische Nervendegeneration. Arch. f. Psychol. **37**. — Zur Frage von der autogenen Nervenregeneration. Neur. Zbl. **22** (1903). — BETHE u. MÖNCKEBERG: Die Degeneration der markhaltigen Nervenfasern der Wirbeltiere. Arch. mikrosk. Anat. **54** (1899). — BEVAQUA, A.: Histologische und bakteriologische Untersuchungen über einen Fall von Paralysis ascendens acutissima (LANDRYsche Paralyse). Zbl. Bakter. **86**. — BIEDL, A.: Über das histologische Verhalten der peripheren Nerven und ihrer Zentren nach Durchschneidung. Wien. klin. Wschr. **1897**. — BIELSCHOWSKY, M.: Allgemeine Histologie und Histopathologie des Nervensystems. Handbuch von LEWANDOWSKY, Bd. 1. — Über den Bau der Spinalganglien unter normalen und pathologischen Verhältnissen. Ein Beitrag zur Kenntnis der Regenerationsvorgänge an Ganglienzellen und Nervenfasern. J. Psychol. u. Neurol. **11** (1908). — Über tuberöse Sklerose und ihre Beziehungen zur RECKLINGHAUSENschen Krankheit. Z. Neur. **26** (1914). — Familiäre hypertrophische Neuritis und Fibromatose. J. Psychol. u. Neur. **29** (1923). — BIELSCHOWSKY, M. u. UNGER: Die Überbrückung großer Nervenlücken. Beiträge zur Kenntnis der Degeneration und Regeneration peripherischer Nerven. J. Psychol. u. Neurol. **22** (1917). — BIELSCHOWSKY, M. u. VALENTIN: Die histologischen Veränderungen in erfrorenen Nervenstrecken. J. Psychol. u. Neur. **29** (1923). — BIETTI: Anatomische Untersuchungen über die Regeneration der Ciliarnerven nach der Neurotomie optociliare beim Menschen. Graefes Arch. **1899**. — BOEKE, J.: Über Degeneration und Regeneration der motorischen End-Platten und die doppelte Innervation usw. Verh. anat. Ges. München **1912**. — Die Regenerationserscheinungen bei der Verheilung von motorischen und receptorischen Nervenfasern.

I. u. II. Pflügers Arch. **1913, 1914**. — Nervenregeneration after the joining of a motor nerve to a receptive nerve I and II. Proc. roy. Acad. Sci. Amsterdam **1913**. — Studien zur Nervenregeneration I u. II. Verh. Akad. Wetensch. Amsterd. **1916** u. **1917**. — Nervenregeneration und anverwandte Innervationsprobleme. Erg. Physiol. **19** (1921). — De- und Regeneration des peripheren Nervensystems. Verh. Ges. dtsch. Nervenärzte **1931**. — Boeke and Heringa: Tactile corpuscle and protopatic sensibility of the skin in a case of nerve regeneration. Verh. Akad. Wetensch. Amsterd. **27**. — Boeke and Groot: Physiological regeneration of neurofibrillar end nets in the organ of Simer in the mole. Proc. roy. Acad. Sci. Amsterd. **1909**. — Bostroem: Landrysche Paralyse. Z. Neur. **1921**. — Boveri: De la névrite hypertrophique familiale. Semaine méd. **1910**. — Bregmann: Über experimentelle aufsteigende Degeneration motorischer und sensibler Hirnnerven. Jb. Psychiatr. **1892**. — Bünger, O.: Über die Degenerations- und Regenerationsvorgänge am Nerven nach Verletzungen. Beitr. path. Anat. **10** (1891). — Buzzard, E.: On certain acute infective or toxic conditions of the nervous system. Brain **1903**. — Buzzard, F.: On the pathology and bacteriology of Landrys paralysis. Brain **1907**. — Bruyn, R. S. and R. O. Stern: A case of progressive hypertrophic polyneuritis of Deherine and Sottas with pathological examination. Brain **1929**.

Calo, V.: Ricerche sperimentali sugli effetti della recisione dei tronchi nervosi. Estrat. clinica moderna **1904**. — Carriere: Des névrites périphériques dans la tuberculose pulmonaire. Arch. clin. Bordeaux **1896**. — Carriere et Rainguet: Sur un cas de névrite ascendente consécutive à un traumatisme. Soc. Anat. et Physiol. Bordeaux **1897**. — Caspari, W. u. Moszkowský M.: Weiteres zur Beri-berifrage. Berl. klin. Wschr. **1913**. — Cattani: Sulla degenerazione delle fibre nervose peripheriche. Arch. Sci. med. **1886**. — Ceni: La rigenerazione delle fibre nervose periferiche. Riv. exper. Psichiatr. **1899**. — Clark, E.: Regeneration of medullated nerves in the abscence of embrionic nerve fibres, following experimental non-traumatic degeneration. J. comp. Neur. **1914**. — Colella: Le alterazioni dei nervi peripherici nella paralisi generale progressiva. Ann. Neur. **4** (1891). — Cornil, L. et C. Railenau: La schwannose hyperplasique et progressive. Ann. d'Anat. path. 8 (1933). — Cosse et Dejerine: Recherches sur la dégénérescence des nerfs séparés de leurs centres trophiques. Arch. Physiol. norm. et path. **1880**. — Cramer: Ätiologie und pathologische Anatomie der peripheren Nerven. Zbl. Path. **4** (1893). — Die pathologische Anatomie der progressiven Muskelatrophie. Zbl. Path. **6** (1895).

D'Abundo: Nevriti periferiche infettive e nevriti ascend. Psychiatria **1890**. — Debré, R., Lhermithe et P. Uhry: Les lésions anatomiques des paralyses diphtériques. Rev. neur. **1934 I**. — Deineka: L'influence de la température ambiante sur la régénération des fibres nerveuses. Fol. neurobiol. **1908**. — Dejerine, J.: Paralysie générale. Troubles trophiques cutanés, périphériques. Lésions de la moëlle et des extrémités nerveuses périphériques. Arch. Physiol. norm. et path. **1876**. — Recherches sur les lésions du système nerveux dans la paralyse dyphthérique. Arch. de Physiol. norm. et path. **1878**. — Des altérations en nerfs cutanés chez les ataxiques etc. Arch. Physiol. norm. et path. **1883**. — Étude sur la neurotabes périphérique. Arch. Physiol. norm. et path. **1884**. — Sur un cas de paraplégie par névrites périphériques chez un ataxique morphinomane. C. r. Soc. Biol. Paris **1887**. — Contribution à l'étude de la névrite alcoolique. Arch. Physiol. norm. et path. **1887**. — De l'atrophie musculaire des tabétiques et de sa nature périphérique. C. r. Soc. Biol. Paris 1888. — Étude clinique et anatomo-pathologique sur l'atrophie musculaire des ataxiques. Rev. Méd. **1889**. — Dejerine, J. et M. Klumpke: Des polinévrites en général et des paralyses et atrophies saturnines en particulier. Thèse de Paris **1899**. — Dejerine, J. et Sottas: Sur la névrite interstitielle hypertrophique et progressive de l'enfance. Mém. Soc. Biol. 1893. — Dejerine, J. et Theochari: Cas de paralysie faciale avec autopsie. Semaine méd. **1897**. — Demme, M.: Liquorbefund bei akuten Infektionen des Nervensystems. Dtsch. Z. Nervenheilk. **111** (1929). — Desusiano: Dégénération et régénération des terminaisons nerveuses motrices à la suite de la section des nerfs périphériques. Bull. Soc. Anat. Paris **1900**. — Dietrich: Untersuchungen über die pathologische Anatomie der Beri-beri. Beitr. path. Anat. **1908**. — Die Störungen des cellulären Fettstoffwechsels. Erg. Path. **1909**. — Doinikow, B.: Beitrag zur Histologie und Histopathologie der peripheren Nerven. Histol. Arb. Großhirnrinde **4** (1911). — Zur Histopathologie der Neuritis mit besonderer Berücksichtigung der Regenerationsvorgänge. Dtsch. Z. Nervenheilk. **1912**. — Über das Verhalten des Nervensystems gesunder Kaninchen zu hohen Salvarsandosen. Münch. med. Wschr. **1913**. — Dominici, M.: Experimentelle Beiträge zum Studium der Regeneration der peripheren Nerven. Berl. klin. Wschr. **1911**. — Donnagio: Hauptsächlichste Eigentümlichkeiten der Pathologie des neurofibrillären Netzes der Nervenzellen bei den erwachsenen Säugetieren. Die beginnende Degeneration der Nervenfasern. Münch. med. Wschr. **1913**. — Dopter et Laforgue: Action des substances microb. sur les nerfs périphériques. Arch. Méd. expér. **1901**. — Dürck: Über Beri-beri und intestinale Intoxikationskrankheiten im Malayischen Archipel. Münch. med. Wschr. **1905**. — Über die feineren histologischen Veränderungen, besonders des Nervensystems bei Beri-beri. Verh. dtsch. path.

Ges. **1907**. — Untersuchungen über die pathologische Anatomie bei Beri-beri. Beitr. path. Anat. **1908**. — DUPONT et CORNIL: Sur les lésions névritiques et périvasculaires dans le cancer infiltrant du sein. Bull. Soc. franç. Étude Canc. **1923**. — DURANTE: Manuel d'histologie pathologique de CORNIL et RANVIER, 1907. — DUSTIN: Normale und pathologische Regeneration des Nervensystems. 3. internat. Kongr. Neur. u. Psychiatr. Gent 1913.

EDINGER: Eine neue Theorie über den Ursprung einiger Nervenkrankheiten, insbesondere der Neuritis und der Tabes. Slg klin. Vortr. **1904**. — Die Aufbrauchkrankheiten des Nervensystems. Dtsch. med. Wschr. **1904** u. **1905**. — EICHHORST: Über Nervendegeneration und Nervenregeneration. Virchows Arch. **1872**. — Neuritis fascians. Virchows Arch. **1888**. — Beiträge zur Pathologie der Nerven und Muskeln. Virchows Arch. **1892**. — EIJKMAN: Eine Beri-beri-ähnliche Krankheit der Hühner. Virchows Arch. **1897**. — Ein Versuch zur Bekämpfung der Beri-beri. Virchows Arch. **140** (1897). — Über Ernährungspolyneuritis. Arch. Hyg. **1906**. — Polyneuritis gallinarum und Beri-beri. Arch. Schiffs- u. Tropenhyg. **1911**. — Über die Ursache der Beri-beri-Krankheit. Münch. med. Wschr. **1913**. — Über die Natur und Wirkungsweise der gegen die Polyneuritis wirksamen Substanzen. Arch. Schiffs- u. Tropenhyg. **1913**. — EISENLOHR: Idiop. subakute Muskellähmung und Atrophie. Zbl. Nervenkrkh. **1879**. — ELZHOLZ: Zur Kenntnis der Veränderungen des zentralen Stumpfes lädierter Nerven. Jb. Psychiatr. **1898**. — Über einen eigentümlichen histologischen Befund im zentralen Stumpf von durch Gangrän zerstörten peripheren Nerven. Mschr. Psychiatr. **1899**. — Zur Histologie alter Nervenstümpfe in amputierten Gliedern. Jb. Psychiatr. **1900**. — Über senile Polyneuritis. Jb. Psychiatr. **1901**.

ERB, W.: Zur Pathologie und pathologischen Anatomie peripherer Paralysen. Dtsch. Arch. klin. Med. **5** (1869). — Dystrophia muscularis progressiva. Z. Nervenheilk. **1** (1891). — Bemerkungen über gewisse Formen neurotischer Atrophie. Neur. Zbl. **1883**. — ERLICKI u. RYBALKIN: Über Arseniklähmung. Arch. f. Psychiatr. **23** (1892). — ERNST, P.: Über Randspeichenbau der Markscheide der Nerven. Festschrift für RINDFLEISCH. Leipzig: Wilh. Engelmann 1907. — Der Randspeichenbau und das Gitterwerk der Markscheiden unter normalen und pathologischen Bedingungen. Verh. dtsch. path. Ges. **1910**. — Kapitel: „Nervensystem". ASCHOFFS Lehrbuch der pathologischen Anatomie. Jena: Gustav Fischer 1911.

FALKENHEIM: Zur Lehre von der Nervennaht und der prima intentio nervorum. Dtsch. Z. Chir. **1881**. — Die Lähmungen nach subcutaner Ätherinjektion. Mitt. med. Klin. Königsberg. Leipzig 1888. — FIORI: Contributo allo studio delle lesioni traumatiche del sistema nervoso peripheriche. Gazz. Osped. **1901**. — FISCHEL: Ein Beitrag zur Kasuistik der Radialislähmung nach Ätherinjektionen. Inaug.-Diss. Berlin 1893. — FISCHER, G.: Fall von neuritischer Form der LANDRYschen Paralyse mit Übergang in Tabes dorsalis. Zit. von E. GRÜNWALD. J. Psychol. u. Neur. **29**. — FISCHER, W.: Bericht von der "Far Eastern Association of Tropical Medicine". 3. Kongr. Saigon. Münch. med. Wschr. **1914**. — FLATAN, E.: Anatomischer und pathologisch-anatomischer Teil des Werkes „Neuritis und Polyneuritis von E. REMARK. Wien: Alfred Holder 1899—1900. — FLEMING: The peripheral theory of nerve regeneration with special reference to peripheral neuritis. Scott. med. J. **1902**. — FORSMANN: Zur Kenntnis des Neurotropismus. Beitr. path. Anat. **1900**. — Über die Ursachen, welche die Wachstumsrichtung der peripherischen Nervenfaser bei der Regeneration bestimmen. Beitr. path. Anat. **24**. — FRAISSE, P.: Die Regeneration von Geweben und Organen bei den Wirbeltieren, besonders bei Amphibien und Reptilien. Fischer 1885. — FRANCOTTE: Contribution à l'étude de la névrite multiple. Revue Méd. **1886**. — FRANKL u. HOCHWART: Über Degeneration und Regeneration von Nervenfasern. Wien. med. Jb. **1887**. — FRASSER, H.: Über die Beziehungen des verschiedenen organischen Phosphorgehaltes von Nahrungsmitteln und Ernährungskrankheiten, speziell zu Beri-beri. Arch. Schiffs- u. Tropenhyg. **1912**. — FRASSER, H. and A. T. STANTON: The etiology of Beri-beri. J. trop. med. Hyg. **1911**. — Lancet **1910**. — FRIEDLÄNDER u. GIESE W.: Ein Fall von Septico-Pyämie unter dem Bilde der akuten aufsteigenden Rückenmarkslähmung. Jber. Psychiatr. **5**. — FÜRSTNER: Über peripherische Neuritis bei progressiver Paralyse. Arch. f. Psychiatr. **24**. — FUNK, C.: Diät und diätetische Behandlung vom Standpunkt der Vitaminlehre. Münch. med. Wschr. **1913**. — Fortschritte der experimentellen Beriberi-Forschung in den Jahren 1911—1913. Münch. med. Wschr. **1913**. — Die Vitamine, ihre Bedeutung für die Physiologie und Pathologie mit besonderer Berücksichtigung der Avitaminosen. Wiesbaden: J. F. Bergmann 1914.

GALLEOTI u. LEVI: Über die Neubildung der nervösen Elemente bei dem wiedererzeugten Muskelgewebe. Beitr. path. Anat. **1895**. — GEHUCHTEN: La dégénérescence dite retrograde ou dégén. Wall. indirecte. Le Neuraxe **5**. — GIERLICH, N.: Über das verschiedene Verhalten der Neurofibrillen in den Fortsätzen und dem Zelleib der motorischen Ganglienzellen. Neur. Zbl. **1907**. — GIERLICH, N. u. G. HERXHEIMER: Studien über die Neurofibrillen im Zentralnervensystem. Wiesbaden 1907. — GIRGOLAW: Studien über das periphere Nervensystem bei eitriger Entzündung. Arch. mikrosk. Anat. **1923**. — GLOGNER, M.: Ein weiterer Beitrag zur Ätiologie der multiplen Neuritis in den Tropen. Virchows Arch. **1895**. — GLUCK: Über Einheilung der ausgeschnittenen Nervenstrecken mit Wiederherstellung der Leitung. Berl. klin. Wschr. **1895**. — GOMBAULT: Contribution à l'étude anatomique de la névrite parenquimateuse subaigüe et chronique. Névrite segmentaire périaxile. Arch. de. Neur. **1** (1880). — Sur le rôle qui jouent les lésions segmentaires dans l'évolution de la névrite parenquimateuse. Soc. anat. Paris **1881**. — Sur les lesions de la névrite alcoolique. C. r. Acad. Sci. **1886**. — GORDINIER, H.: Acute ascending paralysis of the type of LANDRY. Report of two cases, one with autopsie. Albany med. Ann. **1904**. — The report of two cases of acute ascending paralysis of the type of LANDRY with recovery. Albany med. Ann. **29**. — The study of a case of the adult type of poliomyelitis and of a case of acute ascending paralysis of the type LANDRY. Albany med. Ann. **35**. — GRÜNEWALD, E. A.: Studien zur pathologischen Anatomie der LANDRYschen Paralyse. J. Psychiol. u. Neur. **29** (1922). — GRUND: Hämatoporphynurie mit Polyneuritis. Z. inn. Med. **44**. — GUDDEN: Klinische und anatomische Beiträge zur Kenntnis der multiplen Alkoholneuritis nebst Bemerkungen über die Regenerationsvorgänge im peripherischen Nervensystem. Arch. f. Psychiatr. **1896**.

HAGUENAU, T.: Un nouveau cas de paralyse diphtérique avec réaction meningée. Bull. Soc. méd. Hôp. Paris. **38**. — HAIGHTON: An experimental inquiry concerning the reproduction of nerves. Philos. trans. 1, 190. — HAUKEN: Über die Folgen von Quetschung peripherer Nerven. Internat. Mschr. Anat. u. Physiol. **1886**. — HEILBRONNER, K.: Rückenmarksveränderungen bei multipler Neuritis der Trinker. Mschr. Psychiatr. **3**. — HOFFMANN: Über progressive neurotische Muskelatrophie. Arch. f. Psychiatr. **1889**. — HOGGAN: De la dég. et de la régénération du cylindraxe dans les lésions non traumatiques. J. de l'Anat. **1882**. — HOMEN u. LEITINEN: Wirkung von Streptokokken und ihren Toxinen auf peripherische Nerven. Beitr. path. Anat. **1899**. — HONDA, K.: Nervenveränderungen bei Beriberi. Verh. jap. path. Ges. **1912**. — HOWELL and HUBER: A physiol. histol. and clinical study of the degen. and regen. in peripheric fibres. J. of Physiol. **1892**. — HUBER: Über das Verhalten der Kerne der SCHWANschen Scheide bei Nervendegeneration. Arch. mikrosk. Anat. **40** (1892). — HÜSSY, P.: Zur klinischen Bedeutung der Vitamine. Münch. med. Wschr. **1914**. — HYLAND, H. H. and W. R. RUSSEL: Chronic progressive polyneuritis with report of a fatal case. Brain **1931**.

ITCHIKAWA, YOSHIKAWA et TAKATA: Étude expérimentale et composé du cancer. IV. Les nerfs périphériques et leurs terminaisons au cours du développement du cancer.

JACOBI: Neurotic affection accompanying joint disease. Boston med. J. **1884**. — JOFFROY et ACHARD: Névrite parenquimateuse d'origine vasculaire. Arch. Méd. expér. **1889**.

KAHL, R.: Zur Pathogenese und Lokalisation der Polyneuritis. Dtsch. Z. Nervenheilk. **1921**. — KATZ: Beitrag zur Lehre von der diphtheritischen Lähmung. Arch. Kinderheilk. **1897**. — KENNEDY: On the regeneration of nerves. Philos. trans. **1897**. — KEY, A. u. G. RETZIUS: Studien in der Anatomie des Nervensystems. Arch. mikrosk. Anat. **1873**. — KIMURA, O.: De- und Regeneration der peripheren Nerven. Mitt. Path. (Sendai) **1** (1919). — Über De- und Regenerationsvorgänge bei der sog. „Reisneuritis" der Vögel. Dtsch. Z. Nervenheilk. **1919**. — KIRSCHNER: Die einseitige Ausschaltung des Nervus phrenicus. Med. Klin. **1920**. — KOLSTER, R.: Zur Kenntnis der Regeneration durchschnittener Nerven. Arch. mikrosk. Anat. **1893**. — Beiträge zur Kenntnis der Histogenese der peripherischen Nerven nebst Bemerkungen über die Regeneration derselben nach Verletzungen. Beitr. path. Anat. **1899**. — KORIBUTT-DASZKIEWICZ: Über die Degeneration und Regeneration der markhaltigen Nerven nach traumatischen Läsionen. Inaug.-Diss. Straßburg 1892. — KORSAKOW u. SERBSKY: Ein Fall von polyneuritischer Psychose mit Autopsie. Arch. f. Psychiatr. **1892**. — KRAUS, WALTER M.: Involvement of the peripheral neurons in diabetes mellitus. Arch. of Neur. **7** (1922). — KRAUSE: Über aufsteigende und absteigende Nervendegeneration. Arch. f. Psychiatr. **1903**. — KÜSTEMANN: Zur Pathologie der Beri-beri. Münch. med. Wschr. **1896**.

LANGER, E.: Kasuistischer Beitrag zur pathologischen Anatomie der akut.-aszend. Spinalparalyse. Dtsch. Z. Nervenheilk. **35**. — Pathologische Anatomie der LANDRYschen Paralyse. Diss. München. — LANGHANS, TH.: Über Veränderungen in den peripheren Nerven bei Cachexie thyreopriva des Menschen und Affen, sowie bei Kretinismus. Virchows Arch. **1892**. — LANGLEY and ANDERSON: Observations on the regeneration of nerves fibres. Proc. phylos. Soc. **1902**. — LANZ: Temporäre Funktionsausschaltung durch Gefrierung. Münch. med. Wschr. **1918**. — LAPINSKY: Zur Frage der Veränderungen in den peripherischen Nerven bei den chronischen Erkrankungen der Gefäße der Extremitäten. Dtsch. Z. Nervenheilk. **1898**. — Über De- und Regeneration peripherischer Nerven. Virchows Arch. **1905**. — LAPIQUE et LEGENDRE: Altérations des fibres nerveuses amyeliniques sur l'action des ansthésiques. Bull. Mus. Hist. natur. **1914**. — Larlett and Warrington: The morbis anatomy in a case of lead paralysis. Brain **1898**. — Leyden, E.: Über die Beteiligung der Muskeln und motorischen Nervenapparate bei der Tabes dorsalis. Dtsch. Z. inn. Med. **1887**. — Die Entzündung der peripherischen Nerven, deren Pathologie und Behandlung. Berlin 1888. — Lhermitte et J. O. Trelles: Neurolymphomatose périphérique humaine. Presse méd. **1934**. — Lie, H. P.: Über pathologische Veränderungen im Zentralnervensystem bei Lepra. Med. Rev. **1929**. — Löwy, E.: Beitrag zur pathologischen Histologie der peripheren Nerven. Handbuch der pathologischen Anatomie des Nervensystems von Flatau-Jacobssohn. Berlin 1904. — Lohrisch, H.: Ein Beitrag zur pathologischen Anatomie der Landryschen Paralyse. Mschr. Psychiatr. **1914**. — Ludwig, E.: Anatomische Untersuchungen des N. depressor bei Herzhypertrophie. Berl. klin. Wschr. **1912**. — Lugaro, E.: Pathologische Anatomie der peripheren Nerven. Handbuch der pathologischen Anatomie des Nervensystems von Flatau-Jacobssohn. Berlin 1904. — Una prova decisiva nella questione della rigenerazione dei nervi. Riv. Pat. nerv. **9** (1904). — Zur Frage der autogenen Regeneration der Nervenfasern. Neur. Zbl. **1905**. — Weiteres zur Frage der autogenen Regeneration der Nervenfasern. Neur. Zbl. **1906**. — Osservazioni sui gomitoli nervosi nella regenerazione dei nervi. Riv. Pat. nerv. **11** (1906). — Recensione critica di numerosi lavori sulla rigeneratione dei nervi periferici. Riv. Pat. nerv. **11** (1906). — Ancore un'esperienza contra la rigenerazione autogena delle fibre nervose. Riv. Pat. nerv. **11** (1906). — Sul neurotropismo o sui trapianti dei nervi. Riv. di Pat. nerv. **11** (1906). — Sulla presunta rigenerazione autogena delle radici posteriori. Riv. di Pat. nerv. **11** (1906). — Fibre aberranti, fibre centrifughe e fibre recorrenti nelle radici posteriori. Monit. zool. ital. **1906**. — Ricensione critica del lavoro di Bethe: „Neue Versuche über die Regeneration der Nervenfasern". Riv. di Path. nerv. **1907**. — Sulla rigenerazione delle fibre dei nervi periferici. Comm. al Congr. dei Pat. Palermo 1908. — Esperience decisive contro l'autorigenerazione delle fibre nervose. Studi neurologici dedicati a Eugenio Tanzi 1926.

Mankowsky, B. M.: Neuritiden nach Kohlenoxydvergiftung. Dtsch. Z. Nervenheilk. **109** (1929). — Marburg, O.: Autogene Nervenregeneration im peripheren Nervenstumpf. Verh. Psychiatr. Wien **1905**. — Zur Pathologie der Poliomyelitis acuta (Encephalomyelitis et neuritis infiltrativa). Wien. klin. Rdsch. **1909**. — Pathologie und Pathogenese der Poliomyelitis, Sklerosis multiplex und Paralysis progressiva. Jb. ärztl. Fortbildg **1919**. — Marchand: Über eine eigentümliche Erkrankung des Sympathicus, der Nebenniere und der peripheren Nerven. Virchows Arch. **1880**. — Befund bei Polyneuritis. Münch. med. Wschr. **1912**. — Marchox: Le Beriberi. Bull. Soc. Path. expér. Biol. **1910**. — Marcus, H.: Polyneuritis perivasculitica. Acta psychiatr. (Københ.) 8 (1933). — Marenghi, G.: La régénération des fibres nerveuses à la suite des lésions des nerfs. Arch. ital. Biol. **1898**. — Taglio intracranico del nervo ottico. Pavia 1901. — Encore la vagotomie bilatérale par rapport à la question du retablissement fonctionelle à la suite de la section des nerfs. Arch. ital. Biol. **36**. — Margulis, M. S.: Pathologie und Pathogenese der akuten primären infektiösen Polyneuritis. Dtsch. Z. Nervenheilk. **99** (1927). — Über syphilitische Polyneuritis. Dtsch. Z. Nervenheilk. **1930**. — Marie et Bertrand: Contribution à l'anatomie path. de la neurite hypertrophique familiale. Ann. Méd. **1918**. — Marinesco: Recherches sur la régénérescence autogène. Revue neur. **1905**. — Studio asupra regenerarei nervose, 1906. — Du rôle des cellules apotrophique dans la régénérescence nerveuse, 1906. — Etudes sur le mécanisme de la régénérescence des fibres nerveuses des nerfs périphériques. J. f. Psychiatr. **7**. — Lesions fines du cylindraxe dans les polyneurites. Revue neur. **1906**. — Recherches sur les lésion du systeme nerveux central dans le typhus exanthematique. Ann. Inst. Pasteur **36** (1922). — Marinesco et Cracium: Lésion du systeme nerveux dans le Typhus exanthematique usw. C. r. Acad. Sci. Paris **172** (1921). — Marinesco u. Draganesco: Beiträge zum Studium der primären infektiösen diffusen Neuritiden. Dtsch. Z. Nervenheilk. **1930**. — Mayer: Über Vorgänge der Degeneration und Regeneration im unversehrten peripheren Nervensystem. Z. Nervenheilk. **1881**. — Medea, E.: Recherches expérimentales sur la dégénération et régénération des fibres nerveuses dans la névrite parenchymateuse degenerative. L'état du cylindraxe dans la névrite interstitielle hypertrophique progressive de Déjerine et Sottas. Revue neur. **1903**. — L'applicazione del nuevo metodo di Ramon e Cajal allo studio nella neurite parenchimatosa sperimentale. Boll. Soc. med. chir. Pavia **1905**. — La méthode de Mann appliquée à l'étude des altérations des nerfs périphériques. Soc. Neur. Paris **1905**. — Contributo allo studio delle fini alterazioni della fibra nervosa nella neurite parenchimatosa degenerativa sperimentale. Labor. Istol. Pat. gen. Univ. Pavia. — Fenomeni neuritici negli alienati di mente e fenomeni psicopatici nelle neuriti. Ann. di Neur. **1906**. — Medea, E. e Gemelli: Un caso de polineurite tossica verosimilmente anilinica. Boll. Soc. med.-chir. Pavia **1903**. — Medea, E. e Rossi: Contributo allo studio delle lesioni traumatiche dei nervi perif. a proposito di **17** casi trattati chirurgicamente. Milano: F. Vallardi 1905. (La clinica chirurgica.) — Merklen, Pr. Weiss, C. de Gennes: Réaction meningée au cours d'une paralyse diphtérique. Bull. Soc. Hôp. Paris **38**. —

Meyer: Anatomische Untersuchungen über diphtheritische Lähmung. Virchows Arch. **1881**. — Minet and Leclercq: Anat. path. de la maladie de Landry. Rev. Méd. **1910**. — Miura: Beitrag zur Ätiologie der Kakke. Virchows Arch. **1888**. — Zur Ätiologie der Kakke. Virchows Arch. **1889**. — Pathologisch-anatomische Befunde an den Leichen von Säuglingen mit der sog. Kakke-Dyspepsie. Virchows Arch. **1899**. — Modena: La deg. e la regenerazione del nervo perif. in seguito a lesione. Estratto dell'annuar del Manic. prov. di Arcona, 1904. — Degeneration und Regeneration peripherer Nerven. Arb. neur. Inst. Wien. **12**. — Modina u. Cavara: Polyneuritis und Poliomyelitis. Mschr. Psychiatr. **1911**. — Mönckeberg: Anatomischer Befund eines Falles von „Landryschem Symptomenkomplex". Münch. med. Wschr. **1903**. — Monakow: Zur pathologischen Anatomie der Bleilähmung. Arch. f. Psychiatr. **10**. — Mondio: Contributo allo studio delle neurite sperimentale. An. di Neur. **1899**. — Morpurgo: Sulla rigenerazione dei nervi perif. Atti Acad. Sci. med. e nat. Ferrara **1884**. — Sui processi istologici consecutivi alla neurectomia dello sciatico. Ann. di Freniat. Sci. affini Manic. Torino **1892**. — Moschoew: Zur Frage über ascendierende Veränderungen in Rückenmarksnerven nach Läsionen seiner peripheren Teile. Neur. Zbl. **1893**. — Mott, F. W.: On degeneration of the neuron. Brit. med. J. **1900**. — The pathology of nerve degeneration. Lancet **1902**. — Münzer: Gibt es eine autogenetische Regeneration der Nervenfasern? Neur. Zbl. **1902**. — Zur Frage der autogenen Nervendegeneration. Neur. Zbl. **1903**. — Münzer, A.: Zur Histologie und Klassifikation der Landryschen Paralyse. Berl. klin. Wschr. **1908**. — Münzer u. Fischer: Gibt es eine autogene Regeneration der Nervenfasern? Neur. Zbl. **1906**. — Muranweff: Die feineren Veränderungen durchschnittener Nervenfasern im peripheren Abschnitt. Beitr. path. Anat. **1901**. — Zur Frage der Veränderungen im zentralen Nervenstumpf nach Durchschneidung. Neur. Zbl. **1902**.

Nagayo, M.: Beriberi and rice neuritis. J. amer. med. Assoc. **81** (1923). — Nageotte: Action des métaux et de divers autres facteurs sur la dégénération des nerfs en survie. C. r. Soc. Biol. Paris **1923**. — Sur la greffe des tissus morts et en particulier sur la réparation etc. C. r. Soc. Biol. Paris **79**. — Le processus de cicatrisation des nerfs. C. r. Soc. Biol. Paris **1915**. — Evolution du mode de groupement des névrites dans les cicatrices nerveuses. C. r. Soc. Biol. **1915**. — Le processus de la cicatrisation des nerfs. Généralité et faits particuliers. C. r. Soc. Biol. Paris **1915**. — Developpement de la gaine myelinique dans les nerf en voie de régénération. C. r. Soc. Biol. Paris **1915**. — Troubles apportés à la croissance de névrites dans les cicatrices nerveuses par certains modifications provoquées de la neuroglie. C. r. Soc. Biol. Paris **1915**. — Substance collagène et neuroglie dans la cicatrisation des nerfs. C. r. Soc. Biol. Paris **1915**. — Etude expérimentale de la cicatrisation des nerfs. Lyon chir. **1918**. — Nemilow: Einige Beobachtungen über den Bau des Nervensystems bei Ganoiden und Knochenfischen. Arch. mikrosk. Anat. **1908**. — Über die Beziehungen der sog. „Zellen der Schwannschen Scheide" usw. Arch. mikrosk. Anat. **76**. — Neumann: Degeneration und Regeneration nach Durchschneidungen. Arch. Heilk. **1868**. — Ältere und neuere Lehren über die Regeneration der Nerven. Virchows Arch. **1907**. — Nonne, M.: Anatomische Untersuchungen von zehn Fällen von Tabes dorsalis mit besonderer Berücksichtigung des Verhaltens der peripheren Nerven. Jb. Hamb. Stadtkrkhaus **1889**. — Anatomische Untersuchung eines Falles von Erkrankungen motorischer und gemischter Nerven und vorderer Wurzeln bei Tabes dorsalis. Arch. f. Psychiatr. **19**. — Syphilis und Nervensystem. Berlin: S. Karger 1910. — Landry auf syphilitischer Grundlage. Ärzte-Ver. Hamburg 1912. — Bemerkungen zum Aufsatz von E. Langer. Dtsch. Z. Nervenheilk. **53** (1915). — Kasuistischer Beitrag zur pathologischen Anatomie der akut aszendierenden Spinalparalyse. Dtsch. Z. Nervenheilk. **53**. — Notthaft, v.: Neuere Untersuchungen über den Verlauf der Degeneration und Regeneration an verletzten peripheren Nerven. Z. Zool. **1892**.

Oehl: Sulle alterazioni e sul processo di regenerazione etc. Arch. per la Zool. **1864**. — Delle alterazioni dei due marroni ecc. ecc. Arch. per la Zool. **1865**. — Okada, E.: Über zwiebelartige Gebilde in peripheren Nerven bei einem Fall von Kakke (Beriberi). Mitt. med. Fak. Tokyo **1903**. — Oppenheim, H.: Beiträge zur Pathologie der multiplen Neuritis und Alkohollähmung. Z. klin. Med. **1883**. — Beiträge zur Polyneuritis. Dtsch. Z. Nervenheilk. **62** (1918). — Oppenheim u. Siemerling: Beiträge zur Pathologie der Tabes dorsalis und der peripherischen Nervenerkrankungen. Arch. f. Psychiatr. **18**.

Page, D.: Sulla degen. e la rigen. delle fibre nervose ecc. ecc. Boll. Soc. Natur. Napoli **1896**. — Pal, J.: Über multiple Neuritis. Wien: Alfred Hölder 1891. — Pekelharing u. Winkler: Mitteilungen über die Beriberi. Dtsch. med. Wschr. **1887**. — Perroncito, A.: Sulla questione della rigenerazione autogena delle fibre nervose. Nota praeventiva. Boll. Soc. med.-chir. Pavia **1905**. — La rigenerazione delle fibre nervose. Comm. Soc. med.-chir. Pavia, 3. Nov. 1905. — Die Regeneration der Nerven. Beitr. path. Anat. **1907**. — Zur Frage der Nervenregeneration. Beitr. path. Anat. **1908**. — Über die Zellen beim Degenerationsvorgang der Nerven. Fol. neurobiol. **1909**. — Perthes: Über die Behandlung der

Schmerzzustände bei Schußneuritis. Münch. med. Wschr. **1918**. — PERTIK: Untersuchungen über Nervenfasern. Arch. mikrosk. Anat. **1881**. — PETTE, H.: Zur Klinik und Anatomie der Periarteritis nodosa. Zbl. Neur. **49** (1928). — Infektion und Nervensystem. 19. Jverslg Ges. dtsch. Nervenärzte. Dtsch. Z. Nervenheilk. **110**. — PFEIFFER, J. A. F.: A case of LANDRYs paralysis with especial reference to the anatomical changes. Brain **35** (1913). — PHILIPEAUX e VULPIAN: Recherches expérimentales sur la régénération des nerfs. Gaz. méd. **1860**. — PIERRET: Nouvelles recherches sur les neurites péripheriques observées chez les tabétiques vrais. Encéphale **1886**. — PILOTTI: Paralisi ascendente acuta (sindroma de LANDRY) Riv. sper. Freniatr. 1920. — PITRES et VAILLARD: Contribution à l'étude des névrites non traumatiques. Arch. de Neur. **1883**. — Contribution à l'étude des névrites périphériques dans le cours ou la convalescence de la fièvre typhoide. Rev. mens. Méd. **1885**. — Contribution à l'étude de la névrite segmentaire. Arch. de Neur. **1886**. — Contribution à l'étude des névrites peripheriques chez les tabétiques. Rev. Méd. **1886**. — Des névrites périphériques chez les tuberculeux. Rev. Méd. **1886**. — Névrites périphériques dans le rhumatisme chroniques. Rev. Méd. **1887**. — Des névrites provoquées par les injections d'éther au voisinage des troncs nerveux des membres. Gaz. méd. Paris **1887**. — POSCHARIESKY: Über die histologischen Vorgänge an den peripheren Nerven nach Kontinuitätstrennung. Beitr. path. Anat. **1907**. — PREISZ: Beiträge zur Anatomie der diphtheritischen Lähmungen. Dtsch. Z. Nervenheilk. **1895**. — PURPURA: Contribution à l'étude de la régén. des nerfs périphériques. Arch. ital. Biol. **1901**.

RACHMANOW: Zur normalen und pathologischen Histologie der peripheren Nerven des Menschen. J. Psychol. u. Neur. **18** (1912). — RAIMANN: Zur Frage der retrograden Degeneration. Jb. Psychiatr. **1900**. — RAMON y CAJAL: Sobre la degeneración y regeneración de los nervios. Bol. Inst. Ser. **1905**. — Mécanisme de la régénération des nerfs. C. r. Soc. Biol. Paris **1905**. — Mecanismo de la regeneración de los nervios. Trab. Labor. Invest. biol. Univ. Madrid **4**. — Les métamorphoses précoces des neurofibrilles dans la régénération et la dégénération des nerfs. Trav. Labor. Recherch. biol. Univ. Madrid **5** (1907). — Algunas observaciones favorables a la teoría neurotrópica. Trab. Labor. Invest. biol. Univ. Madrid **8**. Algunos experimentos de conservación y autolisis del tejido nervioso. Trab. Labor. Invest. biol. Univ. Madrid **8**. — Una modificación del método de BIELSCHOWSKY etc. Trab. Labor. Invest. biol. Univ. Madrid **8**. — Fibras nerviosas conservadas y fibras nerviosas degeneradas. Trab. Labor. Invest. biol. Univ. Madrid **9**. — El aparato endocelular de GOLGI en la celula de SCHWAN y algunas observaciones sobre la estructura de los tubos nerviosos. Trab. Labor. Invest. biol. Univ. Madrid **10**. — Fenómenos de excitación neurocládica en los ganglios y raices nerviosas consecutivos al arrancamiento del ciático. Trab. Labor. Invest. biol. Univ. Madrid **11**. — El neurotropismo y la transplantación de los nervios. Trab. Labor. Invest. biol. Univ. Madrid **11**. — Algunas observaciones contrarias a la hipótesis «sincitial» a la regeneracion nerviosa y neurogénesis normal. Trab. Labor. Invest. biol. Univ. Madrid **18**. — Degeneration and regeneration of the nervous system. Vol. 1. Oxford Univ. Press 1928. — RANVIER: De la dégénérescence des nerfs après leur section. C. r. Soc. Biol. Paris **1872**. — De la regénération des nerfs sectionnés. C. r. Soc. Biol. Paris **1873**. — Leçons sur l'histologie du système nerveux. Paris 1878. — Technisches Lehrbuch der Histologie, Deutsch von NILATI und WYSS. Leipzig 1888. — REICH: Über die feine Struktur der peripheren markhaltigen Nerven und ihre Bedeutung für die Neuronfrage. Neur. Zbl. **1910**. — Über Unterschiede im Bau der zentralen und peripheren Nervenfasern auf Grund mikrohistochemischer Untersuchungen. Z. Psychiatr. **66**. — REMAK: Über Wiedererzeugung von Nervenfasern. Virchows Arch. **1862**. — Neuritis und Polyneuritis. Wien: Alfred Hölder 1899—1900. — RODENWALT: Pathologisch-anatomische Verhältnisse des Nervensystems bei Beri-beri. Münch. med. Wschr. **1908**. — ROSENTHAL: Über die Vereinigung des Nerven lingualis mit dem N. hypoglossus. Zbl. med. Wiss. **1864**. — ROUSSY et CORNIL: Névrite hypertrophique progressive non familiale de l'adulte. Ann. Méd. **1919**. — RUMPF u. LUCE: Zur Klinik und pathologischen Anatomie der Beri-beri-Krankheit. Dtsch. Z. Nervenheilk. **1900**. — RUSSEL, R. u. H. G. GARLAND: Progressive hypertrophic polyneuritis with case reports. Brain **1930**.

SANDULLI: Le terminaz., dei nervi nei muscoli striati volontari e le novo alteraz. dopo la recisione dei tronchi nerv. Giorn. Assoc. napol. dei med. e nat. **2**, 1. — SAVINI-CASTANO, PH. u. E. SAVINI: Zur Kenntnis der pathologischen Anatomie und der Pathogenese eines unter dem Bilde der aufsteigenden LANDRYschen Paralyse verlaufenden Falles von Polyomyelitis acuta beim Kinde. Arch. f. Psychiatr. **45**. — SCHALL: Zur Methodik vorübergehender Ausschaltung peripherer Nerven. Z. exper. Med. **2**. — SCHAUMANN, H.: Polyneuritis gallinarum und Beri-beri. Erwiderung auf C. EIJKMAN. Arch. Schiffs- u. Tropenhyg. **1911**. — Über die Darstellung und Wirkungsweise einer der in der Reiskleie enthaltenen. gegen experimentelle Polyneuritis wirksamen Substanz. Arch. Schiffs- u. Tropenhyg. **1912**. — Über die Ursache der Beriberi-Krankheit. Münch. med. Wschr. **1913**. — SCHEUBE: Die japanische Kakke. Dtsch. Arch. klin. Med. **1882**. — Weitere Beiträge zur pathologischen Anatomie und Histologie der Beriberi. Virchows Arch. 1884. — Schiff: Über die Degeneration und Regeneration der Nerven. Z. Zool. 7. — Schlauch: Experimentelles zur Ätiologie von Neuralgie und Neuritis. Med. Klin. 1930. — Schlesinger: Über eine durch Gefäßerkrankung bedingte Form der Neuritis. Neur. Zbl. 1895. — Schloesmann: Über Behandlung der Schußneuritis durch langdauernde Nervenausschaltung. Z. Chir. 1918. — Über Schußneuritis nach Nervenschüssen. Erg. Chir. 12. — Schmincke: Über Neuritis bei Periarteriitis nodosa. Dtsch. path. Ges. Jena, April 1921. — Schreiber, G.: Maladie de Landry avec réaction meningée chez un enfant de 4 ans au cours d'une épidémie de poliomyélite antérieur. Autopsie. Progrès méd. 49. — Schüffner: Ist die Beriberi eine auch in Europa heimische Krankheit? Münch. med. Wschr. 1913. — Schütte: Die Degeneration und Regeneration peripherer Nerven nach Verletzungen. Zbl. Path. 1904. — Schweiger: Über Veränderungen der Spinalganglien in einem Fall von Landryscher Paralyse. Dtsch. Z. Nervenheilk. 15 (1909). — Segale: Sulla rigenerazioni dei nervi. Genova 1903. — Segawa: Experimentelle Polyneuritis der Hühner und Tauben und ihre Beziehungen zur Beriberi. Virchows Arch. 1914. — Senator: Über akute multiple Myositis bei Neuritis. Dtsch. med. Wschr. 1888. — Sett: Polyneuritis. Arch. f. Psychiatr. 61. — Shimamura: Über einen Fall von Myelitis ex neuritide ascendens. Z. klin. Med. 1894. — Shimozono: Über das Verhalten der zentralen und peripheren Nervensubstanz bei verschiedenen Vergiftungen und Ernährungsstörungen. Arch. f. Psychiatr. 53. — Simons u. Scheube: Die japanische Kakke. Dtsch. Arch. klin. Med. 1883. — Soukhanow: Histol. path. de la polinévrite dans ses rappoérts avec les lésions de la cellule nerveuse. Mon. Icon. Salpêtrière 1897. — Souques, A. u. I. Bertrand: Contribution à l'étude anatomo-pathologique de la névrite hypertrophique familiale. Ann. Méd. 9 (1921). — Spielmeyer, W.: Zur Klinik und Anatomie der Nervenschußverletzungen. Z. Neur. 29. — Über Regeneration peripherischer Nerven. Z. Neur. 36. — Histopathologie des Nervensystems. Berlin: Julius Springer 1922. — Degeneration und Regeneration in peripherischen Nerven. Bethes Handbuch der Physiologie, Bd. 9. 1929. — Stefani: Sulla degenerazione delle fibre ner. periph. separate dei centri e delle terminaz. Riv. sper. Freniatr. 1895. — Stefani e Cavazzani: Si le moignon central d'un nerf peut s'unir au moignon périph., etc. Arch. ital. Biol. 1885. — Steiner: Beiträge zur pathologischen Anatomie der peripheren Nerven bei den metasyphilitischen Erkrankungen. Arch. f. Psychiatr. 1914. — Stilling: Pathologisch-anatomischer Befund bei einem Fall von Landryscher Paralyse. Arch. f. Psychiatr. 40. — Stransky, E.: Über diskontinuierliche Zerfallsprozesse an den peripheren Nervenfasern. J. Psychiatr. u. Neur. 50. — Ströbe: Die allgemeine Histologie der Degenerations- und Regenerationsprozesse im zentralen und peripheren Nervensystem nach den neuesten Forschungen. Zbl. Path. 6 (1885). — Experimentelle Untersuchungen über Degeneration und Regeneration peripherischer Nerven nach Verletzungen. Beitr. path. Anat. 1893. — Strümpell, v.: Zur Kenntnis der multiplen degenerativen Neuritis. Arch. f. Psychiatr. 1883. — Beiträge zur Pathologie und pathologische Anatomie der multiplen Neuritis. Dtsch. Arch. klin. Med. 1891. — Demonstration eines typischen Falles primärer schwerer akuter Polyneuritis. Münch. med. Wschr. 1912.

Tangl: Zur Histologie der gequetschten peripheren Nervenfasern. Arch. mikrosk. Anat. 1887. — Tello: Terminaciones en los músculos estriados. Trab. Labor. Invest. biol. Univ. Madrid 4. — La régénération dans le fusseaux de Kühne. Trab. Labor. Invest. biol. Univ. Madrid. 5. — Degen. et régén. des plaques motrices après la section des nerfs. Trab. Labor. Invest. biol. Univ. Madrid 5. — Genèse des terminaisons motrices et sensitives. Trav. Labor. Recherch. biol. Univ. Madrid 21. — Teuscher: Über Degeneration am normalen peripheren Nerven. Arch. mikrosk. Anat. 1890. — Tirelli: Como si comporta la stroma neurocheratinico delle fibre nervose nel moncone periferico di un nervo veccio e nel cadavere. Arch. Sci. med. 1896. — Tonarelli: Lesione traumatiche dei nervi. Morgagni 1904. — Trömner u. Wohlwill: Peripherische Nervenerkrankungen bei Leukämie. Zbl. Neur. 46 (1927).

Vanlair: Des altérations nerveuses centripètes consécutives à la lésion des nerfs. Bull. Acad. Méd. Belg. 1891. — Nouvelles recherches expérimentelles sur la régénération des nerfs. Arch. de Biol. 1893. — Vanwijhe et Vernischi: Examen des lésions des nerfs inmédiatement à leur élongation. Trav. de Neur. chir. 1901. — Veltmann: Über Lähmungen nach Ätherinjektionen. Inaug.-Diss. Würzburg 1888. — Verolay, J.: Zur Kenntnis der „Neurofibrome". Beitr. path. Anat. 1910. — Vierordt: Zur Frage vom Wesen der Bleilähmung. Arch. f. Psychiatr. 1887. — Villaverde, J. M. de: Lésions des nerfs dans l'intoxication saturnine expérimentelle. Trav. Labor. Recherch. biol. Univ. Madrid 24. — Les résultats tardifs de l'intoxication saturnine expér. des nerfs. Trav. Labor. Recherch. biol. Univ. Madrid 24. — Les lésions des plaques motrices dans l'intoxication par le plomb. Trav. Labor. Recherch. biol. Univ. Madrid 24. — Phénomènes de dég. et régénérescence dans les nerfs, etc. Trav. Labor. Recherch. biol. Univ. Madrid 25. — Sur l'avenir des parties constituantes de la fibre dans l'intoxication expérimentelle par le plomb. Trav. Labor.

Recherch. biol. Univ. Madrid. **26**. — Über die Regenerationsmöglichkeiten bei der experimentellen Bleineuritis. Z. Neur. **146** (1933), — VOLPINO: Der Monphagismus und seine Beziehungen zu den Volkskrankheiten. Münch. med. Wschr. **1914**. — VULPIAN: Note sur l'état des nerfs sensitifs, des ganglions spinaux et du grand sympathique dans le cas de sclérose de faisceaux postérieures de la moëlle épinière. Arch. Physiol. norm. et path. **1868**. — Note sur les nouvelles expériences rélatives à la réunion bout-à-bout du nerf lingual et du nerf hypoglosse. Arch. Physiol. norm. et path. **1873**. — Notes sur la régén. dite autogenique des nerfs. Arch. de Physiol. norm. et path. **1874**.

WALLER: Sur la réproduction des nerfs et sur la structure et la fonction des ganglions épinaux. Arch. Anat., Physiol. u. wiss. Med. **1852**. — WALTER, F. K.: Regeneration der peripheren Nerven. Inaug.-Diss. Rostock **1908**. — Zur Kenntnis der peripheren markhaltigen Nervenfasern. Dtsch. Z. Nervenheilk. **1908**. — Zur Frage der Lokalisation der Polyneuritis. Z. Neur. **44** (1918). — WEIGELDT: Klinische Beiträge zur Periarteritis nodosa. Dtsch. Z. Nervenheilk. **1927**. — WEISS: Le cylindraxe pendant la régénération des nerfs. Revue neur. **1900**. — WESTPHAL, C.: Über eine Veränderung des N. radialis bei Bleilähmung. Arch. f. Psychiatr. **4** (1874). — Über kombinierte Erkrankung der Rückenmarkstränge. Arch. f. Psychiatr. **8**. — Über einen durch Peroneuslähmung komplizierten Fall von Tabes. Arch. f. Psychiatr. **24**. — WIETNIG: Zur Frage der Regeneration der peripheren Nerven. Beitr. path. Anat. **1898**. — WILSON, G. and N. W. WINKLEMANN: Multiple neuritis following carbon monoxid poisoning. J. amer. med. Assoc. **82** (1924). — WILLIAMS, T. A.: Polyneuritis of infectious origin. Discussion of the pathogenesis of neuritis during infection, with special reference to disorder of hepatic function. Med. Rec. **100** (1921). — WLADIMIROW: Über die anatomischen Veränderungen im zentralen und peripheren Nervensystem bei diphtheritischen Lähmungen. Inaug.-Diss. Moskau 1902. — WLASSAK: Die Herkunft des Myelins. Arch. Entw.mechan. **1898**. — WOLBERG: Kritische und experimentelle Untersuchungen über die Nervennaht und Nervenregeneration. Dtsch. Z. Chir. **18**. — WOLWILL: Periarteritis nodosa und Nervensystem. Zbl. Neur. **34**.

ZALLA: I fenomeni cellulari nella digeneraz. Walleriana dei nervi perif. Riv. Pat. nerv. **14**. — ZIEGLER: Untersuchungen über die Regeneration des Achsenzylinders durchtrennter peripherer Nerven. Arch. klin. **51**.

Neuralgien.

Von ERWIN WEXBERG-New Orleans (Louisiana).

Der Begriff der Neuralgie gehört zu jenen Begriffen der Medizin, in welchen eine auch nur einigermaßen befriedigende Einigung, sei es, was die Definition, sei es auch nur, was ihr klinisches Geltungsbereich anbelangt, vielleicht nicht eher erzielt sein wird, als wenn sie aus der Medizin überhaupt verschwinden. Tatsächlich läßt sich in der Geschichte der letzten Jahrzehnte nachweisen, daß in der exakten Diagnostik von Neuralgie immer weniger die Rede ist. Und wenn dieser Name bis heute noch gebraucht wird und auch nicht entbehrt werden kann, so gewiß nur deshalb, weil er einerseits für den praktischen Arzt ein immer offenstehendes Refugium aus diagnostischen Verlegenheiten bedeutet, andererseits aber für die wissenschaftliche Medizin den Sammelnamen für eine Reihe von Erkrankungen, in deren Wesen wir bisher noch nicht eingedrungen sind.

Nach der üblichen Auffassung bedeutet Neuralgie die Bezeichnung für eine „funktionelle“, also anatomisch nicht nachweisbare Affektion des peripheren Nervensystems, als deren Kardinalsymptom der *Schmerz* figuriert. Ausgeschlossen aus dem Begriff der Neuralgie sind jedoch psychogene Erkrankungen, die wir sonst wohl auch mit dem vieldeutigen Ausdruck „funktionell“ bezeichnen. Ausgeschlossen sind ferner die „referred pains“ im Sinne HEADS, die auf eine Erkrankung innerer Organe zurückgehen, obwohl man bei diesen am ehesten eine rein funktionelle Störung im Sinne pathologischer Reflexmechanismen im Nervensystem annehmen könnte. Hierher gehören etwa die von CHARCOT beschriebenen Schmerzen im rechten Arm bei Leberleiden oder die von LINDSTEDT als Grundlage neuralgischer Erscheinungen angegebenen Befunde. Ausgeschlossen sind aber auch Erkrankungen der peripheren Nerven, die mit anatomischen Veränderungen des Nervenstammes oder des zugehörigen Spinalganglions einhergehen. Ist nun der Begriff der Neuralgie von drei Seiten her — von der Seite des anatomischen Befundes, des neurologisch-klinischen Status und des Ergebnisses der internen Untersuchung — eingeengt, so ist es nicht weiter verwunderlich, daß jeder Fortschritt auf einem dieser drei Gebiete zur Verkleinerung des Bereiches der Neuralgie führen muß. Mehr und mehr konzentriert sich die Bemühung der wissenschaftlichen Medizin auf den Nachweis, was alles *nicht* Neuralgie ist.

Für den heute noch verbleibenden Rest an Krankheitsbildern, die unter der Bezeichnung „Neuralgie“ gehen, mag W. ALEXANDERS Auffassung zum größten Teil zutreffen: zwischen neuritischen und degenerativen Veränderungen des Nerven und der neuralgischen besteht kein prinzipieller, sondern nur ein gradueller Unterschied. Die Neuralgie ist ein Vorstadium der Neuritis. Dem stehen nur, wie ALEXANDER selbst bemerkt, die negativen anatomischen Befunde bei der Trigeminusneuralgie entgegen. Doch haben wir es gerade bei der Trigeminusneuralgie mit einer Erkrankung zu tun, bei der es mehr und mehr zweifelhaft wird, ob das periphere cerebrospinale System überhaupt den eigentlichen Sitz des Leidens darstellt, oder ob es sich nicht vielmehr um eine Erkrankung des vasovegetativen Systems handelt. Darüber soll später eingehend gesprochen werden. Sieht man von der Trigeminusneuralgie ab, sieht man ferner ab von den Schmerzirradiationen innerer Erkrankungen, welche noch immer, wie etwa in vielen Fällen von Intercostalneuralgie, als Neuralgien betrachtet werden, obwohl sie eigentlich nicht hierhergehören, so mag für den Rest tatsächlich ALEXANDERS Auffassung, daß wir es eigentlich mit leichten Neuritiden zu tun haben, zutreffen. Das gilt gewiß auch dort, wo dyskrasische Faktoren, etwa Diabetes (HERSCHMANN) ätiologisch in Frage kommen.

Diesen Umständen Rechnung tragend, haben wir in der Systematik dieses Handbuches wieder ein umfangreiches Kapitel, das sonst traditionsgemäß unter dem Titel „Neuralgie" abgehandelt wurde, die *Ischias,* und mit ihr die *Meralgia parästhetica,* als zweifellos nicht hierhergehörig von hier abgetrennt und in den Abschnitt „*Neuritis und Polyneuritis*" verwiesen. So bleibt für den Abschnitt „*Neuralgie*" als praktisch wichtigster Teil vor allem die *Trigeminusneuralgie*, daneben die ihr nahestehende *Neuralgie des Glossopharyngeus,* ferner die *Occipital-*, *Brachial-* und *Intercostalneuralgien* — deren Zugehörigkeit zu diesem Abschnitt kaum mehr aufrechtzuerhalten ist — und schließlich die große Zahl der selteneren, klinisch schwer definierbaren „*Algien*" und „*Dynien*", die eigentlich nur isolierte Symptome und keine nosologischen Einheiten darstellen. Denn wenn wir einer Patientin, die mit Klagen über Brustschmerzen zu uns kommt, mitteilen, sie habe eine „Mastodynie", so müssen wir uns darüber klar sein, daß wir keine Diagnose gestellt, sondern bloß das, was sie uns gesagt hat, ins Griechische übersetzt haben.

Unter diesen Umständen erweist es sich als zweckmäßig, auf einen allgemeinen Teil in der Darstellung zu verzichten. Sehen wir von der Trigeminusneuralgie, die ein Kapitel für sich bildet, ab, so ist die Ursachenlehre der Neuralgien von der der Neuritiden in keiner Weise verschieden. Es kann also auf diesen Abschnitt verwiesen werden. Über die Pathogenese wissen wir nur soviel, als wir von den Neuritiden wissen. Symptomatologie, Diagnostik, Prognostik und Therapie aber lassen sich bei so heterogenen Erkrankungen wohl nicht allgemein behandeln.

Spezielle Pathologie der Neuralgien.

Trigeminusneuralgie.

(Gesichtsschmerz, Tic douloureux.)

Unter Trigeminusneuralgie verstehen wir ein Krankheitsbild, das durch anfallsweise auftretende, sehr heftige Schmerzen in einem oder mehreren Ästen des V. Hirnnerven, bzw. in den diesem anatomisch zugeordneten Haut- und Schleimhautgebieten, und durch eminent chronischen Verlauf gekennzeichnet ist. Die Trigeminusneuralgie ist also eine rein klinische und keine ätiologische Einheit. Es spricht durchaus nicht gegen die Annahme einer echten Trigeminusneuralgie, wenn sie sich etwa im Anschluß an eine Nebenhöhlenerkrankung entwickelt, vorausgesetzt daß sie die klinischen Kennzeichen des heftigen Schmerzes im anatomischen Verteilungsgebiet eines oder mehrerer Trigeminusäste, des anfallsweisen und dabei chronischen Verlaufes aufweist. Andererseits sind wir zur Annahme einer Trigeminusneuralgie im obigen Sinne in Fällen, wo über einen kontinuierlichen, nicht anfallsweisen Schmerz geklagt wird, wo das Leiden nach einigen Wochen abgelaufen ist oder wo die anatomischen Grenzen der 3 Trigeminusäste nicht eingehalten werden, auch dann nicht berechtigt, wenn sich keine manifeste Ursache für den Schmerz feststellen läßt. Wir werden über diese „atypischen" Neuralgien noch zu sprechen haben. Diese rein symptomatologische Definition scheint uns wichtig, um einer Begriffsverwirrung entgegenzuwirken, die sich insbesondere von amerikanischer Seite bemerkbar macht. Die amerikanischen Autoren versuchen in ihrer „major neuralgia“ den ätiologischen Begriff der idiopathischen Neuralgie mit dem symptomatologischen der schweren, chronischen, anfallsweisen, auf das Trigeminusgebiet beschränkten Gesichtsschmerzen zu vereinigen. Das ginge aber nur dann, wenn wirklich jede idiopathische Neuralgie, und nur diese, das erwähnte Symptomenbild aufweisen würde — was zweifellos nicht der Fall ist. Es gibt zahlreiche „idiopathische“ — d. h. ohne eruierbare Ursache auftretende — Neuralgien, die nicht den „major“-Charakter haben, und es gibt noch mehr Neuralgien, deren auslösende Ursache in einer Zahn- oder Nebenhöhlenerkrankung man sehr gut zu kennen glaubt und die doch alle Kennzeichen der echten Trigeminusneuralgie aufweisen. So wäre es sinnlos, zwei Einteilungsprinzipien, die miteinander nicht gut vereinbar sind, gewaltsam zu kombinieren.

Über den **Sitz des Leidens** läßt sich zunächst nur soviel sagen, daß er sich in jedem Fall irgendwo zwischen den peripheren Endorganen der Sensibilität und dem zugeordneten Hirnrindenbezirk, vielleicht aber auch in den regionär zugeordneten Apparaten des vegetativen Systems befindet. Die Bedeutung der sensiblen Endapparate und der Trigeminusäste distal vom Ganglion Gasseri scheint in der pathogenetischen Bewertung der letzten Zeit mehr und mehr zurückzutreten. Dagegen konzentriert sich die ganze Aufmerksamkeit auf das Ganglion und seine nächste Umgebung zentralwärts als den Angriffspunkt der bisher erfolgreichsten therapeutischen Eingriffe. Die Tatsache, daß manche Fälle von Trigeminusneuralgie durch Alkoholeinspritzung in den peripheren Nerven oder durch Exhairese vorübergehend oder selbst dauernd geheilt werden, beweist noch nicht, daß auf diese Weise wirklich das Organ ausgeschaltet wurde, welches der Sitz des Leidens war. Denn abgesehen von der Möglichkeit, daß der periphere Eingriff auf das Ganglion und noch weiter auf das Zentrum zurückwirken könnte, sehen wir nur, daß durch den Eingriff periphere Reize ausgeschaltet wurden, die bis dahin immer wieder Anfälle provozierten. Der Umstand aber, daß die Neuralgie nach dem peripheren Eingriff, auch dann, wenn er radikal erfolgte und die periphere Leitung nicht regeneriert ist, so oft rezidiviert, weist darauf hin, daß der von der Peripherie im Wege des Nervenstammes kommende Reiz keine notwendige Bedingung des Anfalles ist, daß er jedenfalls durch Reize anderer Art — etwa vasomotorische — substituiert werden kann. Andererseits lassen sich Dauerheilungen nach dem peripheren Eingriff, die auch dann vorkommen, wenn sich später der periphere Nerv wieder regeneriert, sehr wohl verstehen. Ähnlich wie bei der Epilepsie, hat man auch bei der Trigeminusneuralgie den Eindruck, daß hier ein Circulus vitiosus vorliegt: je öfter die Anfälle sich wiederholen, desto häufiger und schwerer werden sie. Jeder Anfall erhöht die Prädisposition für kommende Anfälle. Sei es, daß es sich hier um eine Bahnung handelt, sei es, daß der Schmerzanfall an sich einen pathogenen Reiz für das Zentrum bedeutet, jedenfalls ist hier ein Fingerzeig für das therapeutische Handeln gegeben: es wird sich darum handeln, vor allem einmal die Anfälle so lange als möglich zu sistieren. Ist einmal Ruhe eingetreten, so kann es sein, daß der Circulus vitiosus damit unterbrochen ist, daß die pathologische Bahnung verödet oder der durch die Anfälle immer wieder angefachte Reizzustand im Zentrum abflaut, vorausgesetzt, daß jener pathologische Dauerzustand oder Prozeß, den man wohl im Zentrum supponieren muß, nicht bereits soweit gediehen ist, daß früher oder später ein bis dahin unterschwelliger Reiz anderer Art den Circulus vitiosus wieder in Gang setzt.

Pathologisch-anatomische Befunde, die uns über das Wesen der Trigeminusneuralgie Aufschluß geben könnten, liegen kaum vor. Die meisten Präparate, die untersucht wurden, stammen von mehrfach operierten oder mit Injektionen behandelten Fällen, zeigen also vielfache degenerative Veränderungen im peripheren Nerven, im Ganglion und in den Trigeminuswurzeln, die als aufsteigende Degeneration zu bewerten sind und mit der Krankheit selbst nichts zu tun haben (SAENGER, KRAUSE). COENEN untersuchte nicht operierte Fälle mit negativem Ergebnis. Nur LIGNAC V. D. BRUGGEN (aus der Klinik ZAAIJER, Leiden) hatte unter einem Material von 21 Fällen zwei, die vor der Operation nicht behandelt worden waren, und berichtet über folgende Befunde: Veränderung der Form und Färbbarkeit der Ganglienzellen, der Basophilie, Vacuolenbildung, Schwellung des Zellkörpers, Auftreten kolloidähnlicher Massen, perinucleäre Pigment- und Hofbildung, Pyknose, Chromatolyse, Karyolyse mit totalem Verschwinden der Zellen aus den Kapseln, Kernschwellung mit Verlust des Nucleolus. An den Fasern: Schwellung der Markscheiden, feine und grobe Körnchenbildung, Auftreten grober „Markballen", die sich mit Hämatoxylin gut oder schlecht färben, Verminderung oder Verlust der Färbbarkeit der Markscheiden, abnorm dünne, dunkle Fasern nach SPIELMEYER. Im Interstitium: Zellinfiltrate in Form von Lymphocyten, Plasmazellen, Eosinophilen, Veränderungen der perineuralen Lymphscheiden mit Wucherung der Endothelzellen, der Kapselzellen und der SCHWANNschen Zellen, Bindegewebswucherungen usw. LIGNAC nimmt an, daß Infektionskeime von der Peripherie längs der perineuralen Lymphscheiden zum Ganglion gelangen. — Die Untersuchungen LIGNACS sind gewiß sehr wichtig. Zur Aufstellung einer pathogenetischen Theorie dürfte allerdings das Material von zwei verwertbaren Fällen nicht ausreichen.

Was die *Frequenz* des Leidens anbelangt, so ist es zweifellos bei Frauen häufiger als bei Männern (66: 34% nach WERTHEIM SALOMONSON). Die größte Zahl der Erkrankungen fällt in das 5. und 6. Lebensjahrzehnt. Nach mehrfachen Angaben (OPPENHEIM, ADSON) soll es rechts wesentlich häufiger als links auftreten.

Ätiologie. So sehr man den Eindruck hat, daß man es bei der echten Trigeminusneuralgie mit einer nosologischen Einheit sui generis zu tun hat, so vielfältig sind doch die äußeren Ursachen, an die sie sich anschließt. Soweit solche Ursachen überhaupt festgestellt werden können, handelt es sich vorwiegend um entzündliche Prozesse im Bereiche eines der drei Äste. Als solche kommen in Betracht: für den 1. Ast (der verhältnismäßig selten der Sitz echter Trigeminusneuralgien ist) Erkrankungen der Stirnhöhle (Sinusitis frontalis), des Sinus sphenoidalis und der Augen (Iritis, Iridozyklitis, Iridochorioiditis, Keratitis, Glaukom); für den 2. Ast: Erkrankungen der Nase, der Siebbeinzellen, der Kieferhöhle, des Mittelohrs (perilabyrinthäre Herde, aber auch Erkrankungen der Paukenhöhle selbst [UFFENORDE], Mastoiditis [HANSEL]), des äußeren Gehörgangs (Exostosen: MOOS), der Parotis, und vor allem der Zähne und des Kiefers (Caries, Cysten, Exostosen, Alveolitis, zahnloser Kiefer [„Névralgie des édentés", VERAGUTH, ROHRER]); für den 3. Ast schließlich Erkrankungen des Unterkiefers und der Zähne. Es gibt keine Art der Erkrankung in diesen Regionen, die auch nur mit annähernder Regelmäßigkeit zum Ausgangspunkt einer Trigeminusneuralgie prädestiniert wäre. Die weit überwiegende Mehrzahl aller akuten und chronischen Erkrankungen der Augen, der Nase und ihrer Nebenhöhlen, des Ohres und der Kiefer läuft ab oder dauert an, ohne daß sich jemals eine Trigeminusneuralgie anschließen würde. Immerhin hat man den Eindruck, daß in der Anamnese der Kranken mit Trigeminusneuralgie vor allem *chronisch suppurative Prozesse* eine Rolle spielen.

Die praktisch besonders wichtigen rhinologischen Veränderungen, die zur Trigeminusneuralgie führen können, teilt DUERTO in 3 Gruppen ein: 1. Entzündungen, 2. Stauungszustände, insbesondere der sog. „Vacuum-Sinus" der Amerikaner, 3. mechanisch-reflektorische Momente, unter denen alle diejenigen

Veränderungen und Dysplasien der Wände zu verstehen sind, die einen Druck auf die nervösen Endapparate in den Schleimhäuten ausüben können. Die sub 2) erwähnten Stauungszustände entstehen durch Verlegung des Ductus nasofrontalis, der zur Resorption der abgesperrten Luftmenge, Unterdruck und venöser Stauung in den Stirnhöhlen führt. Sub 3) sind Anomalien im Bau der Nase, insbesondere Sporn- und Cristabildung, Septumdeviation anzuführen.

Sicher ist, daß die genannten Erkrankungen nur *eine* Gruppe von möglichen Bedingungen für das Zustandekommen einer Trigeminusneuralgie stellen; daß ein wesentlicher Faktor — oder deren mehrere — noch hinzukommen muß. Als wesentlichen Faktor dieser Art betrachtet man eine *Disposition,* über deren Natur allerdings gar nichts bekannt ist. In einem kleinen Prozentsatz der Fälle läßt sich *Heredität* nachweisen (WERTHEIM SALOMONSON). Auch das gelegentlich beobachtete Auftreten der Neuralgie nacheinander auf beiden Seiten oder Rezidiv auf der gesunden Seite nach Heilung auf der ursprünglich erkrankten (GLASER) weist auf einen dispositionellen Faktor hin.

Nicht unerwähnt darf die Tatsache bleiben, daß *Tumoren* des *Ganglion Gasseri* und andere grobanatomische Erkrankungen dieser Region, wie *Meningitis serosa circumscripta,* zuweilen die Erscheinungen einer echten Trigeminusneuralgie machen können, aber durchaus nicht müssen. PAPPENHEIM sah eine Trigeminusneuralgie durch Druck der arteriosklerotisch veränderten Art. basilaris auf den Trigeminusstamm entstehen. Auch bei Ganglionitis mit Herpes zoster kommt gelegentlich Trigeminusneuralgie vor: FRAZIER fand sie einmal unter 520 Fällen von Trigeminusneuralgie, CUSHING 3mal unter 332 Fällen, PEET 3mal unter 400 Fällen. Die Erkrankungen des Ganglion Gasseri spielen anscheinend dieselbe Rolle wie der periphere Reiz durch Erkrankungen im Bereiche des Verbreitungsbezirkes.

Unter den *Hilfsursachen* der Trigeminusneuralgie, die nach klinischer Erfahrung eine gewisse Rolle spielen, auch wenn sie für die Pathogenese selbst kaum in Betracht kommen, sind erstens Störungen des *Magen-Darmtrakts* anzuführen (BELL, STROHMEYER, GUSSENBAUER, EDINGER u. a.). Man findet insbesondere häufig chronische Obstipation als Begleitsymptom der Trigeminusneuralgie, zuweilen im Zusammenhang mit lokalen Erkrankungen des Mastdarms (PAYR), und daß der vom Darm ausgehenden Autointoxikation eine gewisse Bedeutung nicht abzusprechen ist, geht aus der alten Beobachtung hervor, daß mit systematischen Abführkuren bei der Trigeminusneuralgie zuweilen wenigstens palliative Erfolge zu erzielen sind (GUSSENBAUER). Ob und inwiefern dyskrasische Zustände, etwa die luische Dyskrasie, in ähnlichem Sinne beteiligt sind, läßt sich schwer abschätzen. Es ist auch nicht sicher, ob die Malaria, die für neuralgiforme Erkrankungen anderer Art, etwa die Occipitalneuralgie, nachweisbar ätiologische Bedeutung hat, zur Entstehung einer echten Trigeminusneuralgie beizutragen vermag. Dagegen ist ein Zusammenhang zwischen *Arteriosklerose* und Trigeminusneuralgie seit langem bekannt und klinisch gut belegt. An sich ist es bemerkenswert, daß die Trigeminusneuralgie am häufigsten jenseits des 40. Lebensjahres auftritt. Und gerade unter Zugrundelegung der Annahme, daß vasomotorisch-vegetative Mechanismen in der Pathogenese des Leidens eine Rolle spielen, wäre der Zusammenhang zwischen der Gefäßerkrankung und der Trigeminusneuralgie plausibel. Auch an lokale ischämische Zustände infolge von Arteriosklerose muß man hier denken (VERAGUTH).

Ansonsten wurden *Dyskrasien* verschiedener Art — Gicht, Diabetes, Fettsucht, Kachexie — *Vergiftungen* — Blei, Alkohol, Nikotin, Quecksilber, Arsen (PAYR) und *Infektionen* (Lues, Influenza) mit dem Leiden in Beziehung gebracht, ohne daß es jeweils möglich wäre zu beweisen, daß dem post hoc auch ein propter hoc entspreche. BENARIO erwähnt Neurorezidive im Trigeminus, die neuralgischen Charakter hatte. WERTHEIM SALOMONSON sah mehrfach die Paralysis agitans mit heftiger Trigeminusneuralgie beginnen. Als Hilfsursachen kämen ja prinzipiell Schädigungen jeder Art, die den Gesamtorganismus betreffen, in Betracht. Dies muß auch von *psychischen Momenten* gelten. Daß eine echte Trigeminusneuralgie rein psychogen auftreten könne, kann wohl nicht ernsthaft in Betracht gezogen werden. Eine andere Frage ist aber, ob nicht seelische Momente zur Auslösung einer Trigeminusneuralgie ganz wesentlich beitragen können. Diese Frage ist unseres Erachtens und unseren Erfahrungen nach zu bejahen, und zwar nicht nur in dem Sinne, daß ein einzelner Anfall durch seelische Erregung provoziert werden kann — eine Erfahrung, die wohl die meisten Kranken gelegentlich machen —, sondern auch geradezu in der Richtung, daß eben ein psychisches Moment die Reihe der Bedingungen, die in einem konkreten Fall für das Auftreten einer Trigeminusneuralgie bereitgestellt sind, komplettiert. Ist der erste Anfall aus psychischen Gründen aufgetreten, so mag damit jener Circulus vitiosus, von dem wir sprachen, in Gang gebracht sein, der nun zwangsläufig in das Leiden hineinführt. Damit ist dieses noch lange nicht als Neurose klassifiziert. Unter der Voraussetzung, daß das vasovegetative System bei der Trigeminusneuralgie eine wesentliche Rolle spielt — eine pathogenetische Auffassung, auf die wir noch zu sprechen kommen wollen —, ist es durchaus verständlich, daß seelische Momente auf dem Wege über die dem vasovegetativen System angeschlossene Affektivität das Leiden in negativem sowohl wie in positivem Sinne beeinflussen. Daß man die echte Trigeminusneuralgie mit Psychotherapie heilen könne, ist allerdings schon deshalb unwahrscheinlich, weil der Prozeß, auch wenn er etwa durch einen psychischen Reiz ausgelöst wurde, weiterhin eigengesetzlich abläuft und sich, wie jedes körperliche Leiden, den seelischen Zielsetzungen meist nur sehr unvollkommen fügt. Aber es ist wohl kein Zweifel, daß es einem Trigeminuskranken, der in innerer Ausgeglichenheit mit dem Leben und seiner Umgebung lebt, auch hinsichtlich seiner Anfälle besser gehen wird als einem anderen, der mit sich selbst und der Welt uneins, täglich schwere Konflikte zu bestehen hat, in welchen die Schmerzanfälle unter Umständen auch die Rolle einer Waffe zu Angriff und Verteidigung übernehmen können. Dabei darf freilich nicht außeracht gelassen werden, daß das Erlebnis der Krankheit als solches gerade bei einem Leiden, wie es die Trigeminusneuralgie ist, einen sehr bedeutsamen psychologischen Tatbestand darstellt, der geeignet ist, einen Circulus vitiosus noch ganz anderer Art zu entfesseln. Die überwältigende Qual einer schweren Trigeminusneuralgie stellt eine Belastung dar, der nicht jedermann seelisch gewachsen ist. Die ganze Stellung der Persönlichkeit zur Welt, zum Leben, zu seinen Aufgaben ist dadurch verändert. Die Fähigkeit des Leidenkönnens ist nicht bei jedermann gleich gut ausgebildet. Mancher Kranke, der schon vorher charakterologisch als Neurotiker zu betrachten war, wird das Erlebnis der Krankheit durch eine Einengung seines Aktionsradius und eine Veränderung seines Verhaltens zu Umgebung zu kompensieren trachten, die nun erst Konfliktmöglichkeiten schafft, welche vorher nicht gegeben waren. Man kann in diesem Sinne wohl von einer neuralgischen Charakterveränderung sprechen. Da der Patient es aber auch bei den Menschen seiner Umgebung nicht mit restlos geduldigen und ausgeglichenen Persönlichkeiten zu tun hat, wird vielfach die Antwort, die er auf seine Gereiztheit und die ständige ängstliche Depression von den anderen erfährt, so geartet sein, daß seine psychologische Situation nun noch von außen verschlechtert wird. Das aber wirkt auf dem Umweg über seelische Erregungen wieder verschlechternd auf sein Leiden zurück.

Was die **Pathogenese** der Trigeminusneuralgie anbelangt, so nimmt man einen Reizzustand im Nerven, im Ganglion und in älteren Fällen höher hinauf bis in das corticale Zentrum an. Ursprünglich mag es sich, wie Pichler annimmt, um einen Reizzustand des peripheren Nerven handeln, der aber bei längerem Bestehen die Tendenz hat, gegen das Zentrum fortzuschreiten. Der primäre Herd kann etwa in einer Zahnerkrankung zu suchen sein. Besteht das Leiden aber längere Zeit, so nützt die Entfernung des primären Herdes nichts mehr. — Dieser Reizzustand, der ja hauptsächlich das Ganglion betreffen dürfte, ist wahrscheinlich nur ausnahmsweise entzündlicher Natur. Vielmehr verdient eine in neuerer Zeit von verschiedenen Seiten aufgestellte Hypothese Beachtung, die dahin geht, daß es sich bei der Trigeminusneuralgie um *vasomotorische Krisen* im Bereiche des Ganglion Gasseri handelt. Die Möglichkeit eines derartigen Zusammenhanges wurde zuerst von Quincke erörtert. Quincke dachte an ähnliche Vorgänge im Nerven, wie sie bei Urticaria in der Haut vor sich gehen., Pette lehnt diese Annahme als zu mechanistisch ab. Aber daß ein Zusammenhang möglich ist, dafür sprechen Beobachtungen. Die Beschränkung der Trigeminusneuralgie auf einen der drei Äste weist darauf hin, daß die drei Ganglien (ciliare, sphenopalatinum und oticum) die Schaltstellen für die Beeinflussung vasomotorischer Bahnen bilden. Auch Kulenkampff nimmt eine Störung der sympathischen Innervation als Grundlage der Trigeminusneuralgie an; er denkt an spastische Zustände in den das Ganglion direkt aus der Carotis versorgenden Gefäßstämmchen. Der Angriffspunkt sei immer das Ganglion. Die Auslösung der Anfälle erfolge meist durch Reize, die zu Capillarreflexen führen. Kulenkampff betrachtet die Trigeminusneuralgie geradezu als eine vasomotorische Neurose (s. auch Jaboulay und Jonesco). Nach Frazier bewirkt elektrische Reizung der oberen Halsganglien oder des Carotisgeflechts Schmerzen im Trigeminusgebiet. Hughes fand anatomisch hypertrophische Obliteration der Arterien des Ganglions infolge von Hypertrophie der Muscularis, ähnlich wie bei Raynaud und Erythromelalgie. Er schließt daraus, daß es sich bei der Trigeminusneuralgie um Angiospasmen handelt. — Diese Hypothese gewinnt an Wahrscheinlichkeit durch die starke Beteiligung des regionären vegetativen Apparates an den neuralgischen Anfällen — Rötung des Gesichts, Schweißausbruch, profuse Speichel- und Tränensekretion —, die man gewiß zum großen Teil als reflektorisch entstanden betrachten mag; aber es sind Fälle bekannt, wo diese Erscheinungen schon vor den Schmerzen einsetzten, also den Anfall einleiteten (Pette).

Ein zweites Moment, das für die vasovegetative Hypothese spricht, ist die weitgehende symptomatologische Ähnlichkeit der Trigeminusneuralgie mit den Schußneuralgien (Kausalgien). Die ungeheure Empfindlichkeit für den leisesten taktilen, chemischen, thermischen und sogar auch psychischen Reiz findet sich da wie dort. Für die Kausalgie ist nun die vasovegetative Pathogenese nach den ausgedehnten Kriegserfahrungen recht wahrscheinlich geworden. Auch die Tatsache, daß vielfach die periarterielle Sympathektomie bei den Kausalgien von Erfolg war, weist in diese Richtung. Analoge Eingriffe bei der Behandlung der Trigeminusneuralgie hatten allerdings bisher noch keine eindeutigen Erfolge zu verzeichnen. Aber das würde nur dagegen sprechen, daß es sich bei der Trigeminusneuralgie um angiospastische Phänomene handelt, die ja allein durch die Sympathektomie behoben werden könnten. Hiergegen wurde mit Recht ins Treffen geführt, daß der Zustand im Anfall geradezu das Gegenteil eines Angiospasmus im Bereiche der Kopfgefäße zu beweisen scheint (Foerster, Suermondt). Aber wenn die Annahme eines Angiospasmus im Ganglion Gasseri nicht zu halten ist, so ist damit die vasovegetative Hypothese noch nicht gefallen. Es mag wohl noch andere vegetative Krisen geben als solche, die zu

Gefäßspasmen führen und durch die Sympathektomie beeinflußt werden können. Allerdings führt uns die vage Annahme, daß es sich beim neuralgischen Anfall um einen vegetativen Vorgang handelt, praktisch kaum weiter. Therapeutische Versuche, die auf dieser Annahme aufbauten, haben bisher noch nicht zu nennenswerten Ergebnissen geführt.

Symptomatologie. Das einzige Kardinalsymptom der Trigeminusneuralgie ist der *Schmerz.* Sein Charakter wird von verschiedenen Patienten ganz verschieden beschrieben. Am häufigsten wird er als brennend empfunden. Aber man hört auch von bohrenden, stechenden, reißenden, ziehenden, schneidenden Schmerzen. Nicht selten haben sie den Charakter einer schmerzhaften Parästhesie. FRAZIER und RUSSEL unterscheiden eigentliche Schmerzempfindungen von Druckempfindungen und thermischen Empfindungen. Sie heben mit Recht die auffallende Analogie zu den tabischen Krisen hervor. — Die *Lokalisation* des Schmerzes entspricht zunächst durchaus dem anatomischen Verteilungsgebiet des betreffenden Astes. Am häufigsten ist der 2. Ast betroffen, am seltensten der erste. Wenn BERNHARDT die überwiegende Häufigkeit der Neuralgie im 1. Ast behauptet, so meint er offenbar nicht bloß die „echte" Trigeminusneuralgie in unserem Sinne. Nach KULENKAMPFF gibt es primäre echte Neuralgien im 1. Ast überhaupt nicht. Das scheint uns zu weitgehend. Wir sahen Fälle dieser Art, wenn auch selten. — Sehr oft erstreckt sich die Affektion, zumal nach längerer Dauer, über 2 Äste, zuweilen sogar über alle drei. Außerdem pflegt der Schmerz insbesondere auf der Höhe des Anfalls auf die nähere Umgebung zu irradiieren. Es schmerzt dann die ganze Kopfhälfte, das ganze Ohr, der Nacken, der Hals, gelegentlich sogar die ganze Körperhälfte. Aber die Einseitigkeit des Schmerzes bleibt in der Regel gewahrt, wenn auch ein strenges Abschneiden entsprechend der Mittellinie nicht zu konstatieren ist. Sehr selten kommt beiderseitige Trigeminusneuralgie vor: CUSHING sah 2 Fälle unter 322 (0,62%), ADSON 13 unter 839 (1,5%) (s. GLASER). FRAZIER operierte einen Fall dieser Art. — Natürlich erstreckt sich der Schmerz nicht nur auf die Haut, sondern auch auf die zugehörigen Schleimhautpartien. Zuweilen sind gerade diese — insbesondere die Schleimhaut der Wangen und die Gingiva — vorzugsweise ergriffen.

Der einzelne Paroxysmus wird in der Regel durch äußere Reize irgendwelcher Art ausgelöst, kann aber auch ganz spontan entstehen. Jeder wie immer geartete Reiz, der die Haut oder Schleimhaut des betroffenen Gebietes trifft, kommt hier in Betracht. Eine leise Berührung der Wange, ein kaum fühlbarer Luftzug oder auch das Betreten eines geheizten Zimmers kann genügen. Besonders gefürchtet ist der Reiz der Kieferbewegung beim Essen, der Reiz der Speisen, vor allem der thermische. Auch das Sprechen wirkt anfallauslösend. Zuweilen sind es gerade minimale Reize, die besonders leicht den Anfall herbeiführen, während grobe Reize eher gesucht werden (KUHLENKAMPFF). Solche Patienten reiben etwa während des Anfalls heftig die Wange. — Die Folge der maßlosen Überempfindlichkeit des Kranken ist, daß er in der Vermeidung der auslösenden Reize bis ans Äußerste geht. Manche Patienten waschen wochenlang ihr Gesicht nicht, sprechen überhaupt kein Wort mehr, vernachlässigen vollkommen die Mundpflege, woraus sich ein fast pathognomonischer foetor ex ore ergibt. Sie verlassen das Haus nur mit einem dicken wollenen Tuch um das Gesicht, um die leiseste Temperaturdifferenz zu vermeiden.

Der Anfall selbst setzt in der Regel plötzlich ein, aber die Schmerzen entwickeln sich erst nach und nach zum Höhepunkt. Nach einem kurzdauernden Höhestadium erfolgt dann allmähliches Abklingen. Dieser Einzelanfall dauert in der Regel nur Minuten, manchmal nicht einmal eine Minute. Doch können sich Anfälle dieser Art serienweise aneinanderreihen, so daß ein stundenlanger, nur kurz unterbrochener Schmerzzustand daraus entsteht, den man wohl auch als einzigen großen Anfall mit wellenförmigem Ab- und Anschwellen betrachten kann. — Bemerkenswert ist die Erschöpfbarkeit der Anfälle bei manchen Kranken, wie Kulenkampff sie beschreibt. Solche Kranke rufen etwa absichtlich einen oder mehrere Anfälle hervor, um dann eine Zeitlang, etwa zum Essen, Ruhe zu haben.

Die *Intervalle* zwischen den Anfällen sind in der Regel vollkommen schmerzfrei. Über ihre Dauer läßt sich nichts Allgemeines sagen, weil sie nicht nur vom individuellen Fall, sondern auch vom Verhalten des Patienten abhängt. Vermeidet er jeden Reiz, so kann er sich längere Zeit schmerzfrei halten — bis dann eine unvermeidliche Situation, etwa das Essen, den Schutz durchbricht. In anderen Fällen mit spontan auftretenden Anfällen kann das Intervall Minuten, Stunden, auch Tage dauern.

Auch die *objektiven* Symptome des Leidens sind in der Regel durchaus auf die Zeit des Anfalls beschränkt. Dies gilt vor allem für die Druckempfindlichkeit der Nervenaustrittsstellen, die an sich überhaupt nicht konstant ist: Wertheim Salomonson fand sie nur in wenig mehr als der Hälfte seiner Fälle. Für den ersten Ast ist dies der Supraorbitalpunkt, für den zweiten die Incisura infraorbitalis und das Foramen zygomaticofaciale, für den dritten das Foramen mentale. Die betreffenden Druckpunkte sind während des Anfalls zuweilen intensiv druckempfindlich, im Intervall meistens wenig oder gar nicht. Allerdings kann manchmal durch Druck auf den Nervenaustrittspunkt ein Anfall ausgelöst werden. — Selten kommen *trophische Störungen* vor, wie Glanzhaut, Pigmentationen, Haarausfall (Kulenkampff). — Alle anderen objektiven Zeichen stehen mit dem Anfall selbst in unmittelbarem Zusammenhang, sei es, daß man sie als Reflexwirkungen, sei es, daß man sie als dem Schmerz koordiniert auffaßt. Sicher reflektorisch sind die motorischen Reizerscheinungen, denen das Leiden die französische Bezeichnung „Tic douloureux“ verdankt. Sie bestehen in mehr oder weniger heftigen Zuckungen der Gesichtsmuskulatur, die sich durchaus nicht auf das Gebiet des befallenen Astes beschränken: Zuckungen der Lider, der Nasenflügel, der Wange, der Mundwinkel. Auf dem Höhepunkt des Schmerzes sieht man zuweilen einen tonischen Krampf der ganzen Gesichtshälfte, wie bei faradischer Reizung. Wenn dieser Krampf nach einigen Sekunden abgeklungen ist, pflegt eine kurzdauernde Parese der Facialismuskulatur zurückzubleiben. — Frazier sah einen Fall, der die motorischen Reizerscheinungen auch im Schlafe hatte. Vincent und Darquier beobachteten bei Trigeminusneuralgie vestibuläre Störungen reflektorischer Natur, Tinel Reflexlähmung des Oculomotorius.

Von den *vasomotorischen* und *sekretorischen Begleiterscheinungen* des neuralgischen Anfalls wurde schon oben erwähnt, daß ihr rein reflektorischer Charakter deshalb zweifelhaft ist, weil sie in vereinzelten Fällen noch vor dem Einsetzen des Schmerzes in die Erscheinung treten. Immerhin dürften sie in der überwiegenden Mehrzahl der Fälle reflektorisch zu deuten sein. Insbesondere die Tränensekretion ist ja ein physiologischer, auch beim Gesunden regelmäßig auftretender Reflex auf jede heftigere Reizung im Trigeminusgebiet. Außerdem sieht man gesteigerte Sekretion der Nasenschleimhaut, heftige Rötung des Gesichts, manchmal Schweißausbruch und profusen Speichelfluß. Seltener sieht man Chemosis, Blutaustritt aus der Gingiva, diffuse Schwellung bis ins Periost hinein (Veraguth).

Sonstige Erscheinungen sind teils als psychische Reaktionen, teils als Versuche zu deuten, den Schmerz zu lindern. Hierher gehört das obenerwähnte sehr häufige Reiben der Wange, ferner gewisse schmatzende Mundbewegungen und willkürliche Kontraktionen der zugehörigen Muskeln. Sie verfolgen anscheinend die Tendenz, dem Schmerz durch einen neuen Reiz zu begegnen oder durch eine Änderung der zirkulatorischen Verhältnisse den Anfall zu coupieren. An sich sind sie für die echte Trigeminusneuralgie nicht charakteristisch. Bei intensiven Zahnschmerzen pflegen sich die meisten Menschen ähnlich zu verhalten.

Schließlich ist noch der *psychischen Begleiterscheinungen* zu gedenken, von denen einleitend schon die Rede war. Depression, Reizbarkeit, Egozentrismus, Verlust jeglichen Interesses für Beruf, Familie, öffentliches und geistiges Leben sind natürliche Folgeerscheinungen eines Leidens, das nur bei großer seelischer Tragfähigkeit geduldet und ohne derartige neurotische Reaktionen ertragen werden kann. Nicht ganz selten sieht man psychotische Phasen auftreten, Verwirrtheitszustände, auch mit Halluzinationen optischen oder akustischen Charakters, melancholische und paranoide Wahnideen. Derartige „neuralgische Psychosen" sind gewiß nur auf der Basis einer psychopathischen Veranlagung denkbar. Aber ihr Zusammenhang mit der Neuralgie läßt sich nicht verkennen. Sie können monatelang andauern und synchron mit der Anfallsserie abklingen.

Der **Verlauf** der echten Trigeminusneuralgie ist chronisch. Gelingt es nicht schon im Beginn des Leidens, es durch Beseitigung der auslösenden Reizfaktoren an den Zähnen oder in den Nebenhöhlen zu coupieren, so entwickelt es sich in der Regel langsam progredient durch Jahre, bis es einen nicht mehr zu überbietenden Höhepunkt erreicht, sowohl was die Anzahl und Dauer der Anfälle, als was die Intensität der Schmerzen anbelangt. Auch unabhängig von der Therapie gibt es Schwankungen im Befinden des Patienten, über deren Provenienz sich nicht immer etwas sagen läßt. Zuweilen scheint die Jahreszeit oder das Wetter eine Rolle zu spielen. Nicht selten folgt auf eine Phase heftiger, serienweise gehäufter Anfälle eine Zeit der Ruhe, die auch Monate andauern kann, um dann von einer neuen Anfallsserie abgelöst zu werden. Im Laufe der Jahre kann sich der Charakter des Leidens verändern. Manche Patienten geben an, daß die Anfälle im Beginn des Leidens heftiger und seltener waren, daß sie jedoch in dem Maße, als ihre Intensität abnahm, sich häuften. Die Gesamtdauer des Leidens läßt sich nicht abgrenzen. Jahrzehntelanges Siechtum bis zum Tode ist jedenfalls nicht selten. Ansonsten ist sie natürlich sehr von der Therapie abhängig.

Die **Prognose** quoad sanationem ist durchaus von der Schwere des Falles abhängig. Leichtere Fälle werden bei entsprechender Therapie fast immer geheilt. Bei den ausgesprochen schweren Fällen gelingt die Heilung doch immerhin bei Anwendung der heute ausgebildeten therapeutischen Technik in der überwiegenden Mehrzahl. Ein allgemeiner Prozentsatz der Heilungen läßt sich deshalb nicht angeben, weil die Bewertung der Schwere des Falles bei verschiedenen Autoren außerordentlich schwankt.

Die Prognose quoad vitam wäre absolut günstig, wenn man einerseits von den operativen Todesfällen, andererseits von der Gefahr des Suicids absehen könnte. Beide spielen aber immerhin eine beträchtliche Rolle. Seit der in den letzten Jahrzehnten mehr und mehr aktiven Therapie der Trigeminusneuralgie und ihren zweifellos besseren Erfolgen ist die Anzahl der Selbstmorde aus diesem Grund gewiß im Abnehmen begriffen. Und auch die operativen Todesfälle konnten durch die vorgeschrittene Technik schon auf einen recht bescheidenen Prozentsatz herabgedrückt werden.

Diagnose. Hält man sich an die oben gegebene rein symptomatologische Definition, dann macht die Diagnose keine Schwierigkeiten. Insbesondere ist die echte Trigeminusneuralgie schon durch ihr paroxymales Auftreten von den atypischen Neuralgien deutlich geschieden. Auch die Abgrenzung von der Migräne ergibt sich daraus, daß dieses Leiden zwar in Anfällen, aber nicht mit Schmerzparoxysmen verläuft. Die sonstigen Begleiterscheinungen der Migräne — Flimmern, Erbrechen oder Brechreiz — kommen bei Trigeminusneuralgie nicht vor. Gasseritumoren bewirken außer den Schmerzen immer auch Sensibilitätsstörungen, insbesondere Areflexie der Cornea. Tabische Krisen können bei entsprechender Lokalisation große Ähnlichkeit mit der echten Trigeminusneuralgie aufweisen. Sie sind durch den Nachweis anderer Symptome der Tabes zu erkennen. Auch eine Verwechslung mit angiospastischen Kopfschmerzen kann bei Berücksichtigung des klinischen Bildes nicht vorkommen. Hysterische Pseudoneuralgien mögen gelegentlich den paroxysmalen Typus der Trigeminusneuralgie imitieren. In solchen Fällen wird sich die richtige Diagnose aus der Berücksichtigung der Gesamtpersönlichkeit, aus einer etwaigen Zweckhaftigkeit der Anfälle und ihrer suggestiven Beeinflußbarkeit ergeben.

Therapie. Bei der Behandlung der Trigeminusneuralgie lassen sich drei Phasen unterscheiden. In der ersten Phase besteht die Aufgabe vor allem darin, das Grundleiden, sofern ein solches vorhanden ist, ausfindig zu machen und zu beseitigen. In vereinzelten Fällen, wie in einem Falle von Pinard, wo sich hereditäre Lues als Grundlage der Erkrankung ergab, kann man damit vollen Erfolg erzielen. Dies gilt auch von seltenen malariabedingten Fällen. — In die Aufgabe, den etwa vorhandenen auslösenden Krankheitsprozeß lokaler Natur zu eruieren und zu behandeln, teilen sich der Zahnarzt, der Otorhinologe und der Ophthalmologe. Die Hauptrolle spielt wohl meistens der Zahnarzt. Er pflegt ja die Patienten, die meist zunächst nur an Zahnschmerzen zu leiden glauben, zuerst zu sehen. In früheren Zeiten pflegte die zahnärztliche Behandlung schwerer Fälle von Trigeminusneuralgie erst mit der Extraktion sämtlicher Zähne auf der erkrankten Seite zu enden. Heute ist durch die allgemeine Anwendung der Röntgenuntersuchung in der Zahnheilkunde die Möglichkeit geboten, den unnötigen und nutzlosen Radikalismus zu vermeiden. Ist die sorgfältigste Behandlung jeder Caries, jeder Periodontitis und jedes Wurzelgranuloms auf Grund der Röntgendiagnose durchgeführt, so mag der Zahnarzt die noch vorhandenen Zähne ruhig im Kiefer belassen, denn die Extraktion zweifellos gesunder Zähne ist auch dann sinnlos, wenn der Kranke sie fordert.

In Fällen mit positivem otologischem und rhinologischem Befund ist die Aufgabe insofern schwieriger, als sie nicht immer mit Sicherheit zum Abschluß zu bringen ist. Es gibt hier chronisch suppurative Prozesse und degenerative Schleimhauterkrankungen, die auch jahrelanger konservativer und operativer Behandlung trotzen. Daß sie mit einer bestehenden Trigeminusneuralgie in ursächlichem Zusammenhang stehen, ist nie mit Sicherheit zu beweisen, aber auch nicht auszuschließen. Jedenfalls wird der Otorhinologe in solchen Fällen mit der Behandlung weitergehen als bei den zahlreichen ähnlich liegenden Fällen ohne Neuralgie, die sich schließlich nach längerer, nutzloser Behandlung mit den an sich erträglichen Beschwerden abfinden. Und zweifellos gelingt es zuweilen auch schwerere, nicht allzualte Fälle von Trigeminusneuralgie durch die Behandlung des Ohres, der Nase und der Nebenhöhlen zur Heilung zu bringen. — Der Ophthalmologe spielt nur in einzelnen Fällen eine gewisse Rolle. Ob etwa ein Glaukom den Ausgangspunkt einer echten Trigeminusneuralgie bilden kann, ist zweifelhaft (s. Buttner, der eine schwere Trigeminusneuralgie, die einem Glaukom jahrelang vorausging, als Frühsymptom des Glaukoms betrachtet). Immerhin mag es Fälle geben, wo eine Neuralgie im 1. Ast durch ophthalmologische Behandlung geheilt wird.

In der *zweiten* Phase der Behandlung tritt die *konservativ-neurologische Therapie* in den Vordergrund. Was zunächst die *medikamentöse Therapie* anbelangt, so versteht sich von selbst, daß die Anwendung der verschiedenen Antineuralgica und ihrer Kombinationen schon von Anbeginn nicht entbehrt werden kann. Sie sind freilich bei einigermaßen schweren Fällen nutzlos, auch dann, wenn man sie mit kleinen narkotischen Gaben, etwa mit Kodein, kombiniert. Immerhin können sie vorübergehende Erleichterung schaffen. Vor der Verschreibung des *Morphins* und *Pantopons* muß natürlich, solange es geht, gewarnt werden. Es ist zuzugeben, daß ein absolutes Morphinverbot bei diesem Leiden, das vielleicht das schmerzhafteste von allen ist, sehr häufig nicht durchgeführt werden kann. Immerhin sollte man sich die Gefahr vor Augen halten, daß in einem Fall, wo bereits ausgesprochene Gewöhnung an das Gift eingetreten ist, auch eine erfolgreiche Operation den Kranken in der Regel nicht mehr zu retten vermag. So sollte die Verschreibung des Morphins vor der operativen Behandlung auf ganz vereinzelte Ausnahmsfälle beschränkt sein, also auf eine gelegentliche Injektion bei einer ganz schweren Anfallsserie, und die innere Anwendung, die dem Patienten die Möglichkeit der beliebigen Erhöhung der Dosen bietet, sollte ganz unterbleiben. Nur in den wenigen Fällen, die sich auch gegenüber radikalen operativen Eingriffen als refraktär erweisen oder die aus irgendeinem Grunde nicht operiert werden können, wird die Reserve hinsichtlich des Morphingebrauchs sinnlos. Hier ist dann der Morphinismus, der ja freilich dann meist unausweichlich ist, das kleinere Übel.

Anders ist die vielfach nicht ohne Erfolg geübte *Akonitinkur* (1897 von KRAUSE empfohlen) zu bewerten. Eine Gewöhnung an das Akonitin kommt nicht vor, vermutlich weil therapeutische und toxische Dosis zu nahe beieinander liegen. Man beginnt mit Pillen zu 0,0001 dreimal täglich und steigt bis zu einer Tagesdosis von 0,001, selbst 0,002, jedenfalls — unterhalb dieser Grenze — bis zum Auftreten der ersten Intoxikationserscheinungen (Parästhesien in der Zunge). Dann geht man wieder zurück. In mittelschweren Fällen kann man damit Erfolg haben.

Die *Chlorylen*-Inhalation (PLESSNER, LAQUEUR), über die eine Zeitlang gute Erfolge berichtet wurden (KRAMER), dürfte heute ziemlich allgemein wieder verlassen sein. SEELERT gibt Chlorylen innerlich, mit teilweise gutem Erfolg.

Aus theoretischen Gründen empfiehlt KULENKAMPFF die *Atropin*kur nach LIEK, von der er gute Erfolge gesehen haben will.

Einer anderen Indikation der medikamentösen Behandlung folgt die parenterale *Reizkörpertherapie,* die auch hier Erfolgsmöglichkeiten hat. Man kann Vaccineurin, Neuro-Yatren oder Caseosan geben.

Ferner ist unter Hinweis auf die Bedeutung einer etwaigen Koprostase als Hilfsursache der Erkrankung die (von GUSSENBAUER empfohlene) *Abführkur* anzuführen. Sie wird gewöhnlich mit Kalomel durchgeführt, doch kommt natürlich jedes andere Purgans ebenso in Betracht. In Fällen mit ausgesprochener Obstipation sollte sie immer versucht werden.

Die Behandlung mit *hautreizenden Salben* verdient Erwähnung. Dabei kommt es auf die Erzeugung eines Dauererythems an (ERBEN).

Kommt schließlich ein Zusammenhang mit Arteriosklerose in Betracht, so ist die Darreichung von *Jod* angezeigt. Besonders großen Erfolg darf man sich freilich davon nicht erwarten.

Wichtiger und zum Teil auch aussichtsreicher ist die *physikalische Therapie* in dieser Phase der Behandlung. Zunächst sind im Beginn des Leidens *Schwitzkuren,* Glühlichtbäder, Dampfduschen, Sonnenbäder und Wärmeapplikationen in sonstiger Form angezeigt, gewiß auch *Diathermie.* In älteren Fällen kann *Massage* von Nutzen sein. Weiter kommt *Galvanisation* in Betracht, die in leichteren Fällen gewiß Erfolge aufzuweisen hat. Wie KOWARSCHIK, unseres

Erachtens mit Recht, betont, ist es gleichgültig, ob man die Anode oder die Kathode als aktiven Pol verwendet, da die schmerzstillende Wirkung des galvanischen Stromes mit elektrotonischen Erscheinungen gar nichts zu tun hat. Hier können auch mit Hochfrequenzbehandlung gute Erfolge erzielt werden (Schurig), ebenso mit Quarzlampenbestrahlung (Erythembildung). Mathien empfiehlt Ionisation mit Calcium und Aconitin.

Eingreifender und auch in schwereren Fällen aussichtsreich ist die *Röntgenbehandlung* (Gocht 1897, Wilms 1918, A. Müller, Freund u. a.). Nach Lenk sollte die chirurgische Behandlung erst in Frage kommen, wenn eine vorausgegangene Röntgenbehandlung erfolglos war. Walter empfiehlt dreimalige Bestrahlung des Ganglions von der Schläfe her. Es folgt eine Reaktion vermehrter Schmerzanfälle durch 1—8 Tage, dann Besserung (s. auch Breitländer). Die Erfolge der Röntgenbehandlung stehen mit der Theorie von der sympathicogenen Entstehung der Trigeminusneuralgie gut im Einklang, da die Röntgenstrahlen auf das Vasomotorium wirken. — Weitere Berichte über Röntgenbehandlung der Trigeminusneuralgie stammen von Matoni, Marburg, Bordoni.

Damit sind die Mittel der konservativen Therapie im engeren Sinne eigentlich erschöpft. Die nächste und wichtigste Phase der Behandlung liegt schon in den Händen des Chirurgen. Sie beginnt mit der systematisch von der Peripherie zum Zentrum fortschreitenden *Injektionstherapie.* Die Alkoholinjektion in den befallenen Nervenstamm (1903 von Schloesser eingeführt) sollte in allen, auch den schwersten Fällen zunächst versucht werden. Der Augenblickserfolg ist gewiß, ein Dauererfolg immerhin möglich. Die Einspritzung erfolgt mit 1 ccm 80%igem Alkohol. Krause empfiehlt zuerst eine Novocainlösung zu injizieren und dann, wenn die Anästhesie zeigt, daß man im Nerven ist, Alkohol nachzuspritzen. Payr begnügt sich mit mehrmals wiederholter Anästhesierung durch $^1/_2$% Novocain-Adrenalin.

Als nächster Schritt kommt die Alkoholinjektion in den Nerven an der Schädelbasis in Betracht. War mit diesen peripheren Injektionsmethoden kein Dauererfolg zu erzielen, so haben auch die früher viel geübten *peripheren Operationen* nicht viel Sinn. Empfohlen wurde die Resektion der peripheren Endäste (nur bei den Nn. supraorbitalis und frontalis), ferner die Neurektomie oder Ausdrehung einer peripheren oder zentralen Strecke des Stammes im Verlaufe des betreffenden Astes, schließlich derselbe Eingriff unmittelbar an der Schädelbasis. Nach Krause blieben 14% der mit peripherer Neurektomie behandelten Fälle rezidivfrei. — Meist aber regeneriert sich der Nerv und das Rezidiv ist mit großer Wahrscheinlichkeit vorauszusehen. So kommt als nächster, radikalerer Eingriff bereits die *Alkoholinjektion in das Ganglion Gasseri* in Betracht (Rasumovsky, Alexander und Unger, Schloesser, Offerhaus, Maier, Härtel, Pichler, Otto, Payr, Hoppe, Sicard u. a.). Sie ist technisch schwierig und gelingt nicht immer. Dort wo sie gelingt, kann man auch bei schweren Fällen mit einem hohen Prozentsatz dauernder Heilungen rechnen. Die Gefahren, die sie mit sich bringt, bestehen erstens in der Ausschaltung des 1. Astes, dadurch bedingte Anästhesie der Cornea und Keratitis neuroparalytica, die nicht immer zu verhüten ist; zweitens in der Diffusion des Alkohols auf empfindliche Nachbargewebe, insbesondere die Arteria maxillaris interna, die Tuba Eustachii, den Sinus cavernosus, die Carotis interna, wodurch es zur Opticusschädigung kommen kann, ferner auf die Hirnnerven III, VI und VIII. Man sucht sie durch möglichste Reduktion der Alkoholmenge, sorgfältige Technik und sehr langsame Injektion unter ständiger Kontrolle der anästhetischen Wirkung zu verhüten (s. Pichler, der allerdings 5 ccm Alkohol verwendet). Kulenkampff verlängert die Injektionszeit auf 15—20 Minuten. Die Entwicklung eines rezidivierenden Herpes zoster, die wir in einem Fall sahen, war wohl auf Entzündung des Ganglions bei unzulänglicher Alkoholisierung zurückzuführen.

Die Alkoholinjektion kann auf 3 Wegen erfolgen: nach der HÄRTELschen Methode durch das Foramen ovale, ferner basal vom 3. Ast aus, schließlich orbital nach KULENKAMPFF. BRAENCKER empfiehlt *sub*ganglionäre Injektion ins Foramen ovale, die durch Diffusionswirkung dasselbe leisten soll wie die Injektion ins Ganglion. HÄRTEL hält diese Methode für bedenklich. KIRSCHNER zerstört das Ganglion durch Elektrokoagulation und schließt die Alkoholinjektion an.

Ein gewisser Nachteil haftet der Injektionsmethode insofern an, als sie, wie KOCH ausführt, für eine etwa später doch notwendige Operation schwierige Verhältnisse schafft. Der Alkohol durchtränkt das Bindegewebe des Cavum *Meckelii* und ruft an Dura, Ganglionkapsel, Gefäß- und Nervenscheiden entzündliche Veränderungen mit nachfolgender schwieliger Narbenbildung hervor (s. auch PEIPER). HÄRTEL meint jedoch, daß durch die Alkoholinjektion die operative Behandlung in den meisten Fällen überflüssig geworden ist. Durch partielle Injektion könne man den 1. Ast verschonen. Allerdings wird dadurch der Erfolg gefährdet. Bei *totaler* Injektion hatte HÄRTEL unter 25 Fällen nur ein Rezidiv nach 7 Jahren, bei *partieller* Injektion schwerer Fälle unter 9 Fällen 7 Rezidive. So sind, meint HÄRTEL, die Ergebnisse der totalen Injektion denen der Operation gleichwertig, während die der partiellen Injektion ungefähr den Erfolgen der basalen Resektion entsprächen. Aber der Vorteil der Injektionsmethode besteht in ihrer Ungefährlichkeit. Starke Narbenbildung erfolgt nur, wenn man zu hohe Dosen anwendet.

DORRANCE und BRANSFIELD sahen in 15% ihrer Fälle Keratitis nach Alkoholinjektion. Die motorische Lähmung, die auch häufig eintritt, pflegt im Laufe von 8 Monaten abzuklingen.

Die radikalen *operativen Methoden* bestehen in der *Exstirpation des Ganglion Gasseri* (KRAUSE, HARTLEY) und in der *retroganglionären Durchschneidung der sensiblen Trigeminuswurzeln* (SPILLER, VAN GEHUCHTEN, FRAZIER, ADSON). Diese Eingriffe sind technisch ungemein schwierig und noch immer nicht ohne Mortalität (KRAUSE: 11%), die allerdings durch die moderne Operationstechnik rasch heruntergedrückt wird. So zählte CUSHING unter 332 Fällen nur mehr 2 Todesfälle. Als die vorgeschrittenste Methode ist wohl die retroganglionäre Wurzeldurchschneidung zu betrachten, bei der es nicht nur gelingt, den motorischen Ast zu verschonen (ADSON) — das gelingt gewöhnlich auch bei der Exstirpation des Ganglions (ZAAIJER) —, sondern auch die zum Ramus ophthalmicus gehörigen Fasern, deren Resektion ja bei den Neuralgien des 2. und 3. Astes überflüssig ist. Die Gefahr der Keratitis ist dadurch vermieden. HEYMANN ist gegen die Schonung der motorischen Wurzel und des 1. Astes. Die motorische Wurzel sei praktisch nicht wichtig und außerdem nehme sie sensible Fasern in sich auf, die Schonung des 1. Astes führe leicht zu Rückfällen. Er kombiniert die Wurzeldurchschneidung mit der Teilresektion des Ganglion *Gasseri*. FRAZIER empfiehlt die Aufsuchung der motorischen Wurzel mit der Elektrode. Er hatte nach Wurzeldurchschneidung Keratitis in 10% der Fälle, unter 571 Fällen nur 2 Rezidive.

Was die *Technik* anbelangt, so wird die Operation gewöhnlich in der mittleren Schädelgrube gemacht. Demgegenüber wies CLAIRMONT darauf hin, daß dieser Eingriff eine Mortalität bis zu 16% aufweise und schlug vor, den Trigeminus von der hinteren Schädelgrube anzugehen, die der Nerv in einer Strecke von 10—15 mm passiert. Von DANDY wurden sodann 250 Fälle in der hinteren Schädelgrube ohne Mortalität und ohne Komplikationen operiert. Die Operation sei technisch leichter. DANDY hat sich ganz für sie entschieden. Die sensible Wurzel wird bei ihrem Austritt aus der Brücke durchschnitten. Es zeigte sich, daß bei dieser Methode die Komplikationen der alten Methode (Keratitis und motorische Störungen) nicht auftreten, die Sensibilität blieb teilweise erhalten, ohne daß die Schmerzen wiederkamen.

Im allgemeinen wird allerdings die komplette Anästhesie als das wichtigste Erfordernis mit Hinblick auf die Rezidivfreiheit betrachtet (Hoppe, Dorrance). Gewiß sind die wesentlichen Reizmomente dadurch ausgeschaltet, die den Anfall auszulösen vermögen, ein Rezidiv unwahrscheinlich. Daß es aber, wenn auch selten, trotz gelungener Resektion noch Rezidive gibt, beweist, daß der Sitz des Leidens unter Umständen noch weiter zentral liegen kann (s. z. B. Suermondt).

Auf Grund der neueren Vorstellungen über die vegetative Pathogenese der Trigeminusneuralgie schug Kulenkampff die *periarterielle Sympathektomie* der Arteria carotis vor. Unterbindung der Carotis war schon 1892 von Trousseau angeregt worden. Cavazzani versuchte 1900 die Operation am sympathischen Halsganglion. Nasaroff berichtet über guten Erfolg mit Alkoholbefeuchtung der Carotis in 3 Fällen. Wischnewsky führte den Vorschlag Kulenkampffs in 4 Fällen aus, mit gutem Erfolg, aber kurzer Beobachtungsdauer. Peiper berichtet, daß in 2 Fällen nach Entfernung des Grenzstranges eine typische Neuralgie erst auftrat. Jonnesco resezierte den ganzen cervicalen Sympathicus und das erste Brustganglion und berichtet über gute Erfolge. Dagegen berichtet Frazier, daß Exstirpation des oberen Halsganglions und Enthüllung der Carotis communis gar keinen Einfluß auf die Schmerzen hatte.

So scheint es, daß die neueren Anschauungen über die Pathogenese der Trigeminusneuralgie einer Auswertung durch die Praxis noch nicht gewachsen sind.

Atypische Gesichtsneuralgien.

Neben der echten Trigeminusneuralgie trifft man in der Praxis auf eine große Anzahl von Fällen, die vielfach unter demselben Namen gehen, aber nicht die charakteristischen Merkmale des Leidens aufweisen, wie sie oben geschildert wurden. Die Abweichungen von dem dargestellten Typus beziehen sich auf die Intensität der Schmerzen, auf die Lokalisation und auf die Verlaufsweise. Die Schmerzen sind in diesen atypischen Fällen meistens nicht annähernd so stark wie bei der echten Trigeminusneuralgie. Die Lokalisation hält sich durchaus nicht streng an die Grenzen der drei Äste des Trigeminus, sondern sie geht teils darüber hinaus, teils umfaßt sie nur Teile eines Astgebietes. Schließlich läßt das Leiden den für die echte Trigeminusneuralgie charakteristischen Verlauf in Paroxysmen mit vollkommen schmerzfreien Intervallen vermissen, vielmehr handelt es sich gewöhnlich um kontinuierliche Schmerzen mit zeitweisen Exacerbationen.

Es hat sich nun vielfach gezeigt, daß bei diesen Fällen die Operation am Trigeminusstamm oder die Injektion ins Ganglion *Gasseri* keine Hilfe bringt, womit der Beweis erbracht wäre, daß es sich hier gar nicht um Erkrankungen des Trigeminus handelt. Dagegen ließen sich drei Krankheitsbilder isolieren, die mit einer greifbaren anatomischen Grundlage zum mindesten einen Teil der hierhergehörigen Fälle umfassen dürften:

1. Die *Neuralgie des Ganglion geniculi* (Otalgie, Neuralgia tympanica, auch Hunt-Neuralgie genannt, nach Ramsay Hunt, der sie zum erstenmal beschrieb (1909). Das Ganglion geniculi empfängt dem Trigeminus zugehörige Fasern; es sind dieselben, die bei rheumatischer Facialislähmung für die initialen Schmerzen verantwortlich sein dürften. Spontane Neuralgien dieses Ganglions sind durch anhaltende — nicht paroxysmale — Schmerzen gekennzeichnet, welche ins Mittelohr und hinter das Ohr lokalisiert werden und gewöhnlich bis in die

Schulter ausstrahlen. Ob diese Neuralgie tatsächlich dem Ganglion geniculi zuzuschreiben ist, kann nicht mit Sicherheit gesagt werden. Die von LERICHE und WERTHEIMER angegebene Operation, die in Zerstörung des Ganglions besteht, hat durchaus keine ganz überzeugenden Erfolge. CLARK und TAYLOR wollen mit der Durchschneidung des Facialis im Brückenwinkel Heilung erzielt haben.

2. *Neuralgie des Ganglion sphenopalatinum* (SLUDER-Neuralgie, von SLUDER 1918 beschrieben). Hier handelt es sich um jene Form der Neuralgie, die von den amerikanischen Autoren als „minor neuralgia" der echten „major neuralgia" gegenübergestellt wird. Sie findet sich, im Gegensatz zur echten Neuralgie des N. trigeminus, hauptsächlich bei jüngeren Leuten. Fast immer geht sie von den Zähnen oder von den Nebenhöhlen aus (BARNHILL). VAIL erklärt die SLUDER-Neuralgie durch Infektion vom Sinus sphenoidalis bei dünner Knochenwand mit oder ohne Dehiszenz, FISHER durch Infektion von der Keilbeinhöhle oder von den Siebbeinzellen aus. Auf Cocainisierung des hinteren Pols der mittleren Muschel (PEIPER) oder des Ganglions selbst (FISHER) müssen die Schmerzen schwinden. Es handelt sich um Schmerzen von ziehendem Charakter, manchmal auch brennend, die in die Tiefe lokalisiert werden und andauernd anhalten, *ohne* Neigung zu paroxysmaler Steigerung (FRAZIER und RUSSEL). Die schmerzhafte Region ist druckempfindlich. Nach GLASER tritt die Neuralgie in einem Drittel der Fälle beiderseitig auf. Im Gegensatz zur echten Trigeminusneuralgie hätten die Kranken große Neigung zu Opiaten. — Es ist fraglich, ob es sich hier um ein einheitliches Krankheitsbild handelt. CUSHING und FRAZIER bestreiten seine Existenz. Nach PERA stellt das Ganglion sphenopalatinum überhaupt kein der Nasenschleimhaut zugeordnetes Zentrum dar. Das SLUDERsche Syndrom sei auf die nervösen Elemente der Fossa pterygomaxillaris zu beziehen. VAIL vermutet eine Affektion des der Keilbeinhöhle sehr benachbarten N. Vidianus. Therapeutisch empfiehlt VAIL Eröffnung des Sinus sphenoidalis, FISHER und RUSKIN Alkoholinjektion in das Ganglion. GLASER betont die Hartnäckigkeit der Fälle.

3. *Neuralgia nasalis* (CHARLIN). Vor einigen Jahren beschrieb der Südamerikaner CHARLIN ein Krankheitsbild, das insofern bloß als eine Varietät der echten Trigeminusneuralgie aufzufassen ist, als es durch paroxysmalen Verlauf gekennzeichnet und im Bereiche eines Trigeminusastes, des vom Ramus ophthalmicus abgehenden N. nasalis lokalisiert ist. Was ihm den Charakter einer nosologischen Einheit verleiht, ist die pathognomonische Symptomentrias: 1. Entzündung der vorderen Bulbushälfte, nicht selten verbunden mit Keratitis, rezidivierenden Cornealulcera oder Iritis; 2. paroxysmal auftretender und ähnlich wie bei der gewöhnlichen Trigeminusneuralgie durch peripheren Reiz provozierter Schmerz im orbitonasalen Innervationsgebiet des N. nasalis; 3. heftige Hydrorrhöe der betreffenden Nasenseite während des Anfalls. Die Schmerzen sistieren auf Cocainisierung der Nasenschleimhaut. Im Anfall besteht ein Druckpunkt im Hautgebiet des N. nasalis. Weitere Beobachtungen stammen von ARGUELLO und PEREIRA, ALCAINO, WIBO. Mit Rücksicht auf die begleitende Augenaffektion wird das Leiden naturgemäß oft auf diese zurückgeführt und sein neuralgischer Charakter verkannt. Diese Differenzierung ist aber schon durch die gleichzeitigen Nasensymptome ermöglicht. Von einem akuten Stirnhöhlenkatarrh unterscheidet sich die Neuralgia nasalis durch ihren plötzlichen Beginn ohne Fieber, die begleitenden Augensymptome, die coupierende Adrenalin-Cocain-Wirkung (ALCAINO). Bei atypischen Formen, wo eines der drei Kardinalsymptome stark im Vordergrund steht, die anderen beiden nur angedeutet sind, ist die Unterscheidung freilich schwieriger. Ätiologisch werden außer neuropathischer Veranlagung lokale Veränderungen der Nase,

infektiöse und toxische Einflüsse angegeben. Für die Pathogenese nimmt ALCAINO Druck oder Abknickung des Nerven bei seinem Eintritt in die Nasenhöhle an, hervorgerufen durch die Schwellung der Nasenschleimhaut.

Neuralgie des N. glossopharyngeus.

Die Neuralgie des N. glossopharyngeus wurde 1910 von WEISENBURG zuerst eingehend beschrieben. Weitere Kasuistik stammt von SICARD und ROBINEAU, HARRIS, DOYLE, ADSON, SINGLETON, GOODYEAR, DANDY, ALBRIGHT u. a. Sie steht der Trigeminusneuralgie insofern nahe, als auch sie ausgesprochen paroxysmal verläuft. Der Anfall wird durch Sprechen, Lachen, Schreien, Kauen, Schlucken, Trinken, durch Berührung des Zungengrundes, der Tonsillen oder des Pharynx ausgelöst. Der Schmerz geht von der Gegend der Tonsillen und des Pharynx aus und strahlt gegen das Ohr und gegen das Auge zu aus. Durch Cocainisierung der Zungenbasis und der Gaumenbogen kann er coupiert werden (FILATOV). Während des Anfalls besteht ein Gefühl von Trockenheit im Munde, zuweilen aber auch einseitige Speichelhypersekretion. Ebenso wie bei der Trigeminusneuralgie ist das Intervall zwischen den Anfällen frei von Symptomen. Nach USADEL tritt die Neuralgie des N. glossopharyngeus meist symptomatisch auf, bei Tumoren, Entzündungen, Aneurysmen und nach Traumen. Therapeutisch kommt in hartnäckigen Fällen die operative Behandlung in Betracht: extrakranielle Exhairese oder Durchschneidung des Nerven nach SICARD und ROBINEAU, eventuell mit Alkoholinjektion in das zentrale Ende (CHAVANY und WELTI), Exstirpation des Ganglion superius (SICARD und ROBINEAU), intrakranielle Durchschneidung der sensiblen Wurzel (nach ADSON, von DANDY 1927 zum erstenmal ausgeführt, s. a. STOOKEY, SUERMONDT). Der intrakranielle Eingriff ist nur bei Vorherrschen des Ohrenschmerzes (Beteiligung des N. tympanicus) angezeigt (JEFFERSON).

Von der echten Neuralgie des N. glossopharyngeus etwa so verschieden wie die atypische Trigeminusneuralgie von der echten ist die *Glossodynie.* Sie ist häufig rein psychogen (nach OPPENHEIM auf Carcinomophobie beruhend), zuweilen auch wohl myalgischer Natur. Nach CHAVEAU findet man sie gelegentlich bei beginnender Paralyse oder Tabes.

Hier sei schließlich noch der bei alten Leuten vorkommende *Pruritus linguae senilis* erwähnt (VERAGUTH).

Neuralgien des N. laryngeus superior und inferior.

Kehlkopfneuralgien wurden 1905 von BOENNINGHAUS eingehend beschrieben. Es handelt sich um Schmerzen an der Außenseite des Halses, ein- oder beiderseitig, entsprechend dem Verlauf des oberen oder unteren Kehlkopfnerven. Man findet entsprechende Druckpunkte außen am Halse. Meist haben die Schmerzen keinen ausgesprochen neuralgischen — anfallsartigen — Charakter. Doch sind auch solche Fälle beschrieben (AVELLIS, HALPHEN, O. HIRSCH). In einer Reihe von Fällen ist der Schmerz nur das Symptom einer Laryngitis. Dies kann als erwiesen gelten, wenn er auf Cocainisierung der Kehlkopfschleimhaut sistiert. Der Schmerz hat gewöhnlich brennenden Charakter, ist meist einseitig und strahlt gegen das Ohr aus. Er kann durch Bewegungen ausgelöst werden. Anamnestisch oder manifest finden sich fast immer Schleimhautaffektionen (HUTTER). Manchmal treten die Neuralgien nach Tonsillektomie auf, zuweilen kommt Grippe in Betracht. Therapeutisch wird Massage und Galvanisation entsprechend der Druckpunkte, eventuell perineurale Novocaineinspritzung empfohlen (HUTTER).

Occipitalneuralgie.

Bei der Bezeichnung „Occipitalneuralgie“ hat man es eigentlich mit einer Denominatio a potiori zu tun. Tatsächlich handelt es sich um eine Affektion aller Hautnerven, die dem 1.—4. Cervicalsegment zugehören, also N. occipitalis major und minor, N. auricularis magnus, N. cervicalis superficialis und posterior und N. supraclavicularis. In der überwiegenden Mehrzahl der Fälle haben die Schmerzen nicht den neuralgischen, sondern ausgesprochen neuritischen Charakter. Oft liegt ihnen eine cervicale Radiculitis zugrunde, die durch spondylarthritische Prozesse verschiedener Art hervorgerufen ist. Auch Carcinom und Caries der Wirbelsäule kommen in Betracht, sowie circumscripte Meningitis. Die häufigste Ursache der Occipitalneuralgie sind Malaria und Influenza. Hier dürfte es sich um Neuritiden im engeren Sinne handeln. Selten findet man sie bei Typhus, Angina, Urämie, bei Kachexien und Anämien (Veraguth).

Der Schmerz ist im Hinterkopf und Nacken lokalisiert und strahlt meist bis zum Unterkiefer aus. Beschränkt er sich auf den Hinterkopf, so ist er gewöhnlich doppelseitig (Gowers). Er besteht meist kontinuierlich. Man sieht gelegentlich motorische Reizerscheinungen in Form von tonischen und tonisch-klonischen Krämpfen der Halsmuskulatur, insbesondere des Sternocleidomastoideus (Levy, Baudouin, Wertheim Salomonson, Hutchinson, Curchod, Verger, Pitres, Jastrowitz). Bei anfallartigen Exacerbationen sieht man Tränensekretion, Niesen, Rötung der Nasenschleimhaut und der Conjunctiven (Wertheim Salomonson). Seeligmüller und Johnson beobachteten Sympathicuslähmung, Strümpell, Seeligmüller und Rosenthal Haarausfall am Hinterhaupt. Man findet typische Druckpunkte am Occiput (in der Mitte zwischen dem Processus mastoideus und den obersten Halswirbeln), am hinteren Rand des Sternocleidomastoideus, am Tuber parietale, am Processus mastoideus und an der Ohrmuschel (Valleix). Die häufig bestehende Druckempfindlichkeit der Halswirbel weist auf spondylarthritisch-radikuläre Genese hin. *Therapeutisch* wurde in Fällen, wo die übliche antineuralgische Therapie versagte, von Muskens die Durchschneidung der Hautäste in der Tiefe, von Oehlecker die Exstirpation des 2. Spinalganglions mit gutem Erfolg ausgeführt.

Neuralgie des N. phrenicus.

Die Frage, ob es sich nicht in so gut wie allen Fällen von sogenannter Phrenicusneuralgie (Phrenalgie) bloß um Schmerzirradiationen von inneren Leiden her handelt (Leber- und Gallenerkrankungen, Lungen- und Herzaffektionen, Magen- und Darmgeschwüre, Peritonitis usw.), kann noch nicht als entschieden gelten. Nach Kalischer überwiegt bei organischen Erkrankungen die rechtsseitige Phrenalgie, während die echte Phrenalgie meist linksseitig auftritt. Herszky bezeichnet die echte Neuralgie des Phrenicus als sehr selten, ebenso Marcus. Kalischer hält an ihrer Existenz fest und bezieht sich auf Fälle von Peter aus der älteren, Simenauer aus der jüngeren Literatur. Der Schmerz wird stets links vom Sternum, an den Ansatzstellen des Zwerchfells am Brustkorb, in der Gegend des 5.—10. Knorpelansatzes, häufig nur an einem Punkt an der Durchtrittsstelle des Nerven lokalisiert. Gelegentlich strahlt er in Schulter, Arm und Hals aus. Er ist bald dauernd, bald anfallsweise und nimmt beim tiefen Atmen, beim Husten, Niesen und Gähnen zu. In einigen Fällen sah Kalischer spontane krampfartige Zwerchfellbewegungen, gelegentlich Aufstoßen, Erbrechen, Singultus. Druckpunkte werden im 2. und 3. Intercostalraum, außen vom M. scalenus anterior oder sternocleidomastoideus, am Processus xyphoideus und am Knorpelansatz der 6.—8. Rippe angegeben. Manchmal konnte man durch Druck auf den Nervenstamm am Hals den Anfall auslösen oder Atemstillstand bewirken. Als Ursachen führt Kalischer rheumatische Affektionen, Trauma, Gelenkrheumatismus, Grippe, Diphtherie, Bleivergiftung an. Herszky betont den rezidivierenden Charakter des Leidens, Empfindlichkeit der Patienten gegen Zugluft, Prädilektion der Erkrankung für das Frühjahr.

Neuralgie des Plexus brachialis.

Eine Trennung zwischen Plexusneuralgie und Plexusneuritis sollte nicht einmal versucht werden. Es handelt sich, soweit nicht angiospastische Pseudoneuralgien (Wilder, Peritz) anzunehmen sind, wie sie bei Hypertonikern und bei Spasmophilen vorkommen, durchwegs um *radikuläre Neuritiden* mit vorwiegend sensiblen Erscheinungen, „Ischias des Armes", wie sie treffend von Roger, Reboul-Lachaux und Rathelot genannt wurden. Betroffen sind meist die 7.—8. Cervical- und die 1. Dorsalwurzel, dann auch C 5—6 (Wertheim Salomonson, Miraille Verger, Laroche, Camus u. a.). Die verschiedenen Formen der Arthritis der Wirbelgelenke liegen der Erkrankung zugrunde (Wilder, Roger, Raboul-Lachaux und Rathelot). Veraguth führt als Ursachen an: Blei-, Kohlenoxydvergiftung, Alkohol, Malaria, Typhus, Influenza (besonders diese), Gicht, Arteriosklerose, Diabetes. Peritz denkt auch an Avitaminosen. Symptomatisch findet man sie bei Pachymeningitis cervicalis hypertrophica, Meningitis luetica, bei Tumoren und Caries. Es ist naheliegend, daß es sich in vielen Fällen von sogenannter Brachialgie um Myalgien oder um Erkrankungen des Schultergelenks handelt (W. Alexander, Peritz).

Was die *Erscheinungen* anbelangt, so handelt es sich stets um zuweilen sehr intensive Schmerzen im Bereiche der erkrankten Cervicalwurzeln. Paroxysmales Auftreten kommt wohl nicht vor, doch sind anfallsartige Exacerbationen, etwa regelmäßig zu bestimmten Nachtstunden, sehr häufig. Parästhesien spielen oft eine große Rolle. Die Haut ist hyperästhetisch, gelegentlich manifestiert sich der neuritische Charakter des Leidens durch Hypästhesien, kleine Paresen und Atrophien. Die Nervenstämme sind oft druckempfindlich. Der Dehnungsschmerz des Plexus wurde schon bei der Plexusneuritis erwähnt.

Therapeutisch werden, nebst der sonstigen antineuralgischen Therapie, Kochsalzinjektionen wie bei Ischias empfohlen (Lange, Peritz u. a.).

Epicondylus- und Styloideusneuralgie.

Neuralgiforme Schmerzen am Epicondylus radialis humeri und am Processus styloideus radii beschreibt A. W. Fischer unter Beziehung auf frühere Beobachtungen von Runge, Bernhardt, Berger und Remak. Infektion, Gicht, Trauma sind die Ursache. Fischer nimmt periostale Reizerscheinungen an, die auf die feinen Nervenverzweigungen übergehen. Das Wesentliche an den Beschwerden dürfte die Periostitis sein. — Die Therapie ist chirurgisch.

Intercostalneuralgie.

Auch von dem Krankheitsbild der Intercostalneuralgie ist zu sagen, daß es fraglich ist, ob es auf idiopathischer Grundlage überhaupt existiert. Lapinskys Auffassung, daß es sich im wesentlichen um irradiierte Schmerzen handelt, deren Ursache in einem visceralen Krankheitsprozeß zu suchen ist, trifft zum mindesten für eine große Gruppe dieser Fälle zu. Nach Lapinsky handelt es sich sehr oft um Erkrankungen des kleinen Beckens (Ovarien, Hoden), wobei bemerkenswert ist, daß auch bei rechtsseitigem Grundleiden die Schmerzen meist linksseitig auftreten. Diese auch von Oppenheim und W. Alexander beobachtete Prädilektion für die linke Seite, die von Oppenheim mit hypochondrischer Selbstbeobachtung wegen des Herzens in Beziehung gebracht wird, wird von LAPINSKY dadurch erklärt, daß der linke Grenzstrang, durch dessen Vermittlung die Irradiation erfolgt, mehr zentripetale Fasern führt als der rechte und daß die Organe des kleinen Beckens ihre sensible Innervation mehr durch den linken Grenzstrang erhalten. Ansonsten findet man Intercostalneuralgien, die im allgemeinen bei Frauen wesentlich häufiger sind als bei Männern, bei Erkrankungen der Pleura, des Mediastinums, der Aorta (Aneurysma), ferner bei kachektischen Zuständen aller Art, nach Fieber, Anämie, in der Laktation, im Puerperium, bei Lues (FAURE-BEAULIEU: Meningoradiculitis luetica), bei Deformitäten der Wirbelsäule, Verletzungen der Rippen und Tumoren (VERAGUTH). Epidemisches Auftreten soll vorkommen (WILLE, REILLY). Auch an tabische Wurzelschmerzen muß man denken (CURSCHMANN). Eine Differenzierung gegenüber pleuritischen Reizzuständen ist dadurch möglich, daß Zunahme der Schmerzen bei der Neuralgie durch Rumpfbeugung nach der kranken Seite, bei Pleuritis sicca durch Rumpfbeugung nach der gesunden Seite bewirkt wird (SCHEPELMANN). — Die Schmerzen sind meist kontinuierlich und im Bereiche der 6.—8. Rippe an der Außenfläche der Brust, lateral von der Linea costo-clavicularis lokalisiert. Medial dieser Linie auftretende Schmerzen sind meist in der Höhe der 2.—5. Rippe lokalisiert. Druckpunkte finden sich nur in einem Teil der Fälle, und wenn, dann dicht an der Wirbelsäule, in der Axillarlinie, am Sternum und Rectus abdominis. Nach WERTHEIM SALOMONSON werden die Schmerzen zuweilen am stärksten an der Vorder- und Hinterfläche des Thorax gefühlt, während die Seitenfläche freibleibt.

Therapeutisch steht die Behandlung des etwa zu findenden Grundleidens im Vordergrund. LANGE empfiehlt Kochsalzinjektionen wie bei Ischias, A. SCHLESINGER Novocain- oder Kochsalzinjektionen mit Alkohol.

Neuralgien der Bauchdecken.

Echte Neuralgien des Abdomens werden noch wesentlich seltener angenommen als Intercostalneuralgien. PHILIPPSTHAL nimmt Neuralgia epigastrica dann an, wenn ein organisches Leiden ausgeschlossen werden kann und die Schmerzen auf Novocaininjektion in die schmerzhafte Gegend schwinden (s. a. A. SCHLESINGER). Daß der Nachweis von Druckpunkten und der Schmerzhaftigkeit bei Aufheben einer Bauchdeckenfalte für den Nachweis des neuralgischen Charakters einer Erkrankung beweisend sei, behauptet, wohl mit Unrecht, LANDECKER.

Mastodynie.

Die neuralgische Erkrankung der Brustdrüse befällt nach WERTHEIM SALOMONSON meist Frauen zwischen dem 20. und dem 40. Jahr. Vereinzelt sieht man sie auch bei Männern. Meistens handelt es sich um anämische, schwache Frauen, die zu lange gestillt haben. Auftreten oder Steigerung der Schmerzen ante menses sieht man sehr regelmäßig. Man findet sie gehäuft im Beginn der Schwangerschaft, ferner bei starker sexueller Erregung (SAMUEL). Soweit nicht organische Veränderungen der Mamma, Knötchen, Adenome usw. vorliegen (CURSCHMANN), dürfte es sich um Schmerzirraditionen ovariogener Natur handeln. SAMUEL nimmt an, daß die Wirkung durch das Corpus luteum geht. Therapeutisch ist in allen Fällen, wo Grund zur Annahme eines Hypovarismus vorliegt (Beginn der Pubertät, Klimakterium), hormonale Anregung der Ovarialfunktion angezeigt, ferner körperliche Übungen, Schwimmen und Turnen. Hat das Leiden sexuelle Ursache, dann wird Suspensorium und Ruhigstellung, bei Hängebrust Hochwickeln empfohlen (SAMUEL).

Genitalneuralgien.

Neuralgien des *männlichen Genitales* treten in verschiedenen Formen auf: als Orchidodynie oder Neuralgia scrotalis, als Neuralgia spermatica, als „irritable testes“. Auch bei Hodenneuralgie spielen organische Ursachen eine große Rolle (Curschmann): Varicocele, inkompletter Descensus (dieser nach Ráskai besonders als Grundlage der irritable testes), Entzündungen des Hodens und Nebenhodens, sonstige Entzündungen des Genitalapparates (Wertheim Salomonson). Als funktionelle Ursachen kommen starke sexuelle Erregungen, insbesondere frustrane Erregung, Masturbation in Betracht. Damit rückt das Leiden schon in nächste Nähe der sexuellen Neurasthenie und der rein psychischen Mechanismen. Die Schmerzen sind oft mit Cremasterkrämpfen verbunden und strahlen in den Samenstrang, gelegentlich auch in die Blase und in die Lendengegend aus. Als Neuralgie des N. pudendus internus beschreiben Chavany, Welti und Chaignot anfallsweises Auftreten von Schmerzen, vasomotorischen Krisen, Blasen-, Mastdarmstörungen und sexuellen Reizerscheinungen. Die Therapie soll im wesentlichen gegen die Neurasthenie gerichtet sein und Regelung des Sexuallebens in sich schließen (Fürbringer). Von lokalen Behandlungen sollte man gerade dann, wenn neurotische Momente sichtlich im Vordergrund stehen, grundsätzlich absehen. Ráskai hatte in 2 Fällen von Orchidodynie prompten Erfolg mit Vaccineurin. Die von Chavany, Welti und Chaignot empfohlene Durchschneidung des N. pudendus internus kommt wohl nur für seltene, sicher organische Fälle in Betracht.

Neuralgien des *weiblichen Genitales* sind gewiß noch häufiger rein psychogen als die des männlichen (s. Dalché).

Metatarsalgie (Mortons disease).

Bei dem von Morton zuerst beschriebenen Leiden handelt es sich um Schmerzen im 4. Metatarsophalangealgelenk, nach Tubby und Jones im 2. und 3. Die Schmerzen entstehen durch den Druck des beweglichen capitulum metatarsi V. gegen die Diaphyse des Metatarsale IV. und Subluxation desselben (Morton, Peraire, Maly), Ostitis rareficans des Capitulum IV. (Pantolini), traumatische Neuritis durch mechanische Läsion der Nervenäste zwischen Metatarsale IV. und V. (Tubby), Neuralgie des Plantaris-Astes (Fuchs). Das Leiden tritt nach Trauma oder beim Gehen mit engen Schuhen auf. Nach K. W. Fischer handelt es sich um die Folge einer Senkung des Quergewölbes. Kurtz beschuldigt enge Schuhe mit hohen Absätzen, wodurch das Gewicht auf den Vorderfuß verlegt wird, ohne daß diesem die Möglichkeit geboten ist, sich auszubreiten und dem Gewicht anzupassen. Man findet als Ausdruck dieses Mechanismus gewöhnlich eine Schwiele an der Sohle und periostitische Reizung des darunterliegenden Knochens. Doch gibt es auch arthritische und traumatische Fälle. — Die Therapie ist rein orthopädisch.

Achillodynie.

Den unter dem Namen der Achillodynie bekannten Schmerzen an der Ansatzstelle der Achillessehne, die gewöhnlich etwas verdickt und geschwollen ist, liegt meist eine Bursitis (Schüller, Rössler, Wiesinger, König) zugrunde. Die Schmerzen treten bei langem Laufen oder vielem Stehen auf. Gonorrhöe (Albert, Fournier), Malaria, Gelenkrheumatismus (Popoff), Trauma, Überanstrengung (Rössler), Lues werden beschuldigt.

Coccygodynie.

Der kontinuierliche Schmerz im Bereiche des Steißbeins tritt bei Frauen viel häufiger auf als bei Männern. Meist ist er traumatischen Ursprungs

(Onnafont, Lauverjat, Schotte), nach Entbindungen, nach Fall auf das Gesäß. Auch entzündliche Veränderungen der Steißwirbel und ihrer Gelenke (Chartier), Caries (Nott), Osteomalacie (Betz) können dazu Anlaß geben. Auch statische Fehlformen des Fußes spielen eine Rolle (Schotte). Als irradiierten Schmerz findet man die Coccygodynie bei Erkrankungen des Uterus und der Adnexe. Aber es gibt nach Chartier auch eine Radiculitis des 2. Steißbeinwurzelpaars, die nicht mit der mehrfach beschriebenen sacrococcygealen Radiculitis (S 5 Co 1) zu identifizieren ist. Bei letzterer findet man Sphincterstörungen, Aufhebung des Analreflexes und Sensibilitätsstörung in den retroanalen Zonen. Demgegenüber hat die typische Radiculitis der Steißbeinwurzeln eine rein subjektive Symptomatologie: spontane Schmerzen in der Höhe des 2. Steißbeinwirbels, Auftreten von Schmerzen beim Vorwärtsbeugen des Rumpfes und beim Sitzen. Sie kann durch Kompression oder Zerrung des intraduralen Anteils des Filum terminale oder durch entzündliche Prozesse nach lokaler Meningitis hervorgerufen sein (Chartier). — Therapeutisch werden epidurale Injektionen von 40 ccm 1% Novocain-Lösung empfohlen (Mandl, Läwen), eventuell Resektion des Steißbeines mit gleichzeitiger Resektion der Nn. ano-coccygei oder des ganzen Plexus coccygeus (Suermondt).

Literatur.

Adson: Ann. of Otol. **35**, 601 (1926). — Albright: Glossopharyngeal Neuralgia. Laryngoscope **36**, 407 (1926). — Alcaino: Klinisches Studium des Symptomenkomplexes des N. nasalis. Rev. méd. lat.-amer. **17**, 165 (1931). — Ardouin: Rev. de Laryng. etc. **48**, 240 (1927). — Argüello u. Pereira: Symptomenbild des N. nasalis usw. Arch. Oftalm. Buenos Aires **6**, 44 (1931).

Barnhill: Minor and major neuralgias of the head. Trans. amer. Acad. Ophthalm. etc. **1924**, 9. — Braencker: Erfahrungen mit der Injektionstherapie der V. Neuralgie. Nervenarzt **6**, 63 (1933). — Breitländer: Röntgenbehandlung der Trigeminusneuralgie. Zbl. Chir. **53**, 3154 (1926). — Buttner: Beitrag zur Frage der Beziehungen zwischen Trigeminusneuralgie und Glaukom. Arch. Augenheilk. **88**, 204 (1921).

Charlin: Der Symptomenkomplex der Erkrankung des N. nasalis. Arch. Oftalm. hisp.-amer. **31**, 369 (1931). — Der neue Symptomenkomplex des N. nasalis usw. Rev. méd. Chile **59**, 480 (1931). Chartier: Coccygodynie etc. Revue neur. **27**, 201 (1920). Chavany u. Welti: La névralgie du nerf. glosso-pharyngéen ecc. Presse méd. **1932 I**, 999. — Chavany, Welti et Choiquot: La névralgie du nerf honteux interne. Presse méd. **1933 II**, 1498. — Clairmont: Zur Behandlung der Gesichtsneuralgie. Dtsch. med. Wschr. **1926 I**, 609. — Cuesta: Med. ibera **20**, 152 (1926). — Curschmann, H.: Neuralgien. Münch. med. Wschr. **1923 I**, 743.

Dalché: Kausalgien des weiblichen Genitalapparats. Gynécologie **27**, 5 (1928). — Dandy: Operation for cure of tic douloureux etc. Arch. Surg. **18**, 687 (1929). — The treatment of V neuralgia ecc. Ann. Surg. **96**, 787 (1932). — Dorrance: Alcoholic injections into the Gasserian ganglion ecc. J. amer. med. Assoc. **83**, 1678 (1924). — Dorrance and Bransfield: Alcoholic injection of the Gasserian ganglion etc. N. Y. med. J. **118**, 457 (1923). — Doyle: A study of four cases of glossopharyngeal neuragia. Arch. of Neur. **9**, 34 (1923). — Dünaburg: Vrac. Delo (russ.) **10**, 111. — Duerto: Die von der Nase ausgehenden Schädel- und Gesichtsneuralgien. Ars med. **7**, 174 (1931).

Erben: Behandlung der Schmerzen bei Neuralgien. Wien. klin. Wschr. **1926 I**, 191.

Faure-Beaulieu: Méningo-radiculite syphilitique à forme de névralgie intercostale. Presse méd. **1928**, 955. — Filatov: Die genuine Neuralgie der Glossopharyngeus usw. Arch. klin. Chir. **166**, 345 (1931). — Fischer, A. W.: Über die Epicondylus- und Styloideusneuralgie usw. Arch. klin. Chir. **125**, 749 (1923). — Die Metatarsalgie usw. Münch. med. Wschr. **1929 II**, 1549. — Fisher: Ref. Zbl. Neur. **43**, 85. — Fonio: Ein Fall von Glossopharyngeusneuralgie. Dtsch. Z. Chir. **207**, 325 (1928). — Frazier: A refinement in the radical operation for trigeminal neuralgia. J. amer. med. Assoc. **76**, 107 (1921). — A unique symptom observed but once in 760 cases of major trigeminal neuralgia. J. amer. med. Assoc. **82**, 302 (1924). — Pain phenomena of the face ecc. Amer. J. med. Sci. **169**, 469 (1925). — Subtotal resection of sensory root ecc. Arch. of Neur. **13**, 378 (1925). — Division of sensory root on both sides. J. amer. med. Assoc. **87**, 1730 (1926). — Atypical neuralgia ecc. Arch. of Neur. **19**, 650 (1928). — Operation for the radical cure of trigeminal neuralgia. ecc. Ann. Surg. **88**, 534 (1928). — Radical operation for the relief of trigeminal neuralgia.

Surg. etc. **47**, 73 (1928). — Frazier and Russel: Neuralgia of the face etc. Arch. of Neur. **11**, 557 (1924). — Freund: Neuralgie des 2. rechten Trigeminusastes. Wien. klin. Wschr. **1918 II**, 1192. — Fürbringer: Über Neuralgien im Bereich der männlichen Genitalien. Z. ärztl. Fortbildg **18**, 389 (1921).

Glaser: Atypical neuralgia etc. Arch. of Neur. **20**, 537 (1928). — Bilateral V neuralgia etc. Arch. of Neur. **28**, 418 (1932). — Gutnikoff: Über die Behandlung der Trigeminusneuralgie mit Alkoholinjektionen usw. Arch. klin. Chir. **135**, 79 (1925).

Härtel: Chirurgische Behandlung der Trigeminusneuralgie usw. Münch. med. Wschr. **1924**, 1089. — Über Dauererfolge der intrakraniellen Injektionsbehandlung usw. Dtsch. med. Wschr. **1920 I**, 517. — Hansel: Trigeminal disturbances of otitic origin. Ann. of Otol. **38**, 335 (1929). — Heymann: Über die Behandlung schwerster Trigeminusneuralgien. Dtsch. Z. Chir. **216**, 1 (1929). — Herschmann: Weiterer Beitrag zur Frage des Vorkommens neuralgischer Symptome bei latenter Zuckerkrankheit. Wien. med. Wschr. **1932 I**, 367. — Herszky: Zur Kenntnis der Neuralgie des N. phrenicus. Med. Klin. **1928 II**, 1868. — Hoppe: Klinische Erfahrungen in der Trigeminusneuralgiebehandlung usw. Münch. med. Wschr. Bd. 74 **II**, 2089. — Nachuntersuchungen in der Alkoholbehandlung der Trigeminusneuralgie. Zbl. Chir. **55**, 473 (1928). — Hughes: The radical treatment of trigeminal neuralgia etc. Brit. med. J. **1926 I**, 823. — Hutter: Über Neuralgien des N. laryng. sup. Mschr. Ohrenheilk. **63**, 402 (1929).

Jefferson: Glosso-pharyngeal neuralgia. Lancet **1931 II**, 397. — Jonnesco: Traitement de la névralgie faciale etc. C. r. Acad. Sci. Paris **173**, 746 (1921).

Kalischer: Über die Neuralgie des N. phrenicus usw. Klin. Wschr. **1928 I**, 314. — Kirschner: Die Punktionstechnik und das Elektrokoagul. des Ganglion Gasseri usw. Arch. klin. Chir. **176**, 581 (1933). — Koch: Erschwerung der Exstirpation des Ganglion Gasseri usw. Münch. med. Wschr. **1921 II**, 1325. — Kowarschik: Worauf beruht die schmerzstillende Wirkung des galvanischen Stromes bei Neuralgien? Wien. klin. Wschr. **1918 I**, 468. — Kramer: Die Behandlung der Trigeminusneuralgie mit Chlorylen. Berl. klin. Wschr. **1921 I**, 149. — Krause: Hundert Exstirpationen des Ganglion Gasseri usw. Med. Klin. **1923 II**, 1596. — Kulenkampff: Über die Behandlung der Trigeminusneuralgie mit Alkoholinjektionen. Zbl. Chir. **50**, 50 (1923). — Über die Trigeminusneuralgie. Zbl. inn. Med. **45**, 665 (1924). — Über die Behandlung der Trigeminusneuralgie. Zbl. inn. Med. **45**, 809 (1924). — Die Trigeminusneuralgie und ihre Behandlung. Münch. med. Wschr. **1925 I**, 224. — Kurtz: Metatarsalgia and allied conditions. N. Y. med. J. **11**, 329 (1920).

Lange: Beseitigung neuralgischer Schmerzen. Ther. Gegenw. **1922**, 361. — Lapinsky: Über Intercostalneuralgie im Gefolge von Erkrankungen der Organe des kleinen Beckens. Arch. f. Psychiatr. **78**, 35 (1926). — Lenk: Chirurgische und Röntgenbehandlung der Trigeminusneuralgie. Wien. klin. Wschr. **1920 I**, 446. — Lignac u. v. d. Bruggen: Nederl. Tijdschr. Geneesk. **71 II**, 912 (1927). — Lindstedt: Über den Neuralgiebegriff und die Natur der Neuralgien. Z. Neur. **102**, 100 (1926). — Über die „Summationstheorie" usw. Klin. Wschr. **1930 I**, 533. — Landecker: Bauchdecken- und Beckenneuralgie in der Gynäkologie. Dtsch. med. Wschr. **1926 I**, 960.

Marcus: La névralgie du phrénique. Revue neur. **38 II**, 21 (1931). — Mathieu: Le traitement de la névralgie faciale ecc. Rev. d'Actinol. **7**, 39 (1932). — Müller, A.: Über Röntgenbehandlung der Neuralgien. Münch. med. Wschr. **1926 II**, 1915. — Muskens: J. de Neur. **27**, 451 (1927).

Nasaroff: Zur Heilung der Trigeminusneuralgie usw. Zbl. Chir. **54**, 964 (1927).

Oehlecker: Erfahrungen über die Exstirpation des II. Spinalganglion usw. Dtsch. Z. Nervenheilk. **69**, 296. — Oppenheim: Lehrbuch der Nervenkrankheiten, 7. Aufl. Berlin 1923.

Pappenheim: Trigeminusneuralgie durch Druck der arteriosklerotisch veränderten Art. basilaris usw. Wien. med. Wschr. **1926**, 104. — Parker: Unusual forms of pain in the area of the fifth nerve. J. amer. med. Assoc. **83**, 1672 (1924). — Payr: Über Ursachen, Diagnose und Behandlungsplan der Trigeminusneuralgie. Münch. med. Wschr. **1921 II**, 1039. — Peet: The rôle of the sympathetic nervous system in painful diseases of the face. Arch. of Neur. **22**, 313 (1929). — Postherpetic trigeminal neuralgia ecc. J. amer. med. Assoc. **92**, 1503 (1929). — Peiper: Chirurgie der Trigeminusneuralgie. Arch. klin. Chir. **143**, 384 (1926). — Pera: Studio critico sul ganglio sfeno-palatino. Ann. Med. nav. e colon. **38**, 287 (1932). — Peritz: Brachialgien. Med. Welt **1927**, 1165. — Pette: Trigeminusneuralgie und Sympathicus. Münch. med. Wschr. **71**, 1092. — Philippsthal: Neuralgia epigastrica usw. Dtsch. med. Wschr. **1923 II**, 1240. — Pichler: 51 Alkoholeinspritzungen in das Gassersche Ganglion. Wien. klin. Wschr. **1920**, 441, 473. — Pinard: Névralgie du trijumeau dite essentielle ecc. Bull. Soc. méd. Hôp. Paris **47**, 1754 (1923). — Plessner: Über Behandlungsversuche der Trigeminusneuralgie mit Trichloräthylen. Mschr. Psychiatr. **44**, 374 (1918).

Ráskai: Über Hodenneuralgie. Wien. klin. Wschr. **1931 I**, 643. — Rasumovsky: Der Alkohol in der Nervenchirurgie. Arch. klin. Chir. **146**, 389 (1927). — Roger, Reboul-

LACHAUX et RATHELOT: Sur quelques particularités cliniques de la névralgie cervico-brachiale ecc. Gaz. Hôp. **1925**, 979. — ROHER: Ref. Zbl. Neur. **43**, 439. — RUSKIN: Tic douloureux and trigeminal neuralgia ecc. Arch. of Otolaryng. **2**, 584 (1925).

SAMUEL: Mastodynie. Zbl. Gynäk. **52**, 1267 (1928). — SCHLESINGER: Zur Injektionsbehandlung neuralgischer und myalgischer Schmerzen. Z. orthop. Chir. **51**, 91 (1929). — SCHOTTE: Zur Genese des Coccygealschmerzes. Chirurg **5**, 809 (1933). — SCHURIG: Zur Behandlung von Neuralgie mit hochfrequenten Strömen. Dtsch. med. Wschr. **1923 II**, 1121. — SEELERT: Interne Anwendung des Chlorylens usw. Klin. Wschr. **1922 II**, 2228. — SICARD: Ref. Zbl. Neur. **43**, 688. — Alcoolisation endocranienne du trijumeau ecc. Revue neur. **31**, 237 (1924). — STOOKEY: Glossopharyngeal neuralgia. Arch. of Neur. **20**, 702. — SUERMONDT: Die Resultate der chirurgischen Behandlung bei Trigeminusneuralgie. Dtsch. Z. Chir. **205**, 216 (1927). — Nederl. Tijdschr. Geneesk. **71**, 3209 (1928). — Die Behandlung der Coccygodynie. Chirurg **3**, 526 (1931). — Arch. klin. Chir. **167**, Kongr.ber. 671 (1931).

TINEL: Paralysies reflexes passagères du moteur oculaire ecc. Revue neur. **22 II**, 60 (1922). — TOBIAS: Über Brachialgien und ihre Behandlung usw. Z. physik. u. diät. Ther. **22**, 286 (1918).

UFFENORDE: Vom Ohr aus entstehende Trigeminusstörungen. Münch. med. Wschr. **1926**, 2064. — Z. Laryng. **15**, 81 (1926). — USADEL: Die Neuralgie des N. glossopharyngeus usw. Chirurg **1**, 550.

VAIL: Vidian neuralgia from disease of sphenoidal sinus ecc. Arch. Surg. **18**, 1247. — Vidian neurafgia. Ann. of Otol. **41**, 837 (1932). — VATERNAHM: Zur Behandlung der Neuralgien mit Radiumemanation etc. Berl. klin. Wschr. **1921 II**, 1266. — VERAGUTH: Erkrankungen der peripheren Nerven. Handbuch der inneren Medizin, begr. von MOHR u. STAEHELIN, 2. Aufl. Berlin 1925. — VINCENT et DARQUIER: Névralgie du trijumeau traitée par la neurotomie rétrogassérienne ecc. Revue neur. **31 I**, 93 (1924).

WALTER: Kongr. d. nordwestdtsch. Psychiater u. Neur., Hamburg, 30. Okt. 1926. Zbl. Neur. **45**, 772 (1927). — Über Wesen und Behandlung der Trigeminusneuralgie. Dtsch. Z. Nervenheilk. **97**, 22 (1927). — WALTER u. LAX: Über Röntgenbehandlung der Trigeminusneuralgie. Münch. med. Wschr. **1926**, 643. — WERTHEIM SALOMONSON: Neuralgie und Myalgie. Handbuch der Neurologie, herausgeg. von LEWANDOWSKY. Berlin 1911. — WIBO: Le syndrome du nerf nasal. Bull. Soc. Belge Ophtalm. **1931**, No 62, 12. — WILDER: Wien. med. Wschr. **1927 I**, 870. — WISCHNEWSKY: Periarterielle Sympathektomie bei Neuralgie des Trigeminus. Zbl. Chir. **53**, 1178 (1926).

ZAAIJER: Exstirpation des Ganglion Gasseri usw. Arch. klin. Chir. **152**, 76. — ZIMMERN et COTTENOT: J. de Radiol. **10**, 306 (1926).

Tumoren der peripheren Nerven.

Von O. GAGEL-Breslau.

Mit 24 Abbildungen.

Die Geschwülste der peripheren Nerven nehmen im allgemeinen von Elementen der Nervenscheiden bzw. von Frühformen derselben ihren Ausgang und nur selten beteiligen sich Nervenfasern oder Ganglienzellelemente am Tumoraufbau. Da das Verständnis dieser Geschwulstformen eine gewisse Kenntnis vom Aufbau der Nervenscheiden voraussetzt, soll wenigstens in aller Kürze der Bau der Nervenscheiden gestreift werden.

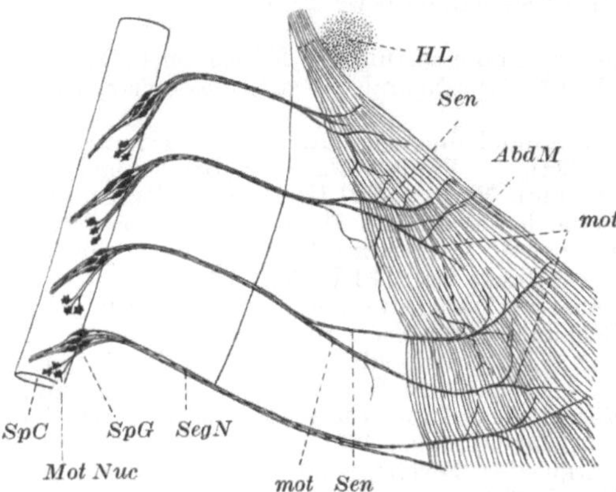

Abb. 1a. Motorische Nervenfasern mit SCHWANNschen Zellen (Frosch). *HL* Anlage der hinteren Extremität; *AbdM* Bauchmuskulatur; *SpC* Rückenmark; *Mot Nuc* motorische Vorderhornzellen; *SpG* Spinalganglion; *SegN* Segmentalnerv; *Sen* sensibler, *mot* motorischer Anteil des Segmentalnerven. (Nach HARRISON.)

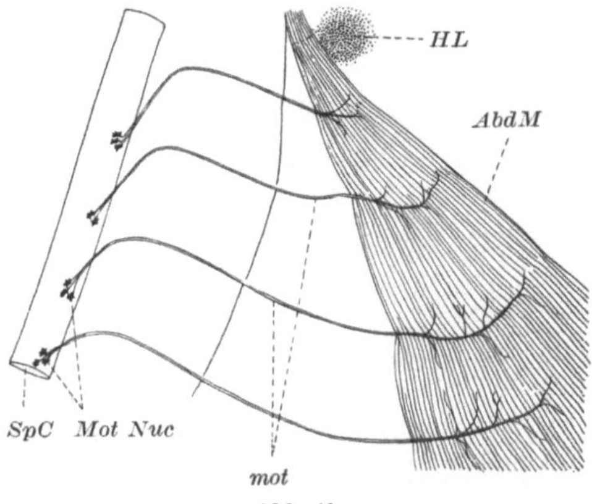

Abb. 1b. Motorische Nervenfasern ohne SCHWANNsche Zellen. Bezeichnungen wie 1a. (Nach HARRISON.)

Bau der Nervenscheide. Mit dem Auswachsen des Achsenzylinders begeben sich eine Reihe aus der Ganglienleiste stammende Zellelemente zu diesen und gleiten dann den Neuriten entlang. Sie bilden eine gliöse Hülle, in der eine größere Zahl ovaler bzw. rundlicher Zellen eingelagert liegt. Dieses feine strukturlose Häutchen, das Neurolemm, liegt direkt dem Markmantel an (der Autor schließt sich hier aus didaktischen Gründen der alten Nomenklatur an). Die Zellelemente, auch SCHWANNsche Zellen genannt, leiten sich, wie die schönen experimentellen Befunde von HARRISON dartun, nicht wie früher von einem Teil der Autoren angenommen wurde, vom Mesoderm, sondern vom Ektoderm ab. HARRISON gelang es, bei einem Froschembryo die Ganglienleiste mit dem dorsalen Teil des Rückenmarkes, in dem man den Bildungsort der SCHWANNschen Zellen vermutete, zu exstirpieren und dabei konnte er motorische Spinalnerven aufzeigen, an denen keine SCHWANNschen Zellen nachweisbar waren (s. Abb. 1b). Es sind daher die Geschwülste, die von der SCHWANNschen Scheide ihren Ausgang nehmen, den ektodermalen Geschwülsten zuzurechnen.

Nach außen legt sich der SCHWANNschen Scheide eine homogene, kollagene Membran an, die bis in die Spinalganglien zu verfolgen ist, wo sie die dazugehörige Ganglienzelle umgibt und sich den Kapselzellen nach außen anschließt (PENFIELD). In dieser kollagenen Scheide sind mit Hilfe der Silbermethode lange feine kollagene Fasern darstellbar. Die kollagene Scheide zieht nach LAIDLAW entlang dem Nerven und den Nervenwurzeln zum Rückenmark oder Hirnstamm, wo sie die Pia durchzieht und mit dem Moment, in welchem die Nervenfaser zentralen Charakter annimmt, endigt. Die kollagene Nervenscheide steht überall mit den Fibroblasten des endoneuralen Bindegewebes in engstem Kontakt.

Es folgen also kurz gesagt an der peripheren Nervenfaser von außen nach innen zunächst die *kollagene Scheide,* die SCHWANNsche *Scheide,* die *Markscheide* und endlich der *Achsenzylinder.* Im Spinalganglion treten an Stelle der SCHWANNschen Scheide die *Kapselzellen* (subkapsuläre Zellen PENFIELDs), denen sich nach außen die *kollagene Scheide* mit den endoneuralen Bindegewebszellen (Kapselzellen PENFIELDs) anschließt.

Den Nerven in seiner Gesamtheit umgibt eine starke bindegewebige Hülle, das *Epineurium.* Dieses setzt sich aus längs verlaufenden kollagenen Bindegewebsbündeln zusammen, neben welchen sich noch elastische Fasern und Fettzellen finden. Vom Epineurium aus ziehen Bindegewebssepten in das Innere des Nerven und teilen so den Nerven in einzelne Nervenfaserbündel ein. Jedes Nervenfaserbündel besitzt eine eigene feste bindegewebige Hülle, das *Perineurium.* Das Perineurium schickt feine Bindegewebszüge in das Innere eines jeden Nervenfaserbündels, die unter dem Namen *Endoneurium* zusammengefaßt werden. Wie bereits dargelegt, gibt das Endoneurium um jede einzelne Nervenfaser eine sehr feine kollagene Scheide ab, die nach ihren Entdeckern auch als KEY-RETZIUS*sche Fibrillenscheide* bezeichnet wird.

Einteilung der Geschwülste des peripheren Nerven.

Die Geschwülste der peripheren Nerven lassen sich im Hinblick auf ihr Ausgangsgewebe zunächst in zwei Hauptgruppen einteilen. Von diesen umfaßt die erste Hauptgruppe die Geschwülste, die von den bindegewebigen Nervenscheiden ihren Ausgang nehmen und so mesenchymaler Natur sind. Unter die zweite Hauptgruppe fallen alle Geschwülste, die sich von Elementen des Neuralrohrs ableiten und so ektodermalen Ursprungs sind.

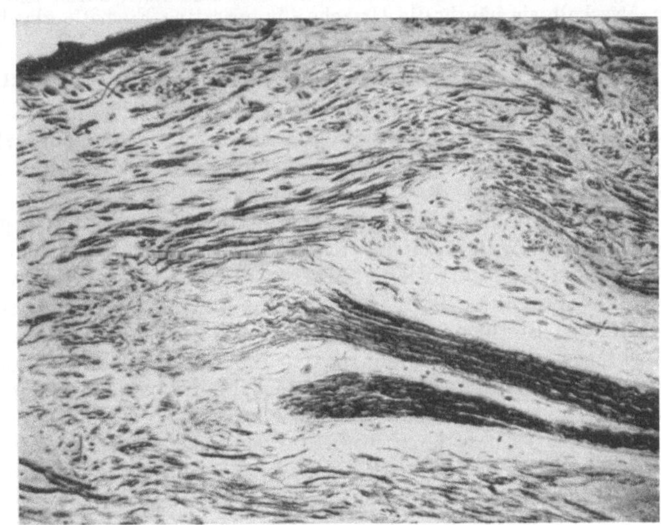

Abb. 2. Amputationsneurom. (Markscheidenfärbung nach PAL. Vergr. 20fach.)

Zu der ersten Hauptgruppe sind 3 Untergruppen zu rechnen:

1. Perineurale Fibrome. — 2. Rankenneurofibrome, plexiforme Neurofibrome (VERNEUIL). — 3. Spindelzellen-, Fibro- und Myxosarkome.

Zu der zweiten Hauptgruppe zählen 6 Untergruppen, nämlich:

1. Tumoren der Nervenscheide. a) Neurinome (Schwannome). b) Multiple Neurofibrome (RECKLINGHAUSEN). — 2. Neuroepitheliome. — 3. Sympathogoniome. — 4. Sympathoblastome. — 5. Ganglioneurome. — 6. Paragangliome.

Die Einteilung soll aber nicht besagen, daß alle Geschwülste der zweiten Hauptgruppe rein ektodermaler Natur sind, denn am Aufbau der multiplen Neurofibrome und Ganglioneurome beteiligen sich neben ektodermalen auch mesodermale Elemente. Die Tumoren der crsten Hauptgruppe dagegen sind im allgemeinen als reine mesodermale Geschwülste anzusprechen.

Bevor wir in die Beschreibung der einzelnen Geschwulstformen der ersten Hauptgruppe eintreten, soll noch ein geschwulstähnliches Gebilde, das sog. Neurom, Erwähnung finden, das zwar strenggenommen nicht zu den Geschwülsten der peripheren Nerven zählt, da es keine eigentliche Neubildung, sondern das Resultat eines Regenerationsversuches darstellt. Echte Neurome treten als Folge von Nervenschädigungen auf und sind der Ausdruck eines Regenerationsversuches. Sie setzen sich aus neugebildeten, markhaltigen, größtenteils aber marklosen, wirr durcheinanderziehenden Nervenfasern zusammen, die von stark wuchernden endo- und perineuralen Bindegewebszügen innig durchflochten sind (s. Abb. 2). Dazwischen eingesprengt liegen teils in Zügen, teils in Nestern angeordnete, proliferierende Schwannsche Zellen. Zuweilen trifft man in Neuromen auch noch Abbauprodukte von zerfallenen Markscheiden, alte Blutungen und Fremdkörper, wie Geschoßsplitter, Tuchfetzen, Knochensplitter usw. Dem histologischen Bilde nach lassen sich zwei Typen von Neuromen abgrenzen, bei dem einen herrschen im Aufbau mehr die Nervenfasern, bei dem anderen mehr das Bindegewebe vor, doch finden sich meist zwischen den beiden Typen laufende Übergänge (Spielmeyer).

Am bekanntesten ist das sog. *Amputationsneurom,* das am zentralen Ende eines durchtrennten Nerven auftritt. Es imponiert als eine mehr oder minder große, bald mehr kolbige, bald mehr kugelige Auftreibung. Das Neurom kann auch in der Kontinuität eines Nerven entstehen, wenn der Nerv zwar stark geschädigt wurde, es aber nicht zur Unterbrechung des Nerven kam. Dieses sog. *Kontinuitätsneurom* unterscheidet sich in seinem histologischen Bau nicht wesentlich vom Amputationsneurom, nur daß man in ihm vielleicht durchziehende Nervenfasern feststellen kann. Eine weitere Spezialform stellt das *sanduhrförmige Neurom* dar, bei welchem zwei Neuromkolben durch eine dünne Gewebsbrücke miteinander in Verbindung stehen. Es ist aber hier nicht der Ort, auf die einzelnen Neuromformen näher einzugehen. Klinisch zeichnen sich die Neurome meist durch sehr große Schmerzhaftigkeit aus, weshalb sie häufig die Ursache für operative Eingriffe abgeben.

Perineurales Fibrom (falsches Neurom).

Die perineuralen Fibrome können einzeln oder multipel an jedem peripheren Nerven und an den Wurzeln der Hirn- und Rückenmarksnerven vorkommen und bilden spindelige, knollige und rosenkranzförmige, derbe Auftreibungen. Sie gehen vom Endo-, häufiger vom Perineurium und nur selten vom Epineurium aus und sind aus einzelnen mehr oder minder großen Knötchen aufgebaut. Im Zentrum jedes Knötchens erkennt man ein feines Bündelchen von quer- bzw. längsgetroffenen Markfasern, das von einem Mantel lockeren Bindegewebes umgeben ist. Die einzelnen Knötchen werden von einem dichten, fibrillären Bindegewebe eingerahmt und so gegeneinander abgegrenzt. Die Markfasern, die sich nicht aktiv am Tumoraufbau beteiligen, können ebenso wie die Achsenzylinder unverändert bleiben oder infolge des Druckes degenerieren. Die perineuralen Fibrome verursachen meist wenig Symptome; zuweilen klagen die Tumorträger über Parästhesien oder, wenn die Geschwülste oberflächlich liegen, über starke Schmerzhaftigkeit, besonders auf Druck. Schlaffe Lähmungen mit Atrophien zählen zu den Seltenheiten.

Rankenneurofibrom.

Eine besondere Form dieser Geschwülste stellt das *Rankenneurofibrom* oder *plexiforme Neurofibrom* (Verneuil) dar, das kurz auch als Rankenneurom bezeichnet wird.

Diese Geschwülste der peripheren Nerven gehen ebenso wie die gewöhnlichen perineuralen Fibrome vom Endo- und Perineurium aus und imponieren als gedrehte und geknotete Massen, die in ihrem Bau an ein Rankenangiom erinnern (s. Abb. 3). Sie kommen häufig im subcutanen Gewebe vor und bevorzugen die Nacken-, Schläfen-, Rücken- und Brustgegend, doch sind sie auch in der Tiefe an größeren Nervenstämmen beschrieben worden. Häufig treten sie schon in früher Kindheit auf und oft sind sie vererbt.

Wir konnten auf unserer Abteilung (Neurol. Abt. Wenzel-Hancke-Krankenhaus, Prof. FOERSTER) zwei Geschwister, Bruder und Schwester, beobachten, bei denen sich im 14. Lebensjahr eine Geschwulst in der Nackengegend entwickelte. Die Geschwister sind keine Zwillinge, es besteht zwischen beiden ein Altersunterschied von 3 Jahren. In der Vorfahrenreihe, soweit diese zu erfassen ist, sind ähnliche Krankheiten nicht nachweisbar. Da die Geschwülste allmählich an Umfang stark zunahmen und sich durch starke Schmerzhaftigkeit auszeichneten, entschlossen sich die Geschwister zur Operation. Der Tumor der Schwester (s. Abb. 3) läßt sehr schön den rankenförmigen Bau erkennen und hat engste Beziehung zum Nervus occipitalis major, minor und auricularis magnus, der des Bruders zum Nervus occipitalis major.

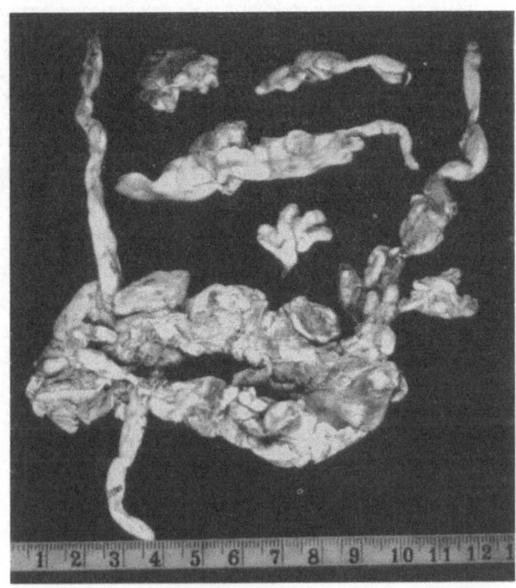

Abb. 3. Rankenneurofibrom der Nackengegend.

Histologisch bauen sich die Tumoren beider Geschwister aus Knötchen verschiedener Größe auf. In der Mitte eines jeden Knötchens erkennt man schon bei schwacher Vergrößerung auf einem Markscheidenbild dunklere Stellen. Bei stärkerer Vergrößerung erweisen sich diese Stellen als kleine Faserbündel (s. Abb. 4). Die Fasern sind auf Grund ihres färberischen Verhaltens sowie ihrer morphologischen Struktur als Markfasern anzusprechen. Um diese dünnen Markbündel, die teils im Querschnitt, teils im Längsschnitt getroffen sind, gruppiert sich ein

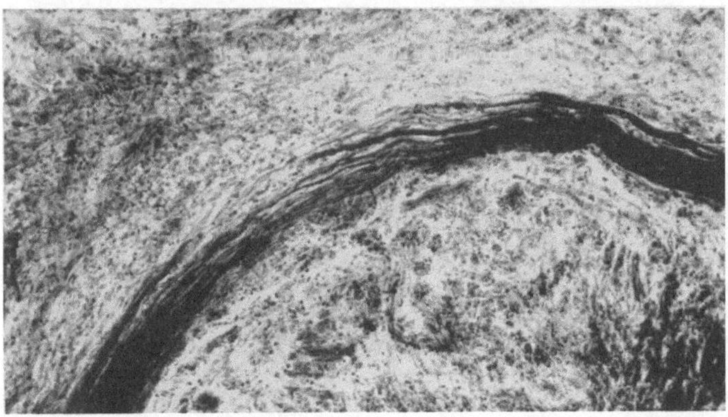
Abb. 4. Längsgetroffenes Markfaserbündel von Bindegewebsmassen umgeben. (Markscheidenfärbung SPIELMEYER. Vergr. 100fach.)

breiter Mantel von Gewebe, das sich im Markscheidenbild nicht, im VAN GIESON-Bild dagegen rot anfärbt. Dieses Bindegewebe bildet um die Nervenbündel ein lockeres Netzwerk und verdichtet sich dann an der Peripherie der Knötchen zu dichten Septen, welche die einzelnen Knoten umschließen (siehe Abb. 5). An manchen Stellen erkennt man sehr schön wie das Endoneurium langsam an Ausdehnung gewinnt und die einzelnen Markfasern auseinanderdrängt, wobei diese dann zum Teil zerfallen (s. Abb. 6). Die Geschwülste bei Bruder und Schwester gleichen sich in ihrem histologischen Aufbau so vollkommen, daß eine Unterscheidung der Geschwülste auf Grund des histologischen Befundes vollkommen unmöglich ist (s. Abb. 5).

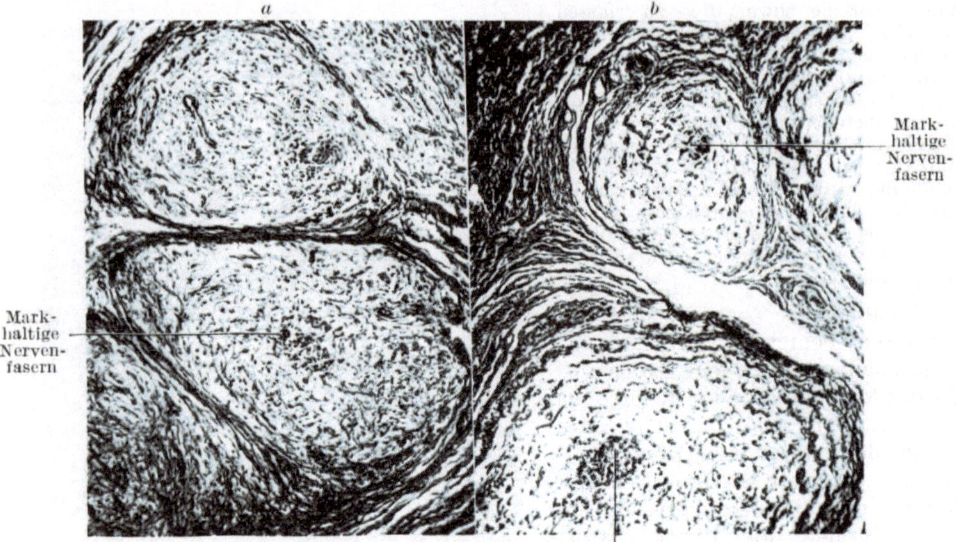

Abb. 5. Mehrere Knötchen lockeren Bindegewebes, die von dichteren Bindegewebssepten umgeben sind. In der Mitte der Knötchen dunkel angefärbte Markfaserbündel. *a* Dem Tumor der Schwester, *b* dem Tumor des Bruders entnommen. (Bindegewebsfärbung nach VAN GIESON. Vergr. 26fach.)

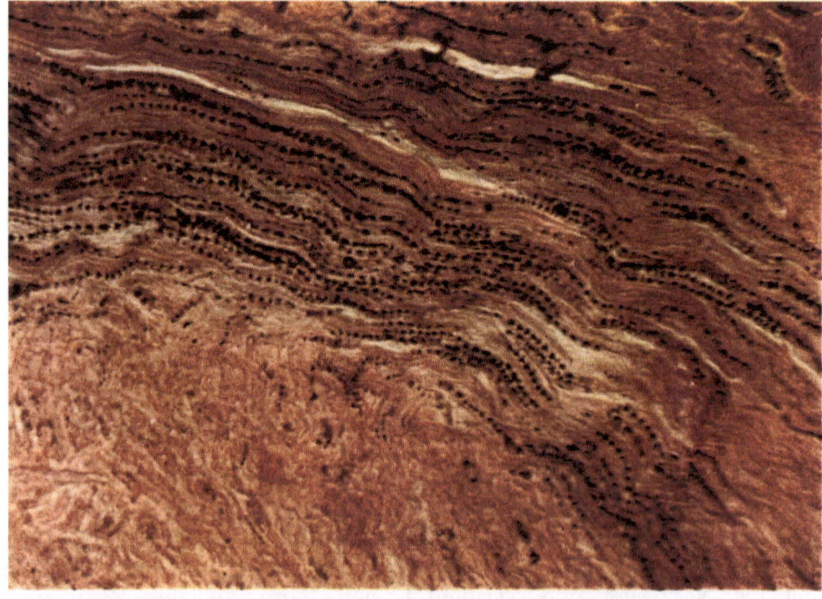

Abb. 6. Zerfallende Markfasern zwischen Bindegewebsmassen eingestreut. (Markscheidenfärbung nach PAL mit Fuchsin-Gegenfärbung. Vergr. 95fach.)

Die Tumoren nehmen von dem bindegewebigen Anteil der Nervenscheide ihren Ausgang und sind wegen dieser Abstammung sowie ihrer Lagerung als perineurale Fibrome anzusprechen. Der rankenförmige Bau rechtfertigt die Bezeichnung Rankenneurofibrom. Die Geschwülste sind im Gegensatz zu den echten Neurinomen rein mesodermaler Natur. Von besonderem Interesse ist weiter die Tatsache, daß bei zwei Geschwistern (Nichtzwillinge) im gleichen Lebensalter und an gleicher Körperstelle reine Mesodermgeschwülste auftreten, die sich in ihrer feineren histologischen Struktur vollkommen gleichen.

Von den klinischen Symptomen steht bei den *Rankenneuromen,* wie bereits erwähnt, der *Schmerz* im Vordergrund. Zuweilen beobachtet man auch ein gewisses Dicker- und Derberwerden der Haut in dem Areal, das dem Versorgungsgebiet des erkrankten Nerven entspricht. Die Therapie besteht in der Excision der Geschwulst eventuell zusammen mit der darüberliegenden Haut.

In diesem Zusammenhang muß wenigstens kurz auf die familiäre, hypertrophische, interstitielle Neuritis hingewiesen werden, wenn diese auch an einer anderen Stelle des Handbuches ausführlicher behandelt wird. Bei dieser Erkrankung kommt es infolge einer gleichmäßigen Proliferation von Peri- und Epineurium zur Verdickung der befallenen Nerven, weshalb diese Erkrankung nicht zu den Entzündungen, sondern vielmehr zu den Neubildungen zu rechnen ist (Bielschowsky).

Das in den bindegewebigen Nervenscheiden gelegene Fettgewebe kann ebenfalls tumorös entarten, doch zählen Lipome der Nervenscheiden zu den Seltenheiten. Das gleiche gilt von den Hämangiomen der Nervenscheiden, die hier nur der Vollständigkeit wegen kurz erwähnt werden.

Primäre Neurosarkome.

Die primären Neurosarkome zeigen die gleiche Lokalisation wie die perineuralen Fibrome. Sie nehmen vom Endo-, Peri- und Epineurium ihren Ausgang und können *Spindelzellen-, Fibro-* und *Myxosarkome* sein. Die Nervenfasern beteiligen sich selbst nicht am Tumorwachstum, doch können in den Geschwülsten sowohl normale wie degenerierte Markfasern und Achsenzylinder angetroffen werden. Auf den histologischen Bau dieser Geschwülste näher einzugehen, erübrigt sich, da dieser in den Lehrbüchern der Pathologie entsprechend dargestellt ist.

Das schnelle und infiltrierende Wachstum dieser Geschwülste hat im allgemeinen rasch eine Zerstörung von Nervenfasern zur Folge, und so kommt es frühzeitig zu sensiblen und motorischen Störungen, auch werden Metastasen in Lunge und Pleura beobachtet. Die einzige in Frage kommende Behandlung besteht in der möglichst frühzeitigen radikalen Operation.

Neurinome.

Über die Histogenese der Geschwülste, die unter dem Namen Neurinom, Schwannom, solitäres Neurofibrom, peripheres Gliom usw. zusammengefaßt werden, herrscht noch keine Einigkeit. Allgemein anerkannt ist lediglich, daß diese Tumoren von der Nervenscheide ausgehen. Da aber, wie eingangs dargelegt, die Nervenscheiden aus einem mesodermalen und ektodermalen Anteil bestehen, kann eine *Nervenscheidengeschwulst* einerseits von der *mesodermalen,* andererseits von der *ektodermalen* Scheide ausgehen. Während man ursprünglich diese Geschwülste von der bindegewebigen Scheide ableitete (Recklinghausen), gewann in späterer Zeit mehr und mehr die Meinung an Boden, die den Ursprung dieser Geschwülste in den ektodermalen Anteil verlegt (Verocay). In jüngster Zeit wird von amerikanischer Seite (Penfield) wieder die ursprüngliche Meinung vertreten. Ein Verständnis für diesen Widerstreit der Meinungen liefert erst ein genaues histologisches Studium dieser Geschwülste, das die histologische Natur der verschiedenen Tumorelemente mit entsprechenden Spezialfärbungen zu erfassen sucht. Es soll daher auf die Histogenese dieser Geschwülste erst nach ihrer makroskopischen und mikroskopischen Beschreibung eingegangen werden.

Das solitäre Neurinom bevorzugt im Gegensatz zu den multiplen Neurofibromen die mehr zentral gelegenen Nervenabschnitte (ANTONI). So wird es oft an Rückenmarkswurzeln angetroffen, wobei die hintere Wurzel häufiger

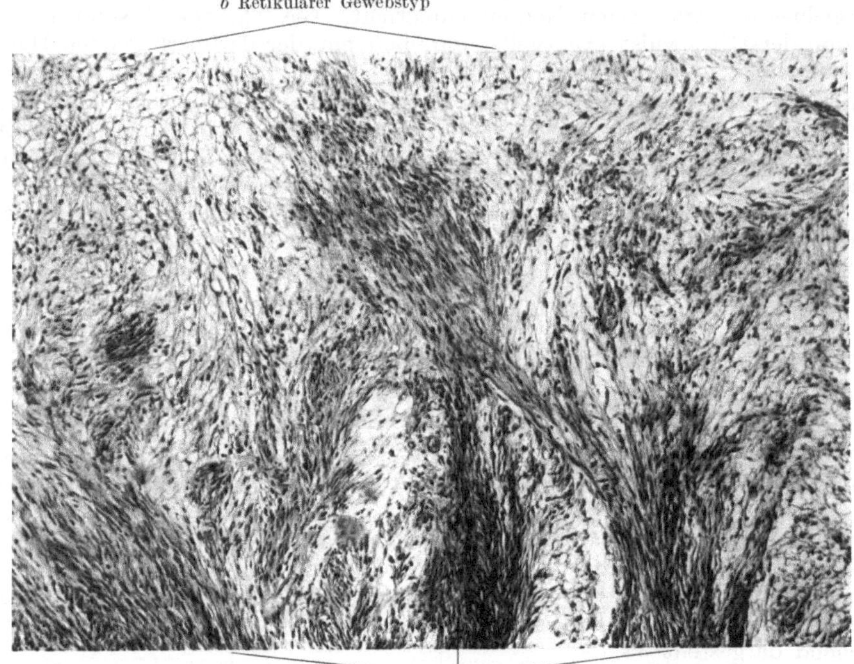

Abb. 7. Neurinomgewebe. *a* Fibrillärer Gewebstyp, *b* retikulärer Gewebstyp. (Hämatoxylin-Eosin-Färbung. Vergr. 100fach.)

befallen ist. Ein besonderer Lieblingssitz ist die Wurzel des Nervus acusticus, und zwar ihr peripherer Anteil (HENSCHEN, CUSHING).

Die Neurinome sind meist kirsch- bis taubeneigroß, nur selten erreichen sie die Größe eines Hühnereies, da sie wegen ihres relativ häufigen Vorkommens im Wirbelkanal und in der Schädelkapsel in ihrer Ausdehnung beschränkt sind. Sie besitzen eine unregelmäßige, häufig höckrige, aber glatte Oberfläche und sind von einer dünnen, glänzenden Kapsel umgeben. Ihre Farbe ist meist blaßgelb bis bräunlich, auf Durchschnitten erkennt man kleine Cysten und Degenerationsherde. Je nach der Zahl und Größe der Cysten und Degenerationsherde besitzt der Tumor eine derbere oder weichere Konsistenz. Auf den Schnittflächen sind häufig verschieden große, vorspringende Knötchen und gelbliche bis dunkelbraune Flecken zu erkennen, die von alten Blutungen herstammen

Im histologischen Aufbau herrschen zwei Gewebstypen vor, nämlich ein fibrillärer (Gewebstyp A ANTONIS) und ein retikulärer (Gewebstyp B ANTONIS) (s. Abb. 7).

In den fibrillären Bezirken ordnet sich das Gewebe zu mehr oder minder breiten, leicht welligen Faszikeln, die sich gegenseitig durchflechten oder durch die lockerer gebaute Umgebung abgrenzen. Die fibrillären Bänder enthalten zahlreiche längliche Kerne, welche die Neigung haben, in dichten, parallelen Kernbändern zusammen zu liegen (s. Abb. 8). Diese Anordnung der Kerne, die als charakteristisch für das Neurinom gilt, wird als Palisaden-, Phalanxstellung usw. beschrieben. Da diese Querreihen dichtgelagerter Zellkerne von kernarmen Gewebsstreifen unterbrochen werden, entsteht eine Bänderung, wie sie ähnlich die quergestreiften Muskeln aufweisen (s. Abb. 8). Daneben sieht man Kerne in größeren Wirbeln beisammen liegen. Die Kerne sind in ihrer Grundform langgestreckt, stäbchenförmig oder leicht gebogen, doch kommen

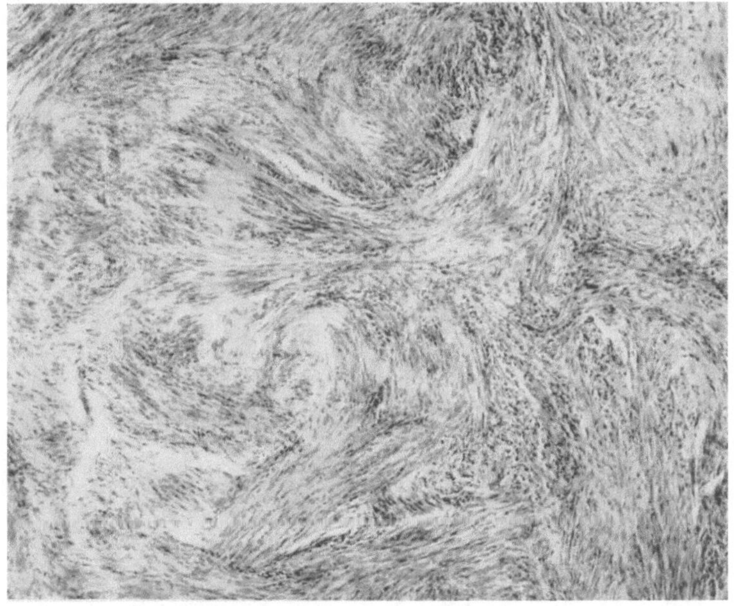

Abb. 8. Fibrilläre Gewebspartie mit Phalanxstellung der Zellkerne; Andeutung von Bänderung. (NISSL-Färbung. Vergr. 170fach.)

daneben auch vielgestaltige Kernformen vor. Sie besitzen eine deutliche Kernmembran, eine zarte Chromatinzeichnung und ein, seltener zwei, kernkörperchenähnliche Gebilde. In der Umgebung von Degenerationsherden erscheinen die Kerne im NISSL-Bild häufig gebläht und sehr chromatinarm und lassen ein nucleolusartiges Gebilde erkennen, das sich morphologisch von einem Kernkörperchen nicht unterscheiden läßt. Es entstehen so Kernbilder, die sehr an einen Ganglienzellkern erinnern. Kernteilungsfiguren werden nur äußerst selten angetroffen. Das Protoplasma, das sich meist einem Kernpol anlagert, färbt sich mit Thionin nur äußerst zart an. Das Gewebe, in dem die beschriebenen Zellen gelegen sind, läßt schon bei der Hämatoxylin-Eosinfärbung eine feinfibrilläre Struktur erkennen. Mit Hilfe der PERDRAU-Methode lassen sich feine Fasern darstellen, die mit der Längsachse der Kerne parallel verlaufen (s. Abb. 9). Sie durchziehen in mehr oder weniger geschwungenem Verlaufe die Geschwulst oder bilden wirbelförmige Figuren. In den degenerierten Bezirken liegen die Fasern mehr unregelmäßig oder in losen Bändern. Auftreibungen oder Endösen, wie sie an Achsenzylindern beobachtet werden, sind an diesen Fasern nicht nachweisbar. Im VAN GIESON-Bild erscheinen die Fasern gelblichbraun und heben sich so deutlich von den hyalinen, bindegewebigen Septen ab, die als mehr oder minder intensiv rot gefärbte, verschlungene Bänder das Neurinomgewebe durchsetzen. Daneben beobachtet man größere Gewebsabschnitte, die keine mesodermale Beimischung aufweisen. Die Bindegewebskerne sind oft nur sehr schwer von den ähnlich gestalteten Neurinomzellkernen abzugrenzen.

An manchen Stellen geht der fibrilläre Tumoraufbau in eine mehr lockere, netzartige Gewebsstruktur über (Gewebstyp B oder retikulärer Typ ANTONIS) (s. Abb. 7). Die hier mehr vielgestaltigen Kerne, die von einem breiteren Protoplasmasaum umgeben sind, liegen in den Knotenpunkten des Maschenwerkes und sind häufig gebläht und chromatinarm. Mit ihrem geschwollenen

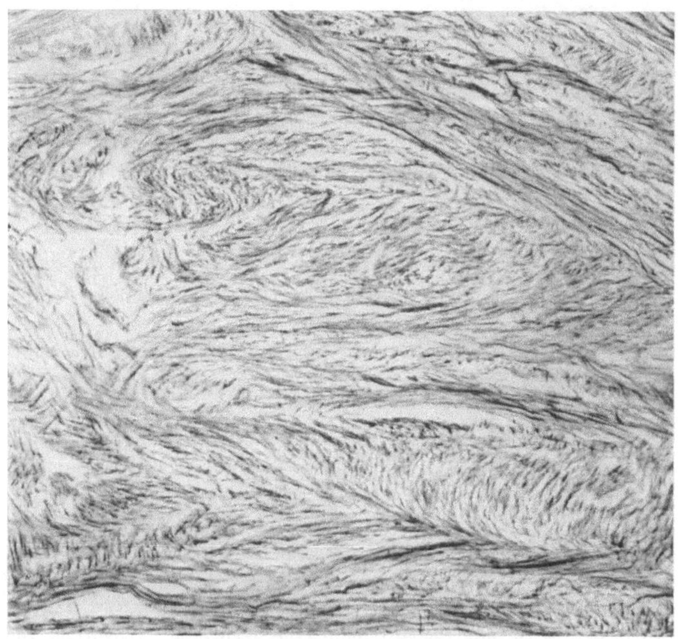

Abb. 9. Feine in Streifen und Wellen verlaufende Fasern aus einer fibrillären Gewebspartie. (PERDRAU-Färbung. Vergr. 260fach.)

kernkörperchenähnlichen Gebilde erinnern sie zuweilen sehr an Ganglienzellkerne. In der Peripherie geht der Protoplasmaleib in das Maschenwerk über und nur in der Umgebung von Degenerationsherden liegen die Zellen aus dem Verbande gelöst frei, wobei dann der Protoplasmaleib kurze Fortsätze aufweist. Im VAN GIESON-Bild erscheint das retikuläre Gewebe gelblichbraun bzw. graubraun angefärbt.

Feine Achsenzylinder sind innerhalb des Tumors nur vereinzelt festzustellen, und es ist schwer zu entscheiden, ob es sich dabei tatsächlich um neugebildete Axone oder um alte, präformierte handelt (s. Abb. 10). VEROCAY nimmt das erstere an und spricht von einem in beschränktem Maße einsetzenden Regenerationsversuch. PICK und BIELSCHOWSKY glauben, daß die feinen Achsenzylinder aus alten präformierten Axonen hervorsprossen. Nach diesen Autoren würde also eine exzessiv gesteigerte Regeneration vorliegen, die von den absterbenden Nervenfasern ihren Ausgang nimmt. Eine autogene Produktion von seiten der gewucherten SCHWANNschen Zellen lehnen auch sie ab.

Zellen, die sich auf Grund ihres bläschenförmigen Kernes mit deutlichem Kernkörperchen und Polkörperchen sowie des Vorhandenseins von NISSL-Granula als sichere Ganglienzellen dokumentieren, fanden sich in zwei unserer Acusticusneurinome (s. Abb. 11). Wir können somit die Beobachtungen von BIELSCHOWSKY und HENNEBERG, TERPLAN und anderen bestätigen. Frühformen von Ganglienzellen sowie mehrkernige Exemplare konnten trotz genauesten Studiums nicht festgestellt werden. Markscheiden, die meist Degenerationszeichen aufweisen, konnten wir im Gegensatz zu PENFIELD vereinzelt auch im Innern der Neurinome aufzeigen. Ein anderer Teil der Markfasern legt sich in dünner Lage der Geschwulst von außen an.

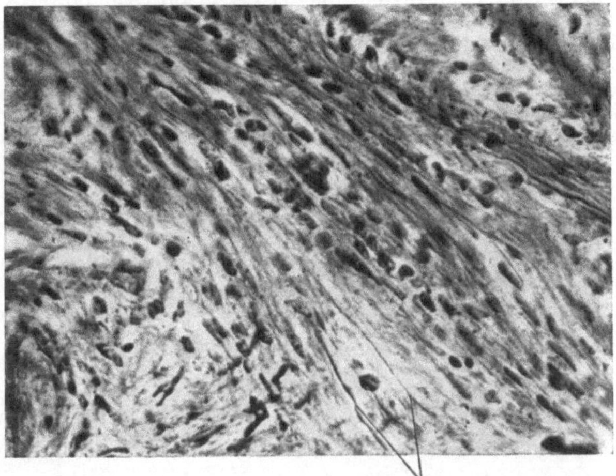

Abb. 10. Einige feine Achsenzylinder mit Auftreibungen aus einer fibrillären Gewebspartie. (BIELSCHOWSKY-Färbung. Vergr. 450fach.)

Der Nachweis von Gliazellen wurde zwar mit den einschlägigen Spezialfärbungen versucht, doch konnten einwandfreie Gliazellen nicht festgestellt werden, wenn auch im NISSL-Bild Zellen zu beobachten waren, die sehr an Gliazellen (Astrocyten) erinnerten. Zum Nachweis der Faserglia bedienten wir uns der HOLZER-Methode und konnten selbst bei starker Differenzierung in den retikulären Partien noch angefärbte Fasern nachweisen (s. Abb. 12), die sehr an anisomorphe Glia erinnern. Es erscheint uns aber die HOLZER-Färbung zu wenig spezifisch, um aus dieser Beobachtung auf das Vorhandensein von Faserglia schließen zu können, zumal es uns ebensowenig wie TERPLAN gelang, einen Zusammenhang zwischen diesen Fasern und Zellen aufzudecken. TERPLAN, RÖSEL und JUMENTI treten dagegen für das Vorkommen von Gliafasern in Neurinomen ein. Die bindegewebige Komponente wechselt von Tumor zu Tumor. Ganz allgemein läßt sich sagen, daß Tumoren, die sich nur aus SCHWANNschen Zellen zusammensetzen, bedeutend seltener sind als Geschwülste, an deren Aufbau auch noch Bindegewebe beteiligt ist (HERXHEIMER und ROTH). Besonders größere Tumoren lassen eine bindegewebige Durchsetzung meist nicht vermissen. In einem Teil der Neurinome beobachtet man fleckenweise dichte Anhäufung von Fettkörnchenzellen. Daneben trifft man auf Anhäufungen von Zellen, die mit grünlichbraunem Pigment beladen sind, das von alten Blutungen stammt. Die Blutgefäße sind mehr von venösem und kapillärem Typ, Arterien sind selten. Häufig lassen die Gefäße einen breiten, hyalinen Mantel erkennen, dessen Struktur mehr oder minder verwischt ist. In der Umgebung der Gefäße beobachtet man gelegentlich eine Mastzelle, selten Lymphocyten und Plasmazellinfiltrate.

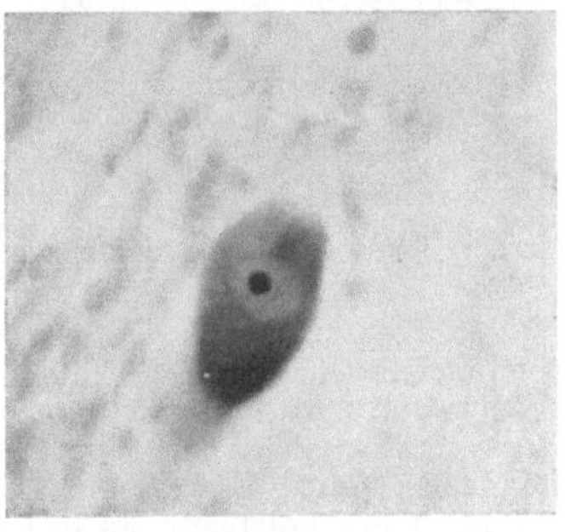

Abb. 11. Sichere Ganglienzelle in einem Neurinom. (NISSL-Färbung. Vergr. 340fach.)

Die **Histogenese der Neurinome** gipfelt in der Frage: Welcher Natur sind die länglichen und retikulären Zellen und die von ihnen stammenden feinen Fasern? In ihrer histologischen Struktur gleichen die länglichen Zellkerne vollkommen den zigarettenförmigen Kernen der SCHWANNschen Zellen. Hierzu hebt aber PENFIELD mit Recht hervor, daß ähnlich gebaute Kerne in der gleichen palisadenförmigen Anordnung bei manchen Myomen vorkommen, also eine Abgrenzung der Zellen auf Grund ihrer Kernstruktur und ihrer Lagerung nicht durchführbar ist. Wie steht es nun mit den von diesen Zellen gebildeten Fasern? Eine Eigenschaft der SCHWANNschen Zelle ist, Achsenzylinder zu bilden. Nun sind in den Neurinomen tatsächlich vereinzelte feine Achsenzylinder nachweisbar, doch keiner der Autoren tritt für deren autogene Entstehung aus SCHWANNschen Zellen ein. Daß diese Zellen keine Achsenzylinder bilden, spricht aber nicht gegen ihre ektodermale Natur, denn es ist ohne weiteres möglich, daß tumorös entartete SCHWANNsche Zellen die Fähigkeit

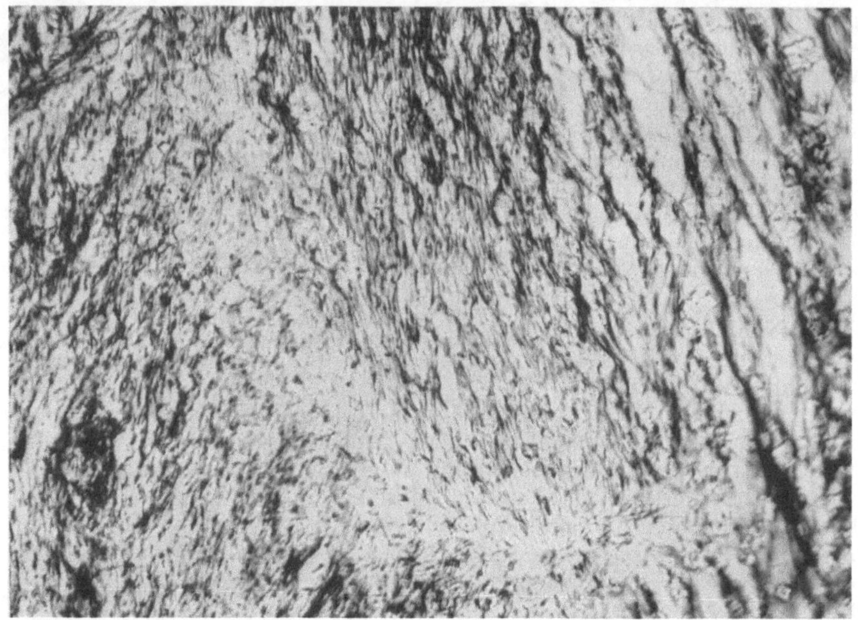

Abb. 12. Feine Fasern aus einer retikulären Gewebspartie, die an anisomorphe Glia erinnern. (HOLZER-Färbung. Vergr. 270fach.)

verlieren, Achsenzylinder zu bilden. Dagegen würde die von einzelnen Autoren beobachtete Regeneration von Achsenzylindern in einem reinen Bindegewebstumor schwer verständlich sein; sie erklärt sich aber sofort, wenn man in den gewucherten länglichen Zellen SCHWANNsche Zellen sieht. Daß es sich bei den mit der PERDRAU-Methode darstellbaren Fasern tatsächlich um kollagene Fasern handelt (PENFIELD), ist zwar nicht ganz sicher zu entscheiden, jedoch wahrscheinlich. Es unterscheiden sich aber die fibrillären Gewebspartien trotzdem in ihrem Aufbau von gewöhnlichen Fibromen; es färbt sich nämlich ein großer Teil dieser Bezirke mit der VAN GIESON-Methode gelblichbraun an, also mit dem gleichen Farbton, den das Zentralnervensystem bei der VAN GIESON-Färbung annimmt. Noch weniger Ähnlichkeit mit einem Bindegewebstumor haben die retikulären Abschnitte, die nach Ansicht vieler Autoren sehr an manche Formen von Gliomen erinnern. Dazu kommt noch, daß in diesen Gebieten von einigen Autoren Gliafasern nachgewiesen wurden, wenn wir auch, wie früher auseinandergesetzt, auf Grund unserer Beobachtungen diese Auffassung nicht teilen können. Auffallend ist es, daß mit den entsprechenden spezifischen Färbungen keine sicheren Gliazellen nachgewiesen werden konnten, wenn auch besonders in den retikulären Gebieten Zellen anzutreffen waren, die im NISSL-Bild sehr an Astrocyten erinnerten. Bei den Ganglienzellen, die wir in Neurinomen beobachten konnten, dürfte es sich um versprengte Ganglienzellen in der Acusticuswurzel handeln, obwohl diese Zellen zum Teil keine für die Acusticuszellen typische NISSL-Struktur zeigen. An keiner der Ganglienzellen waren Merkmale einer tumorösen Entartung wie Riesenformbildung, Mehrkernigkeit usw. nachweisbar, dazu fehlten unreife Elemente vollkommen. Diese sicheren

Ganglienzellelemente können daher kaum als ein wesentliches Tumorelement bezeichnet werden.

Man muß PENFIELD darin beipflichten, daß der Nachweis der ektodermalen Natur der Neurinomzellen noch nicht mit absoluter Sicherheit erbracht ist, doch spricht, wie gezeigt, mancher Umstand, vor allem die exzessive Regeneration der Achsenzylinder sowie das Vorkommen gleichgebauter Geschwülste im Zentralnervensystem und die eigentümliche Farbreaktion der fibrillären Grundsubstanz dafür, daß es sich bei den zigarettenförmigen Kernen, die den SCHWANNschen Kernen morphologisch vollkommen gleichen, tatsächlich um SCHWANNsche Kerne handelt und die retikulären Kerne eine gewisse Verwandtschaft zu Gliakernen zeigen. Sicher nachweisbar war in allen von uns untersuchten Geschwülsten eine gewisse Bindegewebsbeteiligung, doch soll nicht in Abrede gestellt werden, daß auch reine Schwannome gelegentlich vorkommen. Es muß aber zum Nachweis eines reinen Schwannoms eine serienmäßige histologische Untersuchung gefordert werden.

Wenn auch PENFIELD gewichtige Argumente gegen die ektodermale Natur der Neurinomzellen ins Feld geführt hat, so erscheint es mir doch verfrüht, die Neurinome als reine Mesodermgeschwülste anzusprechen. Wie aus dieser kurzen Darstellung ersichtlich sein dürfte, liegt eine der Hauptschwierigkeiten der Abgrenzung darin, daß unsere sog. spezifischen Färbemethoden nicht streng spezifisch sind. So können wir wenigstens hoffen, daß die Zukunft uns eine Methode an die Hand gibt, die auch diesen Widerstreit der Meinungen beseitigt. Die Geschwülste können eine relativ große Ausdehnung erreichen und dabei nur wenige Symptome machen. Von den klinischen Symptomen steht bei den in diesem Abschnitt in Frage kommenden Neurinomen der Schmerz im Vordergrund, motorische Lähmung und Atrophie zählen zu den Seltenheiten. Eine gewisse motorische Schwäche, oft ohne Änderung der elektrischen Erregbarkeit, kommt häufiger vor. Meist klagt der Tumorträger über brennende oder schneidende Schmerzen oder andere Parästhesien, doch kann sowohl die Anästhesie wie Hyperästhesie fehlen. In den Fällen mit Hyperästhesie ist der Nerv distal vom Tumor auf Druck schmerzhaft. Die im Wirbelkanal liegenden Neurinome zählen zu den gutartigen Geschwülsten; Metastasenbildung wird nicht beobachtet, doch kann es bei unvollkommener Entfernung der Geschwulst zum Rezidiv kommen. Die Therapie besteht daher in der radikalen operativen Entfernung der Geschwulst, wobei meist ein Stück Nerv geopfert werden muß.

Multiple Neurofibrome (RECKLINGHAUSEN).

Es erübrigt sich hier auf diese Art von Tumoren der peripheren Nerven einzugehen, da sie in Band 16, Abschnitt „Neurofibromatose“, entsprechend berücksichtigt werden.

Periphere Neuroepitheliome.

Wie bereits früher dargelegt wurde, leiten sich die SCHWANNschen Zellen von Zellelementen der Ganglienleiste ab. Aus diesen Mutterzellen bauen sich die peripheren Neuroepitheliome auf, von denen wegen ihres seltenen Vorkommens keine vollkommene Beschreibung möglich ist. An Hand von 2 derartigen Tumoren, von denen der eine vom Nervus ulnaris und der andere vom Nervus medianus ausgeht, soll ein Überblick über diese seltene Geschwulstform gegeben werden. Das Neuroepitheliom des Nervus ulnaris (STOUT 1918) betraf einen jungen Mann, der innerhalb von 10 Monaten nach dem Auftreten der ersten Symptome starb. An der Geschwulst, die zahlreiche Metastasen erzeugte, war eine deutliche Kapsel abzugrenzen.

Histologisch erkennt man große Haufen dichtgelagerter Zellen, die von spärlichen Bindegewebssepten eingerahmt werden. Für die Zellen, die meist runde, ein dichtes Chromatinnetz enthaltende Kerne aufweisen, ist die Tendenz, kleine Rosetten zu bilden, charakteristisch (s. Abb. 13). Diese Lagerung der

Zellen in Rosettenform deutet auf eine gewisse Verwandtschaft dieser Geschwülste zu dem Neuroepitheliom der Retina hin. Zuweilen sind im Zelleib zwischen Kern und Lumen der Rosette mit der Äthylviolett-Orange-G-Methode kleine dunkle Granula, Blepharoblasten, nachweisbar. Die Geschwulstzellen selbst sind nur wenig differenziert und lassen zahlreiche Mitosen erkennen. In seinem Aufbau erinnert der Tumor bis zu einem gewissen Grad an ein Medulloblastom bzw. Ependymom.

Der andere Kranke, der eine Geschwulst am Nervus medianus hatte, war ebenfalls ein junger Mann (Landford und Cohn 1927). Die Geschwulst erreichte innerhalb von sechs Monaten einen großen Umfang und rezidivierte zwei Monate nach der Exstirpation an gleicher Stelle, so daß eine Amputation des Armes notwendig wurde. Charakteristisch für den histologischen Aufbau der Geschwulst sind Epithellagen, die oft eine Art von Lumen umgeben und nur zuweilen Rosetten bilden. Die Epithellagen umfassen in ihrer Dicke einige Zellen. Diese sind von einer Art Membran begrenzt, haben keine Cilien, Blepharoblasten und in das Gewebe vordringende Fortsätze. Die Hauptmasse baut sich aus dichtliegenden Zellen mit kleinen ovalen Kernen auf, die Epithelzellen ähneln, aber einen schwanzartig ausgezogenen Zelleib aufweisen. Zwischen diesen Zellen, die Mitosen zeigen und in Säulen angeordnet sind, findet man fibrilläre Strukturen. Die Zellen haben Ähnlichkeit mit den polaren Spongioblasten, die aus dem Medullarepithel auswandern. Sie liegen in Linien und Wirbeln angeordnet. Diese bipolaren Zellen, die auf längere Strecken sichtbare schwanzförmige Fortsätze erkennen lassen, zeigen keine palisadenförmige Anordnung.

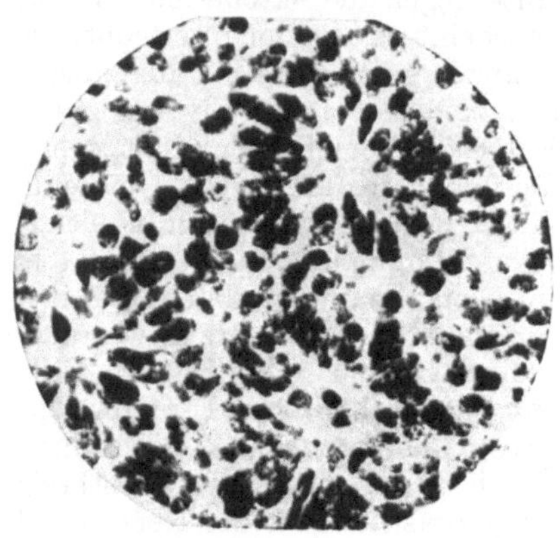

Abb. 13. Neuroepitheliom des Nervus ulnaris; rosettenförmige Anordnung der Zellen. (Silbercarbonatfärbung.) (Nach Penfield.)

Der Tumor setzt sich aus Zellelementen der Ganglienleiste zusammen, die sich später zu Schwannschen Zellen ausbilden. Den Namen Neuroepitheliom verdienen diese Geschwülste, weil die unreifen Abkömmlinge des Neuroderms, aus denen sich die Tumoren zusammensetzen, epithelialen Aufbau zeigen. Die unreifen Elemente der Ganglienleiste können sich auch in Richtung der Ganglienzelle entwickeln. Mit dieser Art von peripheren Tumoren haben wir uns dann im folgenden Abschnitt zu beschäftigen.

Primäre Tumoren des peripheren vegetativen Nervensystems.

Geschwülste, die sich aus Ganglienzellen oder aus Frühformen derselben sowie aus Nervenfasern aufbauen, kommen sowohl im zentralen, wie peripheren Nervensystem vor. Während diese Geschwülste, die den Namen Ganglioneurome führen, im Zentralnervensystem zu den großen Seltenheiten zählen, sind sie im peripheren Nervensystem relativ häufiger anzutreffen und nehmen dann vor allem von den Ganglienzellgruppen des Grenzstranges ihren Ausgang. Die Ursache für die häufige Lokalisation an den Grenzsträngen ist in Vorgängen zu suchen, die sich während der embryonalen Entwicklungsperiode in dieser Gegend abspielen. In früher Embryonalzeit wandern nämlich die unreifen Zellelemente der peripheren, sympathischen Ganglien aus dem Medullarrohr — sei es durch die vordere oder hintere Wurzel — über die Rami viscerales zu den intramuralen Plexus der Viscera und auf diesem langen Wege kann es leicht zu einer tumorhaften Entwicklung dieser unreifen, zur Proliferation neigenden Zellen kommen. (Verf. schließt sich hier aus didaktischen Gründen der Auffassung von der ektodermalen Herkunft der sympathischen Ganglienzellen an.) Neben dem Grenzstrang bevorzugen die Sympathicustumoren die Nebenniere, in deren Mark eine große Anzahl sämtlicher Sympathicusgeschwülste gelegen ist.

Da das Verständnis dieser einzelnen Tumortypen eine gewisse Kenntnis von der Entwicklung der peripheren sympathischen Ganglien erfordert, soll zunächst die Entwicklung der peripheren sympathischen Ganglienzellen wenigstens in den Grundzügen gestreift werden.

Entwicklung der peripheren, sympathischen Ganglienzellen.

In der Entwicklung der peripheren sympathischen Ganglienzellen lassen sich 3 Entwicklungsstufen abgrenzen, die natürlich durch Übergangsformen verbunden sind.

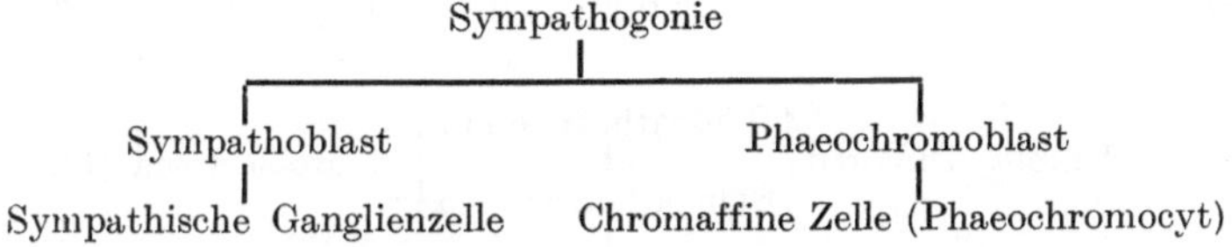

1. *Die kleinen, runden Urzellen, Sympathogonien,* gleichen mit ihrem chromatinreichen Kerne und ihrem schmalen, kaum sichtbaren Protoplasmasaum Lymphocyten. Nach BIELSCHOWSKY sollen schon in diesem Stadium sehr feine Fibrillen auftreten, die mit den Silbermethoden nicht darstellbar sind. Die einzelnen Zellelemente liegen in Nestern, zylindrischen Bändern und in Zellhaufen beisammen, wobei die letzteren gelegentlich durch sehr feine Fibrillenbündel miteinander in Verbindung stehen. Zuweilen kann man auch Hohlräume beobachten, die von einem feinen Fibrillennetz erfüllt sind und um die sich dichtgelagerte Sympathogonien gruppieren. Im Nebennierenmark bevorzugen die Sympathogonien eine mehr alveoläre Anordnung.

2. Auf die Sympathogonie folgt in der Entwicklungsskala der *Sympathoblast,* der sich durch seinen helleren, mehr bläschenförmigen Kern und seinen umfangreicheren Protoplasmaleib von der vorhergehenden Entwicklungsstufe wohl unterscheidet. Zum Teil lassen die Sympathoblasten Axone erkennen, die mit der Silbermethode in Form von feinen Fäden über weitere Strecken verfolgt werden können (BIELSCHOWSKY).

3. Den höchsten Reifegrad in der Entwicklung erreicht schließlich die *sympathische Ganglienzelle,* die deutlich NISSL-Granula und endocelluläre Fibrillen aufweist. Ihr meist multipolarer Zelleib enthält einen bläschenförmigen, chromatinarmen Kern mit einem deutlichen, intensiv angefärbten Kernkörperchen. Das Größenverhältnis zwischen Zellkern und Protoplasmaleib hat sich gegenüber den Vorstufen weiter zugunsten des Zelleibes verschoben. Die NISSL-Granula lagern sich in konzentrischen Kreisen um den Zellkern, wobei die zentralen Kreise feinere, die peripheren gröbere Granula aufweisen. Die sympathischen Ganglienzellen sind ebenso wie die Spinalganglienzellen von einem Kranz von gliogenen Kapselzellen, sowie von einer Bindegewebskapsel umgeben.

Entwicklung der chromaffinen Zellen. Die Sympathogonien stellen nicht allein die Mutterzellen der Sympathoblasten und sympathischen Ganglienzellen, sondern auch die der chromaffinen Zellen dar, die im Nebennierenmark, sowie in der Steiß- und Carotisdrüse vorkommen (s. Schema). Auf die Sympathogonie folgt dann als nächster Reifegrad der *Phaeochromoblast,* der im allgemeinen größer und heller als der Sympathoblast erscheint. Charakteristisch für ihn ist seine häufig epithelähnliche Lagerung, sowie vor allem seine Affinität zu Chromsalzen, mit welchen er sich braun färbt. Das Endstadium in der Reifung stellen die chromaffinen Zellen, Phaeochromocyten, dar, die als große epitheliale Zellen vor allem im Nebennierenmark anzutreffen sind und sich ebenso wie die Phaeochromoblasten durch ihre starke Affinität zu Chromsalzen auszeichnen.

Auf den soeben geschilderten entwicklungsgeschichtlichen Tatsachen fußend lassen sich zunächst die Tumoren des Sympathicus von den Tumoren der chromaffinen Zellen, *Paragangliome* genannt, abtrennen, wenn auch durch das Vorkommen von Mischtumoren die Grenze keine ganz scharfe ist, was bei der gemeinsamen Mutterzelle nicht weiter wunder nimmt.

Vom entwicklungsgeschichtlichen Standpunkt aus hat v. Fischer eine sehr zweckmäßige Einteilung der Sympathicusgeschwülste aufgebaut, nach der mit einer gewissen Abänderung die folgende Tabelle aufgestellt wurde.

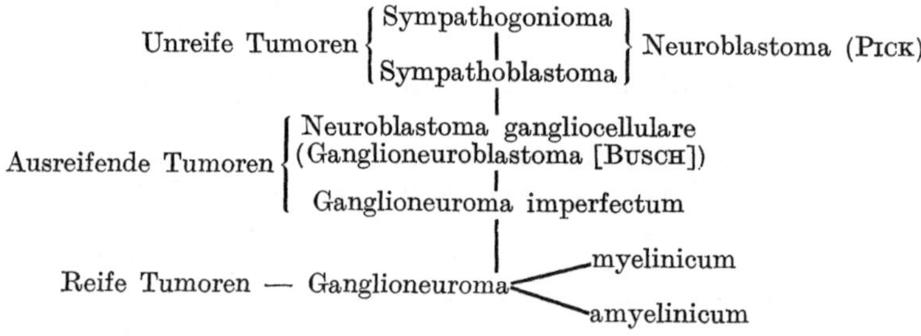

Den unreifsten Geschwulsttyp bildet von der Sympathogonie ausgehend das *Sympathogoniom,* auf welches dann dem Reifungsgrad nach das *Sympathoblastom,* das *Neuroblastoma gangliocellulare* und endlich das voll entwickelte *Ganglioneurom* folgen, das je nach dem Gehalt an marklosen oder Markfasern als *Ganglioneuroma amyelinicum* bzw. *myelinicum* bezeichnet wird. Nach der Einteilung von Pick und Bielschowsky zählen die Sympathogoniome und Sympathoblastome, auch Neuroblastome genannt, zu den unreifen Geschwülsten, während die voll entwickelten Ganglioneurome den ausgereiften Geschwülsten zuzurechnen sind. Zwischen beiden stehen als ausreifende Geschwülste das Neuroblastoma gangliocellulare und Ganglioneuroma imperfectum. Wie schon die Gruppe der ausreifenden Geschwülste dartut, sind natürlich die einzelnen Gruppen durch Übergangsformen weitgehend verbunden, und so kann keine Einteilung allen tatsächlich vorkommenden Geschwulstformen gerecht werden. Ganz allgemein kann man wohl sagen, daß die unreifen Tumoren größere Malignität besitzen, was sich besonders in der Neigung zur Metastasenbildung zeigt. Der jugendliche Zelltyp allein ist nicht maßgebend für die Malignität einer Geschwulst, denn es kommen bei den Mischtumoren ganz ausgereifte Zellexemplare neben vollkommen unreifen vor, anders ist es, wenn der Tumor sich nur aus einem Zelltyp zusammensetzt. Die unreifen Geschwülste bevorzugen das Kindesalter, wie dieses aus einer Arbeit von E. Bülbring hervorgeht, in der von 33 Neuroblastomen berichtet wird, die sich fast alle bei Kindern, und zwar 18 sogar bei Kindern unter 3 Monaten vorfanden, während die ausgereiften Geschwülste mehr beim Erwachsenen vorkommen.

Sympathogoniome.

Geschwülste dieser Art werden im allgemeinen bei Neugeborenen und im frühesten Lebensalter beobachtet und nur selten auch bei jugendlichen Individuen angetroffen. Am häufigsten gehen die Sympathogoniome von einer oder beiden Nebennieren aus. Gewöhnlich zeigen sie einen äußerst malignen Verlauf, wachsen infiltrierend und machen in Leber, Lungen, Lymphdrüsen und platten Knochen Metastasen. Im allgemeinen sind die Sympathogoniome von derber Konsistenz, von glatter Oberfläche und auf der Schnittfläche grau bzw. graurot.

Mikroskopisch zeigt sich, daß die Hauptmasse dieses Tumors von kleinen runden, sich intensiv färbenden Zellen gebildet wird, die weitgehend an Lymphocyten erinnern, weshalb diese Geschwülste in früherer Zeit fälschlicherweise

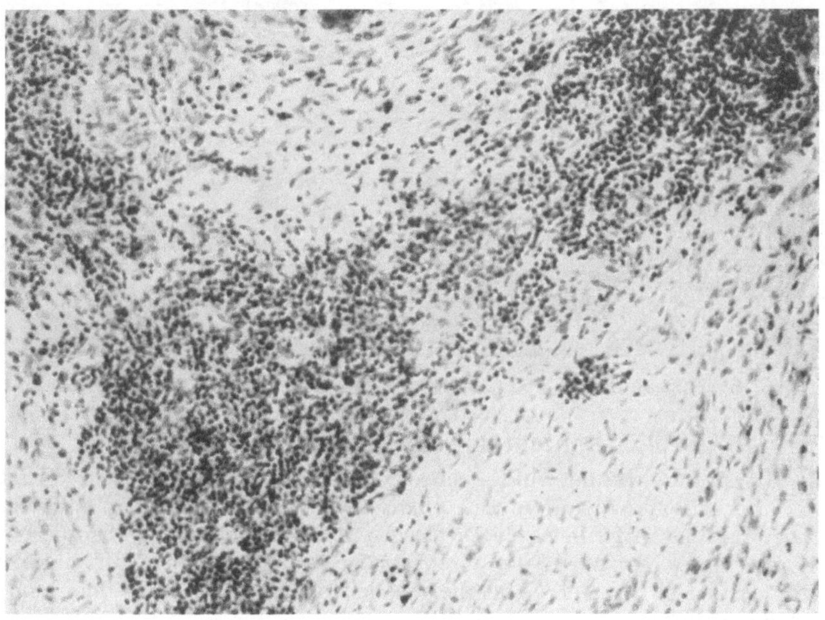

Abb. 14. Sympathogonienanhäufung. (NISSL-Färbung. Vergr. 190fach.)

wiederholt für Rundzellen- und Lymphosarkome angesprochen wurden (siehe Abb. 14). Richtig hat sie als erster MARCHAND von unreifen Zellen der sympathischen Ganglien abgeleitet. Die Zellelemente liegen teils in dichten Haufen beisammen (s. Abb. 14), teils zeigen sie einen mehr alveolären Aufbau. PICK grenzt auf Grund der Zellanordnung einen cellulären und fibrillär-cellulären Typ ab. Beim ersten Typ ist die Zellanordnung teils diffus, teils alveolär, zuweilen nur alveolär, beim zweiten Typ wird Phalanx- und Palisadenstellung der Zellen, ähnlich wie bei den Neurinomen der peripheren Nerven beobachtet. Neben Elementen der Ganglienzellreihe scheinen sich bei diesem Tumortyp auch gliogene Satelliten am Aufbau des Tumors zu beteiligen. Bei stärkerer Vergrößerung lassen sich an den kleinen Zellen ein meist runder, seltener ovaler, intensiv gefärbter Kern und ein kaum sichtbarer Protoplasmasaum abgrenzen (s. Abb. 15). Die Kerne lassen im NISSL-Bild eine deutliche Chromatinzeichnung mit mehreren gröberen Chromatinkörnchen erkennen (s. Abb. 15). Die Chromatinzeichnung kommt besonders bei starker Differenzierung sehr gut zur Darstellung, eine Kernmembran ist zuweilen angedeutet. Mit Silber imprägnieren sich die Zellen in toto, im PERDRAU-Bild sind zwischen den kleinen Zellen feine Silberfibrillen nachweisbar und gröbere Bindegewebssepten teilen den Tumor unter.

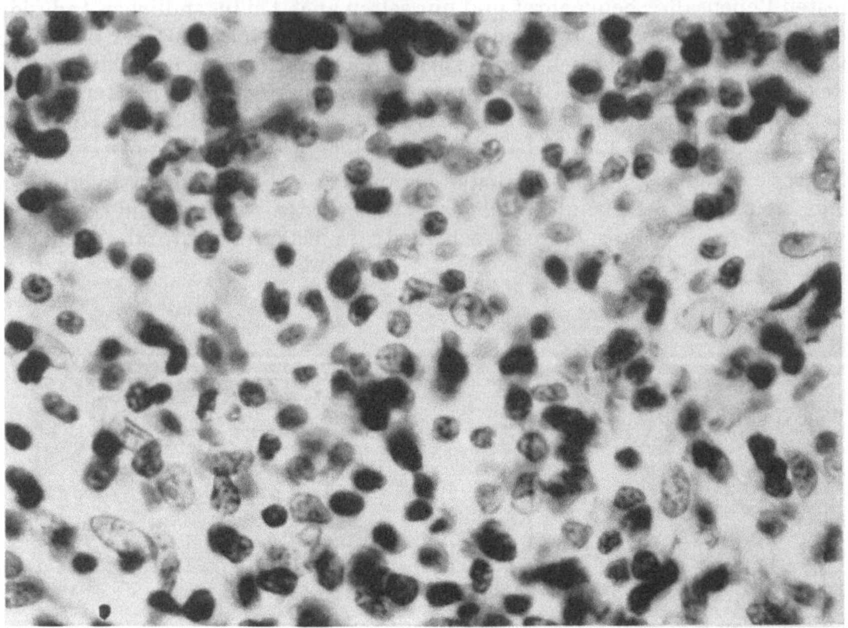

Abb. 15. Ein Ausschnitt aus Abb. 14 bei stärkerer Vergrößerung. (Vergr. 580fach.)

Sympathoblastome (Sympathicoblastome).

Die Sympathoblastome sind ebenso wie die Sympathogoniome meist im frühen Kindesalter anzutreffen und ebenso wie diese sind sie im allgemeinen bösartig. Als Ausgangspunkte dieser Geschwülste kommen die Nebennieren und der Sympathicus, vor allem der Grenzstrang in Frage, wobei die linke Seite bevorzugt sein soll. In der Nebenniere sollen die Sympathoblastome zum Teil Apfelgröße erreichen.

Von dem vorausgehenden Tumortyp unterscheiden sich die Sympathoblastome durch die etwas größere Reife ihrer Zellelemente, sowie durch das Auftreten von Axonen, die als erster HERXHEIMER mit der BIELSCHOWSKY-Methode in dieser Tumorform zur Darstellung bringen konnte. E. BÜLBRING zeigte in einem ähnlichen Tumor Knäuel- und Netzbildungen von feinen Neurofibrillen. Die dünnen Fasern lassen zuweilen unregelmäßige, runde bzw. spindelförmige Verdickungen erkennen. Neben den kleinen Sympathogonien beteiligen sich größere, reifere Zellelemente an dem Tumoraufbau. Diese Zellen besitzen einen relativ großen Zelleib, der sich nach NISSL diffus anfärbt. Der häufig exzentrisch gelegene Zellkern nähert sich in seinem Aussehen schon mehr dem helleren bläschenförmigen Kern der sympathischen Ganglienzelle, doch unterscheidet er sich durch seine deutliche Chromatinzeichnung sowie durch das Fehlen eines deutlichen Nucleolus von diesem (s. Abb. 16). Zuweilen ist in ihm ein kernkörperchenähnliches Gebilde abzugrenzen. Mehrkernige Zellexemplare zählen nicht zu den Seltenheiten.

Die Zellen liegen meist in dichten Haufen beisammen und werden von einem feinfaserigen Bindegewebe umgeben. Zuweilen ordnen sich den Sympathoblasten ähnliche Zellen, die eine mehr ovale Form aufweisen und häufig nach der einen Seite spitz zulaufen, in sogenannten „Rosetten" an. Diese Zellen gruppieren sich drüsenförmig um ein Lumen, das von wirr durcheinanderliegenden feinsten

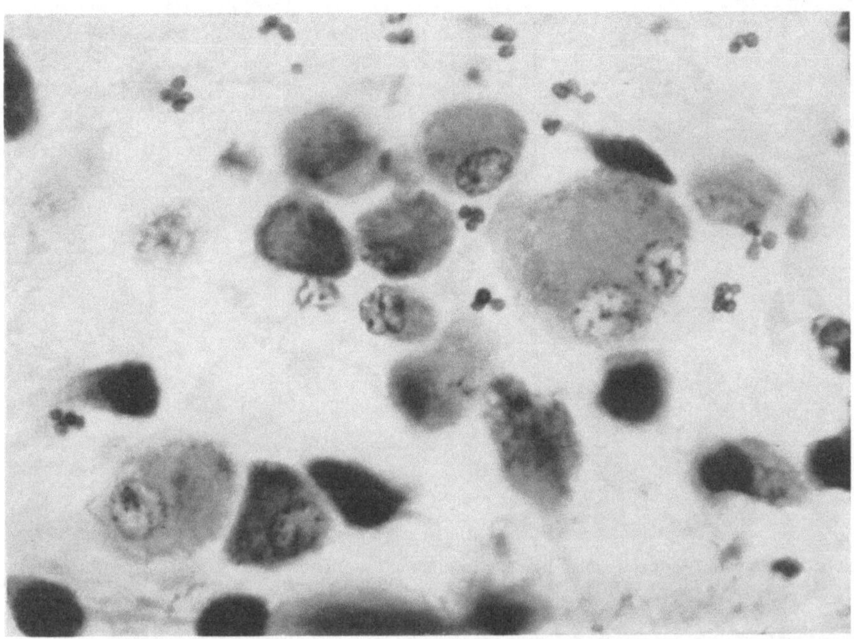

Abb. 16. Sympathoblasten bei starker Vergrößerung. (NISSL-Bild. Vergr. 420fach.)

Fäserchen erfüllt ist. Nach PICK sollen solche Rosetten nicht nur in der embryonalen Nebenniere, sondern auch in der embryonalen Anlage des Sympathicus vorkommen.

Ganglioneurom.

Den beiden vorangehenden unreifen Geschwulsttypen des Sympathicus schließt sich als reife Geschwulstform das Ganglioneurom an, das je nach dem Vorhandensein von markhaltigen bzw. marklosen Fasern als Ganglioneuroma myelinicum bzw. amyelinicum bezeichnet wird.

Während die unreifen Geschwulstformen, wie bereits erwähnt wurde, meist in früher Kindheit vorkommen, bevorzugt das Ganglioneurom im allgemeinen erwachsene Menschen, wenn auch Ausnahmen von dieser Regel beschrieben sind. Nach COENEN liegen die meisten Ganglioneurome retroperitoneal links von der Wirbelsäule, und zwar von der Schädelbasis bis zum Kreuzbein. Sie gehen entweder vom linken Grenzstrang oder von dessen verbindenden Nervenfasern aus. Sonst stellen noch das Nebennierenmark und das kleine Becken Lieblingssitze dieser Geschwulstform dar. Die Ganglioneurome schwanken von Hühnerei- bis Kindskopfgröße und darüber. Im allgemeinen sind diese Geschwülste gutartig, doch sind auch bösartige Ganglioneurome beschrieben, deren Elemente das Nachbargewebe infiltrierten und in Venen eindrangen. Auch sind Metastasen in der Leber, Lunge, in Lymphdrüsen und platten Knochen beschrieben worden. Meist stellen aber diese bösartigen Ganglioneurome Mischgeschwülste dar, die sich aus reifen und unreifen Elementen zusammensetzen (Ganglioneuroma imperfectum). Gutartige Ganglioneurome können aber auch infolge ihrer Größe durch Druck auf benachbarte Gewebe (Blutgefäße, Nerven,

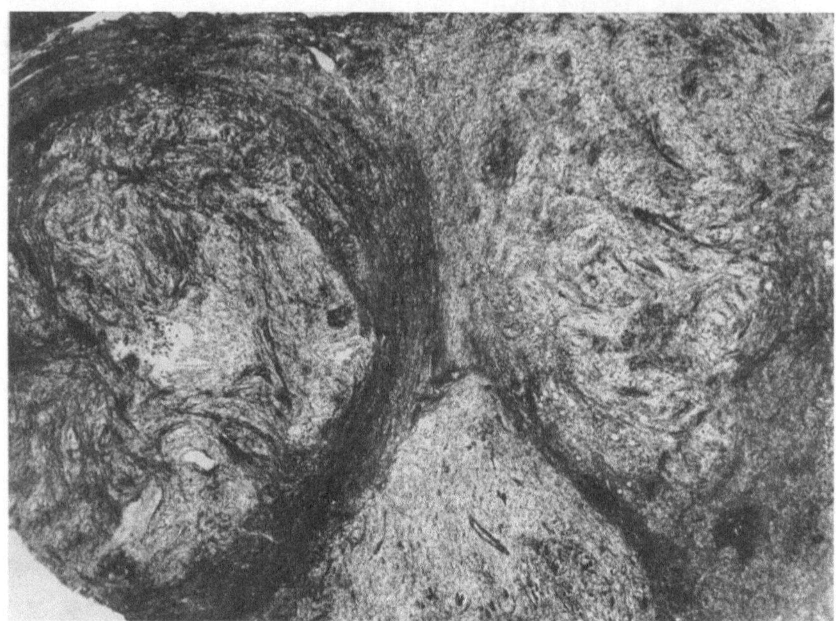

Abb. 17. Starke Bindegewebsbeteiligung in einem Ganglioneurom. (VAN GIESON-Färbung. Vergr. 30fach.)

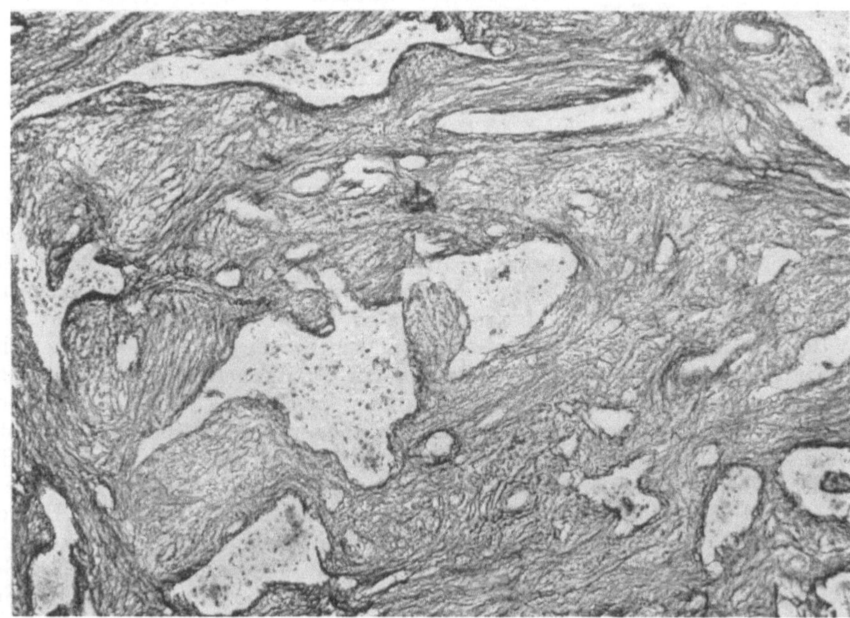

Abb. 18. Dichtes Netz von Silberfibrillen bei stärkerer Vergrößerung. In den nicht angefärbten Lücken hat man sich die Elemente der Ganglienzellreihe zu liegen denken. (PERDRAU-Färbung. Vergr. 110fach.)

Lungen usw.) gefährlich werden oder können durch Einwachsen in den Wirbelkanal, wohin sie durch die Foramina intervertebralia vordringen, zur Quer-

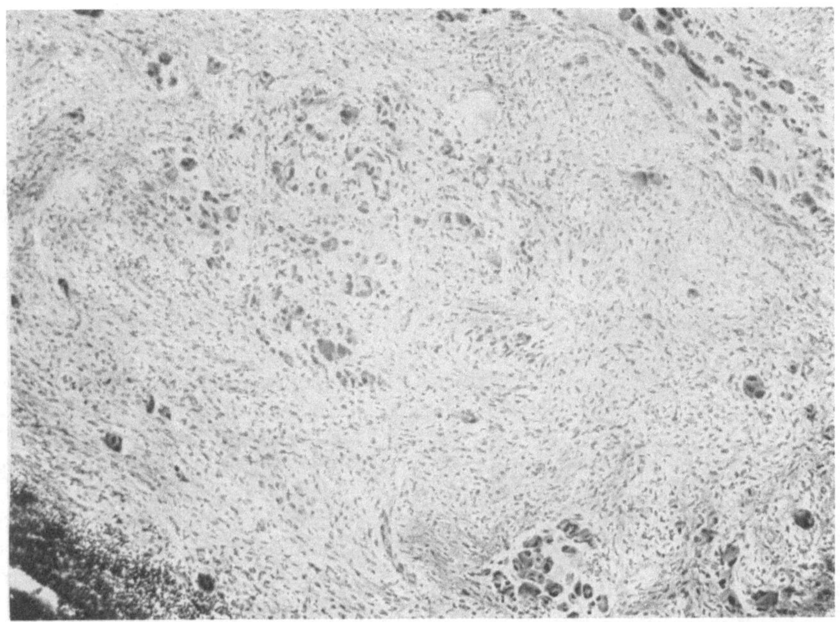

Abb. 19. In Gruppen beisammenliegende Elemente der Ganglienzellreihe, die nesterförmig oder in Zylindern im Tumor versprengt liegen. (NISSL-Färbung. Vergr. 85fach.)

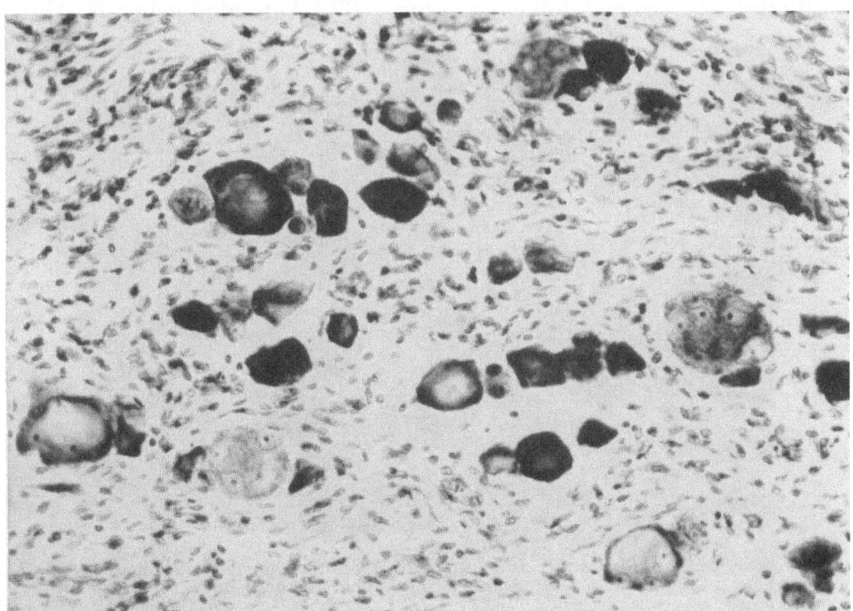

Abb. 20. Verschieden große, zum Teil mehrkernige Elemente der Ganglienzellreihe mit deutlicher NISSL-Granula. Einzelne Zellen lassen Degenerationszeichen erkennen. (NISSL-Färbung. Vergr. 290fach.)

schnittsunterbrechung des Rückenmarks führen (Fall unserer Abteilung). Die Ganglioneurome stellen meist umschriebene, harte Tumoren dar, die von einer

Bindegewebskapsel umgeben sind, von welcher aus mehr oder weniger breite Bindegewebssepten in das Innere des Tumors einstrahlen (s. Abb. 17). Die Operationsaussichten sind im Gegensatz zu denen der unreifen Geschwülste als günstig zu bezeichnen; nach vollkommener Entfernung der Geschwulst kommt es nur sehr selten zum Rezidiv.

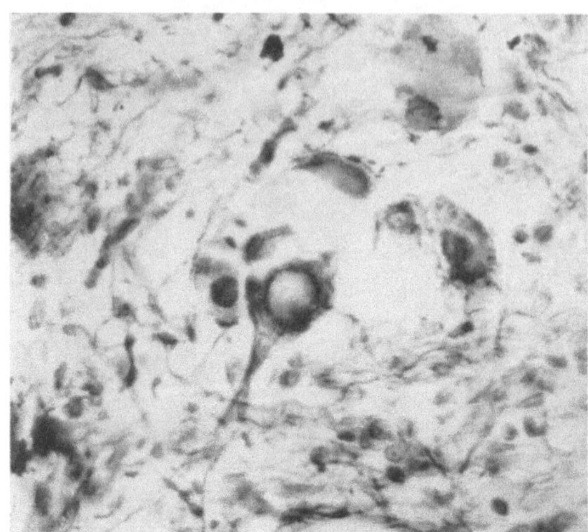

Abb. 21. Ganglienzelle mit Andeutung von Endofibrillen; feinste Achsenzylinder in der Umgebung. (BIELSCHOWSKY-Färbung. Vergr. 360fach.)

Histologisch läßt das Ganglioneurom bei schwacher Vergrößerung im VAN GIESON-Bild ein ausgedehntes Bindegewebsstroma erkennen, in das größere Zellen nester- bzw. bänderförmig eingestreut liegen (s. Abb. 17). Von der umgebenden Bindegewebskapsel ziehen mehr oder minder breite Septen in das Tumorinnere und teilen diesen in einzelne Knoten. Von der den Knoten einrahmenden Bindegewebskapsel verlaufen dann weiter feine Septen in das Innere des Knotens und teilen so diesen weiter unter. Über die Dichte und Feinheit dieses Bindegewebsstromas soll ein PERDRAU-Bild Aufschluß geben (s. Abb. 18).

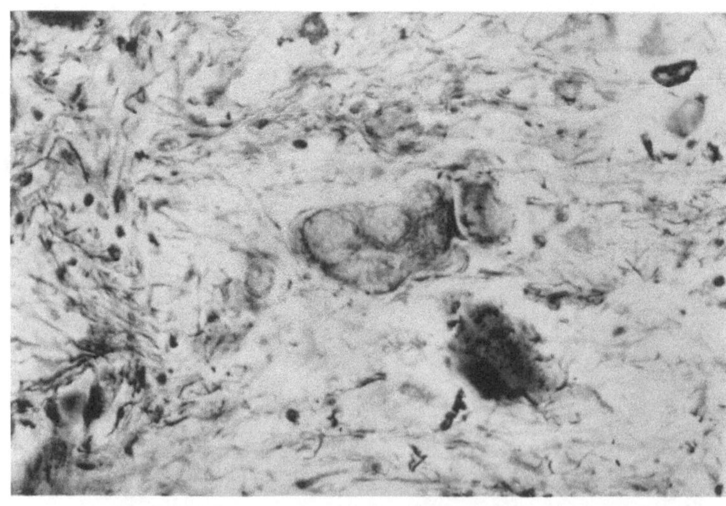

Abb. 22. Mehrkernige Tumorzelle mit Andeutung von Endofibrillen, Achsenzylinderstummel in der Umgebung. (BIELSCHOWSKY-Färbung. Vergr. 360fach.)

In dem Bindegewebsnetz sind teils mehr rundliche teils mehr längliche helle Stellen zu beobachten, in denen bei entsprechender Zellfärbung die Elemente der Ganglienzellreihe gelegen sind (s. Abb. 18). Schon bei schwacher, noch besser bei mittlerer Vergrößerung fällt die verschiedene Größe der der Ganglienzellreihe angehörenden Zellelemente auf (s. Abb. 19). Die Grundsubstanz, in welcher diese Zellelemente liegen, erscheint im NISSL-Bild auffallend hell, zart rosa. Schon bei diesen Vergrößerungen lassen die Zellen einen gut abgrenzbaren Protoplasmaleib und einen deutlichen Zellkern erkennen. Auffallend ist die verschiedene Anfärbbarkeit der einzelnen Zellen, neben hell angefärbtem Protoplasma beobachtet man stark gefärbte Zellkörper (s. Abb. 20). Die Zellform ist sehr vielgestaltig, bald rund oder länglich, bald mehr multipolar. Der Zellkern erscheint bei den kleinen Zellen oval und chromatinreich, während den großen Zellen ein bläschenförmiger heller Zellkern mit deutlichem Kernkörperchen eigen ist. Bei starker Vergrößerung erkennt man Zellen mit großem Zellleib und einem chromatinarmen, bläschenförmigen Kern, der ein deutliches, intensiv angefärbtes Kernkörperchen enthält und eine Kernmembran aufweist (s. Abb. 20). Der Zellkern ist meist exzentrisch an der Zellperipherie gelegen. Die NISSL-Granula sammeln sich im allgemeinen an der Zellperipherie zu groben Schollen, während im Zentrum mehr feinstaubige vorherrschen. So erinnern diese Zellen in ihrer NISSL-Struktur weitgehend an die Zellen des Nucleus supraopticus. Andere Zellexemplare lassen die für die sympathische Ganglienzelle typische Anordnung der NISSL-Granula erkennen. Man beobachtet zuweilen Riesenzellen mit 3—5 Kernen, die 2 Kernkörperchen enthalten können (s. Abb. 20). Mit der Silbermethode lassen sich in den Zellen feinste Endofibrillen darstellen, wenn auch das Endofibrillennetz nicht die Vollkommenheit wie bei der normalen sympathischen Ganglienzelle erreicht (s. Abb. 21 und 22). Ein Teil der Zellen läßt Axone erkennen, die sich zwischen den Zellen ausbreiten. An manchen Zellen beobachtet man regressive Veränderungen wie Auflösung der NISSL-Granula im Zentrum und Verklumpung derselben an der Peripherie, wozu noch Schrumpfung und Verlagerung des Zellkerns kommt, wodurch Bilder entstehen, die der primären Reizung NISSLs ähneln (s. Abb. 20). Daneben erkennt man an anderen Zellexemplaren Vakuolen- und Fissurenbildung an der Peripherie. Neben diesen hochentwickelten Zellen finden sich, wie bereits erwähnt, auch die schon beschriebenen unreifen Formen.

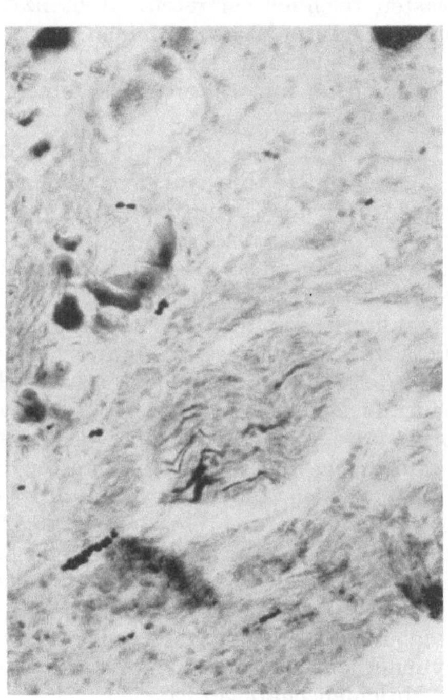

Abb. 23. Markfasern in Bündel angeordnet inmitten des Tumors. (Markscheidenfärbung nach PAL. Vergr. 125fach.)

Einzeln zwischen den Zellen und auch in Bündeln angeordnet verlaufen feine Achsenzylinder, an denen man Auftreibungen beobachten kann (s. Abb. 21 und 22). Selten finden sich markhaltige Fasern, die meist einzeln, seltener in kleinen Bündeln angeordnet vorkommen (s. Abb. 23). Gliazellen werden nur ganz vereinzelt erwähnt und ihr Vorkommen kann ebensowenig wie das von Gliafasern als gesichert gelten.

Im allgemeinen zeigen die Ganglioneurome keine sehr gute Vascularisation.

Die Ganglioneurome des Nebennierenmarkes weichen durch ihre mehr alveoläre Struktur etwas von den übrigen Ganglioneuromen ab. In den Alveolen liegen größere und kleinere Gruppen von zum Teil mehrkernigen Zellen, deren Kerne alle Charakteristica des typischen Ganglienzellkernes aufweisen. Zwischen den unreifen Neuroblastomen und den reifen Ganglioneuromen steht als ausreifende Geschwulst das Ganglioneuroblastoma. Eine ausführliche Beschreibung dieses Geschwulsttyps erübrigt sich, denn er setzt sich aus den gleichen Zellelementen zusammen, die bereits bei den vorangehenden Geschwulstformen ausführlich beschrieben wurden. Neben den ausgereiften Ganglienzellformen sind auch die unreifen Sympathogonien und Sympathoblasten reichlich vertreten. Achsenzylinder sind nachweisbar, während markhaltige Fasern fast stets fehlen.

Ganz allgemein läßt sich sagen, daß reine Typen der unreifen wie reifen Geschwülste nur selten vorkommen und die Übergangsformen bei weitem überwiegen.

Paragangliome.

Geschwülste, die von den chromaffinen Zellen des Nebennierenmarkes, der Steißdrüse, der Carotisdrüse und des Gastrointestinaltraktes ausgehen, führen den Namen Paragangliome. Die Paragangliome sind im allgemeinen gutartig und machen meist nur Erscheinung durch Druck auf Nachbarorgane. Die Nebennierenparagangliome sind meist klein und verlaufen häufig symptomlos. Charakteristisch für die Paragangliome ist ihr Aufbau aus epithelialen Zellen, die sich mit Chromsalzen braun färben.

Zum Schluße sei noch kurz auf die sogenannten Ganglioneuromatose des Wurmfortsatzes hingewiesen, welche von OBERNDORFER und SCHULTZ beschrieben wurde. Mit einer Riesenwuchsbildung des Wurmfortsatzes geht eine starke Vermehrung der Ganglienzellnester des MEISSNERschen Plexus einher. Die Ganglienzellen sind dabei häufig über die Norm groß und nehmen durch dichte Aneinanderlagerung eine mehr abgeflachte Form an. Daneben finden sich kleinere Zellen mit z. T. ganglienzellähnlichen, z. T. mehr dunklen Kernen. Ein Teil der Zellen läßt nur undeutliche Zellkonturen erkennen, wodurch bänderförmige syncytiale Bildungen entstehen. Die kleinen Zellen werden als Vorstadien von Ganglienzellen gedeutet. Neben den Zellen sind auch die Achsenzylindernetze wesentlich vermehrt. Der AUERBACHsche Plexus wird sekundär in Mitleidenschaft gezogen.

Literatur.

A. Primäre Tumoren der peripheren Nerven.

ALBOT, GUY et BENOT JEHIEL: Über einen Fall von malignem peripherischem Gliom des Nervus ulnaris. Bull. Assoc. franç. Étude Canc. **21**, 448—453 (1932). — ANTONI: Über Rückenmarkstumoren und Neurofibrome. München u. Wiesbaden: J. F. Bergmann 1920.

BARANGER, ANDRÉ: Fall von Fibrom des rechten N. medianus ohne jeden Spontanschmerz. Bull. Soc. Anat. Paris **93**, No 8/9, 649—650.

CORNIL, L. et A. BARANGER: Fall eines typischen peripheren Glioms des rechten Nervus medianus. Bull. Soc. Anat. Paris **93**, No 8/9, 702—704. — CORNIL, L. u. A. C. RAILEAUN: Von hyperplastischer progressiver Schwannose. Ann. d'Anat. path. **8**, 39—46 (1931). — CRAIG and MCK. WINCHELL: Angioneurofibroma of the occipital nerve. Amer. J. Surg. **2**, Nr. 6, 593—594. — CUSHING, HARVEY: Tumors of the Nervus acusticus. Saunders Company 1917.

DIENEMANN, ERICH: Über Tumoren und Ganglien der peripheren Nerven. Diss. Göttingen 1923.

ELSBERG, C.: Tumors of the Spinal Cord N. Y. Hoeber 1925—1928 Extradural spinal Tumors. Surg. etc. **46 I.**

FLEXNER, S.: A peculiar glioma (neuro-epithelioma). Hopkins Hosp. Bull. **2**, 115 (1891). FITTIBALDI, CONRADO: Beitrag zum Studium der Neurinome mit besonderer Bezugnahme auf die Vereinigung mit Akromegalie und auf ihre bösartige Entartung. Riv. Pat. nerv. **39**, 529—558. — FROBOESE, CURT: Das aus markhaltigen Nervenfasern bestehende, ganglienzellenlose, echte Neurom in Rankenform. Zugleich ein Beitrag zu den nerv. Geschwülsten der Zunge und des Augenlides. Virchows Arch. **240**, H. 1/2, 312—327.

Grant, F. C.: Zwei Fälle von peripherem Nerventumor. Neur. Soc. Philad., 26. Jan. 1923. Arch. of Neur. **9**, Nr 4, 542—543. — Guber-Gritz, D.: Zur Kasuistik der bösartigen Neubildungen der peripheren Nerven. (Endothelioma sarcomatodes). Sovrem. Psichonevr. (russ.) **7**, 378—385. — Guleke, N.: Zur Klinik des Neuroms. Arch. klin. Chir. **142**, 478—498.

Haenel: Beitrag zur Lehre von den aus Nervengewebe bestehenden Geschwülsten. Neuroglioma myelinicum verum. Arch f. Psychiatr. **31**, 491 (1899). — Hamperl, H.: Zur Kenntnis der neurogenen Tumoren des Mediastinums. Wien. med. Wschr. **77**, Nr 7, 217—221 (1927). — Harrison, R. G.: Neuroblast versus sheath cell in the development of peripheral nerves. J. comp. Neur. **37**, 123. — Hensghen: Zur Histologie und Pathogenese der Kleinhirnbrückenwinkeltumoren. Jena 1910. — Höring, Felix: Ein Neurinom mit eigenartigen regressiven Veränderungen. Z. Krebsforsch. **25**, H. 4, 324—331.

Jumentié, J.: Les Tumeurs de l'angle pontocerebelleux Paris: Steinheil 1921.

Korbsch, H.: Zur Morphologie und Genese des Neurinoms. Arch. f. Psychiatr. **92**, H. 2/3, 183. — Krabbe, Knud, H. u. Georg Tindige: Zentrale und periphere Neurofibromatose. Ugeskr. Laeg. (dän.) **89**, Nr 3, 57—59. — Kreuz, Aster: Über ein Neurinom der Orbita. Inaug.-Diss. Jena 1919. — Krumbein, C.: Virchows Arch. **255**, 309 (1925). — Kyrieleis, Werner: Ein Neurinom am Limbus corneae. (Zugleich ein Beitrag zur Klinik und Pathogenese der intraskleralen Ciliarnervenschleifen.) Graefes Arch. **119**, H. 1, 119—129. Kyrle, J.: Beitrag zur Kenntnis der multiplen unausgereiften Hautneurome. Dermat. Z. **24**, H. 4, 193 (1917).

Laidlaw, G.: Silver staining of the skin and of its tumors. Amer. J. Path. **5**, 239 (1929). — Silver staining of the endoneural fibers of the cerebrospinal nerves. Amer. J. Path. **6** (1930). Lanford, John A. and Isidore Cohn: Ependymal neoplasm of the median nerve with case report. South. med. J. **20**, Nr 4, 273—278. — Learmonth, James, R.: Drei Fälle von Tumoren peripherer Nerven. Surg. Clin. N. Amer. **12**, 1001—1007 (1932). — Levin, Oskar L. and Jesse A. Tolmach: The atypical form of Neurofibroma. Its differential diagnosis from other new growths of the skin. N. Y. State J. Med. **27**, Nr. 15, 819—827. — Levis, Dean and Deryl Hart: Tumoren der peripheren Nerven. Ann. Surg. **92**, 961—983. — Lhermitte et Guccione: Deux cas de gliofibrome du nerf l'acustique avec metastases dans le système central. Revue. neur. **5**, 323 (1910). — Lhermitte et Leroux: Étude histologique général des gliomes des nerfs périphériques, des racins rachidiennes et des glioms visceraux. Revue neur. **1923**, 286.

Orzechowsky, K.: Neurinome (Path. Anatomie). Handbuch der Haut- und Geschlechtskrankheiten. Herausgeber 2. J. Jadassohn, Bd. 12, Teil 2. Geschwülste der Haut 1, 8. Berlin: Julius Springer 1932. — Papoleczy, Franz, v.: Über ein aus einem hinteren Ciliarnerven entspringendes intraretrobulbäres Neurinom. Graefes Arch. **128**, 325—335 (1934). — Penfield, Wilder: The encapsulated tumors of the nervous system, meningeal fibroblastomata, perineurial fibroblastomata and neurofibromata of von Recklinghausen. Surg. etc. **45**, Nr. 2 178—188. — Cytology and cellular Pathology of the Nervous System, Volume 3, New York 1932. Sektion 19. Tumors of the Sheaths of the Nervous System. Sektion 24. Max Bielschowsky: Neuroblastic tumors of the sympathetic Nervous System. — Pescatori, F.: Die solitären Neurinome. Tumori **3**, 59—108. — Pick, Ludwig und Max Bielschowsky: Über das System der Neurome und Beobachtungen an einem Ganglioneurom des Gehirns (nebst Untersuchungen über die Genese der Nervenfasern in „Neurinomen"). Z. Neur. **6**, 391 (1911).

Recklinghausen, v.: Über die multiplen Fibrome der Haut und ihre Beziehung zu den multiplen Neuromen. Virchows Festschr. Berlin: August Hirschwald 1882. — Robinson J. Hargreaves: Two cases of Neurinoma. Lancet **213**, Nr 21, 1074 (1927).

Schmincke, Alexander: Diffuse Neurombildung in der Appendix. Kasuistische Mitteilung. Z. Neur. **84**, 293—296. — Schütze, Werner: Über einen Fall von Hämangiom im Verlauf des Nervus tibialis posterior superfacialis. Diss. Greifswald 1926. — Skubiszewsky, F.: Solitäre Neurinome der peripheren Nerven. Chir. Narz. Ruchu (poln.) **3**, 281—305 (1930). — Spielmeyer, W.: Zur Klinik und Anatomie der Nervenschußververletzungen. Berlin: Julius Springer 1915. — Stockey, Bayron: Surgical and Mechanical Treatment of Peripheral Nerves. Philadelphia and London: W. B. Saunders Company 1922. Stout, A.: A Tumor of the ulnar nerve. Proc. N.Y. path. Soc. **18**, 1 (1918).

Terplan, Herrmann: Ein Beitrag zur Klinik und Anatomie der Kleinhirnbrückenwinkeltumoren. Z. Neur. **93** (1924). — Tortora, Mario: Neurome, falsche Neurome, Nervennarben. Ann. ital. Chir. **2**, H. 6, 600—611.

Verocay, José: Zur Kenntnis der Neurofibrome. Beitr. path. Anat. **48**, H. 1, 1 (1910). — Virchow: Das wahre Neurom. Arch. f. path. Anat. **8**, 256—265 (1858).

Wallner: Beitrag zur Kenntnis der Neurome Verocay. Virchows Arch. **237**, H. 3 (1922).

B. Primäre Tumoren des peripheren vegetativen Nervensystems.

Adler, Karl: Über einen Fall von Ganglioneuroblastom des Ganglion coeliacum. Diss. Greifswald 1923. — Anitschkow, N.: Zur Kenntnis der malignen Neuroblastome des Nervus sympathicus. Virchows Arb. path.-anat. Abt. hyg. Inst. Posen **214**, 137 (1913). —

ARMAND, DELILLE, P. CH. LESTOTOCQUOY et H. GAVOIS: Ganglio-neurome d'origine sympathique chez une fillette de 5 ans. Bull. Soc. Pédiatr. Paris **30**, 474—476 (1932).

BARNEWITZ: Zur Kenntnis des Neuroblastoma sympathicum. Frankf. Z. Path. **26**, 317 (1922). — BERGRUZI, MARIA: Ganglioneurom des Sympathicus. Arch. Sci. med. **55**, 415—434 (1931). — BIELSCHOWSKY, MAX: Neuroblastic Tumors of the sympathetic Nervous System, Penfield Sect. XXIV. — BIGLER, JOHN, A. and ARCHIBALD HOYNE: Ganglioneurom. Bericht über zwei Fälle mit Literaturübersicht. Amer. J. Dis. Childr. **43**, 1552—1571 (1932). BISCHOFF, HANS: Zur Klinik der Ganglioneurome des Halssympathicus beim Kinde. Arch. Kinderheilk. **93**, 140—142. — BRAUN, H.: Über Ganglioneurome. Fall von Resektion und Naht der Bauchaorta. Arch. klin. Chir. **86**, 707 (1908). — BROSSOK: Über das Neuroma gangliocellulare benignum et malignum. Bruns' Beitr. **74**, 31 (1911). — BÜLBRING, E.: Über das bösartige Neuroblastom des Sympathicus. Virchows Arch. **268**, 300 (1928). — BUSCH, E.: Über das Ganglioneuroblastoma sympathicum. Acta path. scand. (København.) **5**, 289—305. — BUSSE: Ein großes Neuroma gangliocellulare des Nervus sympathicus. Virchows Arb. path.-anat. Abt. hyg. Inst. Posen **61**, Suppl., 66 (1898).

CUSHING, HARVEY u. S. BURT WOLBACH: Umänderung eines malignen paravertebralen Sympathicoblastoms in ein gutartiges Ganglioneurom. Amer. J. Path. **3**, Nr 3, 203—216 (1927).

FISCHER, R. F. v.: Frankf. Z. Path. **1922**, H. 3. — FREUND, P.: Ein Ganglioneurom des rechten Halssympathicus. Frankf. Z. Path. **13**, 266 (1913). — FRIEDRICH, K.: Ein Fall von Ganglioneurom. Zbl. Path. **55**, 84—91 (1932).

GELLER, K.: Über ein Ganglioneurom der Nebenniere. Frankf. Z. Path. **14**, 204 (1913). GELLER, PETER: Ein Ganglioneurom des Brustsympathicus. Diss. Köln 1924. — GEISLER, W. u. H. SCHEIN: Über ein malignes Neuroblastom des Sympathicus. Arch. Kinderheilk. **91**, 54—59 (1930) — GUNBY, N. P. C.: Neuroblastoma sympathicum: report of one case. Amer. J. med. Sci. **160**, 207 (1921). — Zorg. Chir. **10**, 429 (1920).

HARBITZ: Über die Geschwülste des sympathischen Nervensystems und der Medullarsubstanz der Nebennieren, im besonderen über die malignen Neuroblastome. Norsk Mag. Laegevidensk. Ref. Zbl. Chir. **1915**, 112; **76**, 1. — HERXHEIMER, G.: Über Tumoren des Nebennierenmarks, insbesondere des Neuroblastoma sympathicum. Beitr. path. Anat. **57**, 112 (1914). — HERZOG: Siehe L. R. MÜLLER Lebensnerven, 3. Aufl. Berlin: Julius Springer 1929.

KRECKE: Über Ganglioneurome des Bauchsympathicus. Bruns' Beitr. **95**, 65 (1915). — KREDEL u. BENEKE: Über Ganglioneurome und andere Geschwülste des peripheren Nervensystems. Dtsch. Z. Chir. **67**, 239 (1902). — KROGSGAARD, H. R.: Malignes Ganglioneurom. Hosp.tid. (dän.) **1929 I**, 387—399.

LANDAU: Frankf. Z. Path. **1912**, H. 11. — LOTZ, AUGUSTE: Der partielle Riesenwuchs mit besonderer Berücksichtigung des sog. secundären. Diss. Berlin 1914.

MAC ANLEY, H. F.: Ganglioneurom des Halssympathicus. J. med. Sci., VI s. **1930**, Nr 55, 297—300. — MARCHAND: Virchows Arch. **73**, 1878; ferner Festschrift für RUDOLF VIRCHOW. — MARTIUS, K.: Maligner Sympathoblastentumor des Halssympathicus, teilweise ausdifferenziert zu gutartigem Ganglioneurom. Frankf. Z. Path. **12**, 442 (1913). — MASSON, P.: Neural Proliferations in the Vermiform Appendix, Sect. 25 Cytology, Hoeber 1932. — MEUNIER, MARCEL: Neuroblastoma sympathicum. Arch. Méd. Enf. **30**, Nr 10, 569—590.

NORDMANN, MARTIN u. EBERHARD LEBKÜCHNER: Zur Kenntnis der Paragangliome an der Aortengabel und am Grenzstrang. Virchows Arch. **280**, 152—171 (1931).

OBERNDORFER: Beitrag zur Frage der Ganglioneurome. Beitr. path. Anat. **41** (1907). ODA, KEISIN: Über einen Fall von Sympathogoniom, das in die rechtsseitige Retroperitonealhöhle hineinragt. Okayama-Igakkai-Zasshi (jap.) **43**, 1451—1459.

PICK, L.: Dtsch. med. Wschr. **1912**, H. 3. — PICK, LUDWIG u. MAX BIELSCHOWSKY: Über das System der Neurome und Beobachtungen an einem Ganglioneurom des Gehirns (nebst Untersuchungen über die Genese der Nervenfasern in „Neurinomen"). Z. Neur. **6**, 391 (1911).

REID, MONT: Die Geschwülste des autonomen Nervensystems. Ann. Surg. **88**, 516—533. ROBERTSON, H. E.: Das Ganglioneuroblastom, ein besonderer Typus im System der Neurome. Virchows Arb. path.-anat. Abt. hyg. Inst. Posen **220**, 147 (1915). — ROSE, GERHARD: Über die Beobachtung von Ganglienzellen in einem Neurinom eines peripheren Nerven. Dtsch. Z. Chir. **215**, 409—412.

SCHMIDT, M. B.: Über ein ganglienzellenhaltiges wahres Neurom des Sympathicus. Virchows Arb. path.-anat. Abt. hyg. Inst. Posen **155**, 557 (1899). — SCHULTZ, A.: Ganglioneuromatose des Wurmfortsatzes. Zbl. Path. **33**, 172 (1922). — SEIB, JOHANNES: Histogenetische Untersuchungen an einem malignen Ganglioneurom des Bauchsympathicus mit stark neurinomatösem Einschlag. Z. Neur. **142**, 296—308 (1932). — SOMMERFELT, L.: Ein Fall von Ganglioneurom am Hals. Zbl. Path. **30**, 641 (1920).

TESTA, MATHEO: Ein Fall von bösartigem Ganglioneurom des Ciliarganglions. Rass. Ter. e. Pat. clin. **3**, 609—637 (1931).

WEICHSELBAUM: Gangliöses Neurom der Nebenniere. Virchows Arb. path.-anat. Abt. Inst. Posen **85**, 554 (1881). — WORDS: Ganglioneuroma des rechten Halssympathicus. Prag. med. Wschr. **1906**, 646.

Namenverzeichnis.

Die *kursiv* gedruckten Ziffern weisen auf die Literaturverzeichnisse hin.

Sachverzeichnis.

Pathologische Anatomie und Histologie der Knochen und Muskeln. (Handbuch der speziellen pathologischen Anatomie und Histologie, 9. Band.)

1. Teil: **Knochen. Muskeln. Sehnen. Sehnenscheiden. Schleimbeutel.** Mit 195 zum Teil farbigen Abbildungen. VIII, 678 Seiten. 1929. RM 131.40; geb. RM 134.82

Rhachitis und Osteomalazie. Von Geheimen Hofrat Professor Dr. M. B. Schmidt-Würzburg. — Die Entwicklungsstörungen der Knochen. Von Professor Dr. A. Dietrich-Tübingen. — Infantiler Skorbut (Möller-Barlowsche Krankheit). Von Professor Dr. E. Fraenkel †-Hamburg, unter Hinzufügung einiger Ergänzungen von Professor Dr. Fr. Wohlwill-Hamburg. — Angeborene Knochensyphilis. Von Professor Dr. L. Pick-Berlin. — Die quergestreifte Muskulatur. Von Professor Dr. H. v. Meyenburg-Zürich. — Spezielle Pathologie der Sehnen, Sehnenscheiden und Schleimbeutel. Von Dr. A. v. Albertini-Zürich. — Namen- und Sachverzeichnis.

2. Teil: **Gelenke und Knochen.** Mit 419 zum Teil farbigen Abbildungen. X, 680 Seiten. 1934. RM 156.—; gebunden RM 159.60

Die „blutigen" Gelenkerkrankungen. — Die eitrigen Gelenkentzündungen. — Die Geschwülste der Gelenke. Von Privatdozent Dr. H. Chiari-Wien. — **Die rheumatischen Erkrankungen der Knochen und Gelenke und der Rheumatismus.** Von Professor Dr. F. Klinge-Münster i. W. — Arthritis deformans und Spondylitis deformans. Von Professor Dr. F. J. Lang-Innsbruck. — Die Tuberkulose der Knochen. — Die Tuberkulose der Gelenke. Von Professor Dr. Th. Konschegg-Graz. — Erworbene Syphilis der Knochen. — Syphilis der Gelenke. — Aktinomykose der Knochen. — Aktinomykose der Gelenke. — Lymphogranulom der Knochen und Gelenke. — Rotz der Knochen und Gelenke. — Erkrankungen der Knochen und Gelenke bei Lepra. — Seltene Mykosen der Knochen und Gelenke. — Frambösie der Knochen und Gelenke. Von Professor Dr. H. Beitzke-Graz. — Namen- und Sachverzeichnis.

In Vorbereitung:

3. Teil: Atrophie und Hypertrophie des Knochens. — Allgemeine Kreislaufstörungen. — Ernährungsstörungen der Knochen. — Zusammenhangstrennungen der Knochen. — Gelenkgicht. — Ostitis fibrosa. — Geschwülste und Parasiten (Echinokokken).

4. Teil: Pathologie des Schädels, der Wirbelsäule, des Beckens, der Extremitäten. — Belastungsverunstaltungen des Skelets. — Unspezifische Entzündungen des Knochens.

Der Band ist nur vollständig käuflich.

Der Rheumatismus. Pathologisch-anatomische und experimentell-pathologische Tatsachen und ihre Auswertung für das ärztliche Rheumaproblem. Von Dr. **Fritz Klinge,** a. o. Professor, Prosektor am Pathologischen Institut der Universität Leipzig. („Ergebnisse der allgemeinen Pathologie und pathologischen Anatomie des Menschen und der Tiere", 27. Band.) Mit 188 Abbildungen. IX, 354 Seiten. 1933. RM 74.—

Rheumatismus und Grenzgebiete. Von Dr. **Anton Fischer,** Oberarzt am Rheumaforschungsinstitut am Landesbad der Rheinprovinz, Aachen. (Bildet Band XV der „Fachbücher für Ärzte".) Mit 43 Abbildungen. VI, 223 Seiten. 1933. Gebunden RM 18.—

Die Bezieher der „Klinischen Wochenschrift" erhalten einen Nachlaß von 10%.

Die neuropathologischen Syndrome zugleich Differentialdiagnostik der Nervenkrankheiten. Von Dr. **M. Kroll,** o. ö. Professor, Direktor der Nervenklinik der Weißrussischen Staatsuniversität Minsk. Mit 216 Textabbildungen. XI, 554 Seiten. 1929. RM 40.50

Neurologische Untersuchungs-Schemata. Periphere und spinale Sensibilitätsbezirke nebst Blättern zum Eintragen von Sensibilitätsbefunden, Reizpunkte der Nerven und Muskeln. Von Professor Dr. **Franz Kramer,** Berlin. Mit 6 Abbildungen und 50 Doppelformularen. 1927. RM 4.32

Erkrankungen des Nervensystems. Bearbeitet von G. von Bergmann, E. Billigheimer, R. Bing, O. Bumke, H. Curschmann, K. Goldstein, Ernst Meyer, Eduard Müller, M. Nadoleczny, O. Veraguth, K. Wittmaack. („Handbuch der inneren Medizin", herausgegeben von G. von Bergmann, Berlin und R. Staehelin, Basel, 5. Band.)

Erster Teil: Mit 431 zum Teil farbigen Abbildungen. XII, 1074 Seiten. 1925. Gebunden RM 62.10

Zweiter Teil: Mit 112 Abbildungen. X, 531 Seiten. 1926. Gebunden RM 29.70

Der Band ist nur vollständig käuflich.

Zu beziehen durch jede Buchhandlung.

Handbuch der Neurologie. Begründet von **M. Lewandowsky.**

Ergänzungsband.

Erster Teil: Herausgegeben von Professor Dr. **O. Bumke,** Geh. Medizinalrat, München, und Professor Dr. **O. Foerster,** Breslau. Mit 92 Textabbildungen. III, 784 Seiten. 1924. Gebunden RM 48.60

Zweiter Teil: Bearbeitet von Professor Dr. **O. Foerster,** Breslau.

1. Abschnitt: **Spezielle Anatomie und Physiologie der peripheren Nerven.** Mit 92 zum Teil farbigen Abbildungen. 190 Seiten. 1928. RM 34.20

2. Abschnitt: **Die Symptomatologie der Schußverletzungen der peripheren Nerven.** Mit 438 zum Teil farbigen Abbildungen. 534 Seiten. 1929. RM 77.40

3. Abschnitt: **Die Therapie der Schußverletzungen der peripheren Nerven.** Mit 31 Abbildungen. 212 Seiten. 1929. RM 32.40

4. Abschnitt: **Die traumatischen Läsionen des Rückenmarkes auf Grund der Kriegserfahrungen.** (Der Mechanismus ihres Zustandekommens und die pathologisch-anatomischen Veränderungen.) Mit 9 Abbildungen. 216 Seiten. 1929. RM 35.10

Der 2. Teil ist nur vollständig käuflich.
Einbanddecke in Halbleder für den vollständigen zweiten Teil RM 6.21.

Der Nervenschußschmerz. Kriegschirurgische Studie. Von Privatdozent Dr. **Schloessmann,** Oberarzt der Chirurgischen Universitätsklinik Tübingen. (Sonderabdruck aus „Zeitschrift für die gesamte Neurologie und Psychiatrie", Band 35, Heft 5.) IV, 96 Seiten. 1917. RM 3.37

Zur Klinik und Anatomie der Nervenschußverletzungen. Von Dr. **W. Spielmeyer,** Professor an der Universität München. (Sonderabdruck aus „Zeitschrift für die gesamte Neurologie und Psychiatrie", Band 29, Heft 5.) Mit 18 Textfiguren und 3 mehrfarbigen Tafeln. IV, 68 Seiten. 1915. RM 3.24

Histopathologie des Nervensystems. Von Dr. **W. Spielmeyer,** Professor an der Universität München.

Erster Band: **Allgemeiner Teil.** Mit 316 zum großen Teil farbigen Abbildungen. VIII, 494 Seiten. 1922. RM 39.15

Die Chirurgie des vegetativen Nervensystems. Von Dr. **F. Brüning,** a. o. Professor der Chirurgie an der Universität Berlin und Privatdozent Dr. **O. Stahl,** Assistent der Chirurgischen Universitäts-Klinik der Charité Berlin. Mit 72 zum Teil farbigen Abbildungen. VIII, 234 Seiten. 1924. Gebunden RM 18.—

Intrakranielle Tumoren. Bericht über 2000 bestätigte Fälle mit der zugehörigen Mortalitätsstatistik. Von **Harvey Cushing,** ehem. Professor der Chirurgie an der Harvard Medical School und Chef-Chirurg am Peter Bent Brigham Hospital, Boston, jetzt Professor der Neurologie an der Yale-Universität New Haven. Mit Ergänzungen des Verfassers übersetzt und herausgegeben von Dr. F. K. Kessel, Berlin. Mit 111 Abbildungen. VII, 139 Seiten. 1935. RM 12.60

Die chirurgische Behandlung der Gehirntumoren. Eine klinische Studie. Von Privatdozent Dr. **Herbert Olivecrona,** Oberarzt an der Chirurgischen Universitätsklinik im Seraphimerkrankenhaus, Stockholm. Unter Mitwirkung von Dr. E. Lysholm, Chefarzt der Röntgenabteilung des Krankenhauses Mörby, Stockholm. Mit 228 Abbildungen. V, 344 Seiten. 1927. RM 24.30

Zu beziehen durch jede Buchhandlung.

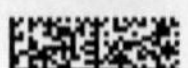